LES

GRANDS ÉCRIVAINS

DE LA FRANCE

NOUVELLES ÉDITIONS

PUBLIÉES SOUS LA DIRECTION

DE M. AD. REGNIER

Membre de l'Institut

MÉMOIRES

DE

SAINT-SIMON

TOME XXXV

MÉMOIRES

DE

SAINT-SIMON

NOUVELLE ÉDITION

COLLATIONNÉE SUR LE MANUSCRIT AUTOGRAPHE

AUGMENTÉE

DES ADDITIONS DE SAINT-SIMON AU JOURNAL DE DANGEAU

et de notes et appendices

PAR A. DE BOISLISLE

Membre de l'Institut

AVEC LA COLLABORATION DE L. LECESTRE

ET DE J. DE BOISLISLE

TOME TRENTE-CINQUIÈME

PARIS

LIBRAIRIE HACHETTE

BOULEVARD SAINT-GERMAIN, 79

1923

MÉMOIRES

DE

SAINT-SIMON

Il y avoit déjà du temps qu'on se plaignoit dans les fermes générales de beaucoup de faux-sauniers. Les précautions y furent peu utiles; on vit de ces gens-là paroître en troupes et armés. Ce désordre ne fit que s'augmenter. Il y eut un vrai combat dans la forêt de Chantilly entre eux, des archers et des Suisses postés des garnisons voisines sur leur marche qu'on avoit éventée, et les faux-sauniers furent battus, leur sel pris [1], leurs prisonniers branchés [2],

(Suite de 1718.)

[Add. StS. 1535]

1. Saint-Simon prend cette nouvelle dans le *Journal de Dangeau*, tome XVII, p. 309, au samedi 14 mai, et c'est à ce propos qu'il a fait l'Addition indiquée ci-contre. Mais il se trompe en parlant de la forêt de Chantilly; c'est dans celle de Saint-Germain qu'eut lieu le combat, ainsi que le disait Dangeau et comme le confirme une lettre de Paris du 20 mai insérée dans la *Gazette de Rotterdam*, n° 28 : « La nuit du vendredi au samedi dernier, plusieurs faux-sauniers furent surpris aux environs de Saint-Germain-en-Laye avec des chevaux chargés de sel, par des archers auxquels se sont jointes plusieurs maréchaussées des environs. Mais, s'étant sauvés dans la forêt, ils s'y défendirent vigoureusement jusques à ce que les gardes suisses fussent venues. Il y en eut plusieurs de tués et de blessés de part et d'autre, et on n'en a pu prendre que huit, qu'on a emmenés au For-l'Évêque, et leur sel a été saisi. »

2. « *Brancher*, pendre à la branche d'un arbre; il n'a guère d'usage qu'en parlant d'un voleur, d'un déserteur qu'on pend à un arbre. » Dangeau ni les gazettes ne parlent pas de cette exécution sommaire,

mais beaucoup de Suisses et d'archers tués. Les exécutions ne firent qu'en accroître le nombre, les aguerrir, les discipliner, en sorte que, ne faisant d'ailleurs de mal à personne, ils étoient favorisés et avertis partout. La chose alla si loin que des personnes principales furent plus que soupçonnées de les soutenir et de les encourager, pour s'en faire des troupes dans le besoin. Le comté d'Eu en fourmilloit et en répandoit un grand nombre[1].

Mouvements audacieux du Parlement contre l'édit des monnoies.

Le Parlement, avec les secours qu'il se promettoit de M. et de Mme du Maine, de ce qui s'appeloit la noblesse, des maréchaux de Villeroy, de Tessé, d'Huxelles, du dépit et des respects du duc de Noailles[2], et de ce qui se brassoit

mais au contraire de l'envoi des prisonniers au For-l'Évêque : voyez aussi *la Gazette de Leyde* ou *Nouvelles extraordinaires de divers endroits*, n° 42. Un procès fut instruit contre eux à la cour des aides, et par arrêt du 2 juin, dont un exemplaire imprimé est dans le registre U 361 des Archives nationales, les huit prisonniers furent condamnés à la potence et diverses pénalités infligées à leurs complices et recéleurs. Ils étaient tous de la région d'Avesnes, Maubeuge, Bohain, etc. Buvat (*Journal*, tome I, p. 321) note leur exécution au 3 juin. Notre auteur reviendra encore sur les excès des faux-sauniers à la fin du présent volume, p. 317.

1. Cette attribution de l'organisation des bandes de faux-sauniers pour un but politique n'est pas une idée propre à notre auteur. Saint-Simon vise évidemment le duc du Maine ; la mention du comté d'Eu, qui lui avait été donné par la grande Mademoiselle et dont son second fils portait le nom, est caractéristique. On trouve des allusions à cela dans plusieurs contemporains, notamment dans la *Gazette de la Régence*, publiée par Édouard de Barthélemy, p. 301.

2. M. Chéruel avait relevé dans la correspondance de l'abbé Dubois conservée aux Affaires étrangères un passage d'une lettre de Chavigny du 5 août 1718, qui montre que le duc de Noailles cherchait à retrouver une situation importante. « Je n'aurai rien de nouveau à vous mander aujourd'hui, écrivait le confident de l'abbé, sinon que M. le duc de Saint-Simon m'a confirmé que la réconciliation de M. le maréchal d'Huxelles avec la maison de Noailles étoit parfaite. J'ai averti M. le duc de Saint-Simon, aussi bien que M. de Nocé, de l'avis qui m'a été donné du dessein qu'auroit M. le duc de Noailles pour l'ambassade d'Angleterre. M. de Saint-Simon en savoit quelque chose, et M. de Nocé s'est rappelé que Mylord Stanhope lui avoit dit que M. le duc de Noailles vouloit se raccrocher à quelque prix que ce fût... »

en Bretagne, n'étoit occupé qu'à faire contre au Régent, à établir son autorité sur les ruines de la sienne, à l'ombre de sa foiblesse et de la trahison d'Effiat, de Bezons et de ceux qui avoient sa confiance sur les choses qui regardoient le Parlement[1]. Dans cette vue, et de faire les pères du peuple, comme l'affectent tous ceux qui pour leurs intérêts particuliers veulent brouiller et troubler l'État, [ils] mandèrent Trudaine, prévot des marchands et conseiller d'État[2], à leur venir rendre compte de l'état des rentes de l'hôtel de ville, lequel prétendit qu'elles n'avoient jamais été si bien payées, et qu'il n'y avoit aucun lieu de s'en plaindre[3]. De là, ils s'en prirent à un édit rendu depuis peu sur la monnoie[4]. Il fut proposé d'envoyer les gens du Roi représenter au Régent qu'il étoit très préjudiciable au royaume; mais, pour avoir l'air plus mesuré, ils députèrent des commissaires à l'examen de l'édit. La cour prétendoit que, ayant été enregistré à la Cour des monnoies, le Parlement n'avoit pas droit de s'en mêler. Dans une nouvelle assemblée du Parlement, il suivit les erremens qu'il avoit pris dans la dernière régence, et qui eurent[5] de si grandes

1. Il a déjà parlé maintes fois de l'hostilité ouverte ou cachée de tous ces personnages à l'égard du Régent; voyez notamment notre tome XXXIII, p. 22-25.

2. Charles II Trudaine (tome XXXI, p. 21, note 4), prévôt des marchands depuis août 1714.

3. C'est Dangeau qui dit cela (p. 312, 20 mai); le lendemain il annonce que l'audition fut remise à plus tard, et en effet elle n'eut lieu que le 4 août: ci-après, p. 14

4. « Édit du Roy pour la fabrication de nouvelles espèces d'or et d'argent, avec la faculté de porter à la Monnoye deux cinquièmes en sus de billets de l'Estat, donné à Paris au mois de may 1718 ». Deux exemplaires imprimés différents en existent aux Archives nationales, carton AD†748; au revers du titre de l'un d'eux il y a l'empreinte du nouveau louis d'or et du nouvel écu d'argent. On trouvera dans notre appendice I la copie des registres du conseil secret du Parlement pour toutes les assemblées et délibérations qu'occasionna cette affaire. Voyez aussi Dom H. Leclercq, *Histoire de la Régence,* tome II, p. 148 et suivantes, et le Journal du Parlement, U 416, aux Archives nationales.

5. Il y a *eut* par mégarde dans le manuscrit.

suites : il résolut de demander à la Chambre des comptes, à la Cour des aides et à celle des monnoies, leur adjonction au Parlement sur cette affaire pour des remontrances communes, et mandèrent[1] les six corps des marchands et six banquiers principaux, pour leur faire représenter le préjudice que ce nouvel édit apportoit[2] à leurs intérêts et en général au commerce[3]. J'abrége et abrégerai tous ces manéges, parce que, si je voulois entrer dans tous ceux qui furent pratiqués au Parlement, et dans les intérêts et les intrigues de tant de conducteurs de toutes ces pratiques, il faudroit en écrire un volume à part et qui seroit fort gros.

Les six banquiers[4] et les députés des six corps des marchands comparurent à la grand chambre, qui leur demanda des mémoires. Ils répondirent que l'affaire étoit assez importante pour en communiquer encore entre eux, et qu'ils les apporteroient le lendemain[5]. Les six banquiers particuliers et affidés avoient les leurs tous prêts, qu'ils présentèrent ; mais il leur fut répondu d'attendre au lendemain à les fournir avec les marchands. Ce lendemain, qui fut le mercredi 15 juin, les uns et les autres apportèrent leurs mémoires ; mais la lecture en fut remise au vendredi suivant, pour en conférer avec les autres cours, si elles se joignoient au Parlement. La Chambre des comptes avoit répondu qu'elle ne pouvoit rien sans avoir assemblé les deux semestres[6], et avoir su si ces démarches seroient agréables au Régent ; la Cour des aides, qu'elle avoit été assemblée tout le matin sans avoir pu prendre de résolution ;

1. Il y a bien *manderent*, quoique le sujet soit le Parlement.

2. *Apporte* corrigé en *apportoit*, et, à la ligne suivante, les mots *et abrégeray* ont été ajoutés en interligne.

3. Copie des articles de Dangeau des 2 et 13 juin (p. 317 et 323).

4. C'était les deux frères le Couteulx, Antoine Moura, Masson, Thelusson et Tourlon, comme on le verra dans les délibérations du Parlement : ci-après, appendice I.

5. Voyez aux Additions et Corrections le texte de leurs délibérations.

6. Les conseillers de la Chambre des comptes étaient divisés en deux sections, siégeant chacune un semestre par an.

que ce seroit pour le vendredi, et qu'elle enverroit en attendant à M. le duc d'Orléans; celle des monnoies, qu'elle avoit reçu une lettre de cachet pour ne se point trouver au Parlement[1].

Le vendredi 17, le Parlement s'assembla le matin et l'après-dînée, puis députa au Régent pour lui demander la suspension de l'édit du changement des monnoies, qu'on y fasse les changements dont le Parlement sera d'avis, et qu'il lui soit envoyé ensuite pour y être enregistré. La Cour des aides s'excusa de la jonction, et n'y voulut pas entendre; la Chambre des comptes l'imita incontinent après, dont le Parlement fut fort fâché. Il le fut aussi de ce que les six corps des marchands ne se plaignirent point de l'édit[2]. Il n'[y] eut donc que les six banquiers pratiqués[3] qui se plaignirent, du ton qui leur fut inspiré.

Le lendemain samedi, le Parlement s'assembla encore le matin et l'après-dînée. Il envoya les gens du Roi dire au Régent qu'il ne se sépareroit point qu'il n'eût eu sa réponse. Elle fut que Son Altesse Royale étoit fort lasse des tracasseries du Parlement (il pouvoit employer un autre terme plus juste), qu'il avoit ordonné à toutes les troupes de la Maison du Roi qui sont à Paris et autour de se tenir prêtes à marcher, et qu'il falloit que le Roi fût obéi. L'ordre en effet en fut donné, et de se pourvoir de poudre et de balles[4].

1. *Dangeau*, p. 326-327; *Gazette de Leyde*, n° 51; *Les Correspondants de la marquise de Balleroy*, tome I, p. 326-329.

2. La réponse des marchands et celle des banquiers sont insérées dans le procès-verbal du Parlement du 17 juin après-midi: ci-après, appendice I.

3. Au sens de subornés, que donnait *l'Académie*; il a dit plus haut affidés.

4. Saint-Simon prend tous ces détails au *Journal de Dangeau*, p. 328, 18 juin; ils ne semblent pas entièrement exacts. Les registres du Parlement ne portent pas mention de la décision de rester en permanence jusqu'au retour des gens du Roi avec la réponse du Régent. Ceux-ci rapportèrent seulement que le prince avait témoigné « quelque vivacité sur les démarches de la Compagnie », mais qu'il acceptait des

Le lendemain dimanche, le premier président, accompagné de tous les présidents à mortier et de plusieurs conseillers[1], fut au Palais-Royal. Il étoit l'homme de M. et de Mme du Maine, et le moteur des troubles; mais il y vouloit aussi pêcher[2], se tenir bien avec le Régent, pour en tirer et se rendre nécessaire, conserver en même temps crédit sur sa Compagnie, pour la faire agir à son gré. Son discours commença donc par force louanges et flatteries pour préparer à trois belles demandes qu'il fit : première, que l'édit des monnoies fût envoyé au Parlement pour l'examiner, y faire les changements qu'il croiroit y devoir apporter, et après l'enregistrer; seconde, que le Roi ait égard à leurs remontrances dans une affaire de cette conséquence, et que le Parlement croit fort préjudiciable à l'État; troisième, qu'on suspendît à la Monnoie le travail qu'on y faisoit pour la conversion des espèces. Le Régent répondit à la première, que l'édit avoit été enregistré à la Cour des monnoies[3], qui est cour supérieure, conséquemment suffisante pour cet enregistrement; qu'il n'y avoit qu'un seul exemple de règlement pour les monnoies porté au Parlement; qu'il n'y avoit envoyé celui-ci que par pure complaisance (il pouvoit ajouter très sotte et dangereuse[4]

remontrances. Pas mention non plus de la menace des troupes; ce qui ne veut pas dire qu'elle n'ait pas été faite; car les magistrats étaient fort prudents dans ce qu'ils écrivaient sur leurs registres. Voyez l'appendice I. Selon la *Gazette de la Régence*, p. 263, le Régent aurait répondu : « Je me f... du Parlement »; pour la suite de cette affaire, voyez la même *Gazette*, p. 264-270.

1. La délégation fut seulement du premier président, de quatre conseillers de la grand chambre et de quatre des Enquêtes et Requêtes. Le texte de l'arrêté a été donné par J. Flammermont, *Remontrances du parlement de Paris*, tome I, p. 69.

2. La locution *pécher en eau trouble* a déjà passé dans le tome XXVII, p. 173.

3. L'enregistrement avait été fait le 31 mai par la Cour des monnoies, « les semestres assemblés »; les exemplaires imprimés dont on a parlé plus haut en portent la mention.

4. Dans le manuscrit le mot *complaisance* est ici, après *dangereuse*,

pour ses faux et traîtres confidents, valets du Parlement, tels que les maréchaux de Villeroy, d'Huxelles, et de Bezons, Canillac[1], Effiat et Noailles); à la seconde, que l'affaire avoit été bien examinée et les inconvénients pesés; qu'il étoit du bien du service du Roi que l'édit eût son entier effet; à la troisième, qu'on continueroit de travailler à la conversion des espèces à la Monnoie, et qu'il falloit que le Roi fût obéi[2].

Le Parlement rend un arrêt contre l'édit des monnoies*, lequel est cassé le même jour par conseil le de Régence.

Le lendemain lundi, le Parlement s'assembla, et rendit un arrêt contre l'édit des monnoies. Le conseil de régence, qui se tint l'après-dînée du même jour, cassa l'arrêt du Parlement. Il fut défendu d'imprimer et d'afficher ce bel arrêt du Parlement, et on répandit des soldats du régiment des gardes dans les marchés pour empêcher que la nouvelle monnoie y fût refusée[3]. Le Parlement saisit une

interrompant la parenthèse. Nous croyons plus correct de le rétablir après *pure*, comme dans Dangeau, pour ne pas couper la parenthèse de notre auteur.

1. *Canillac* surcharge *Huxel[les]*, répété par mégarde et effacé du doigt.

2. Saint-Simon copie l'article de Dangeau du 19 juin (p. 328); mais le résumé qu'il donne des observations du premier président n'est point conforme au texte réel inséré dans les registres et publié par Flammermont, *Remontrances*, p. 70-74. Les termes dont se servit M. de Mesmes sont beaucoup moins précis, beaucoup plus enveloppés : il montre les inconvénients, il laisse entendre, il ne fait aucune demande précise. La réponse du Régent est plus exacte, quoique moins formelle; il promet de faire examiner encore; il remarque que, depuis 1659, aucun édit sur la monnaie n'a été porté au Parlement, si ce n'est celui de décembre 1715, que lui régent y a envoyé par « déférence et amitié »; il reconnaît les inconvénients, mais il fait valoir les avantages; il refuse toute surséance à la fabrication de la nouvelle monnaie; mais les mots « Il faut que le Roi soit obéi », s'ils ont été dits, n'ont point été inscrits sur les registres du Parlement. La *Gazette de Leyde* rendit compte de la visite, et des incidents qui suivirent, dans son n° 52. M. de Balleroy écrit à sa femme le 20 juin que, le premier président ayant prononcé les mots de « cours souveraines », le Régent l'interrompit : « Dites, Monsieur, des cours supérieures » (*Les Correspondants de Balleroy*, tome I, p. 327). Sur tout cela, voyez le registre U 416.

3. Copie des articles de Dangeau des 20 et 21 juin (p. 329). L'arrêt

* Après *monnoies*, Saint-Simon a biffé *apres ses remonstrances*.

Prétextes du Parlement, qui fait au Roi de fortes remontrances. Conseils de régence là-dessus.

occasion spécieuse, en ce [que] les louis valant trente livres étoient pris à trente-six livres, et les écus de cent sous à six livres par cet édit qui faisoit de plus passer des billets d'État, avec une certaine proportion d'argent nouvellement refondu et fabriqué, quand la refonte auroit de quoi en fournir à mesure. Cela soulageoit le Roi d'autant de papier, et il gagnoit gros à la refonte. Mais le particulier perdoit à cette rehausse, qui excédoit de beaucoup la valeur intrinsèque, et qui donnoit lieu à tout renchérir[1]. Ainsi le Parlement, pour se faire valoir, et ses moteurs pour troubler, avoient beau jeu à prendre le masque de l'intérêt public, et à tâcher d'ôter cette ressource aux finances, qui n'en trouvoient point d'autre[2]. Aussi n'en manquèrent-ils pas l'occasion. On surprit la nuit un conseiller au Parlement, nommé la Ville-aux-Clercs[3], qui,

du Parlement a été publié par Flammermont, p. 74-75, et avait été imprimé à l'époque même, avec les divers arrêts, représentations et remontrances, dans une petite plaquette de 42 pages intitulée *Recueil des remontrances faites au Roy en MDCCXVIII par ses cours souveraines avec les réponses de Sa Majesté*, dont un exemplaire se trouve aux Archives nationales, reg. U 364. Quant à l'arrêt du conseil d'État qui cassa celui du Parlement, il fut aussi imprimé ; on possède dans le même dépôt, AD+748, l'exemplaire qui fut remis à l'hôtel de ville par Nicolas Denis, huissier du Conseil, avec la transcription à la suite d'un autre arrêt du Conseil du 21 juin, qui évoquait au Roi toutes les contestations pouvant naître du conflit. Quant à l'emploi des troupes, le *Journal de Barbier*, édition Charpentier, tome I, p. 10, dit seulement qu'on mit des soldats à la banque de Law pour la garder et à la Monnaie pour soutenir la fabrication ; voyez aussi *les Correspondants de Balleroy*, p. 328.

1. Le *Journal de Barbier*, p. 8-9, explique la combinaison d'une manière moins favorable.

2. Le Parlement refusa de recevoir l'arrêt du Conseil qui cassait le sien, en déclarant que le Roi ne pouvait lui communiquer ses volontés que par lettres patentes : voir délibérations du 21 juin dans notre appendice I. Il y a quelques détails particuliers dans le n° 53 de la *Gazette de Leyde*.

3. Jean-Baptiste-François de Verthamon, comte de la Ville-aux-Clercs, avait été reçu conseiller au Parlement le 29 août 1716 ; il appartenait à la cinquième chambre des Enquêtes. En mai 1719, il acheta une charge de maître des requêtes.

à cheval par les rues, arrachoit et déchiroit les affiches de l'arrêt du conseil de régence qui cassoit l'arrêt du Parlement rendu contre l'édit des monnoies; il fut conduit en prison[1]. Le dimanche 26 juin, les six corps des marchands vinrent déclarer au Régent qu'ils ne se plaignoient point de l'édit des monnoies, mais qu'ils le supplioient seulement, lorsqu'il jugeroit à propos de diminuer les monnoies, que cela se fît peu à peu[2]. Le lundi 27 juin, le premier président, à la tête de tous les présidents à mortier et d'une quarantaine de conseillers[3], alla aux Tuileries, où il lut au Roi, en présence du Régent, les remontrances fort ampoulées du Parlement. Le Garde des sceaux lui dit que dans quelques jours le Roi leur feroit répondre[4]. Cela se passa le matin à l'issue du conseil de régence, qui se rassembla encore l'après-dînée là-dessus[5]. Il y en eut un

1. *Dangeau*, p. 331, 25 juin : Éd. de Barthélemy, *Gazette de la Régence*, p. 264. Il n'est pas mention de son arrestation dans les registres du Parlement.

2. *Journal de Dangeau*, p. 331.

3. La députation se composait de huit conseillers de la grand chambre et de trois de chacune des chambres des Enquêtes et Requêtes, en tout vingt-neuf.

4. Les remontrances furent imprimées à l'époque même dans le *Recueil* indiqué ci-dessus, p. 7, note 3; elles se trouvent dans l'ouvrage de J. Flammermont, p. 77-84. Voyez le *Journal de Dangeau*, p. 332, la *Gazette de Leyde*, n° 54, celle *de France*, p. 312, qui mentionna seulement la réception, et l'ouvrage de Dom Leclercq, tome II, p. 153-154; il y a divers documents sur cette affaire à la fin du volume 347 des Mélanges du fonds Clairambault à la Bibliothèque nationale.

5. Voici le texte du procès-verbal de ces deux séances du conseil de régence (Bibliothèque nationale, ms. Franç. 23673, fol. 91-92). Du matin : « M. le Garde des sceaux a rapporté tout ce qui s'est passé au Parlement depuis l'édit du mois de mai dernier concernant les monnoies, et on a mis en délibération deux points : 1° savoir si, dans les réponses qu'on feroit aux remontrances que cette cour devoit apporter dans la matinée, il seroit parlé de l'invitation qu'elle avoit proposée aux autres cours supérieures de Paris de s'unir; il a été décidé de n'en point parler. Quant au second point, il a été question de savoir si l'on entreroit en matière dans les réponses qu'on feroit. Il a été décidé que

autre extraordinaire le jeudi 30 au matin ; le Garde de sceaux y lut un résumé plus de lui que des précédents conseils sur cette affaire[1]. Je m'y tins en tout fort réservé et fort concis[2]. J'étois en garde contre l'opinion que M. le duc d'Orléans avoit prise que je haïssois le Parlement depuis le bonnet. J'étois piqué de la façon dont il s'étoit conduit dans cette affaire. Je l'étois de sa mollesse à son propre égard, et de l'autorité[3] du Roi, dans les diverses échappées du Parlement à ces égards, et je lui avois bien déclaré que jamais je ne lui ouvrirois la bouche sur cette matière. Je tins parole avec la plus ferme exactitude, et je ne voulus dire au Conseil que ce que je ne pouvois m'empêcher d'opiner, mais dans le plus simple et court laconique[4], et peu fâché, car il faut l'avouer, de l'embarras du Régent

le Roi diroit qu'il a bien voulu écouter les remontrances et que son garde des sceaux expliqueroit que le Roi ordonne que son Parlement laisse là ses remontrances par écrit pour être examinées en son Conseil, et que Sa Majesté leur feroit savoir incessamment ses intentions. » De l'après-midi : « M. le Garde des sceaux a rapporté les remontrances du parlement de Paris données le matin par écrit à Sa Majesté au sujet de l'édit du mois de mai précédent portant une refonte et une fabrication de nouvelles espèces et un rehaussement de toutes les monnoies. Il a été décidé que l'on feroit incessamment réponse qui tendroit à soutenir l'édit et à faire connoître en même temps au Parlement que, cet édit n'étant point de sa compétence, il n'étoit point dans le cas des remontrances; que d'ailleurs on leur feroit sentir combien la manœuvre qu'ils avoient faite d'inviter les cours supérieures de s'associer étoit répréhensible, et que ces réponses aux remontrances seroient rapportées le jeudi suivant pour être entièrement rédigées, afin d'être ensuite remises au Parlement. »

1. « M. le Garde des sceaux a rapporté les remontrances du Parlement et le projet des réponses qu'on y pourroit faire. Elles ont été réglées conformément à son projet, à quelques petits changements près. » (ms. Franç. 23673, fol. 93, 30 juin.)

2. Il n'eut pas de peine à observer cette réserve, puisqu'il n'assista à aucun de ces trois conseils; le procès-verbal spécifie nominativement son absence.

3. Il faudrait *et à celui de l'autorité du Roi.*

4. Le *Dictionnaire de l'Académie* de 1718 ne connaissait ce mot que comme adjectif.

avec le Parlement. Au sortir de ce Conseil, la Chambre des comptes, et après elle la Cour des aides, vinrent faire leurs remontrances au Roi, mais fort mesurées, sur le même édit[1].

Ferme et majestueuse réponse au Parlement en public, qui fait de nouvelles remontrances.

Le samedi 2 juillet, la même députation du Parlement vint aux Tuileries recevoir la réponse du Roi ; le Garde des sceaux la fit en sa présence, et de tout ce qui voulut s'y trouver. Le Régent et tous les princes du sang y étoient, les bâtards aussi[2]. Argenson, si souvent malmené, et même fortement attaqué par cette Compagnie étant lieutenant de police[3], lui fit bien sentir sa supériorité sur elle, et les bornes de l'autorité que le Roi lui donnoit de juger les procès des particuliers sans qu'elle pût s'ingérer de se mêler d'affaires d'État. Il finit par leur dire qu'il ne seroit rien changé à l'édit des monnoies, et qu'il auroit son effet tout entier sans aucun changement. Ces Messieurs du Parlement ne s'attendoient pas à une réponse si ferme, et se retirèrent fort mortifiés.

Le don gratuit accordé à l'ordinaire par acclamation

Pendant cette contestation, les États de Bretagne, dès le premier ou le second jour qu'ils furent assemblés, accordèrent le don gratuit par acclamation à l'ordinaire[4]. Cela se

1. *Dangeau*, p. 333. Le texte des remontrances de ces deux cours est donné dans le *Recueil* indiqué plus haut, p. 14-17 et 19-22. La réponse à y faire fut discutée au conseil de régence du 18 juillet (ms. Franç. 23673, fol. 94 v°).

2. *Dangeau*, p. 334 ; *Les Correspondants de Balleroy*, p. 333 ; et les gazettes ; texte de la réponse dans le *Recueil* et dans Flammermont, p. 85-87, et transcrit dans les registres du Parlement, X[1A] 8435, fol. 413-415.

3. Voyez le *Journal de Barbier*, p. 14-15.

4. On lit ici à la marge du manuscrit en dessous de la manchette : « Il n'y eut point d'acclamation ; on prit un mezzo-termine, qui subsiste encore aujourd'hui. » Cette note, écrite avant 1789, comme l'indiquent les derniers mots, pourrait bien être de Soulavie, qui eut communication du manuscrit de notre auteur à la fin du règne de Louis XVI. Il n'y eut point en effet d'acclamation proprement dite, comme Saint-Simon le prend dans Dangeau (p. 334) ; mais les États votèrent le don gratuit immédiatement en assemblée générale, sans renvoyer la question à l'examen de chaque ordre (De la Borderie et Pocquet, *Histoire de Bretagne*, tome VI, p. 19).

aux États de Bretagne. Leurs exilés renvoyés.

fit plus par le clergé et le tiers état que par la noblesse, laquelle insista fort à demander le rappel de ses commissaires exilés, et qui envoya un courrier pour le demander au Régent[1]. Outre le point d'honneur, l'attachement à se servir d'eux pour l'examen des comptes de Montaran, leur receveur général[2], frère du capitaine aux gardes[3], étoit leur principal objet[4]. Les gens du Roi vinrent, le mardi matin 11 juillet[5], demander au Régent la permission que le Parlement fît au Roi des remontrances sur sa réponse aux premières. Cette demande forma une nouvelle

1. L'*Histoire de Bretagne*, p. 20, explique la raison de ces mouvements de la noblesse. M. de Carné dans son ouvrage sur *les États de Bretagne*, tome II, p. 19-20, cite ce passage d'une lettre du 18 février du maréchal de Montesquiou au secrétaire d'État la Vrillière : « On ne peut imaginer de loin ce que sont ces Bretons, cachant toujours leurs volontés sous des termes respectueux, mais ne démordant jamais de ce qu'ils ont résolu. »

2. Jacques Michau, sieur de Montaran, né le 4 septembre 1668, fut reçu conseiller au Grand Conseil le 25 novembre 1691 ; le 12 novembre 1700, il obtint des lettres de compatibilité pour exercer la charge de trésorier des États de Bretagne, dont il avait obtenu en septembre la survivance après son père. En 1706, la charge ayant été érigée en office, M. de Montaran s'en rendit acquéreur ; il l'exerça jusqu'en septembre 1720, où il fut obligé de donner sa démission. Il revint alors à Paris, dans le bel hôtel qu'il avait acquis en 1709 du marquis de Livry dans la rue des Francs-Bourgeois ; il y fit faire plus tard une belle façade par Boffrand. Cet hôtel servit sous la Restauration de caserne de gendarmerie et fut démoli dans le courant du dix-neuvième siècle ; son emplacement est occupé par le nº 28 actuel. C'est là où M. de Montaran mourut à quatre-vingt deux ans, le 16 décembre 1750. Rigaud avait fait son portrait en 1711, moyennant six cents livres. Saint-Simon reviendra sur ce trésorier plus loin, ci-après, p. 293.

3. Michel Michau de Montaran, d'abord mousquetaire, acheta une sous-lieutenance aux gardes françaises en mars 1692 ; il passa lieutenant en mars 1693 et fut reçu capitaine le 26 août 1698 ; il conserva sa compagnie jusqu'à sa mort, arrivée à Fontainebleau le 30 juin 1731, dans sa cinquante-sixième année. C'était un des gros joueurs de la cour, comme Saint-Simon le dira plus loin, p. 293.

4. Voyez le *Journal de Dangeau*, au 26 juillet, p. 348.

5. Le 12 et non le 11. Saint-Simon revient aux affaires du Parlement de Paris.

agitation. Le Régent, mené par ses perfides confidents, l'accorda à la fin, mais avec différentes remises. Le premier président, assez peu accompagné de députés du Parlement, les fit par un écrit qu'il présenta au Roi le mardi matin 26 juillet, en présence du Régent, du Garde des sceaux et de beaucoup de monde en public[1], et quelques jours après les sieurs du Guesclairs, de Bonamour et de Noyant, demeurés à Paris par ordre du Roi[2], eurent liberté de retourner chez eux en Bretagne, mais avec défense d'aller aux États[3]. Rochefort et Lambilly, l'un président à mortier, l'autre conseiller au parlement de Rennes, eurent aussi permission de retourner chez eux.

Il s'étoit présenté une question à juger sur les apanages, qui intéressoit Madame et M. le duc d'Orléans, et qui fut jugée en leur faveur, le samedi 30 juillet, au conseil de régence[4]. Il n'y vint pas, parce qu'il s'agissoit de son inté- Question d'apanages jugée en leur faveur au conseil de régence ;

1. Le texte de ces « itératives remontrances » a été publié par J. Flammermont, p. 88-105; voyez notre appendice I. Dans le volume 48 des Papiers de Saint-Simon aux Affaires étrangères (aujourd'hui *France* 203), il y a des « Réflexions » sur ces remontrances.

2. Dans le tome XXXIII, p. 17, et note 4, il a été dit qu'ils avaient été envoyés dans trois provinces différentes, mais qu'ils avaient été rappelés à Paris dès le mois de mars. Il est certain que les nobles bretons étaient excités par la cabale du duc du Maine. M. du Groesquer (Guesclair) aurait dit « que le moment étoit venu d'ôter la régence au duc d'Orléans, ajoutant que, si le duc du Maine vouloit se mettre à leur tête, il se faisoit fort de trouver sept autres provinces avec la sienne toutes prêtes à se soulever » (De Carné, *les États de Bretagne*, tome II, p. 17).

3. Dangeau annonce le 30 juillet (p. 350) la mesure de clémence prise à leur égard, ainsi que pour MM. de Rochefort et de Lambilly.

4. Les secrétaires du Roi établis près les parlements et les présidiaux se prétendaient exempts du paiement de tous droits seigneuriaux pour les terres acquises par eux; un édit de mars 1704 avait confirmé ce privilège et l'avait étendu sans réserve à tout le royaume. D'autre part, le Régent et Madame disaient que, jusqu'en 1704, cette exemption n'avait pas eu d'effet dans leur apanage, et demandaient qu'il fût spécifié que l'édit de 1704 ne les concernait pas. Le conseil de régence décida « que l'exemption des droits seigneuriaux attribuée aux conseillers-secrétaires de Sa Majesté n'aura point lieu dans l'apanage de M. le duc

absences singulières.

rêt, ni M. du Maine non plus, ce qui parut très singulier de celui-ci ; Monsieur le Duc y présida[1]. L'affaire fut fort balancée. Monsieur de Troyes et le marquis d'Effiat s'en abstinrent, parce que les conseillers d'État qui avoient examiné l'affaire dans un bureau exprès[2] vinrent à ce conseil pour y opiner, lesquels, suivant leur moderne prétention et la foiblesse du Régent, n'y cédoient qu'aux ducs et aux officiers de la couronne[3].

5 000# de menus plaisirs par mois, faisant en tout 10 000#, rendus au Roi.

Parmi tous ces mouvements du Parlement et ceux de Bretagne, M. le duc d'Orléans rétablit au Roi, devenu plus grand, les cinq mille francs par mois qui lui avoient été retranchés depuis quelque temps, en sorte qu'il eut comme auparavant dix mille francs par mois pour ses menus plaisirs et aumônes[4], à quoi le bas étage de son service, qui en tiroit par-ci par-là, fut fort sensible.

Manèges du Parlement pour brouiller imités en Bretagne.

Trudaine, conseiller d'État et prévôt des marchands[5], alla mandé chez le premier président le jeudi 4 août, pour y rendre compte de l'état de l'hôtel de ville aux commissaires du Parlement, qui y étoient assemblés[6].

d'Orléans, tant pour la partie dont Madame jouit à titre de douaire ou autrement que pour le surplus dudit apanage, et que les conseillers-secrétaires de Sa Majesté seront tenus de payer tous droits seigneuriaux pour les biens tenus et mouvants dudit apanage. » Cet arrêt fut imprimé à l'époque, avec les lettres patentes expédiées en conséquence : Archives nationales, AD†749. Voyez *Dangeau*, p. 349 et 350 ; c'est à ce propos que Saint-Simon a fait l'Addition placée dans notre tome XXXI, n° 1407.

1. Le texte du procès-verbal du conseil de régence du 30 juillet : ms. Franç. 23666, fol. 80 v°, sera donné ci-après, aux Additions et Corrections.

2. MM. d'Armenonville, Fagon, abbé de Pomponne et Gilbert de Voisins, rapporteur.

3. Tome XXIX, p. 100-101.

4. *Dangeau*, p. 351, 1er août.

5. Ci-dessus, p. 3.

6. Notre auteur prend cette nouvelle à Dangeau, p. 353. Les registres du Parlement ne mentionnent pas cette audition du prévôt des marchands, mais seulement celle qui eut lieu le 9 devant les chambres assemblées. Le journal du greffier, U 416, la note cependant.

Échoués sur l'affaire des monnoies, ils cherchèrent à ressasser les rentes pour s'attacher les rentiers, et s'en servir, s'ils pouvoient, comme ils firent dans la dernière minorité, à commencer des troubles et à usurper l'autorité. La Bretagne de concert marchoit du même pied, et préparoit de nouvelles brouilleries.

Saint-Nectaire, maréchal de camp, fait seul lieutenant général longtemps après avoir quitté le service; son caractère. [Add. SᵗS. 1536]

Ce fut dans ces circonstances que l'abbé Dubois revint de Londres[1], après y avoir achevé ce qu'on a ci-devant vu sur les affaires étrangères[2]. En même temps, Saint-Nectaire, maréchal de camp[3], qui avoit quitté le service quelques campagnes avant la fin de la dernière guerre, fut fait seul lieutenant général[4]. C'étoit un très bon officier général et de beaucoup d'esprit et d'intrigue, qui faisoit fort sa cour à qui pouvoit l'avancer, et qui avec tous les autres avoit un air de philosophe et de censeur. Il avoit toujours été fort du grand monde et de la meilleure compagnie. Ceux qu'il fréquentoit le plus étoient la Feuillade, M. de Liancourt[5], les ducs de la Rochefoucauld et de Villeroy; mais à la fin ils l'avoient démêlé[6] et écarté. C'étoit un homme à qui personne, avec raison, ne vouloit se fier. Cette promotion, d'abord secrète, ne réussit pas dans le monde lorsqu'elle y fut sue[7]; mais Saint-Nectaire n'en étoit plus à son approbation, et comme que ce pût être vouloit cheminer.

1. Il arriva à Paris le 17 août : *Dangeau*, p. 359.
2. Dans notre tome XXXIV.
3. C'est Henri, comte de Brienon et de Senneterre, qui a figuré dans notre tome XIII, p. 99, à propos de la bataille de Cassano.
4. Pinard (*Chronologie historique militaire*, tome V, p. 9) place sa promotion au 8 mars 1718, en même temps que plusieurs autres.
5. Henri-Roger de la Rochefoucauld, marquis de Liancourt : tome II, p. 212.
6. Au sens figuré de distinguer, reconnaître, apprécier à sa juste valeur, que donne l'*Académie*, ou plutôt démasquer.
7. Dangeau dit (p. 351) qu'on ignora quelque temps sa promotion, mais n'apprécie pas. Le marquis de Balleroy écrit à sa femme le 15 août (*Les Correspondants de Balleroy*, tome I, p. 339) : « M. de Senneterre prend le dessus, à ce qu'on dit; il vient d'être fait lieutenant général. »

Madame d'Orléans fait profession à Chelles fort simplement.

M. le duc d'Orléans n'alla point à la procession de l'Assomption[1], comme il avoit fait l'année précédente[2]. Il consentit enfin à la profession de Mademoiselle sa fille. Le cardinal reçut ses vœux en l'abbaye de Chelles dans la fin d'août. Madame, ni M. ni Mme la duchesse d'Orléans n'y furent, ni aucun prince ni princesse du sang. Il n'y eut même que très peu de personnes du Palais-Royal qui s'y trouvèrent, et quelques autres dames[3]. Mme la duchesse d'Orléans alla passer quelque temps à Saint-Cloud[4], où Madame demeuroit six mois tous les étés.

Arrêt étrange du Parlement en tous ses chefs.

Le Parlement s'assembla l'11 et le 12 août[5], et rendit enfin tout son venin par l'arrêt célèbre dont voici le prononcé : « La cour ordonne que les ordonnances et édits portant création d'offices de finance, et lettres patentes concernant la Banque registrées en la cour, seront exécu-

1. *Journal de Dangeau*, p. 358.

2. Tome XXXII, p. 84-87.

3. La princesse avait pris l'habit à Chelles dès le mois de mars 1717 (notre tome XXXI, p. 171-172), et elle avait obtenu depuis plusieurs mois la permission de son père pour faire profession (*Dangeau*, p. 292 et 306). La cérémonie eut lieu le 23 août (*ibidem*, p. 363) : « Mademoiselle fit sa profession à Chelles et édifia tout le monde par la dévotion, le courage et la joie qu'elle témoigna à cette occasion-là. Elle a résisté et aux lettres de Madame et aux prières que M. Terrat lui fit encore le matin de la part de M. le duc d'Orléans. Beaucoup de dames de Paris étoient venues à cette cérémonie ; mais il n'y avoit ni princes ni princesses. Le cardinal de Noailles fit la cérémonie. » La *Gazette* mentionna l'événement (p. 407-408), ainsi que la *Gazette de Leyde*, n°s 69 et 70 ; voyez aussi la *Correspondance de Madame*, recueil Brunet, tome I, p. 447, et un récit dans les manuscrits Joly de Fleury la Bibliothèque nationale, n° 2437, fol. 26. Le 25 octobre suivant, le Roi lui accorda une pension de dix mille livres (Archives nationales, reg. O[1] 62, fol. 245). Mais, plus tard, le 2 janvier 1722, des lettres patentes augmentèrent de six mille livres (reg. O[1] 66, fol. 3) une pension de quatre mille qu'elle aurait eue dès le 12 février 1718, mais dont il n'y a pas trace dans les registres de la maison du Roi ; nous ne savons comment concilier les deux choses.

4. Dangeau annonce le 11 août que la princesse est allée à Saint-Cloud pour quelques jours.

5. Voyez ci-après l'appendice I, p. 357, et le registre U 416.

tées; ce faisant, que la Banque demeurera réduite aux termes et aux opérations portées par les lettres patentes des 2 et 20 mai 1716; et en conséquence, fait défenses de garder ni de retenir directement ni indirectement aucuns deniers royaux dans la caisse[1] de la Banque, ni d'en faire aucun usage ni emploi[2] pour le compte de la Banque et au profit de ceux qui la tiennent, sous les peines portées par les ordonnances; ordonne que les deniers royaux seront remis et portés directement à tous les officiers comptables, pour être par eux employés au fait de leurs charges, et que tous les officiers et autres maniant les finances demeureront garants et responsables en leurs propres et privés noms, chacun à leur égard, de tous les deniers qui leur seront remis et portés par la voie de la Banque; fait défenses en outre à tous étrangers, même naturalisés[3], de s'immiscer directement ni indirectement, et de participer sous des noms interposés au maniement ou dans l'administration des deniers royaux, sous les peines portées par les ordonnances et les déclarations enregistrées en la cour; enjoint au procureur général du Roi, etc.[4] » On peut juger du bruit que fit cet arrêt: ce n'étoit rien moins qu'ôter de pleine et seule autorité du Parlement toute administration des finances, les mettre sous la coupe de cette Compagnie, rendre comptables à son gré tous ceux que le Régent y employoit, et lui-même, interdire personnellement Law, et le mettre à la discrétion du Parlement, qui auroit été sûrement plus qu'indiscrète.

1. Il y a *de la caisse* dans le manuscrit de Saint-Simon et dans Dangeau, ce qui ne signifie rien; nous restituons *dans*, qui est dans le texte officiel.

2. Le mot *employ* surcharge *p^r le comp[te]*.

3. Ceci s'appliquait particulièrement à Law, qui venait d'obtenir sa naturalisation au mois de mai précédent (*Gazette de la Régence*, p. 252; notre tome XXX, p. 92, note 2).

4. Saint-Simon copie le texte donné par Dangeau, p. 356-357, qui n'est pas exactement conforme au texte officiel inséré dans les registres du Parlement, imprimé à l'époque sur feuille volante et reproduit dans le recueil de Flammermont, p. 106-107.

Après ce coup d'essai, il n'y avoit plus qu'un pas à faire pour que le Parlement devînt en effet, comme de prétention folle, le tuteur du Roi et le maître du royaume, et le Régent plus en sa tutelle que le Roi, et peut-être aussi exposé que le roi Charles Ier d'Angleterre. Messieurs du Parlement ne s'y prenoient pas plus foiblement que le parlement d'Angleterre fit au commencement, et, quoique simple cour de justice, bornée dans un ressort comme les autres cours du royaume à juger les procès entre particuliers, à force de vent et de jouer sur le mot de parlement, ils ne se croyoient pas moins que le parlement d'Angleterre, qui est l'assemblée législative et représentante de toute la nation.

Le parlement de Paris et la Bretagne en cadence. Le syndic des États est exilé.

Le prévôt des marchands fut mandé le 17 au Parlement, où il fut traité doucement[1] : la Compagnie, contente de sa vigueur, vouloit régner, mais capter les corps. Elle s'assembla presque continuellement pour délibérer des moyens de se faire obéir et d'aller toujours en avant[2]. Les États de Bretagne marchèrent en cadence, et devinrent très audacieux[3] ; Coëtlogon-Méjusseaume fut

1. Voyez le compte-rendu officiel de cette entrevue d'après les registres du Parlement dans notre appendice I, au 17 août, ci-après, p. 358.

2. Du 18 au 21 août, Dangeau ne parle que vaguement de ce qui se passe au Parlement, et il donne même des indications erronées sur la séance du conseil de régence du dimanche 21 août où il fut décidé de donner un arrêt qui cassait ceux que les magistrats avaient rendus sur le fait des finances, et notamment celui du 12 août, et qui prescrivait les règles à observer par le Parlement en cas de remontrances. Saint-Simon suit le *Journal* et ne parle pas non plus de cet arrêt, qui fut aussitôt imprimé (Archives nationales, AD+749), mais ne fut signifié au Parlement que dans le lit de justice du 26. Voici ce que disait à ce propos le procès-verbal du conseil de régence du 21 août (ms. Franç. 23673, fol. 97 v°) : « M. le Garde des sceaux, après avoir fait une récapitulation de tout ce qui s'est passé depuis quelques mois d'attentatoire à l'autorité du Roi, a fait lecture de l'arrêt du Parlement du 12 août 1718 concernant les opérations de la Banque et le maniement des deniers royaux ; il a été décidé de le casser. »

3. B. Pocquet (*Histoire de Bretagne,* tome VI, p. 24 et suivantes) a raconté ces incidents.

exilé par une lettre de cachet: il étoit syndic des Etats[1].

Audacieuse visite de la duchesse du Maine au Régent. Fureur et menées du duc et de la duchesse du Maine et du maréchal de Villeroy. [Add. St-S. 1537]

Dans tout ce bruit, Mme la duchesse du Maine eut l'audace de s'aller plaindre fort hautement à M. le duc d'Orléans de ce qu'elle apprenoit qu'il lui imputoit beaucoup de choses. Par ce qui éclata incontinent après, on peut juger de sa justification, que son timide et dangereux époux[2] n'osa hasarder lui-même. Le jugement du conseil de régence qui ôta aux bâtards la succession à la couronne[3], que M. du Maine avoit arrachée au feu Roi, que toutes leurs menées n'avoient pu empêcher, avoit outré[4], à n'en jamais revenir, le mari et la femme, qui ne songea plus qu'à exécuter ce qu'on a vu, p. [1498[5]], qu'elle avoit dit à Sceaux aux ducs de la Force et d'Aumont, qu'*elle mettroit tout le royaume en feu et en combustion pour ne pas perdre cette prérogative*. Les adoucissements énormes que M. le duc d'Orléans y mit après l'arrêt, de son autorité absolue et pleine puissance[6], comme s'il eût été roi, et dans le moment même, ne leur avoient[7] paru qu'une marque de sa foiblesse et une preuve de sa crainte, conséquemment une raison de plus d'en profiter. Ils s'estimoient en trop beau chemin pour ne pas pousser leur pointe. Tout rioit à leurs projets: cette partie de noblesse séduite, la Bretagne, le parlement de Paris au point où ils le vouloient contre le Régent; l'Espagne, où ils dispo-

1. César-Madeleine, marquis de Coëtlogon et baron de Méjusseaume, avait été élu procureur général syndic des États de Bretagne pour la noblesse en 1716, quoique âgé seulement de dix-neuf ans, à la suite de son père et de son grand-père. En 1719 et 1720, il servit comme colonel sous Berwick dans l'armée d'Espagne. Dangeau mentionne la lettre de cachet au 13 août (p. 357).

2. Le mot *époux*, oublié, a été ajouté en interligne.

3. L'arrêt du 1er juillet 1717 : tome XXXI, p. 262-263.

4. Dans le manuscrit *avoit* a été écrit par mégarde au pluriel, et *outré* corrige en interligne *ulcéré*, biffé.

5. Ce chiffre est resté en blanc dans le manuscrit; il correspond à la page 50 de notre tome XXVI.

6. *Ibidem*, p. 51.

7. Il y a *avoit*, au singulier, dans le manuscrit.

soient d'Alberoni; la révolte de tous les esprits contre la Quadruple alliance et contre l'administration des finances; le crédit que donnoit au renouvellement des infâmes bruits l'affectation fastueuse et maligne des plus folles précautions du maréchal de Villeroy sur le manger et le linge du Roi[1]; il ne s'agissoit que d'endormir, en attendant les moyens très prochains d'une exécution si flatteuse à la vengeance et à l'ambition[2]. Ce fut aussi à répandre ces mortifères[3] pavots, très nécessaires pour gagner un temps si cher et non encore tout à fait imminent, que le rang, le sexe, l'esprit, l'éloquence, l'adresse, l'audace de la duchesse du Maine lui parurent devoir être employés. Elle sortit du cabinet du Régent, contente de leur effet, et le laissa plus content encore de lui avoir persuadé de l'être[4].

1. Tome XXXIII, p. 24.

2. On peut voir dans les *Mémoires de Mme de Staal*, confidente de la duchesse du Maine, édition Lescure (1877), tome I, p. 156-160, quelles étaient alors les intrigues nouées par la duchesse avec Alberoni et Cellamare d'une part, la noblesse mécontente et les Bretons, d'autre part.

3. « *Mortifère*, qui cause la mort; il n'est guère d'usage que dans la dogmatique », disait le *Dictionnaire de l'Académie* de 1718. Dans l'Addition indiquée plus haut, Saint-Simon avait dit plus simplement « ces dangereux pavots. » *L'Académie* n'indiquait d'emploi de *pavot* au figuré qu'en poésie.

4. Madame racontait ainsi l'entrevue (*Correspondance*, recueil Brunet, tome I, p. 447) : « La femme du bossu (*pour* boiteux) a voulu avoir un éclaircissement avec mon fils; elle a parlé avec emphase, comme lorsqu'elle joue la comédie, et elle a dit qu'il nè pouvoit croire assurément que la réponse au livre de Fitz-Moris émanât d'elle; qu'une princesse du sang comme elle ne descendait pas à écrire des libelles; que le cardinal de Polignac avait été employé dans de trop grandes affaires pour se mêler de pareilles bagatelles, et que M. de Malezieu était un trop grand philosophe pour songer à autre chose qu'à la science; qu'elle ne s'occupait de rien, si ce n'est d'élever ses enfants et de les rendre dignes du rang de princes du sang, rang dont on les avait dépouillés avec tant d'injustice. Mon fils s'est borné à répondre : « J'ai lieu de croire que ces libelles ont été faits chez vous et pour vous. « Des gens qui ont été à votre service attestent qu'ils les ont vu faire; « du reste on ne me fait rien croire ni décroire. » Quant au dernier article, il n'a rien répondu. La dame s'est vantée partout de l'énergie

Commission étrange sur les finances donnée aux gens du Roi par le Parlement.

Le Parlement, assemblé le matin du 22 août, ordonna aux gens du Roi de savoir : ce que sont devenus les billets d'État qui ont passé à la chambre de justice ; ceux qui ont été donnés pour les loteries qui se font tous les mois ; ceux qui ont été donnés pour le Missisipi ou la compagnie d'Occident[1] ; enfin ceux qui ont été portés à la Monnoie depuis le changement des espèces[2]. Les gens du Roi allèrent au sortir du Palais dire au Régent de quoi ils étoient chargés. Il leur répondit froidement qu'ils n'avoient qu'à exécuter leur commission. Ils voulurent lui demander quelque instruction là-dessus. Le Régent, pour toute réponse, leur tourna le dos et s'en alla dans ses cabinets, dont ils demeurèrent assez étourdis. Racontons maintenant comment le Régent remit le frein à ces chevaux qui avoient si bien pris le mors[3] aux dents, et qui se préparoient hautement à exciter les plus grands désordres ; le détail en est curieux.

Bruits de lit de justice ; sur quoi fondés. Mémoires

Aussitôt après la commission donnée par le Parlement aux gens du Roi, dont on vient de parler, le bruit commença à se répandre d'un prochain lit de justice[4]. Ce n'étoit pas

et de la fermeté avec laquelle elle avait parlé à mon fils. » Le pamphlet auquel il est fait allusion, *Lettres de Filtz-Moritz sur les affaires du temps*, composé par l'abbé de Margon sur l'ordre du Régent et destiné à défendre les droits de sa branche contre celle d'Espagne, avait paru au début de 1718 sous la rubrique de Rotterdam. La duchesse fit composer aussitôt une réponse par l'abbé Brigault, qui circula d'abord sous le manteau, et fut jointe peu après à une seconde édition des *Lettres*, imprimée soi-disant à Amsterdam, mais en réalité à Évreux par l'intermédiaire d'un certain Langlois et d'un nommé Dumoulin, ancien clerc du notaire Arouet (Ravaisson, *Archives de la Bastille*, tome XII, p. 93-94 ; Baudrillart, *Philippe V et la cour de France*, tome II, p. 335-336).

1. Avant ce mot, notre auteur a biffé un premier *d'Occident*, qui surchargeait *des Indes*.

2. Saint-Simon copie l'article de Dangeau, p. 362. En réalité, l'injonction du Parlement aux gens du Roi, dont on trouvera le texte officiel à l'appendice I, ci-après, p. 359, était beaucoup moins précise.

3. Écrit *mords*, suivant l'habitude de notre auteur.

4. A l'article de Dangeau du 23 août, qui mentionnait les bruits de

de la dernière régence fort à la mode, tournent les têtes. [*Add. St-S. 1538*]

que le Régent y eût encore pensé : il[1] n'étoit fondé que sur les monstrueuses entreprises du Parlement, dont l'une n'attendoit pas l'autre, sur l'autorité royale ; sur la nécessité que les uns voyoient du seul moyen de les réprimer, sur la crainte qu'en avoient les autres ; mais ce qui étoit le grand ressort de tant d'audace étoit l'opinion juste et générale qui avoit prévalu de la foiblesse du Régent, fondée sur toute sa conduite, surtout à l'égard de ce qui se passoit depuis longtemps à Paris et en Bretagne. Cela donnoit aux factieux la confiance de regarder un lit de justice comme une entreprise à laquelle le Régent n'oseroit jamais se commettre, au point où il avoit laissé monter les liaisons et les entreprises. La lecture des *Mémoires* du cardinal de Retz, de Joly, de Mme de Motteville, avoient tourné toutes les têtes[2]. Ces livres étoient devenus si à la mode, qu'il n'y avoit homme ni femme de tous états qui ne les eût continuellement entre les mains. L'ambition, le desir de la nouveauté, l'adresse des entrepreneurs qui leur donnoit cette vogue, faisoit espérer à la plupart le plaisir et l'honneur de figurer et d'arriver, et persuadoit qu'on ne manquoit non plus de personnages que dans la dernière minorité. On croyoit trouver le cardinal Mazarin dans Law, étranger comme lui, et la Fronde dans le parti du duc et de la duchesse du Maine ; la foiblesse de M. le duc

lit de justice, Saint-Simon a placé une assez longue Addition, que l'on trouvera plus loin sous le numéro 1538, et dans laquelle il raconte les préliminaires du lit de justice et son résultat. Le récit des *Mémoires* est infiniment plus détaillé, et nous dirons plus loin quelle a été la source de cette longue et précise narration ; mais des passages de l'Addition ont été conservés de ci de là dans le texte des *Mémoires*, depuis la présente page jusqu'à la page 265 ci-après, presque à la fin de ce volume.

1. Ce bruit.

2. Il a été parlé des Mémoires du cardinal de Retz et de ceux de Guy Joly, parus en 1717, dans notre tome XXX, p. 86. Quant à ceux de Mme de Motteville, ils ne purent avoir d'influence sur l'esprit public en 1718, puisqu'ils ne furent publiés qu'en 1723 : nos tomes XV, p. 455, et XXVI, p. 202. Notre auteur anticipe.

d'Orléans étoit comparée à celle de la Reine mère, avec la différence de plus de la qualité de mère d'avec celle de cousin germain du grand-père du Roi. Les intérêts divers et la division des ministres et de leurs conseils paroissoient les mêmes que sous Louis XIV enfant. Le maréchal de Villeroy se donnoit pour un duc de Beaufort[1], avec l'avantage de plus de sa place auprès du Roi et de son crédit dans le Parlement, sur qui on ne comptoit guères moins que sur celui de la dernière minorité. On imaginoit plusieurs Broussels[2], et on étoit assuré d'un premier président tout à la dévotion de la Fronde moderne. La paix au dehors, dont l'autre minorité ne jouissoit pas, donnoit un autre avantage à des gens qui comptoient d'opposer au Régent le roi d'Espagne, irrité contre lui en bien des facons, avec les droits de sa naissance. Les manéges de la Ligue contre Henri III n'étoient pas oubliés. M. du Maine, à la valeur près, étoit un duc de Guise, et Madame sa femme une duchesse de Montpensier[3]. Pour en dire la vérité, tout tendoit à l'extrême, et il étoit plus que temps que le Régent se réveillât d'un assoupissement qui le rendoit méprisable, et qui enhardissoit ses ennemis et ceux de l'État à tout oser et à tout entreprendre.

Misère et léthargie du Régent.

Cette léthargie du Régent jetoit ses serviteurs dans l'abattement et dans l'impossibilité de tout bien. Elle l'avoit conduit enfin sur le bord du précipice, et le royaume qu'il gouvernoit à la veille de la plus grande confusion. Le Régent, sans avoir eu l'horrible vice ni les mignons d'Henri III, avoit encore plus que lui affiché la débauche journalière, l'indécence et l'impiété, et, comme Henri III, étoit trahi dans le plus intérieur de son Conseil et de son domestique. Comme à Henri III, cette trahison lui plaisoit, parce qu'elle alloit à le porter à ne rien faire, tantôt

1. Tomes XXX, p. 86-87, et XXXIII, p. 25.

2. Saint-Simon écrit bien ce nom au pluriel. Le conseiller frondeur Pierre Broussel a déjà été mentionné dans le tome XXIII, p. 71.

3. Catherine-Marie de Lorraine-Guise (tome XV, p. 122), sœur du duc Henri de Guise tué à Blois en 1588, la plus acharnée des ligueuses.

par crainte, tantôt par intérêt, tantôt par mépris, tantôt par politique. Cet engourdissement lui étoit agréable, parce qu'il se trouvoit conforme à son humeur et à son goût, et qu'il en regardoit les conseillers comme des gens sages, modérés, éclairés, que l'intérêt particulier n'offusquoit point, et qui voyoient[1] nettement les choses telles qu'elles étoient, tandis qu'il se trouvoit importuné des avis qui alloient à lui découvrir la véritable situation des choses, et qui lui en proposoient les remèdes. Il regardoit ceux-ci comme des gens vifs, qui précipitoient tout, qui grossissoient tout, qui vouloient tirer sur le temps pour satisfaire leur ambition, leurs aversions, leurs passions différentes. Il se tenoit en garde contre eux; il s'applaudissoit de n'être pas leur dupe. Tantôt il se moquoit d'eux; souvent il leur laissoit croire qu'il goûtoit leurs raisons, qu'il alloit agir et sortir de sa léthargie. Il les amusoit ainsi, tiroit de long[2], et s'en divertissoit après avec les autres. Quelquefois il leur répondoit sèchement, et, quand ils le pressoient trop, il leur laissoit voir des soupçons[3].

Il y avoit longtemps que je m'étois aperçu de la façon d'être là-dessus de M. le duc d'Orléans. Je l'avois averti, comme on l'a vu[4], des premiers mouvements du Parlement

1. Il y a *voyent* au présent, par erreur, dans le manuscrit.
2. Locution déjà annotée dans le tome VII, p. 156.
3. Le Régent s'est peint lui-même dans une curieuse lettre écrite le 2 août 1717 au duc de Saint-Aignan, ambassadeur en Espagne, citée par Lémontey, *Histoire de la Régence*, tome II, p. 266, note : « Il est vrai que, par le penchant de mon cœur, je voudrois rendre tout le monde heureux, et que personne ne sortît mécontent d'avec moi. Mais l'expérience me fait sentir que la plupart des hommes abusent de cette disposition d'un prince; que cette idée, si douce en elle-même, a de grands inconvénients dans la pratique, et qu'enfin en gouvernant on doit prendre pour base de sa conduite la fermeté préférablement à la douceur, en faisant respecter et sentir avec justice l'autorité souveraine à ceux qui ne sont pas assez raisonnables ni assez sages pour se rendre à la douceur et à l'équité. »
4. Tomes XXX, p. 177-180, et XXXI, p. 223-224.

et des bâtards, et de ce qui avoit usurpé le nom de la noblesse. J'avois redoublé sitôt que j'en avois vu la cadence et l'harmonie. Je lui en avois fait sentir tous les desseins, les suites, combien il étoit aisé d'y remédier dans ces commencements, et difficile après, surtout pour un homme de son humeur et de son caractère. Mais je n'étois pas l'homme qu'il lui falloit là-dessus. J'étois bien le plus ancien, le plus attaché, le plus libre avec lui de tous ses serviteurs ; je lui en avois donné les preuves les plus fortes, dans tous les divers temps les plus critiques de sa vie et de son abandon universel ; il s'étoit toujours bien trouvé des conseils que je lui avois donnés dans ces fâcheux temps ; il étoit accoutumé d'avoir en moi une confiance entière ; mais, quelque opinion qu'il eût de moi et de ma vérité et probité, dont il a souvent rendu de grands témoignages[1], il étoit en garde contre ce qu'il appeloit ma vivacité, contre l'amour que j'avois pour ma dignité si attaquée par les usurpations des bâtards, les entreprises du Parlement, et les modernes imaginations de cette prétendue noblesse. Dès que je m'aperçus de ses soupçons, je les lui dis, et j'ajoutai que, content d'avoir fait mon devoir comme citoyen et comme son serviteur, je ne lui en parlerois pas davantage. Je lui tins parole ; il y avoit plus d'un an que je ne lui en avois ouvert la bouche de moi-même. Si quelquefois on lui en parloit devant moi, sans que je pusse garder un total silence, qui eût été pris en pique[2] et en bouderie, je disois nonchalamment et foiblement quelque mot qui signifioit le moins qu'il m'étoit possible, et qui alloit à faire tomber le propos.

Le retour d'Angleterre de l'abbé Dubois[3], dont la fortune ne s'accommodoit pas de la diminution de son maître, la L'abbé Dubois, Argenson,

1. Voyez ce qu'il a raconté dans le tome XXXIII, p. 86-87, de la confiance et de l'amitié du Régent pour lui.

2. Mot rencontré au sens de mécontentement dès notre tome II, p. 79, 87, 100, mais annoté seulement dans le tome XIX, p. 348.

3. Ci-dessus, p. 15.

Law et Monsieur le Duc, de concert chacun pour leur intérêt, ouvrent les yeux au Régent et le tirent de sa léthargie.

frayeur que Law eut raison de prendre que le Parlement ne lui mît la main sur le collet, et de se voir abandonné, la crainte pour sa place que conçut le Garde des sceaux, si haï du Parlement pendant qu'il eut la police, firent une réunion, à laquelle Law attira Monsieur le Duc, si grandement intéressé dans le Système[1], lequel se proposa de saisir la conjoncture de culbuter le duc du Maine, satisfaire sa haine, et occuper sa place auprès du Roi. Ce concert de différents intérêts, qui aboutissoient au même point, forma un effort qui entraîna le Régent, et qui lui fit voir tout d'un coup son danger et son unique remède, et le persuada qu'il n'y avoit plus un moment à perdre. Dubois et Law l'investirent[2] contre ceux dont il n'avoit que trop goûté et suivi les dangereux avis, et tout fut si promptement résolu, que personne n'en eut aucun soupçon. C'est ce qu'il s'agit maintenant d'exposer[3].

1. Le système de Law.

2. Au sens d'entourer, comme dans notre tome VII, p. 291, avec une idée de défense et de protection.

3. Dans le récit qui va suivre des motifs qui décidèrent le Régent à tenir le fameux lit de justice du 26 août, des préparatifs de cet événement et de la tenue de cette mémorable séance, Saint-Simon va entrer dans des détails si précis et si circonstanciés, avec une telle exactitude de dates et d'heures, un soin tellement minutieux de n'omettre aucun incident, si minime soit-il, qu'on pourrait s'étonner de ce que, écrivant près de trente ans après les faits qu'il raconte, sa mémoire lui fût assez fidèle et présente pour suffire à une telle tâche, et qu'on pourrait suspecter à bon droit l'exacte véracité de la narration ; car l'Addition à l'article du 23 août au *Journal de Dangeau,* indiquée ci-dessus sous le nº 1538, n'est qu'un résumé assez bref qui ne lui aurait pas été d'un secours suffisant. Mais il avait heureusement un guide plus sûr. — Il existe au Dépôt des affaires étrangères, vol. *France* 1233, un long morceau de soixante-dix pages grand in-folio, écrit entièrement de la main de notre auteur, et intitulé *Lit de justice du 26 août 1718. Pour note.* C'est en somme la minute de tout ce qui va suivre, jusqu'à la page 274 ci-après, et ceci peut nous rassurer sur l'exactitude de Saint-Simon ; car ce long morceau a dû être rédigé à une époque plus voisine de l'événement, comme semble l'indiquer la mention *Pour note.* Cependant ce n'est évidemment pas le premier jet sorti de son cerveau ; l'absence à peu près totale de ratures et de corrections indique sûrement

M. le duc d'Orléans me force à lui parler sur le Parlement.

Dans ces circonstances, que j'ignorois, travaillant à mon ordinaire une après-dînée avec M. le duc d'Orléans, je fus surpris que, interrompant ce sur quoi nous en étions, il me parla avec amertume des entreprises du Parlement. J'en usai dans ma réponse avec ma froideur et mon air de négligence accoutumé sur cette matière, et continuai tout de suite où j'en étois. Il m'arrêta, me dit qu'il voyoit bien que je ne voulois pas lui répondre sur le Parlement. Je lui avouai qu'il étoit vrai, et qu'il y avoit longtemps qu'il pouvoit s'en être aperçu. Pressé enfin, et pressé outre mesure, je lui dis froidement qu'il pouvoit se souvenir de ce que je lui avois dit et conseillé, avant et depuis sa régence, sur le Parlement; que d'autres conseils, ou traîtres, ou pour le moins intéressés à se faire valoir et à s'agrandir, en balançant le Parlement et lui l'un par l'autre, avoient prévalu sur les miens; que, de plus, il s'étoit

la mise au net d'une première rédaction. Nous verrons plus loin, p. 42, note 4, que cette mise au net ne fut faite que quelques années plus tard. — Lorsque Saint-Simon en fut arrivé au point de ses *Mémoires* où nous nous trouvons, il reprit ce récit primitif et l'inséra à peu près textuellement dans son manuscrit. Il dut toutefois adapter le début à la nouvelle rédaction, et c'est pourquoi le commencement du premier récit est assez différent de celui du second. Aussi nous avons cru devoir copier intégralement la première page de celui-là et une partie de la seconde; on trouvera ce texte primitif à notre appendice II. — Notre auteur d'ailleurs, en reprenant son premier récit pour l'insérer dans ses *Mémoires,* ne s'astreignit pas à le copier servilement. Quoique le texte s'en retrouve d'une façon générale, il y a de légères différences de rédaction, des épithètes changées, des tournures modifiées, çà et là une partie de phrase supprimée. Quelquefois par contre il ajoute une précision, une remarque, une explication qui n'était pas dans le récit primitif; on se rendra compte de sa façon de faire en comparant les dernières phrases de ce que nous donnons à l'appendice II avec les pages 30 et 31 ci-après. Nous ne nous sommes pas crus obligés à mentionner toutes ces modifications; nous en avons cependant relevé quelques-unes parmi les plus importantes; on les trouvera dans nos notes. Trois ou quatre fois, quand les *Mémoires* omettaient ou modifiaient un passage plus considérable, nous avons pris une copie intégrale du texte premier : voyez notamment ci-après, p. 42-43, 102 et 217.

laissé persuader que l'affaire du bonnet et ses suites ne me laissoient pas la liberté de penser de sens froid[1] sur le premier président ni sur les bâtards[2], tellement que cela m'avoit fermé la bouche comme je l'en avois averti, et au point que j'aurois beaucoup de peine à la rouvrir sur cette matière; que néanmoins je voyois s'avancer à grand pas[3] l'accomplissement de la prophétie que je lui avois faite; que de maître qu'il avoit été longtemps de réprimer et de contenir le Parlement d'un seul froncement de sourcil, sa molle débonnaireté lui en avoit tant laissé faire, et de plus en plus entreprendre, qu'elle l'avoit conduit par degrés à ce détroit[4] auquel il se trouvoit maintenant, de se laisser ôter toute l'autorité de sa régence, et peut-être encore de courir le risque d'être obligé de rendre compte de l'usage qu'il en avoit fait, ou de la revendiquer par des coups forcés, mais si violents qu'ils ne seroient pas trop sûrs, et en même temps fort difficiles; que plus il tarderoit et pis ce seroit; que c'étoit donc à lui premièrement à se bien sonder lui-même, y bien penser, ne se point flatter ni sur la chose ni sur ce que lui-même se pouvoit promettre de lui-même, et se déterminer d'un côté ou d'un autre, et, si tant étoit qu'il prît le parti de vouloir ravoir son autorité, ne se pas livrer légèrement à le prendre, pour, une fois pris, ne pas tomber dans la foiblesse infiniment plus grande et plus dangereuse qui seroit de commencer et ne pas achever, et se livrer par là au dernier mépris, et conséquemment dans l'abîme. Un discours si fort, et si rare depuis longtemps dans ma bouche, arraché par lui malgré moi, et prononcé avec une ferme et lente froideur, et comme indifférente au parti qu'il voudroit prendre, lui fit sentir combien peu je le croyois capable du bon, et de le soutenir jusqu'au bout,

1. Comme dans le tome VI, p. 370.
2. *Les* corrige *le,* et *bastards* en interligne au-dessus de *Pl',* biffé.
3. Il y a bien *à grd pas,* au singulier, dans le manuscrit.
4. Au sens d'alternative difficile, comme dans le tome XXI, p. 139.

et combien aussi je me mettois peu en peine de l'y induire. Il en fut intérieurement piqué, et, comme il[1] étoit tenu à la suite de l'impression que Dubois, Law et Argenson lui avoient faite et que j'ignorois parfaitement, il opéra un effet merveilleux.

Duc de la Force presse contre le Parlement par Law; espère par là d'entrer au conseil de régence.

Le duc de la Force, lié à Law, poussoit contre le Parlement. Outre les raisons générales, il espéroit entrer par cette porte dans le conseil de régence[2]. Il me vint trouver pour l'y aider, et me dit que le Régent lui avoit promis de l'y faire entrer quand il y seroit question du Parlement, mais non à demeure, et il vouloit m'employer à l'y faire entrer tout à fait. On a vu ailleurs que je n'avois pas approuvé qu'il fût entré dans le conseil des finances[3], encore moins le personnage qu'il y avoit fait, de sorte que je m'étois fort refroidi avec lui. Il avoit excité Law et d'Argenson, à qui il avoit fait peur que son peu d'union avec Law, si vivement attaqué par le Parlement, ne donnât des soupçons au Régent contre lui, s'il le trouvoit mou là-dessus. Il parloit à des gens qui avoient pour le moins autant d'envie que lui pour leurs intérêts personnels de pousser le Régent, mais qui ne le lui disoient pas, et encore moins leurs démarches là-dessus, que je sus par Law presque aussitôt que le Régent m'eût[4] parlé, comme je viens de le raconter.

Mesures du Parlement pour faire prendre et pendre Law secrètement en trois heures de temps.

L'arrêt du Parlement que j'ai transcrit[5] n'avoit point été publié. Il transpira ; il fut suivi de cette commission de recherche par les gens du Roi[6], et ce fut le coup qui précipita les choses et qui acheva de déterminer le Régent. On sut que le Parlement, en défiance du procureur général, avoit nommé d'autres commissaires en son lieu, pour informer d'office ; qu'on y instrumentoit très secrè-

1. Ce discours.
2. On l'y verra entrer, ci-après, p. 79-86.
3. Tome XXX, p. 310-312.
4. Il y a bien *m'eust*, au subjonctif, dans le manuscrit.
5. Ci-dessus, p. 16-17.
6. Ci-dessus, p. 21.

tement; qu'il y avoit déjà beaucoup de témoins ouïs de la sorte[1]; que tout s'y mettoit très sourdement en état d'envoyer un matin querir Law par des huissiers, ayant en main décret de prise de corps, après ajournement personnel soufflé[2], et de le faire pendre en trois heures de temps, dans l'enclos du Palais[3].

Le Régent envoie le duc de la Force et Fagon conférer avec moi et Law.

Sur ces avis qui suivirent de près la publication de l'arrêt susdit, le duc de la Force et Fagon, conseiller d'État, dont j'ai parlé plus d'une fois, allèrent le vendredi matin 19 août trouver le Régent, et le pressèrent tant qu'il leur ordonna de se trouver tous deux, dans la journée, chez moi avec Law, pour aviser ensemble à ce qu'il falloit faire. Ils y vinrent en effet, et ce fut le premier avertissement que j'eus que M. le duc d'Orléans commençoit à sentir son mal et à consentir à faire quelque chose.

Frayeur extrême et raisonnable de Law. Je lui conseille de se retirer au Palais-Royal et pourquoi. Il s'y retire le jour même.

En cette conférence chez moi, je vis la fermeté jusqu'alors grande de Law ébranlée jusqu'aux larmes qui lui échappèrent. Nos raisonnements ne nous satisfirent point d'abord, parce qu'il étoit question de force, et que nous ne comptions par sur celle du Régent. Le sauf-conduit dont Law s'étoit muni n'eût pas arrêté le Parlement un moment. De casser ses arrêts, point d'enregistrement à en espérer; de lui signifier ces cassations, foiblesse que le Parlement mépriseroit et qui l'encourageroit à aller

1. Il n'y a point trace de ces procédures secrètes dans ce qui nous reste des archives du Parlement; mais l'hostilité de la Compagnie et surtout du premier président contre le banquier écossais était notoire (*Gazette de la Régence*, p. 260-263).

2. Au sens de dérobé, comme dans notre tome XXI, p. 380. On disait qu'un huissier avait soufflé un exploit quand il ne l'avait pas signifié à l'intéressé, quoique l'original portât la mention de cette signification.

3. L'enclos du Palais formait un territoire particulier qui avait sa juridiction spéciale dont le chef était le bailli du Palais, officier de justice dépendant du Parlement. Quoique les exécutions capitales se fissent généralement sur la place de Grève, elles pouvaient aussi bien se faire en tout autre endroit de la ville.

plus avant. Embarras donc de tous côtés. Law, plus mort que vif, ne savoit que dire, beaucoup moins que devenir. Son état pressant nous parut le plus pressé à assurer. S'il eût été pris, son affaire auroit été faite avant que les voies de négociation, qui auroient été les premières suggérées et suivies par le goût et la foiblesse du Régent, eussent fait place aux autres, sûrement avant qu'on eût eu loisir de se résoudre à mieux et d'enfoncer le Palais avec le régiment des gardes, moyen critique en telle cause, et toujours fâcheux au dernier point, même en réussissant; épouvantable si, au lieu de Law, on n'eût trouvé que le cadavre avec sa corde. Je conseillai donc à Law de se retirer dès lors même dans la chambre de Nancré au Palais-Royal, qui étoit fort son ami et actuellement en Espagne, et je lui rendis la vie par ce conseil, que le duc de la Force et Fagon approuvèrent, et que Law exécuta au sortir de chez moi. Il y avoit bien moyen de le mettre en sûreté en le faisant loger à la Banque[1]; mais je crus que la retraite au Palais-Royal, ayant plus d'éclat, frapperoit et engageroit le Régent davantage et nous fourniroit un véhicule assuré et nécessaire par la facilité que Law auroit de lui parler à toute heure et de le pousser.

Je propose un lit de justice aux Tuileries, et pourquoi là. Plan pris dans cette conférence.

Cela conclu, le lit de justice fut par moi proposé et embrassé par les trois autres comme le seul moyen qui restoit de faire enregistrer la cassation des arrêts du Parlement. Mais, tandis que les raisonnements se poussoient, je les arrêtai tout court par une réflexion qui me vint dans l'esprit; je leur représentai que le duc du Maine, moteur si principal des entreprises[2] du Parlement, et le maréchal de Villeroy, d'autant plus lié avec lui là-dessus

1. Law avait installé sa banque en décembre 1716 à l'hôtel d'Avaux, rue Sainte-Avoie (*Dangeau*, tome XVI, p. 509). Nous ne savons pourquoi Saint-Simon dit qu'il eût été en sûreté à la Banque; car celle-ci, n'étant pas encore banque royale, n'aurait pas joui de l'immunité des bâtiments ou palais royaux.

2. Ces deux mots ont été ajoutés en interligne.

qu'il s'en cachoit plus soigneusement, ne voudroient jamais d'un lit de justice si contraire à leurs vues, à leurs menées, à leurs projets; que pour le rompre ils allégueroient la chaleur, qui en effet étoit extrême, la crainte de la foule, de la fatigue, du mauvais air; qu'ils prendroient le ton pathétique sur la santé du Roi, très propre à embarrasser le Régent; que, s'il persistoit à le vouloir, ils protesteroient contre ce qui en pouvoit arriver au Roi, déclareroient peut-être que, pour n'y point participer, ils ne l'y accompagneroient pas; que le Roi, préparé par eux, s'effaroucheroit peut-être, et ne voudroit pas aller au Parlement sans eux; alors tout tomberoit, et l'impuissance du Régent si nettement manifestée pouvoit conduire bien loin et bien rapidement; que, si le lit de justice n'étoit que disputé, ces deux hommes auroient encore à faire débiter et répandre, à la suite de toutes les artificieuses précautions nouvellement prises pour la conservation du Roi avec une affectation si marquée, qu'entre le Roi et Law le Régent balançoit d'autant moins, qu'un lit de justice dans une saison si dangereuse étoit un moyen simple et doux à tenter, qui avoit flatté le Régent et qui lui en pouvoit épargner de plus difficiles. Ces réflexions arrêtèrent tout court; mais j'en montrai aussitôt après le remède par la proposition que je fis de tenir le lit de justice aux Tuileries. Par cet expédient, nulle nécessité d'avertir personne que le matin même qu'il se tiendroit, et par ce secret chacun hors de mesure et de garde; nul prétexte par rapport au Roi, et toute liberté, soit par rapport au peuple, soit par rapport à la force dont on pourroit avoir besoin, laquelle seroit plus crainte et plus sûre sans sortir de chez le Roi qu'au Palais. Ce fut à quoi nous nous arrêtâmes, et, Law parti, je dictai un mémoire à Fagon de tout ce que j'estimois nécessaire tant pour conduire ce dessein avec secret, que pour en assurer l'exécution, et en prévenir tous les obstacles[1]. Sur

1. Nous ne possédons pas ce mémoire.

les neuf heures du soir nous eûmes fait; je lui conseillai de le porter à l'abbé Dubois, revenu d'Angleterre avec un crédit nouveau sur l'esprit de son maître. J'avois su par Law, avant cette conférence, ce que j'ai expliqué ci-dessus des sentiments de cet abbé et du Garde des sceaux[1], et de leur résolution de presser le Régent de se tirer de page[2]. Dans la visite que Dubois me rendit le surlendemain de son arrivée[3], où il me rendit poliment compte de sa négociation en homme qui ne demande pas mieux pour s'attirer des applaudissements, nous traitâmes après la matière du Parlement. Il m'y avoit paru dans de bons sentiments. C'étoit[4] un personnage duquel on ne pouvoit espérer de se passer dans sa situation présente auprès du Régent, et nous comptions de nous en servir pour achever de déterminer son maître. Tel fut le plan du vendredi 19 août, qui fut le premier jour que j'entendis pour la première fois parler sérieusement que le Régent, enfin alarmé, vouloit faire quelque chose pour se tirer des pattes[5] de la cabale et de celles du Parlement. Il faut remarquer que depuis le 12 août, jour de son arrêt célèbre, nous étions bien avertis de ce qui se brassoit pour aller vigoureusement en avant, et de sa résolution de commettre[6] pour l'information susdite de ce qu'étoient devenus les différents billets d'État, quoiqu'elle ne fut[7] consommée et annoncée au Régent par les gens du Roi que le 22 août[8], trois jours

1. Ci-dessus, p. 25-26.

2. A rapprocher de la locution *hors de page*, annotée dans notre tome III, p. 203; on va la retrouver, p. 34.

3. Ce serait donc le 19 août, jour même des présents conciliabules, puisque l'abbé arriva à Paris le 17 (*Dangeau*, p. 359).

4. Tout ce qui suit, jusqu'à la fin du paragraphe, ne figure pas dans la rédaction primitive du volume *France* 1233.

5. Le *Dictionnaire de l'Académie* de 1718 indiquait la locution analogue, *être entre les pattes de quelqu'un*.

6. Au sens de nommer des commissaires ou de donner commission.

7. Il y a bien *fut* à l'indicatif, parce que Saint-Simon parle au futur et non au passé, comme on va le voir par la suite.

8. Voir notre appendice I, au 22 août,

après la conférence dont je viens de parler, tenue chez moi le vendredi 19 août, qui dura toute l'après-dînée jusqu'à neuf heures du soir.

Abbé Dubois vacillant et tout changé.

Le lendemain, samedi 20 août, sur la fin de la matinée, M. le duc d'Orléans me manda de me trouver chez lui sur les quatre heures de l'après-dînée du même jour. Un peu après, Fagon me vint dire qu'il avoit trouvé l'abbé Dubois tout vacillant, et à propos de rien tout Daguesseau, dont il étoit auparavant ennemi; qu'il lui avoit parlé du Parlement en modérateur, et tenu de mauvais propos d'Argenson, qui étoit pourtant son ami particulier. Cela me donna fort à penser d'un cerveau étroit, qui tremble sur le point d'une exécution nécessaire, d'un homme jaloux de ce que son maître avoit, sans lui en parler, envoyé le duc de la Force, Fagon et Law conférer chez moi; enfin que, ambitieux sans mesure, fier de la conclusion de son traité de Londres, il voulût en tirer le fruit, [et] imaginoit peut-être de faire tomber les cris universellement émus contre ce traité et contre lui, en se mettant entre le Régent et le Parlement, comme un homme tout neuf, se faire honneur d'une sorte de misérable conciliation, dont le Régent seroit la dupe, flatter le Parlement et le parti janséniste (car pour se faire entendre il faut adopter les termes), en ramenant de Fresnes le Chancelier. Ce n'étoit pas pour avancer notre dessein, ni pour tirer le Régent de page. Fagon et le duc de la Force, qui survint, en parurent inquiets, quoique contents de la situation d'esprit en laquelle ils venoient de laisser le Régent, à qui ils avoient rendu compte de ce qui s'étoit passé chez moi la veille. Ils le furent beaucoup davantage de ce que je leur appris que j'étois mandé au Palais-Royal pour l'après-dînée, dont le Régent, avec ses demi-confidences accoutumées, leur avoit fait le secret. Fagon, en habile homme, s'étoit bien gardé de confier notre mémoire à l'abbé Dubois[1]; sur la lecture qu'il lui en fit, il le laissa dans le goût d'en

1. Ci-dessus, p. 32.

faire un autre. L'abbé le lui avoit apporté le matin. Il étoit plus détaillé ; mais il contenoit des partis beaucoup moins fermes[1]. Je ne m'arrête point à ces mémoires ; le récit de l'événement fera voir à quoi ils aboutirent.

Le Régent m'envoie chercher ; conférence avec lui tête à tête, où j'insiste à n'attaquer que le Parlement et point à la fois le duc du Maine ni le premier président, comme Monsieur le Duc le veut*.

Je me rendis sur les quatre heures au Palais-Royal. Un moment après, la Vrillière y vint, qui me soulagea de la compagnie de Grancey et de Broglio[2], deux des roués, que j'avois trouvés dans le grand cabinet, au frais, familièrement, sans perruque. Nous ne fûmes pas longtemps sans être avertis d'entrer dans la galerie neuve peinte par Coypel[3], où nous trouvâmes quantité de cartes et de plans des Pyrénées, qu'Asfeld montroit au Régent et au maréchal de Villeroy[4]. M. le duc d'Orléans me reçut avec une ouverture et des caresses qui sentoient le besoin. Un moment après, il me dit bas qu'il avoit fort à m'entretenir avant que nous fussions assemblés, mais qu'il falloit laisser sortir le maréchal. C'étoit le premier mot que j'entendois d'assemblée ; je ne savois donc avec qui. La Vrillière me demanda si j'avois affaire au Régent. Je lui dis qu'oui. Il me répondit qu'il étoit mandé à quatre heures. « Et moi aussi, » repartis-je. Le maréchal me prit après en particulier, avec ses bavarderies et ses protestations accoutumées sur les précautions qu'il venoit de prendre sur la personne du Roi, avec une sorte d'éclat plat et malin, et sur les avis anonymes qui lui pleuvoient, et dont M. du Maine et lui étoient peut-être les auteurs. Enfin il s'en alla avec la compagnie. Alors M. le duc d'Orléans se mit à respirer, et me mena dans les cabinets derrière le grand

1. Nous ne connaissons pas cette pièce, pas plus que le mémoire de Saint-Simon.

2. François Rouxel de Médavy, marquis de Grancey (tome XIV, p. 83) et le marquis de Broglie, dont il a été parlé dans notre tome XXXIII, p. 103-109.

3. Ou Grande galerie : tomes XXIX, p. 101, et XXXIII, p. 28.

4. Probablement en vue de la campagne sur les frontières d'Espagne, à laquelle on commençait à penser.

* Avant *veut*, Saint-Simon a biffé *vouloit*.

salon sur la rue de Richelieu[1]. En y entrant, il me prit par le bras, et me dit qu'il étoit à la crise de sa régence[2], et qu'il s'agissoit de tout pour lui en cette occasion. Je répondis que je ne le voyois que trop ; que le tout ne dépendoit que de lui dans une conjoncture si critique. Nous étions à peine assis que l'abbé Dubois entra, qui lui parla par énigmes sur le Parlement. Il me parut qu'il y étoit question de menées, de découvertes, du duc de Noailles et du premier président. Le Régent reçut assez mal l'abbé Dubois, en homme pressé de s'en défaire, le renvoya, défendit qu'on l'interrompît, excepté pour l'avertir de l'arrivée du Garde des sceaux, et encore à travers la porte, qu'il alla fermer au verrou. Alors je lui dis que, avant d'entrer en matière, j'avois à l'avertir de ce que Fagon avoit remarqué le matin en l'abbé Dubois sur le Chancelier et sur le Garde des sceaux, et que Dubois avoit marché comme sur des œufs[3] à l'égard du Parlement. J'y ajoutai mes réflexions. Le Régent me répondit que cela se rapportoit à ce que lui-même avoit aperçu de l'abbé, qui ne lui avoit loué que le Chancelier, qu'il avoit tant haï auparavant, fort mal parlé du Garde des sceaux, et du Parlement, en effet, comme en marchant sur des œufs. Mes réflexions lui parurent fondées : c'étoient les mêmes que je viens d'expliquer. Je l'exhortai à la défiance sur cet article d'un homme si promptement changé, et sans cause apparente. Il m'assura que Dubois ne le trahiroit pas ; mais il convint aussi que la sonde à la main[4] sur les matières présentes étoit le meilleur parti. Après ce court préambule,

1. Avant *Richelieu*, Saint-Simon a biffé *S. Honoré*. Le salon de la rue Saint-Honoré a été mentionné dans le tome XXXIII, p. 28. Celui qui donnait sur la rue de Richelieu se trouvait à l'autre extrémité de la galerie de Coypel ; sa décoration était aussi l'œuvre de l'architecte Oppenord.

2. Voyez sur cette locution nos tomes XVIII, p. 56, et XXXIII, p. 184.

3. Locution déjà notée dans le tome XXIX, p. 93.

4. Tome XVI, p. 82.

nous entrâmes en matière. Il me dit qu'il étoit résolu à frapper un grand coup sur le Parlement; qu'il approuvoit beaucoup le lit de justice aux Tuileries, par les raisons qui me l'avoient fait proposer là plutôt qu'au Palais; qu'il étoit assuré de Monsieur le Duc, moyennant une nouvelle pension de cent cinquante mille livres, comme chef du conseil de régence, et qu'il avoit aussi de ce matin la parole du prince de Conti; que Monsieur le Duc vouloit que l'éducation du Roi fût ôtée au duc du Maine, chose qui étoit aussi de son intérêt à lui, parce que le Roi avançoit en âge et en connoissance; qu'il lui étoit important d'ôter de là son ennemi; qu'ainsi il avoit envie de tenir le lit de justice, s'il le pouvoit, dès le mardi suivant, et là d'ôter l'éducation au duc du Maine.

Marché de Monsieur le Duc moyennant une nouvelle pension de 150 000#.

Je l'interrompis, et lui dis nettement que ce n'étoit point là mon avis. « Eh! pourquoi n'est-ce pas votre avis? m'interrompant à son tour. — Parce, lui dis-je, que c'est trop entreprendre à la fois. Quelle est maintenant votre affaire urgente avant toute autre, et qui ne souffre point de délai? C'est celle du Parlement: voilà le grand point; contentez-vous-en. Frappant dessus un grand coup, et le sachant soutenir après, vous regagnez en un instant toute votre autorité, après quoi vous aurez tout le temps de penser au duc du Maine. Ne le confondez point avec le Parlement; ne l'identifiez point[1] avec lui: par leur disgrâce commune, vous les joignez d'intérêt. Il sera et se professera le martyr du Parlement, conséquemment du public, dans l'esprit qu'ils ont su y répandre. Voyez donc auparavant ce que le public fera et pensera de l'éclat que vous allez faire contre le Parlement. Vous n'avez pas voulu abattre M. du Maine, lorsque vous le pouviez et le deviez, lorsque le public et le Parlement s'y attendoient et le desiroient ouvertement; vous avez laissé pratiquer l'un et l'autre au duc du Maine à son aise, et vous le voulez ôter à contretemps. D'ailleurs, espérez-

1. Le manuscrit porte *ne l'identifiez le point.*

vous que cet affront ne vous conduise pas plus loin? Mais de plus, Monsieur le Duc veut-il l'éducation ou se contente-t-il de l'ôter à M. du Maine? — Il ne s'en soucie pas, me répondit le Régent. — A la bonne heure, lui dis-je; mais tâchez donc de lui faire entendre raison sur le moment présent, qui vous engage à un trop fort mouvement. Pensez encore, Monsieur, ajoutai-je, que, quand je m'oppose à l'abaissement de M. du Maine, je combats mon intérêt le plus cher : de l'éducation au rang il n'y a pas loin; vous connoissez sur ce point l'ardeur de mes desirs, et que d'ailleurs je hais parfaitement M. du Maine, qui nous a, par noirceur profonde et pourpensée[1], induits forcément au bonnet[2], et, de dessein prémédité, nous a coûté tout ce qui s'en est suivi; mais le bien de l'État, et le vôtre, m'est plus cher que mon rang et ma vengeance, et je vous conjure d'y bien faire toutes vos réflexions. »

Le Régent fut surpris autant peut-être de ma force sur moi-même que de celle de mes raisons. Il m'embrassa, me céda tout court, me dit que je lui parlois en ami, non en duc et pair. J'en pris occasion de quelques légers reproches de ses soupçons à cet égard. Nous convînmes donc de laisser le duc du Maine pour une autre fois non compliquée. M. le duc d'Orléans revint au Parlement, et me proposa de chasser le premier président. Je m'y opposai de même, et lui dis que cet homme tenoit trop au duc du Maine pour frapper sur lui en laissant l'autre entier; que rien n'étoit plus dangereux que d'offenser à demi un homme aussi puissamment établi et aussi méchant que le duc du Maine; qu'il falloit attendre pour l'un comme pour l'autre; qu'en cela encore je lui parlois en ami, contre moi-même, puisque mon plaisir le plus sensible seroit de perdre un scélérat, auteur et instrument de toutes les horreurs qui nous étoient arrivées; qu'il

1. Tome III, p. 232.
2. Raconté dans le tome XXVI, p. 1 et suivantes.

falloit, au contraire, le caresser en apparence, et faire accroire, malgré lui, au Parlement qu'il avoit été dans la bouteille[1], pour achever de le perdre dans sa Compagnie, et achever après de le déshonorer par faire publier tout l'argent qu'il a eu depuis la Régence[2] et ses infamies avec Bourvallais[3] ; qu'éreinté de la sorte, on s'en déferoit après bien aisément, quand il seroit temps de tomber sur le duc du Maine. Le Régent me loua et me remercia encore, et convint que j'avois raison. Il me dit qu'il étoit résolu de suivre le mémoire que j'avois dicté à Fagon et point celui de l'abbé Dubois. Celui-ci vouloit différer le lit de justice jusqu'après la Saint-Martin, se contenter maintenant de casser les arrêts du Parlement, et attendre aux vacances à exiler plusieurs membres mutins de cette Compagnie ; et moi, au contraire, je voulois précipiter les coups, tant sur le général que sur les particuliers. Après avoir bien discuté tous les inconvénients et leurs remèdes, nous vînmes à la mécanique. Je la lui expliquai telle que je l'imaginois, et je me chargeai, à la prière du Régent, de la machine matérielle du lit de justice, par Fontanieu, garde-meuble de la couronne[4], à l'insu de tout le monde, et particulièrement du duc d'Aumont, son supérieur comme premier gentilhomme de la chambre en année, et valet à gage de M. du Maine et du premier président.

Conférence entre M. le duc d'Orléans, le Garde des sceaux, la Vrillière,

Il y avoit déjà longtemps que le Garde des sceaux étoit annoncé. Tout ceci concerté, le Régent passa dans le salon qui joignoit les cabinets où nous étions, et de la porte appela le Garde des sceaux, la Vrillière et l'abbé Dubois, qui attendoient dans le salon à l'autre bout, où ils

1. Locution annotée dans le tome XI, p. 165.

2. Voyez ce qu'il a raconté des grâces pécuniaires que le Régent avait fait à M. de Mesmes, dans nos tomes XXX, p. 210, XXXI, p. 53-54, et XXXIII, p. 22.

3. Lorsqu'il a parlé dans le tome XXXII, p. 111-112, de la confiscation faite sur Bourvallais, il n'avait rien dit des agissements qu'il attribue ici au premier président.

4. Moïse-Augustin Fontanieu : tome XXVI, p. 197-198.

l'abbé Dubois et moi, à l'issue de la mienne tête à tête.

étoient seuls. C'étoit le lieu où M. le duc d'Orléans travailloit l'été. Il étoit le dos à la muraille du cabinet de devant, assis au milieu de la longueur d'un grand bureau en travers devant lui. Il prit sa place ordinaire, moi à côté de lui, le Garde des sceaux et l'abbé Dubois vis-à-vis, la largeur du bureau entre eux et nous, la Vrillière au bout le plus proche de moi[1]. Après une assez courte conversation sur la matière, le Garde des sceaux lut le projet d'un arrêt du conseil de régence et de lettres patentes, tel que ces pièces furent imprimées après, en cassation des arrêts du Parlement, etc., où nous ne fîmes que quelques légers changements. L'abbé Dubois contredit tout, au point que, pour l'adresse, je le crus animé de l'esprit double et parlementaire du Chancelier. Nous disputâmes tous et tout d'une voix contre lui. Il en fut enfin embarrassé, mais non pas jusqu'à changer rien de sa surprenante contradiction.

Monsieur le Duc survient. M. le duc d'Orléans le va entretenir, et nous nous promenons dans la Galerie.

Comme la lecture venoit de finir, Monsieur le Duc fut annoncé. M. le duc d'Orléans prit sa perruque et l'alla voir dans le cabinet de devant. Le Garde des sceaux nous proposa de nous promener ce pendant dans la Galerie. Nous y fîmes deux ou trois tours, pendant lesquels la dispute ne cessa point entre Argenson et Dubois. La Vrillière et moi en haussions les épaules et soutenions le Garde des sceaux. La Vrillière cependant me montra un projet de déclaration de suppression de charges nouvelles du Parlement, qui me parut très bon.

Propos entre M. le duc d'Orléans, Monsieur le Duc et moi seuls, devant et après la conférence recommencée avec lui.

Peu après j'entendis ouvrir la porte du salon qui donne dans ce grand cabinet, où Son Altesse Royale étoit allée trouver Monsieur le Duc. J'avançai devant les autres, et vis le Régent et Monsieur le Duc derrière lui. J'allai à eux, et, comme j'étois au fait de leur intelligence, je demandai en riant à M. le duc d'Orléans ce qu'il vouloit faire de Monsieur le Duc, et pourquoi l'amener ainsi dans son

1. Dans le récit primitif du volume *France* 1233, cette disposition n'était pas aussi détaillée.

intérieur pour nous embarrasser. « Vous l'y voyez, me répondit-il, en prenant Monsieur le Duc par le bras, et vous l'y verrez encore bien davantage. » Alors, les regardant tous deux, je leur témoignai ma joie de leur union, et j'ajoutai que c'étoit leur véritable intérêt, et non pas de se joindre à la bâtardise. « Oh! pour celui-ci, dit le Régent à Monsieur le Duc, en me prenant par les épaules, vous pouvez parler en toute confiance, car c'est bien l'homme du monde qui aime le mieux les légitimes et leur union, et qui hait le plus cordialement les bâtards. » Je souris, et répondis une confirmation nette et ferme; Monsieur le Duc, des respects à Son Altesse Royale, et des honnêtetés à moi. Nous nous approchâmes du bureau. Les autres cependant, restés dans le bout le plus proche de la Galerie, me parurent fort étonnés de ce qu'ils voyoient lorsque je me retournai vers eux. Ils s'approchèrent, et en même temps nous reprîmes nos places au bureau. Monsieur le Duc se mit entre M. le duc d'Orléans et moi. Son Altesse Royale, après un petit mot très léger sur Monsieur le Duc, pria le Garde des sceaux de recommencer sa lecture; elle se fit presque de suite avec très peu d'interruption. Monsieur le Duc l'approuva fort, et m'en parloit bas de fois à autre. Quand elle fut achevée, M. le duc d'Orléans se leva, appela Monsieur le Duc, le mena à l'autre bout du salon, et m'y appela un moment après. Là, il me dit qu'ils alloient raisonner sur la mécanique, que la plus pressée de toutes ses différentes parties étoit celle du lit de justice, et qu'il me prioit de m'en aller sur-le-champ chez Fontanieu pour cela. En les quittant, j'élevai la voix, et dis à Son Altesse Royale que la Vrillière m'avoit montré dans la Galerie un projet de déclaration fort bon à voir.

Comme je fus à la Galerie des Hommes illustres[1], je

1. Nous avons déjà eu occasion dans la note 1 de la page 101 du tome XXIX de mentionner cette galerie de l'aile gauche de la seconde cour du Palais Royal; elle tirait son nom des portraits de héros qui la décoraient.

m'entendis appeler; c'étoit l'abbé Dubois. Il ne me fit point de question, ni moi à lui; mais nous avions envie de savoir tous deux pourquoi chacun de nous sortoit, et nous ne nous le dîmes point. Comme j'allois monter en carrosse, un laquais de Law, en embuscade, me dit que son maître me prioit instamment d'entrer dans sa chambre qui étoit tout contre: c'étoit le logement de Nancré[1]. Je l'y trouvai seul avec sa femme[2], qui sortit aussitôt. Je lui dis que tout alloit bien, et que Monsieur le Duc avoit été avec nous et étoit demeuré chez Son Altesse Royale; je savois par elle que c'étoit Law qui avoit été l'instrument de leur union. J'ajoutai que j'étois pressé pour une commission nécessaire à ce dont il s'agissoit; qu'il en sauroit davantage par Son Altesse Royale, ou par moi dès que je le pourrois. Il me parut respirer; je m'en allai de là chez Fontanieu à la place de Vendôme[3].

Je vais chez Fontanieu,

On[4] a vu au temps de la chambre de justice, dont les

1. Ci-dessus, p. 31 : Law s'y était réfugié par crainte du Parlement.

2. Émile Campardon, dans une note de son édition du *Journal de Buvat*, tome II, p. 248, l'appelle Catherine Knowell. Le *Dictionnaire* de la Chenaye des Bois dit seulement que Law avait épousé « la comtesse d'Hérold ». Dans la suite des *Mémoires* (tome XVII de 1873, p. 163-164), notre auteur reviendra sur Mme Law, et dira alors qu'elle « n'étoit pas sa femme »; qu'elle appartenait à une bonne maison d'Angleterre et qu'elle avait suivi Law par amour. Lémontey, qui a fourni à Campardon le nom de Catherine Knowel, la dit sœur du comte de Banbury (*Histoire de la Régence*, tome I, p. 343). Elle s'appelait en réalité Catherine Knollys, et était bien sœur du troisième comte de Banbury; les biographies anglaises la disent veuve du sieur Seignior, lorsqu'elle s'unit à Law en 1708; mais il est bien possible que cette liaison n'ait pas été légitimée; car Mme Law ne semble pas être intervenue dans la succession de son mari, quoiqu'elle ne mourût qu'en 1747.

3. Fontanieu avait acquis, au moment de la mise en vente des terrains de l'hôtel de Vendôme, un lot sur la nouvelle place, du côté de la rue Saint-Honoré; c'est là qu'il mourut en 1725 (A. de Boislisle, *La place des Victoires et la place de Vendôme*, p. 191).

4. Le début de ce paragraphe était assez différent dans la rédaction primitive du volume *France* 1233. Voici cette première version : « ..... chez Fontanieu à la place de Vendôme. Je ne le trouvai point et j'eus

taxes furent portées au conseil de régence, que Fontanieu en fut quitte à bon marché par le service que je lui

garde-meuble de la couronne,

toute la frayeur d'être obligé de l'aller chercher à l'autre bout de Paris en une assemblée d'avocats, où je n'avois garde de vouloir montrer ma livrée, qui, après l'événement, les auroit mis au fait que je n'étois allé chercher Fontanieu que pour cela. Son portier courut le chercher en un lieu voisin, où il devoit passer avant d'aller à cette assemblée, et heureusement il me le ramena. J'avois eu en attendant le passe-temps d'entretenir sa femme de sa maison de Passy, qu'elle avoit prêtée à Mme de Saint-Simon pour y prendre les eaux de Forges, et d'une acquisition que M. et Mme de Lauzun vouloient faire et pour laquelle heureusement je l'avois vue et le maréchal de Tallard le matin, qui me fournit le prétexte d'avoir affaire à Fontanieu, qui s'en mêloit. On peut juger de mon état dans un tête à tête semblable, rempli comme je l'étois. Enfin Fontanieu m'en tira. Je lui fis excuse sur ce que j'avois à lui dire choses nouvelles sur le marché dont il se mêloit, avant qu'il parlât aux avocats assemblés, et, les valets retirés, pour qui ce propos se tenoit, je fermai la porte et lui dis qu'il étoit question non de cette affaire, mais d'une autre fort différente, qui demandoit toute son industrie, » etc. comme p. 45, ci-après. — La mention du prêt de la maison de Fontanieu à Passy fait à Mme de Saint-Simon établit que la rédaction du premier récit du lit de justice, telle que nous l'a conservée la pièce autographe du volume *France* 1233 (voyez ci-dessus, p. 26, note 3), est certainement assez postérieure à 1719. C'est en effet après la mort de la duchesse de Berry (juillet 1719) que Mme de Saint-Simon, malade, alla faire un séjour à Passy chez Fontanieu, comme cela sera raconté dans la suite des *Mémoires*, tome XVI de 1873, p. 291. Pour que notre auteur ait pu parler de cette circonstance de 1719 dans le récit d'un événement de 1718, il faut qu'il ait écrit ce récit après un intervalle assez long pour que l'erreur commise ne l'ait pas frappé au premier abord. D'autre part, il est à remarquer que, dans la version des *Mémoires*, il n'a rien dit de cette circonstance, ayant sans doute reconnu son erreur. De cela il semble donc résulter que l'époque de rédaction du récit du volume *France* 1233, dans son état actuel, n'est pas aussi rapprochée de l'événement qu'on pourrait le penser ; un passage de l'Addition à Dangeau n° 1538 (ci-après, p. 332, les dix dernières lignes) pourrait faire croire qu'il n'était pas encore rédigé à l'époque où fut écrite cette Addition, c'est-à-dire vers 1735. Il est cependant incontestable que ce récit a pour base des notes prises au moment même : la précision des dates et des heures le prouve ; mais ces notes ont dû n'être utilisées et rédigées en narration définitive qu'assez longtemps après, et cela peut enlever au récit les caractères de véracité d'un écrit de premier jet

pour la construction très secrète du matériel du lit de justice. Contretemps que j'y essuie. Effroi de Fontanieu, qui fait après merveilles.

fis[1]. Il avoit marié sa fille à Castelmoron, fils d'une sœur de M. de Lauzun[2], qui m'en avoit instamment prié[3]. M. et Mme de Lauzun avoient lors une affaire pour l'acquisition, par une sorte de retrait lignager, de la terre de Randan[4], du feu duc de Foix[5], laquelle devoit demeurer à Mme de Lauzun après son mari[6]. Cela se décidoit devant des avocats commis, et Fontanieu conduisoit toute cette affaire. On me dit chez lui qu'il y étoit allé, et c'étoit au fond du Marais que ces avocats s'assembloient. Le portier me vit si fâché de l'aller chercher là, qu'il me dit que, si je voulois voir Mme de Fontanieu[7], il iroit voir si son maître n'étoit point encore dans le voisinage, où il étoit allé d'abord, pour de là aller au Marais. J'allai donc voir Mme de Fontanieu, qui étoit souvent à l'hôtel de Lauzun[8], et que je trouvai seule. J'eus donc le passe-temps de l'entretenir, avec tout ce que j'avois dans la tête, de cette affaire de Mme de Lauzun : ce fut mon prétexte d'avoir

1. Ceci n'a pas été raconté par notre auteur, ni dans les *Mémoires* ni ailleurs. On voit par le sixième rôle des taxes imposées aux gens d'affaires par la chambre de justice (*Journal de Buvat*, tome I, p. 213) que Fontanieu avait été taxé à cinq cent mille livres, comme trésorier général de la marine.

2. Raconté dans le tome XXVI, p. 197.

3. Qui avait prié Saint-Simon d'intervenir à propos de la taxe, et non pas au sujet du mariage.

4. Tome I, p. 190. C'est sur elle qu'avait été érigé le duché de Foix-Randan : tome XXIV, p. 184, note 5.

5. Henri-François de Foix-Candalle, dont nous avons vu la mort en 1714 : *ibidem*.

6. Il est parlé de ce droit de retrait dans le dossier bleu 639 du Cabinet des titres à la Bibliothèque nationale, fol. 313-318. Cette terre revint en effet à Mme de Lauzun après son mari ; mais la possession lui en fut contestée par le duc de Biron ; un arrêt du Conseil du 20 mai 1726 « appointa » l'affaire (*Gazette d'Amsterdam*, n° XLIV).

7. Catherine-Geneviève Dodun, sœur du futur contrôleur général. La chronique galante prétendait qu'elle était la maîtresse de l'évêque de Fréjus Fleury et que le fils Fontanieu était de lui (*Journal de Barbier*, éd. Charpentier, tome III, p. 213 ; *Mémoires d'Argenson*, éd. Janet, tome II, p. 358).

8. Quai Malaquais : tome XXVII, p. 245.

à parler à Fontanieu d'un incident pressé qui y étoit survenu. Fontanieu, qu'on trouva encore au voisinage, arriva bientôt. Ce fut un autre embarras que de me dépêtrer de leurs instances à tous les deux de traiter là cette affaire sans me donner la peine de descendre chez Fontanieu, et, comme la femme en étoit informée autant que le mari, je vis le moment que je ne m'en tirerois pas. J'emmenai pourtant à la fin Fontanieu chez lui, à force de compliments à la femme de ne la vouloir pas importuner de la discussion de cette affaire de Randan. Quand nous fûmes, Fontanieu et moi, en bas dans son cabinet, je demeurai quelques moments à lui parler de cela pour laisser retirer les valets qui nous avoient ouvert les portes. Puis, à son grand étonnement, j'allai dehors voir s'ils étoient sortis, et je fermai bien les portes. Je dis après à Fontanieu qu'il n'étoit pas question de l'affaire de Mme de Lauzun, mais d'une autre toute différente, qui demandoit toute son industrie et un secret à toute épreuve, que M. le duc d'Orléans me chargeoit de lui communiquer; mais que, avant de m'expliquer, il falloit savoir si Son Altesse Royale pouvoit compter entièrement sur lui. C'est une chose étrange que l'impression des plus hautes sottises, dont la noirceur est répandue avec art[1]. Le premier mouvement de Fontanieu fut de trembler réellement de tout son corps et de devenir plus blanc que son linge. Il balbutia à peine quelques mots, qu'il étoit à Son Altesse Royale, tant que son devoir le lui permettroit. Je souris en le regardant fixement, et ce souris[2] l'avertit apparemment qu'il me devoit excuses de n'être pas en pleine assurance quand une affaire passoit par moi; car il m'en fit tout de suite, et avec l'embarras d'un homme qui sent bien que la première vue lui a offusqué la seconde, et qui,

1. Allusion aux empoisonnements des princes attribués au Régent.

2. L'*Académie* de 1718 donnait conjointement *sourire* et *souris*, substantifs; nous avons déjà rencontré le dernier dans le tome VIII, p. 30, et nous allons le retrouver tout à l'heure.

plein de cette première vue, n'ose rien montrer et laisse tout voir. Je le rassurai de mon mieux, lui dis que j'avois répondu de lui à M. le duc d'Orléans, et, après, qu'il s'agissoit d'un lit de justice pour la construction duquel et sa position nous avions besoin de lui. A peine m'en fus-je expliqué, que le pauvre homme se prit à respirer tout haut, comme qui sort d'une oppression étouffante, et qu'on lui eût ôté une pierre de taille de dessus l'estomac, et cela à quatre ou cinq reprises tout de suite, en me demandant autant de fois si ce n'étoit que cela qu'on lui vouloit. Il promit tout, dans la joie d'en être quitte à si bon marché, et dans la vérité il tint bien tout ce qu'il promit, et pour le secret et pour l'ouvrage. Il n'avoit jamais vu de lit de justice et n'en avoit pas la première notion. Je me mis à son bureau et lui en dessinai[1] la séance. Je lui en dictai les explications à côté parce que je ne voulus pas qu'elles fussent de ma main. Je raisonnai plus d'une heure avec lui ; je lui dérangeai ses meubles pour lui mieux inculquer l'ordre de la séance et ce qu'il avoit à faire faire en conséquence avec assez de justesse pour n'avoir qu'à être transporté et dressé tout prêt aux Tuileries en fort peu de moments. Quand je crus m'être suffisamment expliqué, et lui avoir bien tout compris, je m'en retournai au Palais-Royal comme par un souvenir, étant déjà dans les rues, pour tromper mes gens. Un garçon rouge[2] m'attendoit au haut du degré, et d'Ibagnet, concierge du Palais-Royal[3], à l'entrée de l'appartement

1. Saint-Simon écrit : *dessignay*.

2. C'est-à-dire, un valet du service intérieur du Palais-Royal, portant la livrée rouge du duc d'Orléans ; voyez dans le tome XXVIII, p. 359, note 6, ce qui a été expliqué des « garçons bleus » chez le Roi.

3. Jean d'Ibagnet, qui est appelé Jean Dibaignette dans l'*État de la France* de 1699, où il figure comme ayant la survivance d'une des quatre charges de premier valet de garde-robe de Monsieur. Il était déjà concierge du Palais-Royal en 1710 ; mais il avait quitté ces fonctions avant 1722 ; le concierge était alors Ponce Coche. Voyez aux Additions et Corrections.

de M. le duc d'Orléans, avec ordre de me prier de lui écrire. C'étoit l'heure sacrée des roués et du souper, contre laquelle point d'affaire qui ne se brisât[1]. Je lui écrivis donc dans son cabinet d'hiver ce que je venois de faire, non sans indignation qu'il n'eût pu différer ses plaisirs pour une chose de cette importance. Je fus réduit encore à prier d'Ibagnet de prendre garde à ne lui donner mon billet que quand il seroit en état de le lire, et de le brûler après. Je m'en fus de là chez Fagon, que je ne trouvai pas, et après chez moi, où il étoit venu. Bientôt après M. de la Force y arriva aux nouvelles, dont il fut fort satisfait.

Monsieur le Duc m'écrit, me demande un entretien dans la matinée chez lui ou chez moi à mon choix. Je vais sur le champ à l'hôtel de Condé.

Le lendemain dimanche 21, sortant de mon lit à sept heures et demie, on m'annonça un valet de chambre de Monsieur le Duc, qui avoit une lettre de lui à me rendre en main propre, qui étoit déjà venu plus matin, et qui étoit allé ouïr la messe aux Jacobins en attendant mon réveil. Je n'étois lors ni n'avois jamais été en aucun commerce direct ni indirect avec lui. J'en avois eu très peu lors de son affaire contre les bâtards; mais, comme nous n'en avions pu tirer aucun parti pour la nôtre, j'avois perdu de vue tous ces princes jusqu'à la messéance[2]. Je passai dans mon cabinet avec ce valet de chambre, et j'y lus la lettre que Monsieur le Duc m'écrivoit de sa main, que voici : « Je crois, Monsieur, qu'il est absolument nécessaire que j'aie une conversation avec vous sur l'affaire que vous savez ; je crois aussi que le plus tôt sera le mieux. Ainsi[3] je voudrois bien, si cela se peut, que ce fût

1. Cette phrase n'est pas dans la rédaction du volume *France* 1233. Saint-Simon a déjà noté plusieurs fois cette habitude de tous les soirs du Régent, et cette clôture exacte, spécialement tome XXIX, p. 385.

2. Ici, dans la rédaction primitive il y a : « applaudissant au bon mot du chevalier de Bouillon sur leurs boutades, que, s'il avoit un fils, il le battroit sur un prince comme on fait un chien couchant sur le gibier. »

3. Cette phrase est intervertie avec la suivante dans la rédaction de *France* 1233.

demain dimanche, dans la matinée ; voyez à quelle heure vous voulez venir chez moi ou que j'aille chez vous ; choisissez celui que vous croirez qui marquera le moins, parce qu'il est inutile de donner à penser[1] au public. J'attendrai demain matin votre réponse, et vous prie en attendant de compter sur mon amitié en me continuant la vôtre. *Signé :* H. DE BOURBON. »

Je rêvai quelques moments après l'avoir lue, et je me déterminai à voir Monsieur le Duc, que je ne pouvois éconduire, après quelques questions au valet de chambre sur l'heure et le monde de son lever, à en tenter le hasard plutôt que celui de le faire remarquer à ma porte par le président Portail, qui en logeoit vis-à-vis[2], et qui pouvoit être chez lui un dimanche matin. Je ne voulus point écrire, et je me contentai de charger le valet de chambre de lui dire que je serois chez lui à l'issue de son lever. Je n'étois pas achevé d'habiller que Fagon vint savoir des nouvelles de la veille. Il en fut ravi, et encore plus du message de Monsieur le Duc, par l'espérance que lui donnoit cette suite pour un homme de plus, et de ce poids par sa naissance, à soutenir M. le duc d'Orléans. Je renvoyai Fagon promptement, et me rendis à l'hôtel de Condé, où je trouvai Monsieur le Duc qui achevoit de s'habiller, et qui n'avoit heureusement que ses gens autour de lui, comme son valet de chambre me l'avoit fait espérer sur ce qu'il se devoit lever ce jour-là plus tôt que son ordinaire. Il me reçut en homme sage pour son âge, poliment, mais sans empressement. Il me dit même que c'étoit une nouveauté que de me voir. Je répondis que, les conseils ayant presque toujours été le matin, et lui peu à Paris les autres

1. *Jaser* dans *France* 1233, où la signature est L.-H. DE BOURBON.

2. Antoine IV Portail (tome V, p. 85) habitait en effet, depuis 1714, dans la rue Saint-Dominique, vis-à-vis Saint-Simon ; mais auparavant il logeait en face, dans une maison appartenant aux Jacobins, qu'il louait quatre mille livres, et pour laquelle nous connaissons un bail conclu le 28 novembre 1708 (Archives nationales, S* 7094, fol. 95) ; c'est celle même qu'occupa notre auteur à partir de 1715.

jours, je profitois avec plaisir du changement de leur heure pour avoir l'honneur de le voir. Il fut achevé d'habiller aussitôt, me pria de passer dans son cabinet, en ferma la porte, me présenta un fauteuil, en prit un autre pareil, et nous nous assîmes de la sorte vis-à-vis l'un de l'autre. Il commença par des excuses d'en avoir usé avec moi avec liberté, et après quelques compliments il entra en matière.

Long entretien entre Monsieur le Duc et moi ; ses raisons d'ôter à M. du Maine l'éducation du Roi, les miennes pour ne le pas faire alors.

Il me dit qu'il avoit cru nécessaire de ne perdre point de temps à m'entretenir sur l'affaire de la veille, aussi nécessaire que pressante, et que d'abord il me vouloit demander avec confiance si je ne pensois pas, comme lui le croyoit, que ce n'étoit rien faire de frapper sur le Parlement, si du même coup on ne frappoit pas sur son principal moteur, et si M. le duc d'Orléans n'en jugeoit pas de même. A ce que le Régent m'avoit dit la veille[1], je m'étois bien douté du dessein de Monsieur le Duc sur moi; mais, sans lui paroître stupide, je ne fus pas fâché de lui faire nommer le premier le duc du Maine. J'en vins à bout par quelques souris en balbutiant, et puis je lui demandai comment il l'entendoit de frapper sur M. du Maine. « En lui ôtant l'éducation, » me dit-il. Je répondis que l'éducation se pouvoit ôter indépendamment d'un lit de justice[2], et les deux choses se faire à deux fois. Il repartit que M. le duc d'Orléans étoit persuadé que, cet emploi ayant été conféré ou confirmé au duc du Maine dans un lit de justice, il ne se pouvoit ôter que dans un autre lit de justice. Je contestai un peu ; mais il trancha court en me disant que telle étoit l'opinion du Régent, et l'opinion arrêtée, qu'il le lui avoit dit ainsi, sur quoi il étoit question de se servir de l'occasion naturelle de celui qu'on alloit tenir, d'autant qu'elle ne reviendroit pas si tôt, et qu'il vouloit savoir ce que je pensois là-dessus. Je

1. Ci-dessus, p. 37.
2. Il avait d'abord écrit : « l'éducation ne se pouvoit ôter que par un lit de justice » ; puis il a fait les corrections nécessaires pour donner à la phrase un sens tout contraire.

battis un peu la campagne[1]; mais je fus incontinent ramené par des politesses de Monsieur le Duc sur la confiance, et par une prière précise d'examiner présentement avec lui s'il n'étoit pas bon d'ôter le Roi d'entre les mains de M. du Maine par rapport à l'État et à l'intérêt même de M. le duc d'Orléans, et, supposé que cela fût, s'il ne valoit pas mieux le faire plus tôt que plus tard, et ne se pas commettre aux irrésolutions du Régent, au prétexte de la nécessité d'un autre lit de justice, aux longueurs de le déterminer. Il fallut donc entrer tout de bon en lice. J'avoue que plus j'avois réfléchi à ce qui regardoit le duc du Maine, et moins je croyois de sagesse à l'entreprendre. J'étois en garde infiniment contre mon inclination là-dessus, et peut-être que la rigueur que je m'y tenois m'en grossissoit les inconvénients. J'avois horreur de tremper dans des suites funestes à l'État d'une chose, quoique juste en elle-même, par des intérêts particuliers, et plus cet intérêt m'étoit cher et sensible, plus aussi je m'en détournois avec force pour ne rien faire qu'en homme de bien. Je ne m'amusai donc plus au verbiage, pressé comme je l'étois. Je répondis nettement à Monsieur le Duc que les deux points qu'il me proposoit à discuter étoient infiniment différents; qu'aucun esprit impartial et raisonnable ne pouvoit nier qu'il ne fût expédient à l'État, au Roi, au Régent, d'ôter l'éducation à M. du Maine, mais que j'estimois qu'il n'y en avoit aucun aussi qui n'en considérât la démarche comme infiniment dangereuse. De là je lui détaillai[2] avec beaucoup d'étendue ce que je n'en avois dit qu'en raccourci à M. le duc d'Orléans, parce qu'il s'étoit rendu d'abord, et que je voyois bien que celui-ci n'étoit pas pour en faire de même. Je lui fis sentir de quel prix

1. Locution déjà rencontrée dans le tome XV, p. 202-203.

2. Saint-Simon avait d'abord écrit *estallay*, puis il a intercalé un *i* entre l'*a* et les deux *ll*, sans néanmoins mettre un *d* au commencement du mot. Faut-il *étalai* ou *détaillai*? Nous conservons cette dernière leçon, qui a été adoptée pour les précédentes éditions.

l'éducation du Roi étoit à M. du Maine, conséquemment quel coup pour lui que de vouloir y toucher; quelle puissance il avoit en gouvernements et en charges pour la disputer, du moins pour brouiller l'État; quelle force lui pouvoit être ajoutée par le Parlement frappé du même coup, pour leurs intrigues communes et leurs menées; quelle autorité la réputation encore plus que les établissements du comte de Toulouse apporteroit à ce parti; que rien n'étoit plus à craindre, conséquemment plus à éviter, qu'une guerre civile, dont le chemin le plus prompt seroit d'attaquer M. du Maine.

Monsieur le Duc m'écouta fort attentivement, et me répondit que pour lui il croyoit que l'attaquer étoit le seul remède contre la guerre civile. Je le priai de m'expliquer cette proposition si contradictoire à la mienne, et de me dire auparavant avec franchise ce qu'il pensoit de la guerre civile dans la situation où le royaume se trouvoit. Il m'avoua que ce seroit sa perte; mais, plein de son idée, il revint à ce que je lui avois avoué qu'il étoit utile d'ôter le Roi des mains de M. du Maine; que, cela posé, il falloit voir s'il y avoit espérance certaine de le faire dans un autre temps, et de le faire alors avec moins de danger; que plus on laisseroit le duc du Maine auprès du Roi, plus le Roi s'accoutumeroit à lui, et qu'on trouveroit dans le Roi un obstacle, qui par son âge n'existoit pas encore; que plus M. du Maine avoit gagné de terrain depuis la Régence par la seule considération de l'éducation, qui le faisoit regarder comme le maître de l'État à la majorité, plus il en gagneroit de nouveau à mesure que le Roi avanceroit en âge, plus il seroit difficile et dangereux de l'attaquer; que son frère sûrement ne remueroit point par probité et par nature; qu'à la vérité la complication du Parlement étoit une chose fâcheuse, mais que c'étoit un mauvais pas à sauter; qu'il me parleroit sur M. le duc d'Orléans, non comme à son ami intime, mais comme à un fort honnête homme et à un homme sûr, en qui il savoit qu'on pouvoit se fier de tout; que, s'il étoit persuadé d'obtenir une autre fois de lui l'éloignement de M. du Maine d'auprès du Roi, il n'insisteroit pas à le vouloir à cette heure, mais que je savois moi-même ce qui en étoit, et me prioit de lui dire si, cette occasion passée, il y devoit compter; qu'il avoit sa parole de le faire à la mort du Roi, puis le lendemain de la première séance au Parlement, enfin lors du procès des princes du sang; que tant de manquements de parole et à une parole si précise et si souvent réitérée, non vaguement, mais pour des temps préfix[1], lui ôtoient l'espérance, s'il laissoit échapper l'occasion qui se présentoit, et que de là venoit ce que je pouvois prendre pour opiniâtreté, et qui pourtant n'étoit que nécessité véritable; que le Régent étoit perdu si M. du Maine demeuroit auprès du Roi jusqu'à la majorité; que les princes du sang, et lui nommément, ne l'étoient pas moins; que cette vérité ne pouvoit pas être révoquée en doute; qu'il y avoit donc de la folie à s'y commettre, et à ne pas profiter de l'expérience et de l'occasion; qu'on ne se sentoit de l'affermissement de M. du Maine[2], pour ne le laisser pas affermir davantage.

Cela dit plus diffusément[3] que je ne le rapporte, Monsieur le Duc me pria de lui répondre précisément. Je ne pus disconvenir des vérités qu'il avoit avancées. « Mais, lui dis-je, Monsieur, cela empêche-t-il une guerre civile? Tout cela montre bien l'énormité de la faute d'avoir laissé subsister les bâtards à la mort du Roi, et encore un peu depuis. Chacun comptoit sur leur chute et la souhaitoit; mais à présent que les choses ont changé de face par l'habitude et encore plus par le titre qui leur semble donné par le jugement intervenu entre les princes du sang et

1. Terme de procédure qui ne s'employait guère que par rapport au temps; on en trouve des exemples dans Retz, dans la *Gazette* et dans Loret.

2. Phrase assez incompréhensible, où il semble manquer quelque chose; le pronom *se* a été ajouté après coup en interligne.

3. Adverbe déjà rencontré dans le tome XIX, p. 225.

eux, on est où on en étoit, et ce qui étoit sage à faire à la mort du Roi, et tôt après encore ou dans le jugement des princes du sang et d'eux, ne nous précipitera-t-il pas dans des troubles en le faisant présentement? Vous dites que la nature et la probité de M. le comte de Toulouse l'empêchera de remuer : c'est une prophétie. Est-il apparent qu'il ne s'intéresse pas en la chute de son frère; qu'il ne la regarde pas comme sienne, par nature, par intérêt, par honneur, par réputation, qui à son égard mettra sa probité à couvert? Mais il y a plus, Monsieur; espérez-vous en demeurer là, et concevez-vous comme possible de laisser l'artillerie et tout ce qui en dépend, les Suisses et les autres troupes que M. du Maine commande, avec la Guyenne et le Languedoc[1], ces grandes et remuantes provinces, dans la position où elles sont par rapport à l'Espagne, entre les mains d'un homme aussi cruellement offensé, à qui vous ravissez par la soustraction de l'éducation sa sûreté et sa considération présente, et ses vastes vues pour l'avenir? — Hé bien! Monsieur, interrompit Monsieur le Duc, il n'y a qu'à le dépouiller. — Mais y pensez-vous, Monsieur? lui dis-je. Voilà comme de l'un on s'engage à l'autre. Il faut au moins un crime pour dépouiller, et ce crime, où le prendre? Ce seroit pour l'unir encore plus avec le Parlement, en alléguant pour crime ses menées, ses manéges et ses intelligences avec cette Compagnie. Et dans le temps présent oserez-vous lui en faire un capital[2] de ses liaisons avec l'Espagne, supposé qu'on eût de quoi les prouver? L'un passera pour une protection généreuse du bien public, l'autre pour un péché personnel contre le Régent, qui n'a rien de commun avec le Roi et l'État. Que deviendrez-vous donc si, après l'éducation ôtée, vous êtes réduit à en demeurer là? Voilà pourquoi je les voulois culbuter dès la mort du Roi, et, pour les dépouiller, leur faire justement alors un crime

Monsieur le Duc me propose le dépouillement de M. du Maine. Je m'y oppose de toutes mes forces; mais je voulois pis à la mort du Roi Mes raisons.

1. Après *Languedoc* il a biffé *dans la position où sont.*
2. Un crime capital.

de lèse-majesté d'avoir attenté à la couronne par s'en être fait déclarer capables, leur faire grâce de la vie, de la liberté, des biens, de leur dignité de duc et pair au rang de leur ancienneté du temps qu'ils l'ont obtenue, et les priver de tout le reste. A cela personne qui n'eût applaudi alors, personne qui n'eût trouvé le traitement doux, personne qui n'eût vu avec joie la sagesse d'un frein qui empêcheroit à jamais qui que ce soit de lever les yeux jusqu'au trône. Le comte de Toulouse lui-même, après avoir rendu ses sentiments publics là-dessus dans le temps, eût été bien embarrassé d'agir contre, et voilà le cas où sa probité et sa nature auroit pu suivre librement son penchant. Mais d'avoir, trois ans durant, accoutumé le monde à les confondre avec les princes du sang, après avoir reculé au delà de l'injustice et de l'indécence à juger entre les princes du sang et eux, après avoir par ce jugement même confirmé, canonisé[1] leur état, leurs rangs, tout ce qu'ils sont et ont, excepté l'habileté[2] à succéder à la couronne, et, qui pis est, laissé entrevoir que cette habilité de succéder à la couronne n'est que foiblement retranchée et pour un temps très indifférent, puisque par le même arrêt on leur laisse les rangs et les honneurs qui n'ont jamais eu et ne peuvent jamais avoir que cette habilité pour base et pour principe, et qui sont inouïs pour tout ce qui n'est pas né prince du sang ; puisqu'on leur laisse encore par l'éducation un moyen clair et certain de revenir à cette habilité dans quatre ans, puisqu'on fortifie ainsi l'habitude publique de les identifier avec les princes du sang par un extérieur entièrement semblable, quel moyen de pouvoir revenir à leur faire un crime de cet attentat à la couronne et un crime digne du dépouillement? Or le dépouillement sans crime est une tyrannie qui attaque chacun, parce que tout homme revêtu[3] craint le même sort.

1. Tomes XXIII, p. 291, et XXVII, p. 68.
2. Ici il y a bien *habileté*, et plus loin *habilité*.
3. Revêtu d'une dignité, d'un emploi.

quand il en voit l'exemple, et s'irrite d'un si dangereux déploiement de l'autorité. Ne les dépouillez pas; ils auront lieu de craindre de l'être; ils auront raison[1] de remuer pour leur propre sûreté; sans compter la vengeance, la rage, les fureurs de Mme du Maine, qui n'a pas craint ni feint de dire, du vivant du Roi, que quand on avoit le rang, les honneurs, l'habilité à la couronne qu'avoit obtenus M. du Maine, il falloit renverser l'État plutôt que s'en laisser dépouiller[2]. Après cela, Monsieur, continuai-je avec moins de chaleur mais avec autant de force, vous devez croire que je suis vivement pénétré de ces raisons et du bien de l'État pour persévérer dans l'avis dont je suis qu'il ne faut pas toucher à M. du Maine. Vous me faites l'honneur de me parler avec confiance; je vous en dois au moins une pareille. Comptez que je sens très bien que le rang des bâtards est inaltérable tant que l'éducation demeure à M. du Maine, et qu'en la lui ôtant ce rang ne peut subsister. Pour cela il ne faut point de crime, il ne faut que juger un procès intenté par notre requête, présentée en corps au Roi et au Régent lors de votre procès[3]. Il ne seroit donc pas sage de ne le pas faire en ôtant l'éducation, et ce seroit les laisser trop grands et trop respectables par leur extérieur. Or, je veux bien vous avouer que ma passion la plus vive et la plus chère est celle de ma dignité et de mon rang; ma fortune ne va que bien loin après, et je la sacrifierois, et présente et future, avec transport de joie pour quelque rétablissement de ma dignité. Rien ne l'a tant et si profondément avilie que les bâtards; rien ne me toucheroit tant que de les précéder. Je le leur ai dit en face, et à Mme d'Orléans et à ses frères, non pas une fois, mais plusieurs fois, et du vivant du feu Roi, et depuis. Personne ne nous a tant procuré d'horreurs que M. du Maine par l'affaire du

1. Au sens d'ils auront une raison, un motif.
2. Tome XXVI, p. 50, et ci-dessus, p. 19.
3. En 1717 : tome XXXI, p. 74-76.

bonnet; il n'y a donc personne dont j'aie un plus vif desir de me venger que de lui. Quand donc j'étouffe tous ces sentiments pour le soutenir, il faut que le bien de l'État me paroisse bien évident et bien fort, et je ne sais point pour moi d'argument plus démonstratif à vous faire. »

Monsieur le Duc, qui m'avoit écouté avec une extrême attention, en fut effectivement frappé et demeura quelques moments en silence; puis d'un ton doux et ferme, que je crains infiniment en affaires, parce qu'il marque que le parti est pris, et qu'il ne dépend d'aucun obstacle, lorsqu'il suit tous ceux qu'on a montrés, me dit: « Monsieur, je conçois très bien toutes les difficultés que vous faites, et je conviens qu'elles sont grandes; mais il y en a deux autres qui me semblent à moi incomparablement plus grandes de l'autre côté: l'une, que M. le duc d'Orléans et moi sommes perdus à la majorité, si l'éducation demeure à M. du Maine jusqu'alors; l'autre, qu'elle lui demeurera certainement, si à l'occasion présente elle ne lui est ôtée. Ajustez cela tout comme il vous plaira; mais voilà le fait: car de me fier à ce que M. le duc d'Orléans me promettra, c'est un panneau où je ne donnerai plus, et de me jouer à être perdu dans quatre ans, c'est ce que je ne ferai jamais. — Mais la guerre civile, lui repartis-je. — La guerre civile, me répliqua-t-il, voici ce que j'en crois: M. du Maine sera sage ou ne le sera pas. De cela on s'en apercevra bientôt en le suivant de près. S'il est sage, comme je le crois, point de troubles. S'il ne l'est pas, plus de difficulté à le dépouiller. — Mais son frère, interrompis-je, dont le gouvernement est demi-soulevé, s'il s'y jette? — Non, me dit-il, il est trop honnête homme; il n'en fera rien; mais il le faudra observer et l'empêcher d'y aller. — En l'arrêtant donc? ajoutai-je. — Bien entendu, me dit-il, et alors il n'y a pas d'autre moyen, et il le méritera; car il faut commencer par le lui défendre. — Mais, Monsieur, lui dis-je, sentez-vous où cela vous

Dissertation entre Monsieur le Duc et moi sur le comte de Toulouse.

conduit? A pousser dans la révolte forcée et dans le précipice d'autrui un homme adoré et adorable pour son équité, sa vertu, son amour pour l'État, son éloignement des folles vues de son frère, dans le soutien duquel il se perdra par honneur, comme vous avez vu qu'il s'est donné tout entier à leur procès contre vous, bien qu'il en sentît tout le foible, et qu'il en eût toujours désapprouvé l'engagement. Je vous avoue que l'estime que j'ai conçue pour lui depuis la mort du Roi est telle qu'elle a gagné mon affection, et, ce dont je m'émerveille, qu'elle a eu la force d'émousser l'ardeur de mon rang à son égard. Vous, qui êtes son neveu, et dont il a pris soin à votre première entrée dans le monde, n'êtes-vous point touché de sa considération? — Moi, me dit-il, j'aime M. le comte de Toulouse de tout mon cœur; je donnerois toutes choses pour le sauver de là; mais, quand c'est nécessité, et qu'il y va de ma perte et de troubler l'État.... car enfin, Monsieur, me laisserai-je écraser dans quatre ans? et en verrai-je quatre ans durant la perspective tranquillement? Mettez-vous en ma place : troubles pour troubles, il y en aura moins à présent qu'en différant, parce qu'ils croîtront toujours en considération et en cabales, et peut-être, comme je le crois, n'y en aura-t-il point du tout à cette heure. Hé bien! que pensez-vous donc de tout ceci, et à quoi vous arrêtez-vous? » Je voulus lui donner le temps de la réflexion par une parenthèse, et à moi, qui le voyois hors d'espérance de démordre; je voulus aussi le sonder sur ce qui nous regardoit. Je lui dis que je pensois qu'il avoit fait une grande faute lors de son affaire avec les bâtards, de n'avoir point voulu nous mettre à la suite des princes du sang; que, quelque différence qu'il y eût d'eux à nous, un tel accompagnement eût bien embarrassé le Régent, et l'eût forcé à remettre les bâtards en leur rang de pairie; que par cela seul ils étoient perdus, et qu'alors la disposition publique du monde, et celle du Parlement en particulier, étoit d'y applaudir; mais qu'il avoit pris une fausse idée que nous savions bien, et que nous n'ignorions pas qui nous avoit perdus, qui est de mettre un rang intermédiaire entre les princes du sang et nous; que cette faute étoit grossière, en ce que jamais nous ne pouvions nous égaler aux princes du sang, au lieu que tout rang intermédiaire se parangonnoit[1] à eux, comme ils l'avoient vu arriver par degrés, presque en tout, de MM. de Vendôme, et en tout sans exception, des bâtards et bâtardeaux[2] du feu Roi, même depuis leur habilité à la couronne retranchée. Il en convint très franchement, et il ajouta qu'il étoit prêt de réparer cette faute; que son amitié pour le comte de Toulouse, duquel je lui parlois tout à l'heure, en avoit été un peu cause, mais qu'il consentiroit à présent à leur réduction entière à leur rang de pairie. Il me dit de plus qu'il ne me feroit point de finesse, qu'il en avoit parlé au Régent sans s'en soucier, mais comme d'une facilité, et que, pour la lui donner toute entière, il avoit proposé trois partis différents: 1° ôter l'éducation; 2° le rang intermédiaire; 3° réduction à celui de l'ancienneté de la pairie, et tout autre retranché; que M. le duc d'Orléans lui avoit demandé des projets d'édits et de déclarations, qu'il les avoit fait dresser et les lui avoit remis. Il faut ici dire la vérité: l'humanité se fit sentir à moi toute entière, et sentir assez pour me faire peur. Je repris néanmoins mes forces, et, après quelques courts propos là-dessus, je lui demandai comment il l'entendoit pour l'éducation[3].

Monsieur le Duc propose la réduction des bâtards, si l'on veut, à leur rang de pairs parmi les pairs.

« La demander, me répondit-il avec vivacité. — J'entends bien, lui repartis-je; mais vous souciez-vous de l'avoir? — Moi, non, me dit-il; vous jugez bien qu'à mon âge, je n'ai pas envie de me faire prisonnier; mais je ne vois point d'autre moyen de l'ôter à M. du Maine que de

Monsieur le Duc veut avoir l'éducation du Roi, sans faire semblant de s'en soucier;

1. Verbe qui a déjà passé dans le tome VI, p. 129, au sens de s'égaler.
2. Tome XIX, p. 382.
3. Ici, dans France 1233, vient tout de suite la phrase: « Moi, vous jugez bien qu'à mon âge, » qui se trouve ici deux lignes plus loin.

me la donner. — Pardonnez-moi, lui répondis-je, n'y mettre personne ; car cela ne sert à rien ; y laisser le maréchal de Villeroy, sans supérieur, qu'il faut bien y laisser quoi qu'il fasse, avec tous les bruits anciens et nouveaux. — Fort bien, me dit-il, mais ôterez-vous l'éducation à M. du Maine si personne ne la demande? et il n'y a que moi à la demander. — Mais, lui dis-je, la demander et la vouloir ce sont deux choses. Ne la pouvez-vous pas demander pour faire qu'on l'ôte à M. du Maine, et convenir avec M. le duc d'Orléans que personne ne l'aura? Il me semble même que Son Altesse Royale me dit hier que vous ne vous en souciiez pas, et à mon avis ce seroit bien le mieux. — Il est vrai, me répondit-il, que je ne m'en soucie point du tout, et que je l'aimerois autant ainsi ; mais il ne me convient pas de la demander et de ne la pas avoir. Il faut que je la demande, et par conséquent que je l'aie. » J'avois senti tout l'inconvénient d'agrandir un prince du sang, et le second homme de l'État, de l'éducation du Roi ; c'est ce qui m'avoit porté à cette tentative. Comme je vis mon homme si indifférent, et pourtant si résolu à l'avoir, j'essayai un autre tour pour l'en déprendre. « Monsieur, lui dis-je, cette conversation demande toute confiance. Vous m'avez parlé librement sur M. le duc d'Orléans, la nécessité me force à en user de même. Vous ne le connoissez pas, quand vous voulez l'éducation du Roi. Rien de meilleur pour M. du Maine et pour sa poltronnerie naturelle ; car par là il loge chez le Roi, ne le quitte point, et se trouve à couvert de tout ; en second lieu, pour soutenir son état monstrueux, qui ne peut subsister que par faveur insigne et manéges continuels. Mais vous, qu'en avez-vous besoin? vous êtes le second homme de l'État. Cet emploi ne peut donc vous agrandir ni vous servir de bouclier, dont vous n'avez que faire. Il peut seulement vous brouiller avec M. le duc d'Orléans, qui, puisqu'il faut vous le dire, est de tous les hommes le plus défiant et le plus aisé à prendre des

Raisons que je lui objecte.

impressions fâcheuses, qu'on sera toute la journée attentif à lui présenter sur vous; et vous, Monsieur, vous vous piquerez du défaut de confiance, d'attention, de considération. Vous ne manquerez non plus de gens pour vous mettre ces idées-là dans la tête et pour vous y confirmer que Son Altesse Royale en manquera de sa part, et vous voilà brouillés. Vous vous raccommoderez peut-être; mais ces brouilleries et ces raccommodements ne laisseront que de l'extérieur. Votre solide et vraie grandeur consiste dans une vraie et solide union avec le Régent. L'union ou le défaut d'union avec lui sera votre salut ou votre perte, autant que gens comme vous peuvent se perdre. Il faut entre vous deux une union sans taches, sans rides, sans fautes, et qui ne s'alarme pas aisément. Sans l'éducation, nulle occasion à l'entamer; avec l'éducation, cent mille. Il en naîtra partout, et vous le connoîtrez trop tard. » J'eus beau dire, Monsieur le Duc s'en tint à son peu de goût pour l'avoir, à son point d'honneur de l'obtenir dès qu'il la demandoit, et à la nécessité de la demander, sans qu'il fût possible de le déranger de pas un de ces trois points qu'il s'étoit bien mis dans la tête. Comme je l'y vis inflexible, je voulus du moins ranger[1] une très fâcheuse épine ou m'en servir pour revenir à mon but de sauver M. du Maine, par tous les inconvénients que je craignois de l'attaquer. Je dis à Monsieur le Duc qu'il falloit donc pousser la confiance à bout, et qu'il me pardonnât un détail de sa famille où j'allois nécessairement entrer. Après cette préface, qui fut reçue avec toute la politesse d'un homme qui veut plaire et gagner, je lui dis: « Monsieur, puisque vous me le permettez, expliquons-nous donc en deux mots sur Monsieur votre frère[2]. A la conduite qu'il tient par ses voyages, sa marche incertaine, et par les bruits qui se répandent, où en sommes-nous à cet égard? — Monsieur,

Discussion entre Monsieur le Duc et moi sur l'absence de M. le comte de Charolois.

1. Au sens de détourner.

2. Le comte de Charolais, qui était allé à la campagne de Hongrie et qui s'attardait sans motifs en Italie.

me répondit Monsieur le Duc, je n'en sais rien moi-même. Mon frère est un étourdi, et un enfant qui prend son parti, l'exécute, puis le mande : voilà ce que c'est. — Et moi, Monsieur, lui répondis-je, je trouve que ne savoir où vous en êtes, c'est en savoir beaucoup ; car je n'aurai jamais assez mauvaise opinion de M. le comte de Charolois pour le croire capable de prendre un si grand parti sans vous et sans Madame la Duchesse. Elle est la mère commune ; vous, quoique fort jeune, vous avez plusieurs années plus que lui, et, par toutes sortes de règles, vous lui devez tenir lieu de père. Éclaircissez-moi ce point; car il est capital. » A cela, pour réponse, Monsieur le Duc prend sur sa table une lettre de ce prince qui lui marquoit, en quatre lignes, sa route pour Gênes, et c'étoit tout[1]. Il me la lut, puis me pressa de la lire moi-même, protestant qu'il n'en savoit pas davantage. Néanmoins, pressé par moi, il lui échappa que son frère n'avoit aucun établissement, et que, s'il en trouvoit un en Espagne, comme on le débitoit, il ne trouveroit point qu'un cadet, sans bien et sans établissement, fît mal de le prendre. « Fort bien, Monsieur, lui repartis-je vivement ; ce cadet a soixante mille livres de pension, n'est-ce rien à son âge pour vivre dans l'hôtel de Condé et à Chantilly avec vous, où il est décemment et avec tous les plaisirs, sans dépense ? Mais quand il sera vice-roi de Catalogne[2], le voilà au roi d'Espagne. Comment

1. La *Gazette* donne des nouvelles du voyage du prince jusqu'au mois de mai : arrivé à Venise à la fin de février, il y séjourna jusqu'au 11 mars et partit par Ferrare et Modène pour Rome, où il arriva le 8 avril ; il quitta cette ville le 9 mai pour aller à Naples (*Gazette*, p. 128, 140, 151, 163-164, 211, 223, 236, 271, 283). Depuis lors, son nom ne paraît plus dans les correspondances, ni dans celles des gazettes étrangères.

2. Dans le n° 68 de la *Gazette de Rotterdam*, correspondance de Genève du 16 août, on lit : « Les mêmes avis confirment que le comte de Charolois étoit en Espagne et que le roi Philippe l'avoit fait vice-roi de Catalogne, en attendant qu'il pût lui conférer la vice-royauté de Naples. On ajoute que Monsieur le Duc et Madame la Duchesse avoient écrit des lettres pressantes à ce prince pour l'engager à revenir au plus tôt en France. »

vous platt-il après cela que M. le duc d'Orléans se fie à vous? Vous aurez alors jambe deçà, jambe delà; vous serez, ou tout au moins vous passerez, à très juste titre, pour le bureau d'adresse de tout homme considérable qui, sans se montrer, voudra traiter avec l'Espagne; non-seulement vous, mais vos domestiques principaux, et à votre insu, si l'on veut; et avec une telle épine, et si prégnante[1] pour M. le duc d'Orléans, vous voulez qu'il vous sacrifie les bâtards pour se lier intimement avec vous? Monsieur, pensez-y bien, ajoutai-je, je vous prends à mon tour par vos propres paroles sur M. du Maine. Le feriez-vous à la place de M. le duc d'Orléans, et vous rendriez-vous, de gaieté de cœur, les bâtards irréconciliables pour ne pouvoir jamais compter sur les princes du sang? Monsieur, encore une fois, pensez-y bien, ajoutai-je d'un ton ferme: à tout le moins si[2] faut-il l'un ou l'autre, et non pas se mettre follement, comme l'on dit, le cul entre deux selles à terre[3]. »

Monsieur le Duc le sentit bien, et revint à me jeter tous les doutes qu'il put sur ces établissements; moi, toujours à lui demander s'il en vouloit répondre. Enfin je lui déclarai qu'il falloit de la netteté en de telles affaires, et savoir qui on auroit pour ami ou pour ennemi. Là-dessus, il me dit qu'avec un établissement son frère reviendroit. « Hé bien! repris-je, voilà donc l'enclouure[4], et je n'avois pas tort de vous presser; mais au moins ne faut-il pas demander l'impossible. Où sont les établissements présents pour M. de Charolois? » Monsieur le Duc se mit à déplorer les survivances et les brevets de retenue qui, véritablement, ne le pouvoient être assez; mais ce n'en étoit pas là le temps. Je proposai l'engagement du premier gouver-

1. Tome XXVII, p. 37.

2. Au sens d'encore, cependant, comme dans les tomes XV, p. 249, et XVIII, p. 342.

3. « On dit figurément qu'*un homme demeure entre deux selles le cul à terre* lorsque, de deux choses auxquelles il prétendoit, il n'en obtient aucune » (*Académie*, 1718).

4. L'obstacle: tome XXIII, p. 233.

nement, et enfin de donner une récompense de l'Ile-de-France au duc d'Estrées[1], lequel ne valoit ni l'un ni l'autre[2], et de donner ce gouvernement à M. de Charolois. Monsieur le Duc n'y eut pas de goût. Alors je lui citai le Poitou donné à M. le prince de Conti[3], et que M. de Charolois et lui étoient deux cadets tous pareils. Cela arrêta un moment Monsieur le Duc. Il me proposa le mariage de Mlle de Valois[4], que son frère avoit toujours desirée. Comme je traitois alors très secrètement celui du prince de Piémont avec elle[5], qui dépendoit de convenances d'échanges d'États sur l'échange de la Sicile, et qui pouvoit traîner en longueur, je m'étois bien gardé de rien dire qui fît naître cette ouverture; mais il fallut répondre. Je dis donc assez crûment qu'ils étoient tous deux de bonne maison et bien sortables, mais que ce seroit la faim qui épouseroit la soif[6]. Monsieur le Duc l'avoua, et ajouta qu'en ce cas c'étoit au Régent à pourvoir sa fille convenablement à un mari qui n'auroit rien de lui même[7]. Je repartis que l'état du royaume ne permettoit pas de faire un mariage à ses dépens. Monsieur le Duc en voulut disconvenir en faveur des princes du sang. « Tant d'égards pour eux qu'il vous plaira, Monsieur, lui répondis-je; mais approfondissez et voyez qui s'accommodera en France, en l'état où on est, de contribuer au mariage de princes du sang qui n'ont rien, et qui, à l'essor qu'ils ont pris, ne vivront pas avec quatre millions pour eux deux. » Il contesta sur la nécessité de quatre millions au

1. Louis-Armand, duc d'Estrées, avait eu le gouvernement de l'Ile-de-France en 1698 : tome V, p. 342. Nous le verrons céder cette charge en 1719 au comte d'Évreux.

2. Il veut dire que le duc d'Estrées ne méritait ni ce gouvernement, ni la récompense qu'on lui en offrirait.

3. Tome XXXIII, p. 175.

4. Charlotte-Aglaé d'Orléans, plus tard duchesse de Modène.

5. Tome XXXII, p. 204-205.

6. Tomes VII, p. 173, et XX, p. 311.

7. D'une manière convenable au peu de fortune du mari.

moins; mais il n'insista plus tant sur savoir où les prendre. Je me crus bien alors ; mais ce bien ne dura que pendant quelques verbiages sur les dépenses des princes du sang d'autrefois, et de ceux d'aujourd'hui ou que nous avons vus.

Après cela Monsieur le Duc tourna court, et me dit que M. du Maine fournissoit à tout, si M. le duc d'Orléans le vouloit, même à M. de Chartres, qui n'étoit revêtu de quoi que ce soit; qu'il lui pouvoit donner les Suisses et l'un des deux gouvernements[1], et l'autre à son frère. « J'entends bien, repartis-je ; mais un gouvernement, est-ce de quoi se marier? — Mais au moins, répondit-il, c'est de quoi vivre et revenir ici. Après cela on a du temps pour voir au mariage. — Monsieur, lui dis-je, vous voyez quel train nous allons de l'éducation au dépouillement, et il est vrai qu'il n'est pas sage de faire l'un sans l'autre. Mais faites-vous attention que l'Artillerie est office de la couronne, et ne se peut ôter que par voie juridique et criminelle ? — Qu'est[-ce] que cela ? répliqua-t-il vivement; l'Artillerie n'est rien ; il n'y a qu'à la lui laisser jusqu'à ce qu'il donne lieu à en user autrement, avoir attention qu'il ne s'y passe rien, à en disperser les troupes avec d'autres dont on soit sûr, et les carabiniers[2], ajouta-t-il. — Voici, repartis-je, une belle distribution. Mais, si elle avoit lieu, je tiendrois dangereux de renvoyer les carabiniers dans leurs régiments; non que cette invention de les avoir mis en corps ne soit pernicieuse aux corps, et très mauvaise au service[3]; mais il ne faut pas jeter des créatures de M. du Maine dans tous les régiments de cavalerie. Ainsi j'aimerois mieux, par cette seule raison, les laisser comme ils sont, et les donner à

1. La Guyenne et le Languedoc : ci-dessus, p. 53.
2. Et faire de même pour les carabiniers.
3. Avant 1693, comme on l'a dit dans nos tomes I, p. 282, et XXIV, p. 355, chaque régiment de cavalerie possédait une compagnie de carabiniers; une ordonnance du 1er novembre les groupa en cinq brigades, dont le duc du Maine fut fait colonel général.

M. le prince de Conti, pour qu'il eût aussi quelque chose et qu'il ne criât pas si fort de n'avoir rien. » Monsieur le Duc l'approuva en souriant, comme comptant peu son beau-frère, et me demanda si je ne parlerois pas à M. le duc d'Orléans ce jour-là même, parce qu'il s'agissoit du surlendemain mardi. Je lui répondis que je ferois ce qu'il m'ordonneroit, mais qu'il falloit auparavant savoir que lui dire et comment lui dire, et pour cela résumer notre conversation pour convenir de nos faits; que je le supplicis de se souvenir de toutes les grandes et fortes raisons que je lui avois alléguées pour ne rien faire présentement contre M. du Maine; que, quelque intérêt que je trouvasse à le voir attaquer, je ne pouvois promettre ni de changer d'avis sur ce que je venois d'entendre, ni porter Son Altesse Royale à l'attaquer tant que je ne serois pas persuadé ; que, du reste, il n'avoit qu'à voir quel usage il vouloit que je fisse de cette conversation, et qu'il seroit fidèlement obéi. Il prit cette occasion de me dire que j'en usois si franchement avec lui, qu'il me vouloit parler d'une chose sur laquelle il espéroit que je voudrois bien lui répondre de même.

Monsieur le Duc me sonde sur la régence, en cas que M. le duc d'Orléans vînt à manquer, et sur les idées de Mme la duchesse d'Orléans là-dessus pour faire Monsieur son fils régent et le comte de Toulouse lieutenant général

Il me dit donc qu'il voudroit bien savoir ce que je pensois sur la régence, non qu'il y eût aucune apparence de mauvaise santé dans M. le duc d'Orléans, mais qu'enfin on promenoit son imagination sur des choses plus éloignées, à la vie que ce prince menoit, trop capable de le tuer, ce qu'il regarderoit comme le plus grand malheur qui pût arriver à l'État et à lui-même. Je lui répondis[1] que je n'userois d'aucun détour, pourvu qu'il me promît un secret inviolable ; et, après qu'il m'en eut donné sa parole, je lui dis qu'il y avoit une loi pour l'âge de la majorité très singulière, mais qui avoit été reconnue si sage, par les inconvénients plus grands auxquels elle remédioit que ceux dont elle est susceptible, que la solennité avec laquelle un des plus sages de nos rois l'avoit faite et

1. *Répondis* est en interligne au-dessus de *dis*, biffé.

du royaume. Je rassure Monsieur le Duc sur ce que, en ce cas, la régence lui appartient.

l'heureuse expérience l'avoit tournée en loi fondamentale de l'État, dont il n'étoit plus permis d'appeler, et qui depuis Charles IX avoit encore été interprétée d'une année de moins. Mais que, pour les régences, n'y en ayant aucune, il falloit suivre la loi commune du plus proche du sang, dont l'âge n'eût plus besoin de tuteur pour lui-même. Conséquemment qu'il n'y avoit que lui par qui, en cas de malheur, la régence pût être exercée. « Vous me soulagez infiniment, me répondit Monsieur le Duc d'un air ouvert et de joie ; car je ne vous dissimulerai pas que je sais qu'on pense à M. le duc de Chartres ; que Mme la duchesse d'Orléans a cela dans la tête, qu'elle y travaille, qu'il y a cabale toute formée pour cela, et qu'on m'avoit assuré que vous étiez à la tête. » Je souris et voulus parler ; mais il continua avec précipitation : « J'en étois fort fâché, dit-il ; non que je sois en peine de mon droit ; mais il y a de certaines gens qu'on est toujours fâché de trouver en son chemin, et je n'étois pas surpris de vous, parce que je sais combien vous êtes des amis de Mme la duchesse d'Orléans. Je vous voyois outre cela en grande liaison avec M. le comte de Toulouse, vous parler toujours tous deux au Conseil, quelquefois en particulier, devant ou après ; et on parle aussi en ce cas de faire le comte de Toulouse lieutenant général du royaume, et Mme la duchesse d'Orléans tutrice de son fils. J'ai cru que vous étiez par elle réuni aux bâtards, et fort avant dans toutes ces vues. Toute notre conversation m'a montré avec un grand plaisir que vous ne tenez point aux bâtards, et cela m'a encouragé à vous parler du reste, dont j'ai une extrême joie de m'être expliqué librement avec vous. »

Je souris encore : « Monsieur, interrompis-je enfin, expliquez-vous davantage : on m'aura donné à vous comme une manière d'ennemi. Vous voyez ce qui en est, et de quelle façon j'ai l'honneur de vous parler ; mais il faut en deux mots que vous sachiez que j'ai eu un procès contre feu Mme de Lussan, qui étoit une grande friponne, et qu'il fallut démasquer[1]. Je le fis, après toutes les mesures possibles de respect, que Monsieur le Prince reçut à merveilles, et ne s'en mêla point. Madame la Princesse, Monsieur votre père et Madame la Duchesse ne voulurent point m'entendre, ni me voir, ni écouter personne. Rien ne conduit plus loin que le respect méprisé, et il est vrai que je ne me contraignis guères. Je n'ai jamais vu feu Monsieur le Duc depuis chez lui, et point ou fort peu depuis sa mort Madame la Duchesse. Voilà le fait, Monsieur, qui m'a brouillé avec l'hôtel de Condé, et qui y aura fait trouver tout le monde enclin à vous mal persuader de moi; mais défiez-vous de ce qui vous sera dit, et croyez les faits. » Là-dessus, politesses infinies de Monsieur le Duc, desirs de mériter mon amitié, excuses de la liberté qu'il avoit prise, joie pourtant de tout ce qui en résultoit, en un mot rien de plus liant et de moins prince. J'y répondis avec tout le respect que je devois, et puis lui dis : « Voyez-vous, Monsieur, il y a déjà quelque temps que je suis dans le monde; je sais aimer avec attachement; mais nul attachement ne m'a encore fait faire d'injustice ni de folie à mon su. Je tâcherai de m'en garder encore, et, pour vous tout dire en un mot, je tiens que ce seroit l'un et l'autre que de donner ma voix à M. le duc de Chartres pour la régence, qui, dans le malheur possible que nous espérons qui n'arrivera pas, n'est due qu'à vous seul : voilà pour le fond. Pour le goût, j'aime M. le comte de Toulouse; vous l'avez bien vu en cette conversation. Je l'aime par une estime singulière. Ma séance au Conseil auprès de lui a formé ces liens; nous nous y parlons des choses du Conseil, et rarement d'autres. Je ne le vois point chez lui que par nécessité, qui n'arrive pas souvent, et cette nécessité me déplaît à cause du cérémonial, auquel je ne puis me ployer. Je lui souhaite toutes sortes d'avantages; mais, quelque mérite

1. Raconté en 1704, dans le tome XV, p. 64-79.

que je lui sente avec goût, il est bâtard, Monsieur; il est injurieusement au-dessus de moi; jamais je ne consentirois à faire un bâtard lieutenant général du royaume, beaucoup moins au préjudice des princes du sang. Voilà mes sentiments; comptez-y. N'en parlez jamais, je vous en conjure encore, parce que je ne veux pas me brouiller avec Mme la duchesse d'Orléans, pour un futur contingent[1] qui n'arrivera, j'espère, jamais. Je ne puis douter de son entêtement là-dessus. J'y ai répondu obliquement, et me suis ainsi tiré d'affaires; vous ne voudriez pas m'en faire avec elle. » Là-dessus nouvelles protestations du secret, nouvelles honnêtetés, et je coupai la parenthèse, de laquelle néanmoins je ne fus point du tout fâché, par supplier Monsieur le Duc que nous convinssions enfin de quelque chose pour ne pas demeurer inutilement ensemble, et donner lieu à la curiosité de ceux qui peut-être l'attendoient déjà.

Conclusion de la conversation. Monsieur le Duc me déclare que son attachement au Régent dépend de l'éducation.

Il me dit que toute la résumption[2] de sa part n'alloit qu'à ôter M. du Maine d'auprès du Roi, à me prier de voir M. le duc d'Orléans ce matin même pour lui en parler de mon mieux, et que, pour ce faire, il consentoit à celui des trois édits dont il avoit porté les projets au Régent qu'il voudroit préférer[3]. Ce peu de paroles ne fut pas si court que, dans ce narré, il n'y eût beaucoup de choses rebattues, après lesquelles Monsieur le Duc me déclara nettement que de cela dépendoit son attachement à M. le duc d'Orléans, ou de ne faire pas un pas ni pour ni contre lui: contre, parce qu'il en étoit incapable; pour, parce qu'il le deviendroit par ce dernier manquement à tant de paroles données, à l'accomplissement desquelles l'intérêt

1. Tome XVIII, p. 73.
2. *Résomption*, action de résumer, n'était donné par aucun lexique du temps. *L'Académie* l'admit en 1762 sous la forme *résumption*, conservée depuis. Le *Littré* n'en cite aucun exemple. Notre auteur a encore employé ce mot dans une manchette du *Mémoire sur les qualités prises par M. de Soubise* (*Écrits inédits*, tome IV, p. 402).
3. Ci-dessus, p. 58.

personnel du Régent n'étoit pas moins formel que le sien. J'avois bien ouï, par-ci par-là, divers propos dans la conversation qui sembloient dire la même chose; mais celui-ci fut si clair, qu'il n'y eut pas moyen de ne le pas entendre. C'est ce qui me fit proposer à Monsieur le Duc d'aller ce même matin au Palais-Royal, afin que le Régent ne pût douter de toute la force de sa volonté déterminée, mais d'y aller après moi, parce que je voulois me donner le temps de préparer M. le duc d'Orléans, et d'essayer s'il n'auroit pas plus d'autorité sur Monsieur le Duc que mes raisons ne m'en avoient donné. Je promis donc d'être à onze heures et demie au Palais-Royal, et lui me dit qu'il s'y trouveroit à midi et demi. En le quittant je lui dis que je n'oublierois rien de toutes les raisons qu'il m'avoit alléguées, que je n'en diminuerois la force en quoi que ce fût, que j'appuierois sur la détermination en laquelle il me paroissoit, mais que je ne m'engageois à rien de plus, que je demeurois dans la liberté des sentiments où il m'avoit vu du danger de toucher alors à M. du Maine, que j'exposerois fidèlement les deux avis, qu'après ce seroit entre eux deux à se déterminer. Monsieur le Duc fut content de cette franchise, et nous nous séparâmes avec toute la politesse qu'il y put mettre, jusqu'à me demander mon amitié à plusieurs reprises avec toutes les manières d'un particulier qui la desire, et du ton et du style des princes du sang d'autrefois. Je payai de respects et de toute l'ouverture que ce procédé demandoit. Il voulut me conduire, même après que j'eus passé exprès devant lui la porte de son cabinet pour l'en empêcher[1], et j'eus peine à l'arrêter dans sa chambre, où heureusement il n'y avoit presque personne.

Je vins chez moi, et allai à la messe aux Jacobins, où j'entrois de mon jardin[2]. Ce ne fut pas sans distraction.

1. La civilité voulait que, quand on reconduisait quelqu'un, on passât les portes avant lui.

2. Déjà dit dans le tome XXXI, p. 14.

Mais Dieu me fit la grâce de l'y prier de bon cœur, et d'un cœur droit, de me conduire pour sa gloire et pour le bien de l'État sans intérêt particulier. Je dirai même que je reçus celle d'intéresser des gens de bien dans cette affaire sans la leur désigner ni qu'ils pussent former aucune idée, pour m'obtenir droiture et lumière et force dans l'une et dans l'autre contre mon penchant, et, pour le dire une fois pour toutes, je fus exaucé dans ce bon desir, et je n'eus rien à me reprocher dans toute la suite de cette affaire, où je suivis toujours les vues du bien de l'État, sans me détourner ni à droit ni à gauche.

Je donne chez moi à Fontanieu un nouvel éclaircissement sur la mécanique dont il étoit chargé.

Fontanieu m'attendoit chez moi au retour de la messe. Il fallut essuyer ses questions sur sa mécanique, et y répondre comme si je n'eusse eu que cela dans l'esprit. J'arrangeai ma chambre en lit de justice avec des nappes; je lui fis entendre plusieurs choses locales du cérémonial, qu'il n'avoit pas comprises, et qu'il étoit essentiel de ne pas omettre. Je lui avois dit de voir le Régent ce matin-là; mais il le falloit éclaircir auparavant, et il reçut ses ordres l'après-dînée.

Contretemps au Palais-Royal.

J'arrivai au Palais-Royal à onze heures et demie, et, comme les contretemps sont toujours de toutes les grandes affaires, je trouvai M. le duc d'Orléans enfermé avec le maréchal d'Huxelles et les cardinaux de Rohan et de Bissy, qui lui lisoient chacun une grande paperasse[1] de sa façon, ou soi-disant, sous le spécieux nom de ramener le cardinal de Noailles à leur volonté. J'attendis, en bonne compagnie, dans le grand cabinet devant le salon où se faisoit cette lecture et où nous étions la veille[2], et j'étois sur les épines; mais j'y fus bien davantage lorsque je vis Monsieur le Duc y entrer à midi et demi à la montre. Il

1. « *Paperasse,* papier écrit qui ne sert plus de rien. On le dit aussi en parlant de papiers ou d'écritures qui sont produites comme fort utiles et dont on fait un jugement contraire » (*Académie,* 1718). On l'employait surtout au pluriel, comme plus loin, p.

2. Ci-dessus, p. 39.

ne voulut pas faire avertir M. le duc d'Orléans; néanmoins, au bout d'un quart d'heure, il y consentit. J'enrageois de le voir parler devant moi. Il ne resta qu'un demi-quart d'heure, et dit en sortant que M. le duc d'Orléans lui avoit dit qu'il en avoit encore pour plus d'une heure avec les cardinaux; sur quoi il avoit pris son parti de s'en aller pour revenir avant[1] le Conseil. J'oublie que j'étois convenu de le voir le soir aux Tuileries, dans l'allée d'en bas de la grande terrasse[2], si je le jugeois à propos par ma conversation avec M. le duc d'Orléans, et que je le lui dirois au Conseil en tournant autour de lui. Nous ne nous donnâmes presque aucun signe de vie lui et moi au Palais-Royal, et je fus soulagé de le voir parti sans qu'il eût eu loisir d'enfoncer[3] la matière. Cependant, je jugeai que je retomberois dans le même inconvénient que je venois de craindre, si je ne forçois le cabinet. Je m'y résolus donc, après avoir dit que je m'en allois aussi et que ce n'étoit que pour prendre l'ordre d'une autre heure, parce que la fin de la matinée des dimanches étoit une des miennes, depuis que l'après-dînée, qui l'étoit[4], étoit remplie par le Conseil, qui se tenoit auparavant le matin. J'usai donc de la liberté d'interrompre Son Altesse Royale; mais, au lieu d'entrer, j'aimai mieux l'envoyer supplier par le premier valet de chambre[5] de me venir dire un mot pressé. Il parut aussitôt. Je le pris dans la fenêtre, et lui dis que, tandis qu'il s'amusoit entre ces deux cardi-

1. *Avant* est en interligne, au-dessus d'*après*, biffé.

2. Il dira ci-après, p. 104 : « dans l'allée le long du bas de la terrasse de la rivière. »

3. Avant *enfoncer*, il y a un premier *enfoncer*, biffé, qui surchargeait *enfourner*.

4. Qui était auparavant l'heure de son audience habituelle.

5. Le Régent avait quatre premiers valets de chambre : Pierre Imbert-Chastre, que nous avons déjà rencontré dans le tome XVIII, p. 396, Hugues Desnots de la Motte-Saint-Lié, Ponce Coche, désigné ci-dessus (p. 46, note 3) comme occupant en 1722 les fonctions de concierge du Palais-Royal, et Edme Bonnet de Saint-Léger. Ils servaient par quartier; mais nous ne savons lequel était de service en août.

naux, qui lui faisoient perdre un temps infiniment pressé et précieux pour un accommodement qu'ils ne vouloient point faire, j'avois à lui rendre un compte fort long, et avant qu'il vît Monsieur le Duc, qui alloit revenir, d'une grande et très importante conversation que j'avois eue avec lui ce matin même sur un billet que j'en avois reçu. Il me répondit qu'il s'en doutoit bien, parce que Monsieur le Duc lui venoit de dire qu'il m'avoit écrit et vu ; que c'étoit pour gagner le temps de me voir qu'il s'en étoit défait sur le compte de l'affaire des cardinaux, qui en effet devoit durer encore plus d'une heure, mais qu'il me prioit de rester et qu'il alloit les renvoyer. Il rentra, leur dit qu'il étoit las, que cette affaire s'entendroit mieux en deux fois qu'en une, et en moins d'un demi-quart d'heure ils sortirent avec leur portefeuille sous le bras. J'entrai en leur place, et portes fermées nous demeurâmes à nous promener dans la Galerie[1], M. le duc d'Orléans et moi, jusqu'à trois heures après midi, c'est-à-dire plus de deux bonnes heures.

Je rends compte au Régent de ma longue conversation avec Monsieur le Duc. Reproches de ma part, aveux de la sienne *.

Quelque longue qu'eût été ma conversation avec Monsieur le Duc, je la rendis toute entière à M. le duc d'Orléans sans en oublier rien, et chemin faisant j'y ajoutai mes réflexions. Il fut surpris de la force de mes raisons pour ne pas tomber sur M. du Maine, et fort effarouché de la ténacité de Monsieur le Duc sur ce point. Il me dit qu'il étoit vrai qu'il lui avoit demandé les trois projets d'édits différents, et qu'il les lui avoit donnés, sans se soucier duquel ni l'un ni l'autre[2], mais pour voir simplement lequel conviendroit mieux pour assurer seulement[3] l'éloignement du duc du Maine. Alors je sentis qu'il s'y étoit

1. La galerie de Coypel.

2. Sans que ni le Régent ni Monsieur le Duc se souciassent de l'un plus que de l'autre.

3. *Seulem^t* est en interligne au-dessus de *simplem^t*, biffé, répété par mégarde.

* *De la sienne* corrige *du sien*.

engagé tout de nouveau. Il n'osa me l'avouer ; mais il n'échappa pas à mon reproche. « Hé bien ! Monsieur, lui dis-je trop brusquement, vous voilà pas dans le bourbier que je vous ai prédit tant de fois ? Vous n'avez pas voulu culbuter les bâtards quand les princes du sang, le Parlement, le public entier n'avoient qu'un cri pour le faire, et que tout le monde s'y attendoit. Que vous dis-je alors, et que ne vous ai-je pas souvent répété depuis, qu'il vous arriveroit tôt ou tard d'y être forcé par les princes du sang dans des temps où cela ne conviendroit plus, et que ce seroit un faire-le-faut[1] à toutes risques ? Par quel bout sortirez-vous donc d'ici ? Croyez-moi, continuai-je, mal pour mal, celui-ci est si dangereux, et vous avez si souvent et si gratuitement manqué de parole sur ce chapitre, que, si vous pouvez encore échapper, n'oubliez rien pour le faire. Monsieur le Duc vous dit tout à la fois qu'il ne se soucie pas de l'éducation du Roi, mais qu'il la veut dès qu'il la demande, et qu'on ne la peut ôter à M. du Maine que parce qu'il la demandera. Sentez-vous bien, Monsieur, toute la force de cette phrase si simple en apparence ? C'est le second homme de l'État qui ne veut faire semblant que de sa haine en apparence, et veut se fortifier de l'éducation sans vous montrer rien qui vous donne de l'ombrage. Après, quand il l'aura, ce sera à vous à compter avec lui, parce que vous ne lui ôterez pas l'éducation comme à M. du Maine, et comprenez ce que c'est pour un régent qu'avoir à compter avec quelqu'un, et encore d'avoir à y compter par son propre fait. Encore un coup, voilà ce que c'est que n'avoir pas renversé les bâtards à la mort du Roi. Alors plus de surintendant de l'éducation du Roi, et Monsieur le Duc hors de portée par son âge de la demander, trop content d'ailleurs d'une telle déconfiture ; le maréchal de Villeroy, gouverneur en seul, et vous maître d'un tel particulier, si grand qu'il soit, et de l'éducation par conséquent ; quelle différence ! »

1. On a déjà eu cette locution dans le tome XIX, p. 312.

Le Régent gémit, convint et me demanda ce que je pensois qu'il y eût à faire. Je répondis que je venois de le lui dire; que je ne servois point Monsieur le Duc à plats couverts[1], qu'en le quittant je lui avois promis de rendre à Son Altesse Royale toute notre conversation et toutes ses raisons dans toute leur force, mais que je m'étois expressément réservé la liberté de faire valoir aussi les miennes dans toute la leur. Je dis ensuite au Régent que, pour éviter d'ôter M. du Maine si à contretemps, je ne voyois de fourchette à la descente[2] que M. de Charolois; qu'il falloit insister sur son retour, que ce retour étoit très peu praticable, à la manière de penser de l'hôtel de Condé, par le défaut d'établissements présents, puisque le gouvernement de l'Ile-de-France ne leur convenoit pas, et par la difficulté de doter suffisamment Mlle de Valois; qu'il n'y avoit qu'à tenir ferme sur ce point; qu'il ne pouvoit pas n'être pas trouvé essentiel par eux-mêmes, puisqu'il s'agissoit de savoir si on pouvoit compter sur les princes du sang en sacrifiant le duc du Maine, et qu'il étoit évident qu'on ne pouvoit y compter tant que M. de Charolois seroit hors de France, et en état de prendre en Espagne l'établissement de Catalogne dont on parloit[3]. M. le duc d'Orléans goûta avec avidité cet expédient, si fort né de la matière même que je ne croyois pas qu'il fallût le lui suggérer. Il donnoit à croire que le lit de justice étoit pour le surlendemain, au pis aller dans quatre jours, terme trop étranglé pour qu'ils pussent prendre un parti sur ce retour, ou que, le prenant, M. de Charolois pût être

1. « On dit figurément d'un homme qui, faisant profession d'amitié avec un autre, lui rend quelque mauvais office sous main, qu'*il le sert à plat couvert* » (*Académie*, 1718). Boisguilbert employait la même locution dans une lettre citée dans notre tome XIV, p. 580.

2. « *Fourchette* se dit aussi d'un long morceau de bois à deux pointes de fer, qui est attaché à la flèche d'un carrosse, et que l'on baisse pour empêcher que le carrosse ne vienne à reculer, quand il est sur un lieu qui va en penchant » (*Académie*, 1718). Au figuré : moyen d'arrêter.

3. Ci-dessus, p. 61.

arrivé, et, l'occasion passée, on avoit du temps devant soi; car l'affaire du Parlement étoit si instante, que Monsieur le Duc lui-même ne pouvoit pas proposer de différer le lit de justice. Le Régent m'assura qu'il tiendroit ferme là-dessus avec Monsieur le Duc, ajouta qu'il seroit très à propos que je le visse le soir aux Tuileries pour voir quel effet Son Altesse Royale auroit fait sur lui, à qui j'en rendrois compte le lendemain.

Lit de justice différé de trois* jours.

Ensuite il me dit qu'il doutoit que le lit de justice pût être pour le surlendemain mardi, parce que le Garde des sceaux doutoit lui-même d'être prêt pour tout ce qu'il y auroit à faire. Ce délai me déplut; je craignis qu'il ne fût un prélude de délai plus long et puis de changement. Je lui demandai à quand donc il le prétendoit remettre, que ces coups résolus, puis manqués, se savoient toujours, et faisoient des effets épouvantables. « A vendredi, me dit-il; car mercredi et jeudi sont fêtes[1], et on ne le peut plus tôt. — A la bonne heure, repartis-je, pourvu qu'à tout rompre ce soit vendredi; » et je l'y vis bien déterminé. Je lui rendis compte après, plus en détail que par mon billet de la veille, de ce que j'avois fait avec Fontanieu, et puis il me parla du Parlement avec amertume.

Le Régent tourne la conversation sur le Parlement, convient de ses fautes, que je lui reproche fortement; avoue qu'il a été assiégé et sa foiblesse.

« Vous n'avez, Monsieur, lui répondis-je, que ce que vous avez bien voulu avoir. Si dès l'abord, indépendamment même des autres fautes à cet égard, vous aviez jugé notre bonnet, et si vous ne nous aviez pas sacrifiés au Parlement pour l'honneur de ses bonnes grâces, et avec nous votre parole, votre honneur et votre autorité, [par] l'arrêt de la régence, vous lui eussiez montré que vous êtes régent, au lieu que vous lui avez appris à le vouloir être, et votre foiblesse le lui a fait espérer. — Cela est vrai, me repartit-il vivement; mais en ce temps-là j'étois environné de gens qui se relayoient les uns les autres pour le Parlement

1. Le mercredi 24 août était la fête de saint Barthélemy, apôtre, fête chômée, et le 25 la Saint-Louis, fête du Roi.

* Saint-Simon avait d'abord mis *de 2 jours*, qu'il a corrigé en *3*.

contre vous autres, et qui ne me laissoient pas respirer. — Oui, lui dis-je, et qui, pour leur intérêt particulier, vous éloignoient de vos vrais serviteurs, de moi, par exemple, pour qui tout cela se faisoit, et qui vous disoient sans cesse que je n'étois que duc et pair ; vous le voyez, et si je n'avois pas raison pour lors, et si maintenant je vous parle en duc et pair quand le bien de l'État et le vôtre me semblent opposés à mon intérêt de dignité. Je vous somme de me dire si jamais je vous ai parlé qu'en serviteur, indépendamment d'être duc et pair. — Ho ! quelquefois, » me dit-il en homme moins persuadé que peiné d'être acculé. Je ne voulus pas le battre à terre[1] : « Monsieur, lui dis-je, allez, vous me rendez plus de justice ; mais au moins pour cette fois vous voyez si je songe au bonnet, tandis que vous êtes piqué contre le Parlement, et si je ne soutiens pas les bâtards de toutes mes forces. Pesez cette conduite avec mon goût, que je n'ai jamais caché ; mais aussi n'oubliez pas jusqu'à quel point vous vous êtes aliéné les ducs, et de quelle conséquence et en même temps de quelle facilité il est de les regagner, si le pied vous glisse[2] avec Monsieur le Duc sur M. du Maine ; car, si vous faites la faute de lui ôter l'éducation, tablez[3] que de lui ôter son rang avec ne vous l'éloignera pas plus que le seul dépouillement de l'éducation, son rempart présent et ses vastes espérances, et que cela nous est si capital que vous vous en raccommoderez avec nous. — Pour cela, me dit-il, il n'y aura pas grand inconvénient ; mais c'est qu'il faut éviter d'ôter l'éducation à cette heure. Il est de mon intérêt de le faire une autre fois, et alors comme alors ; mais aujourd'hui il n'est pas de saison, et vous avez la plus grande raison du monde. Ce Monsieur

1. C'est-à-dire, l'accabler, tandis qu'il était déjà abattu ; à rapprocher de la locution *tuer à terre*, dans notre tome XV, p. 369.

2. Si vous vous sentez près de céder, comme dans le tome XIII, p. 7.

3. *Tabler*, terme du jeu de trictrac. « On dit figurément *vous pouvez tabler là-dessus*, pour dire vous pouvez compter là-dessus, faire fond là-dessus » (*Académie*, 1718).

le Duc me fait peur : il en veut trop et trop fermement. — Mais comment l'entendez-vous? lui repartis-je; ne me dites-vous pas hier que Monsieur le Duc vous avoit assuré qu'il ne se soucioit point de l'éducation, et qu'il ne l'auroit pas? — Je l'entends, me répondit-il, qu'il me le dit; mais vous voyez comme il a son dit et son dédit[1]. Il ne s'en soucie pas; mais c'est à condition qu'il l'aura, et ce n'est pas mon compte. — Monsieur, lui dis-je d'un ton ferme, ce ne l'est point du tout; mais mettez-le-vous donc si bien dans la tête, qu'il ne l'ait pas; car je vous déclare que, s'il l'a, fait comme vous êtes, vous vous en défierez, lui s'en apercevra, d'honnêtes gens se fourreront entre vous deux pour vous éloigner l'un de l'autre, et puis ce sera le diable entre vous deux, qui influera sur l'État, sur le présent, sur l'avenir. Vous ne sauriez trop y penser, et par rapport à sa qualité de premier des princes du sang en âge, et par rapport à l'opiniâtreté de ses volontés. Avec ces réflexions je vous quitte pour m'en aller dîner. — Voici mon gourmand! me dit-il; de belles réflexions, et le dîner au bout. — Oui, dis-je, en riant aussi, le dîner et non pas tant le souper[2]; mais, puisqu'il vous plaît de ne point dîner[3], ruminez bien tout ceci en attendant Monsieur le Duc, qui ne tardera guères, et préparez-vous bien à l'assaut. »

Soupçons sur la tenue du lit de justice. Contretemps qui me fait manquer

En effet je m'en allai dîner, et non sans cause; car je n'en pouvois plus[4]. Comme il étoit fort tard, il fallut, au sortir de table, aller au Conseil. Il ne commença qu'à près de cinq heures; l'entretien de Monsieur le Duc avec M. le duc d'Orléans en fut cause[5]. Je tournai autour de Monsieur

1. « *Dédit*, révocation d'une parole donnée : *il a son dit et son dédit* » (*Académie*, 1718).

2. Allusion aux soupers licencieux du Régent.

3. Le Régent en effet remplaçait souvent le dîner par une tasse de chocolat vers deux heures ou deux heures et demie (tomes XXIX, p. 383, et XXXIII, p. 56).

4. Il a dit ci-dessus, p. 72, qu'il étoit trois heures après midi.

5. Dangeau écrivait dans son *Journal*, au dimanche 21 août (p. 361) :

un rendez-vous aux Tuileries avec Monsieur le Duc.

le Duc et lui dis bas que j'irois. C'étoit le mot convenu pour les Tuileries. Rentrant chez moi, je trouvai Fagon ; nous dissertâmes notre lit de justice [1]. Il me jeta des soupçons sur le Garde des sceaux dont les propos lui faisoient autant de peine que le délai. Il me conta de plus qu'il avoit passé presque toute la matinée avec lui et d'autres du conseil des finances à des futilités, au lieu de la donner à la préparation de ce qu'il avoit à faire pour le lit de justice. M. de la Force survint, qui fortifia ces soupçons. Cependant le jour tomboit, et mon rendez-vous pressoit. Je priai Fagon de me mener dans son carrosse à la porte des Tuileries, au bout du Pont-Royal, et donnai au mien et à mes gens rendez-vous à l'autre bout du pont. J'eus toutes les peines du monde à finir la conversation. Enfin, nous nous embarquâmes Fagon et moi. Comme nous étions encore sous ma porte : « Arrête, arrête ! » C'étoit l'abbé Dubois. Force fut de reculer et de descendre. Je lui dis que nous avions bien affaire pour quelque chose qui regardoit Mme de Lauzun, dont Fagon se vouloit bien mêler. Cela devint ma défaite ordinaire, parce que je me souvenois de m'en être servi chez Fontanieu [2]. Fagon croyoit que j'allois simplement raisonner avec Monsieur le Duc pour fortifier le Régent contre le Parlement et sur le lit de justice. Mais ce commerce de Monsieur le Duc eût davantage surpris et aiguisé la curiosité de l'abbé Dubois, grand fureteur [3]. Je n'eus donc garde de lui en rien dire. Mal m'en prit en un sens, qui fut que je ne pus jamais me défaire de lui à temps. Enfin pourtant je le renvoyai, et montai devant lui dans le carrosse de Fagon,

« Conseil de régence l'après-dînée ; on y parla de l'arrêt du Parlement, dont on est assez irrité ; mais on n'a pris encore aucune résolution là-dessus qui soit sûre, et on trouve que l'affaire mérite d'être bien examinée avant que de se déterminer. »

1. Nous avons déjà eu *disserter force choses* dans le tome XXVII, p. 169 ; voyez ci-après, p. 103.
2. Ci-dessus, p. 44-45.
3. Tome VI, p. 229, note 5.

comme j'avois fait la première fois devant M. de la Force. Je descendis aux Tuileries, et Fagon les traversa pour ne rien montrer à ses gens. Je courus toute l'allée du rendez-vous marqué. Je regardois les gens sous le nez. Je parcourus trois fois l'allée et même le bout du jardin. Ne trouvant rien, je sortis pour chercher parmi les carrosses si celui de Monsieur le Duc y étoit. Je trouve[1] mes laquais qui crient et me font faire place. Je les aurois battus de bon cœur. Je leur demandai doucement pourtant ce qu'ils faisoient là, et leur dis de m'aller attendre où je leur avois marqué. Je rentrai honteux dans le jardin, et de tout ce manége je ne gagnai que de la sueur.

Ducs de la Force et de Guiche singulièrement dans la Régence.

Remontons[2] maintenant pour un moment à la première origine de cette affaire, c'est-à-dire à la cause principale qui la mit en mouvement. J'ai dit[3] que ce fut l'intérêt particulier de Law, d'Argenson, de l'abbé Dubois. Mais ce fut celui du duc de la Force pour être du conseil de régence qui excita Law, qui s'endormoit, et par lui Monsieur le Duc et l'abbé Dubois, ami de Law[4], et enfin Argenson, par M. de la Force d'une part, et par l'abbé Dubois de l'autre. Tant il est vrai que les affaires qui semblent parler et presser d'elles-mêmes, et en général toutes les grandes affaires, si on les recherche bien, il se trouvera que rien n'est plus léger que leur première cause, et toujours un intérêt très incapable, ce semble, de causer de tels effets. Le Régent, avec sa facilité et sa timidité ordinaire, se défioit du conseil de régence sur le Parlement, et ne pouvoit s'en passer dans cette lutte avec cette Compagnie, où il s'agissoit de casser en forme ses arrêts, comme il étoit parvenu à s'en passer en presque toutes les affaires.

1. *Trouvay* corrigé en *trouve*.

2. Ce paragraphe entier qui va suivre est résumé en quatre lignes dans la rédaction primitive de *France* 1233, parce que tout cela y avait déjà été dit au début du récit, comme on peut le voir ci-après à l'appendice II.

3. Ci-dessus, p. 25-26.

4. Les mots *de Law* ajoutés en interligne, et *son* biffé avant *ami*.

M. de la Force, pour se rendre nécessaire, lui avoit grossi les objets de cette timidité à cet égard, et tiré en conséquence fort facilement promesse de lui d'être appelé au conseil de régence lorsqu'il s'y agiroit des matières du Parlement, et, après, lui avoit laissé espérer qu'entré une fois en ce conseil il y demeureroit toujours[1]. Telle étoit la cause de la chaleur du duc de la Force contre le Parlement, et de celle que, par lui et par les bricoles[2] que je viens d'expliquer, il avoit tâché d'inspirer au Régent.

Ce prince, souvent trop lent, quelquefois aussi trop peu, voulut que, dès le dimanche où nous sommes encore, et dont je n'ai pas voulu interrompre les récits importants pour cette épisode[3], voulut, dis-je, qu'on parlât au conseil de régence de casser les arrêts du Parlement. Il m'en parla le matin après que je lui eus rendu compte de ma visite à l'hôtel de Condé. Je lui représentai l'inconvénient d'annoncer si tôt la cassation de ces arrêts, puisqu'il me disoit que le lit de justice étoit remis au vendredi suivant. Il l'avoit dans la tête, de manière à y souffrir aussi peu de réplique qu'il en étoit capable, s'appuyant là-dessus de l'avis du Garde des sceaux. Ce fut aussi l'une des choses qui, jointe au délai du lit de justice, me fit plus craindre quelque dessous de cartes[4]; car je ne voyois

1. Phrase incorrecte : c'est le Régent qui avait laissé espérer à M. de la Force.

2. *Les bricoles* surchargent *ceux*. — Tome V, p. 296.

3. Au féminin comme dans le tome XXVIII, p. 62, quoiqu'il ait fait ce mot du masculin dans le tome XXI, p. 183.

4. Le *Dictionnaire de l'Académie* de 1718 disait au mot Dessous : « On appelle *le dessous des cartes* la carte ou les cartes qui sont au-dessous du jeu après qu'on a coupé. On dit figurément *voir le dessous des cartes* pour dire voir dans une affaire des choses que tout le monde ne voit pas et qui servent à faire changer d'opinion ou prendre des mesures plus justes ; » et au mot Carte : « En parlant d'un homme qui est plus clairvoyant ou mieux instruit qu'un autre dans une affaire, on dit que *c'est un homme qui voit le dessous des cartes.* » A ces définitions insuffisantes, l'édition du même *Dictionnaire* de 1878 ajoute celle-ci qui se rapporte mieux au cas présent : « On dit *il y a*

pas à quoi cette précipitation étoit bonne, sinon à divulguer un parti pris, à en laisser entrevoir le moment, conséquemment à le faire échouer, avec quatre jours devant soi à donner lieu d'y travailler.

Il n'y eut pas moyen de l'empêcher. M. de la Force, qui n'étoit pas moins sur les épaules du Régent que sur les miennes[1], le sut de lui, et me pria de faire en sorte qu'il fût mandé. C'étoit là mon moindre soin; mais il y remédia par les siens, et il arracha du Régent l'ordre de venir au conseil de régence, avec quelques paperasses[2] de finances pour couvrir la chose, bien qu'il eût été éconduit d'y rapporter dès l'entrée du Garde des sceaux dans les finances. Chacun, avant de prendre séance, se regarda quand on l'y vit arriver, et le maréchal de Villeroy, grand formaliste[3], ne fut pas content de ce rapport à son insu, comme chef du conseil des finances. Ce rapport de balle[4] achevé en peu de mots, le duc de la Force resta en place, et le Régent proposa de délibérer sur les arrêts du Parlement. Le Garde des sceaux les lut et les paraphrasa légèrement, puis conclut à les casser. Il n'y eut qu'une voix là-dessus. Ainsi les mémoires de M. de la Force demeurèrent dans sa poche. Ensuite M. le duc d'Orléans dit qu'il falloit dresser l'arrêt pour cette cassation[5], mais que, cette affaire n'étant pas encore prête, il la croyoit assez importante pour voir cet arrêt de cassation dans un autre conseil

dans cette affaire un dessous de cartes pour dire quelque chose de secret, de caché, dont il faut se défier. »

1. « On dit figurément *je porte cet homme sur mes épaules*, pour dire cet homme me pèse, il m'est à charge par les choses qu'il fait ou par celles qu'il dit » (*Académie*, 1718). Ici, *être sur les épaules de quelqu'un* signifie plutôt le surveiller, le presser d'une façon importune.

2. Ci-dessus, p. 70.

3. Ce mot figure déjà dans le *Dictionnaire de l'Académie* de 1718.

4. « *Balle* se dit figurément et par mépris de toutes sortes de choses de peu de valeur : *vous nous dites là des nouvelles de balle* » (*Académie*, 1718). On en trouve des exemples dans Molière, Tallemant des Réaux, Loret, etc.

5. Voir ci-après aux Additions et Corrections le préambule de cet arrêt.

avant de le publier, et qu'on s'assembleroit pour cela dans deux ou trois jours, quand le Garde des sceaux l'auroit dressé. Dès le soir même, il fut public que les arrêts du Parlement seroient cassés[1]. On s'y attendoit tellement qu'on étoit surpris de ce qu'ils ne l'étoient pas encore, et Dieu voulut qu'on ne pénétra pas plus avant.

Question fut après pour M. de la Force de demeurer dans le conseil de régence[2], et d'y assister le lendemain lundi. M. le duc d'Orléans ne s'en soucioit guères, et la cassation des arrêts du Parlement avoit si légèrement passé qu'il n'étoit point tenu d'en récompenser M. de la Force. Celui-ci le sentit bien et vint me crier à l'aide avec une importunité étrange. J'avois bien d'autres choses dans la tête. Je ne me souciois du tout point de faire entrer M. de la Force dans la Régence. Je sentois bien que, s'il y entroit, on ne manqueroit pas de me l'attribuer. Il s'étoit mis dans une situation à rendre ce service pis que ridicule. Il l'étoit de plus d'augmenter le Conseil déjà absurdement nombreux. M. le duc d'Orléans le voyoit bien ; je ne voulois pourtant pas tromper le duc de la Force.

Dans cet embarras, insupportable avec de plus grands, j'allai le lundi matin 22 août à onze heures et demie au Palais-Royal, sous prétexte que je n'avois pas achevé ma

1. Voyez p. 77, note 5, l'extrait du *Journal de Dangeau*.

2. Ici Saint-Simon a biffé : « Je sentois bien que, s'il y entroit, on ne manqueroit pas de me l'attribuer. Il s'étoit mis dans une situation à rendre ce service pis que ridicule ; il l'étoit de plus d'augmenter le Conseil déjà absurdement nombreux. M. le duc d'Orléans le voyoit bien. Je ne voulois pas tromper M. de la Force. Il le sentit bien et me vint crier à l'aide avec une étrange importunité. J'avois bien d'autre chose dans la tête. » Saint-Simon a alors ajouté en interligne : « Question fut après pr de la Force » ; mais s'apercevant que cela se trouvait plus haut, il a biffé les premiers mots de la phrase primitive. Ce texte biffé va se retrouver immédiatement, mais dans un autre ordre. Tout cet embrouillamini vient d'un double bourdon fait par notre auteur, en copiant la première rédaction de *France* 1233, entre les deux mots *régence* des lignes 2 et 9 du présent paragraphe, et les deux noms *la Force* des lignes 5 et 14.

besogne ordinaire de la veille. Je commençai par dire au Régent qu'il n'avoit pas eu grand'peine à faire passer la cassation des arrêts du Parlement, et que les munitions de M. de la Force s'étoient trouvées heureusement inutiles. Le Régent sentit ce mot et me dit que, pour qu'il ne parût pas qu'il l'eût fait venir exprès, il lui avoit fait rapporter une bagatelle de finance. « Oui, dis-je, mais si bagatelle que personne n'a compris pourquoi il étoit venu la rapporter, ni pourquoi, après l'avoir rapportée, il étoit demeuré au Conseil. Mais qu'en faites-vous aujourd'hui ? — Il a bien envie d'entrer en la Régence, me répondit-il en souriant et comme cherchant mon suffrage. — Je le sais bien, repartis-je ; mais nous sommes beaucoup. — Vraiment oui, me dit-il, et beaucoup trop. » Je me tus pour ne faire ni bien ni mal, content d'avoir mis le doigt sur la lettre, pour le pouvoir dire au duc de la Force. Un moment après M. le duc d'Orléans ajouta comme par réflexion : « Mais ce n'est qu'un de plus. — Oui, dis-je ; mais le duc de Guiche, vice-président de la guerre, comme l'autre l'est des finances, et colonel des gardes de plus, comment le laisser en arrière ? — Ma foi, vous avez raison, dit le Régent ; allons, je n'y mettrai pas M. de la Force. »

Je l'avois dit exprès, et puis le remords de conscience me prit d'avoir ainsi exclus[1] un homme qui s'étoit fié à moi. Après quelque débat en moi-même, je dis au Régent, comme fruit de mon silence : « Mais si vous le lui aviez promis ? — Il en est bien quelque chose, me répondit-il. — Voyez donc, repartis-je ; car pour moi, je me contente de vous représenter et de vous faire souvenir d'un homme qu'oublier en ce cas-là ce seroit une injure. — Vous me faites plaisir, me dit-il ; cela ne se peut pas l'un sans l'autre. » Et après un peu de silence : « Mais, au bout du compte, continua-t-il, pour ce qu'on y fait, et au nombre qu'il y a, deux de plus ou de moins n'y font pas grand-

1. On sait que Saint-Simon écrit toujours *exclus*, *excluse*, par analogie avec *inclus*.

chose. — Hé bien ! le voulez-vous? lui dis-je. — Ma foi, j'en ai envie, me dit-il. — Si cela est, répondis-je, n'en faites donc pas à deux fois, pour le faire au moins de bonne grâce. Le duc de Guiche est là dedans : voulez-vous que je l'appelle ? — Je le veux bien, » dit-il aussitôt. J'ouvris la porte, et j'appelai le duc de Guiche assez haut, parce qu'il étoit assis assez loin avec M. le Blanc. Pendant qu'il venoit, M. le duc d'Orléans s'avança assez près de moi, et puis au duc de Guiche. Je fermai la porte, et me tins à quelque distance d'eux. La chose étoit simple, et devint pourtant une scène dont je fus seul témoin.

M. le duc d'Orléans, je l'entendis, pria le duc de Guiche de vouloir bien être de la Régence, lui demanda si cela ne l'incommoderoit point, lui dit que l'assiduité n'étoit que de deux fois la semaine, et encore que ce ne seroit pour lui qu'autant qu'il voudroit, et que cela ne le contraindroit point pour sa maison de Puteaux[1] ; qu'il vît franchement si cela lui convenoit, qu'il ne lui demandoit cela qu'autant que la chose ne l'embarrasseroit pas et ne le détourneroit point du conseil de la guerre. A toutes ces supplications si étrangement placées, le duc de Guiche, éperdu, non de la grâce, mais de la manière, se submergeoit en bredouillages et en plongeons jusqu'à terre[2]. Je ne vis jamais tant de compliments d'une part ni de révé-

1. Le duc de Guiche avait acheté vers 1700 un terrain assez vaste le long de la Seine, à quelque distance du pont de Neuilly vers Suresnes, sur la nouvelle paroisse de Puteaux et y avait fait bâtir une maison de petite dimension qu'il comptait agrandir plus tard. La duchesse sa femme y reçut à diverses reprises la duchesse de Bourgogne, et les deux époux y séjournaient souvent. Le duc de Gramont, son fils, la vendit en avril 1751 au duc de Penthièvre (*Journal de Dangeau*, tomes IX, p. 165, et X, p. 88 ; *Mémoires de Sourches*, tome IX, p. 223 ; *Mercure* d'avril 1706, p. 372-375 ; *Mémoires de Luynes*, tome XI, p. 111). Ces derniers *Mémoires* (tome XII, p. 52-53) donnent une description détaillée de la maison et du jardin.

2. L'*Académie* de 1718 ne donnait point *se submerger*, non plus que *bredouillage* ; nous avons eu *bredouillement* dans le tome XIX, p. 96. Elle ne connaissait pas non plus *plongeon* au sens d'inclination,

rences de l'autre. A la fin M. le duc d'Orléans révérencia[1] aussi, et tous deux, à bout de dire[2], se complimentoient de gestes à fournir une scène au théâtre; enfin, las de rire en par moi[3], et impatienté à l'excès, je les séparai par complimenter le duc de Guiche.

En sortant, il me serra la main, et, pour le dire tout de suite, il m'attendit jusqu'à ce que je sortisse, et cela ne fut pas court. Il me dit qu'il voyoit bien à qui il avoit l'obligation d'entrer au conseil de régence. Il le dit à sa famille et à ses amis, et il étoit vrai que, sans moi, M. le duc d'Orléans n'y songeoit pas; mais ce que le duc de Guiche ne fit pas si bien, c'est qu'il fit presque des excuses d'avoir accepté. Au moins ses propos furent ainsi traduits dans le monde, et n'y firent pas un bon effet. Il étoit vrai qu'il n'y pensoit point, et qu'il en fut prié comme d'une grâce; mais il n'en falloit pas rendre compte au public. On goûta peu cette nouvelle multiplication. Le duc de la Force s'étoit décrié; le duc de Guiche ne passoit pas pour augmenter beaucoup les lumières du Conseil. Ceux qui [en] étoient étoient fâchés de devenir presque un bataillon, et ceux qui n'en étoient pas étoient à chercher l'occasion, qui étoit nulle, et en trouvoient encore plus ridicule cette augmentation à propos de rien[4]. J'eus l'endosse[5] de tous

courbette. Nous avons eu *faire le plongeon*, au sens de disparaître, dans le tome XVI, p. 87; nous retrouverons *faire le plongeon* au sens de s'incliner profondément, plus loin, p. 315.

1. Verbe inventé par Saint-Simon.

2. Avant *dire*, il a biffé *faire* surchargé en *dire*.

3. Telle est bien l'orthographe de Saint-Simon.

4. Le procès-verbal de la séance du conseil de régence du 22 août mentionne que les deux ducs y prirent séance pour la première fois (ms. Franç. 23666, fol. 85).

5. « *Endosse*, le faix et toute la peine de quelque chose; il est du style familier » (*Académie*, 1718). On en trouve des exemples dans les *Lettres de Mme de Sévigné*, tome VI, p. 370, et VIII, p. 80, dans les *Mémoires de Sourches*, tome XIII, p. 343; dans la *Relation de Spanheim*, édition Schefer, p. 170, dans les *Œuvres de la Fontaine*, édition des Grands écrivains, tome IX, p. 125.

les deux. Mais il m'en plut incontinent une autre qui fit disparoître celle-là.

M. le duc d'Orléans me rend sa conversation avec Monsieur le Duc, qui veut l'éducation du Roi et un établissement pour M. le comte de Charolois.

Le duc de Guiche sorti, je demandai à M. le duc d'Orléans à quoi il en étoit avec Monsieur le Duc, et lui dis comme je l'avois manqué aux Tuileries[1]. Il me répondit, en s'arrêtant et se tournant vers moi, car nous marchions vers la Grande galerie, qu'il n'avoit jamais vu un homme si têtu, et que cet homme lui faisoit peur. « Mais enfin ? lui dis-je. — Mais enfin, me répondit-il, il veut l'éducation du Roi, et n'en veut point démordre. — Et son frère ? interrompis-je. — Et son frère, répondit-il, c'est toujours la même chanson. Mais il s'est coupé à force de dire, et je vois bien qu'ils s'entendent tous comme larrons en foire[2]; car tantôt il dit, comme à vous, que c'est un enfant et un étourdi, qui fait tout à sa tête sans consulter, et dont il ne peut répondre, et, quand je l'ai pressé sur l'établissement, et si en ce cas-là il reviendroit et si on y pourroit compter, il lui est échappé qu'il en répondroit alors, et s'en faisoit fort et son affaire. Je lui ai serré le bouton[3] et fait remarquer la différence de ce qu'il me disoit. Cela l'a embarrassé ; mais il n'en a pas tenu moins ferme, et je n'en suis pas plus avancé. — C'est-à-dire, repris-je, que vous ne savez par là que ce dont vous ne pouviez douter, qu'ils sont de concert, et que Monsieur le Duc est maître de son frère ; mais c'est-à-dire aussi que c'est le fer chaud du Pont-Neuf[4], à ce que je vois, et que pour avoir Monsieur

1. Ci-dessus, p. 79.

2. « On dit proverbialement *ils s'entendent comme larrons en foire*, en parlant des personnes qui sont d'intelligence pour faire des friponneries » (*Académie*, 1718).

3. « On dit proverbialement et figurément *serrer le bouton à quelqu'un*, pour dire le presser vivement sur quelque chose, et quelquefois avec menaces » (*Ibidem*). Expression familière employée dans le *Joueur* par Regnard, dans les *Mémoires de Gramont*, les *Lettres de Mme Dunoyer*, etc., et que nous retrouverons dans la suite des *Mémoires*, tome XVI de 1873, p. 403.

4. On trouve dans Tallemant des Réaux (*Historiettes*, tome VII, p. 373-374) l'anecdote suivante : « Il y a eu ici un certain fou qui alloit

le Duc il faut deux choses : lui donner l'éducation du Roi, et un établissement à son frère. Comment ferez-vous tout cela, Monsieur, et par où en sortirez-vous? L'éducation est encore pis que l'établissement, et si[1] l'établissement je ne le vois pas. — Tout cela ne m'embarrasse pas, me dit le Régent : d'établissement, je n'en sais point faire quand il n'en vaque pas, et la réponse est sans réplique. Je ne crains point l'établissement d'Espagne ; Alberoni y regardera à deux fois à se mettre un prince du sang sur le corps, lequel n'a rien, et qui voudra autorité et biens, et, au bout du compte, ils prendront garde aussi qu'un peu vaut mieux ici que plus et beaucoup là-bas, et l'espérance ici avec les difficultés de l'autre côté les retiendra, et nous donnera du temps. Pour l'éducation, je n'en ferai rien, et j'ai un homme bien à moi à cette heure, qui ôtera à Monsieur le Duc cette fantaisie de la tête ; car il le gouverne, et je le dois voir tantôt. — Mais, Monsieur, lui dis-je, qui est cet homme? — C'est la Faye, me répondit-il, qui est son secrétaire[2], qu'il consulte et

l'hiver sur le Pont-Neuf avec un réchaud plein de feu, où il chauffoit toujours un fer comme ces fers de plombier, et, s'approchant des passants, il leur disoit : « Voulez-vous que je vous mette ce fer chaud dans le cul? — Coquin! — Monsieur, répliquoit-il naïvement, je ne force personne ; je ne l'y mettrai pas s'il ne vous plaît. » On rioit de cela, et puis il demandoit quelque chose pour du charbon. » Mais est-ce bien à cela que fait allusion ce mot de notre auteur, qui semble plutôt signifier : c'est la carte forcée?

1. Et cependant, comme plus haut.

2. Jean-François Leriget de la Faye, déjà mentionné dans notre tome XVI, p. 158, note 4, à propos de sa mission de condoléances en 1708 auprès de la duchesse de Mantoue, né en 1674, était fils d'un homme d'affaires. Il débuta comme lieutenant au régiment du Roi en 1697, eut une compagnie en 1702, mais quitta le service vers 1707. Il avait depuis le 16 septembre 1699 une place de gentilhomme ordinaire de la chambre du Roi (reg. O[1] 43, fol. 298). Outre la mission dont il a été parlé, il accompagna à Utrecht les plénipotentiaires français (1712-1713) ; en 1714, il fut nommé pour remplacer Denneville à Gênes, mais n'y alla pas, et accepta en 1715 les fonctions de secrétaire du jeune Monsieur le Duc et celles, plus lucratives, de secrétaire des

croit sur tout, et, entre nous, je lui graisse la patte[1]. — A la bonne heure, lui dis-je, faites tout comme il vous plaira, pourvu que vous sauviez l'éducation. »

Là-dessus, nous nous mîmes à rebattre cette matière, puis celle du Parlement, et, revenant à Monsieur le Duc, je lui fis sentir la différence d'un mariage où il auroit tout à faire, et encore à essuyer les aventures domestiques, d'avec celui du prince de Piémont, oncle du Roi[2]. Il le comprit très bien, et conclut par se très bien affermir dans le parti de ne céder point à Monsieur le Duc. Il me dit là-dessus qu'il lui avoit très bien expliqué que la pension de cent cinquante mille livres qu'il venoit de lui accorder, comme chef du Conseil[3], n'avoit jamais été donnée en cette qualité à son bisaïeul[4] dans la dernière minorité, mais bien comme premier prince du sang, qui étoit la même pension qu'en la même qualité avoit encore M. le duc de Chartres; que Monsieur le Duc lui avoit encore demandé l'effet rétroactif depuis la Régence[5], et qu'il l'avoit accordé à condition qu'on le payeroit comme on pourroit de ces arrérages supposés. Il ajouta qu'avec tout cet argent il

États de Bourgogne. Il vendit cette charge en octobre 1719 et quitta Monsieur le Duc pour acheter celle de secrétaire de la chambre et du cabinet du Roi. Écrivain à ses heures, lié avec Voltaire et ami particulier de Mme de Verue, il fut reçu à l'Académie française le 16 mars 1730 et mourut le 11 juillet 1731. Son testament, du 5 avril 1724, est dans le registre Y 51 des Archives nationales, fol. 253. Sa collection de pierres gravées fut achetée par le comte de Clermont. C'est lui et son frère aîné le capitaine aux gardes qui, en 1710, donnèrent des coups de bâton à J.-B. Rousseau, accusé d'avoir fait des couplets satiriques sur la femme du capitaine. Voyez aux Additions et Corrections.

1. Locution déjà rencontrée dans le tome XXXI, p. 186.

2. Ci-dessus, p. 63.

3. Saint-Simon n'a pas parlé de cette pension, non plus que Dangeau, et nous n'en avons pas trouvé le brevet.

4. Henri II, prince de Condé, chef des conseils pendant la minorité de Louis XIV, était le trisaïeul et non le bisaïeul du duc de Bourbon.

5. Monsieur le Duc avait en effet été nommé chef du conseil de régence dès 1715 : tome XXIX, p. 26.

falloit bien que Monsieur le Duc se contentât et entendît raison ; que je ferois bien de tâcher à renouer le rendez-vous des Tuileries, pour voir l'effet de leur conversation, et nous convînmes que je lui en rendrois compte le lendemain matin par la porte de derrière, pour ne point donner de soupçon, parce que je n'avois pas accoutumé de le voir ainsi tous les jours. Il faut se souvenir que ceci se passa le lundi matin 22 août.

En rentrant chez moi, je mandai à M. de la Force de se trouver au conseil de régence de l'après-dînée, dont il étoit désormais. Il vint aussitôt chez moi. Je n'ai point vu d'homme plus aise. Je m'en défis aussi tôt que je pus. Cette entrée au Conseil produisit une découverte. M. de la Force le voulut aller dire au maréchal de Villeroy[1], et alla l'après-dînée chez lui avant l'heure du Conseil. Il y voulut entrer par le grand cabinet[2], où on alloit le tenir. Le maréchal de Tallard, qui lui en vit prendre le chemin, lui demanda où il alloit, et lui dit que, s'étant trouvé tête à tête avec le maréchal de Villeroy, il s'étoit endormi ; sur quoi il étoit venu dans ce cabinet attendre. M. de la Force, qui craignoit les secouades[3] du maréchal, s'y achemina toujours pour s'y faire écrire. En entrant il trouva Falconet[4], médecin de Lyon, qui étoit toujours chez lui, qui lui demanda où il alloit. Il le lui dit, et ce que lui avoit dit aussi le maréchal de Tallard. Le bonhomme, qui n'y

Découverte d'assemblées secrètes chez le maréchal de Villeroy.

1. Le maréchal était chef du conseil des finances, dont le duc de la Force était président.

2. Le grand cabinet du Roi aux Tuileries, où se tenaient ordinairement les conseils de régence.

3. Réprimandes, paroles vives. Ce mot n'est pas admis par l'*Académie*, et le *Littré* ne cite que le présent exemple.

4. Le commencement de ce nom surcharge des lettres effacées du doigt. — Noël Falconet, fils d'un médecin célèbre de Lyon, avait été amené à Paris par le maréchal de Villeroy, qui lui avait fait obtenir la charge de médecin des écuries du Roi, après qu'il eût été agrégé à la faculté de Paris. Il devint un des médecins consultants du jeune Louis XV (brevet du 15 juillet 1719 : reg. O[1]63, fol. 182), et resta toujours très attaché aux Villeroy. Saint-Simon écrit *Falconnet*.

entendoit pas finesse, lui répondit : « Ses gens le disent, qu'il dort ; mais, comme j'étois avec lui, M. le duc du Maine est entré, un instant après M. le maréchal de Villars, et aussitôt on a fermé la porte, et il y a déjà du temps. » Dès que je fus arrivé, ce fut la première chose que me dit le duc de la Force. Un peu après nous vîmes venir le maréchal de Villars, par la porte ordinaire, qui avoit fait le tour ; puis, à distance raisonnable, M. du Maine par la porte de chez le Roi ; enfin, le maréchal de Villeroy après lui. Cette manière d'entrer me frappa, et me fit presser M. de la Force de le dire à M. le duc d'Orléans dès qu'il arriveroit ; il le fit. Moi, cependant je fus pris par Monsieur le Duc, qui me dit qu'il m'avoit cherché aux Tuileries. Je le priai de s'y trouver le soir, et que je n'y manquerois pas ; que j'y avois été la veille trop tard, et que je lui dirois pourquoi. Je coupai court ainsi, et me séparai de lui en hâte, de peur d'être remarqué, ce qu'on craint toujours quand on sent qu'il y a de quoi. Après le Conseil, M. le duc d'Orléans pria fort à propos les princes, qui toutes les semaines alloient chasser chez eux, de ne s'absenter point à cause de l'examen de l'arrêt du Conseil en cassation de ceux du Parlement, et indiqua un conseil extraordinaire de régence pour le jeudi suivant après dîner, qu'il colora même de l'expédition de quelques affaires du conseil qui finissoit, et qu'il laissa exprès en arrière. On ne peut croire combien ce Conseil indiqué au jeudi après dîner servit à couvrir le projet.

Je renoue pour le soir le rendez-vous des Tuileries.

Dissertation entre Monsieur le Duc et moi sur M. le comte de Charolois,

Rentré chez moi, je ne songeai qu'à compasser[1] mon heure des Tuileries pour ne pas manquer Monsieur le Duc une seconde fois. Je priai Louville de m'y conduire[2] pour dépayser[3] mes gens qui ne m'avoient jamais vu aller aux

1. Tome V, p. 256.

2. On a vu dans le tome XXIX, p. 319, note 1, que, depuis 1717. Louville habitait une des maisons des Jacobins sur la rue du Bac ; il était donc le proche voisin de Saint-Simon.

3. Tome XXVII, p. 169.

sur l'éducation du Roi, qu'il veut ôter sur le champ au duc du Maine et l'avoir.

promenades publiques. Louville traversa le jardin, et je trouvai Monsieur le Duc au second tour de l'allée du rendez-vous. Je lui fis d'abord mes excuses de la veille, et lui dis ce qui me l'avoit fait manquer. Après, je lui demandai à quoi il en étoit avec Son Altesse Royale. Il me dit qu'il avoit peine à se résoudre. Je lui répondis que je ne m'en étonnois pas, que l'article de Monsieur son frère étoit une grande enclouure[1], et que c'étoit à lui à l'ôter. Il se récria comme il avoit accoutumé de faire là-dessus, me fit le récit, tel qu'il lui plût, de sa sortie de France, et en conclut ce qu'il voulut. Je repris son narré, et lui fis remarquer que ce qu'il me faisoit l'honneur de me dire étoit vrai sans doute, puisqu'il me le donnoit pour tel, mais qu'il falloit pourtant qu'il m'avouât que c'étoit une de ces vérités qui ne sont pas vraisemblables, qu'un prince de cet âge fît une première sortie, et pour pays étranger si éloigné, sans en rien dire à Madame sa mère ni à lui, et que, faisant cette équipée, il trouvât d'anciens domestiques de la maison pour le suivre sans en avertir, un gentilhomme entre autres, dont il me faisoit l'éloge[2]; que de plus cette sortie étoit arrivée lors du plus opiniâtre déni de justice et de jugement de leur procès avec les bâtards[3]; que je le suppliois de bien remarquer combien cette circonstance étoit aggravante.

Je vis sourire Monsieur le Duc, autant que l'obscurité me le put permettre, et non-seulement il se démêla mal de la réponse, mais je sentis qu'il ne cherchoit pas trop

1. Ci-dessus, p. 62.

2. Jean-François de Billy (tome XXXI, p. 189), qu'il va nommer plus loin, p. 94.

3. C'est une erreur : le comte de Charolais avait quitté furtivement Chantilly le 30 avril 1717, tandis que le procès des princes du sang et des bâtards ne fut jugé que le 1er juillet : tome XXXI, p. 188 et 262. Cette erreur est encore une preuve que le récit primitif du volume *France* 1233, où elle se trouve également, est assez postérieur aux événements ; s'il était contemporain, Saint-Simon n'aurait pas établi ce synchronisme fautif.

à bien sortir de l'embarras de mon argument. Il sauta à me dire que le tout dépendoit de M. le duc d'Orléans; qu'un établissement trancheroit tout, et, s'échauffant de raisonnement là-dessus, il passa jusqu'à me répondre du retour de son frère, pourvu qu'il fût seulement bien assuré d'un grand gouvernement. Il me l'avoit déjà dit à l'hôtel de Condé. J'insistai sur sa caution, et, quand je l'eus bien prise, je souris à mon tour, et lui prouvai par son dire qu'il sentoit donc bien qu'il étoit maître du retour de son frère, de quelque manière qu'il se fût éloigné de lui. Cette conséquence l'embarrassa davantage; il allégua des distinctions comme il put, mais toujours buté à un établissement sûr, et donnant pour expédient le dépouillement de M. du Maine. Là-dessus longs propos, la plupart tenus de part et d'autre dès l'hôtel de Condé. J'insistai principalement sur deux points, le danger des mouvements dans l'État et la considération du comte de Toulouse; mais rien n'y fit. Je trouvai un homme fermé à ne pas manquer[1] une occasion, peut-être unique, d'aller à son but, et à ne se plus fier aux paroles du Régent. Il me le répéta vingt fois, convenant que ce qui regardoit le duc du Maine eût été mieux à remettre, mais protestant qu'il ne seroit plus assez sot pour s'y exposer. Il ajouta que de cette affaire M. le duc d'Orléans sauroit à quoi s'en tenir avec lui; qu'il étoit vrai que Son Altesse Royale n'avoit guères affaire de lui; mais, comme que ce fût, de l'éducation dans le vendredi suivant dépendoit son attachement sans réserve ou son éloignement pareil. Je répondis que le Régent et le second homme de l'État avoient besoin l'un de l'autre, l'un à la vérité bien plus et l'autre beaucoup moins, mais toujours un besoin réciproque d'union, de satisfaction, qui influoit sur l'État; que l'intérêt de tous les deux étoit d'ôter au duc du Maine l'éducation du Roi par toutes les raisons déjà tant répétées; conséquemment

1. On a déjà eu dans le tome XIX, p. 222 : « fermé à ne pas parler au Roi », au sens de fixé, décidé.

que je croyois aussi qu'il devoit s'en reposer sur Son Altesse Royale, et ne la pas réduire à l'impossible sur M. de Charolois, au danger de la guerre civile pour le temps mal choisi. « Voyez-vous, Monsieur, reprit Monsieur le Duc avec vivacité, tout ceci n'est qu'un cercle. La guerre civile, je vous l'ai déjà dit, elle n'est pas à craindre, et, danger pour danger, elle la seroit moins à cette heure qu'en différant, parce que plus les bâtards iront en avant, plus ils fortifieront leur parti. Il faudra bien finir par ôter l'éducation à M. du Maine de votre aveu et de celui de M. le duc d'Orléans, qui sans cela est le premier perdu. Or, s'il se veut bien perdre en différant toujours, tantôt pour une raison, tantôt pour une autre, comme il fait malgré tant de paroles données depuis la mort du Roi, je ne veux pas me perdre, moi; et la guerre civile, soit pour me conserver contre les bâtards, soit contre eux, en les ayant laissés trop croître, sera cent fois pis qu'à présent; de plus, c'est que je n'en crois point. Le comte de Toulouse est trop sage, et son frère trop timide. Cette raison, ne la rebattons donc plus. Mon frère? Que M. le duc d'Orléans s'engage, et qu'il s'en fie à moi. Le lit de justice tenu, il aura le temps d'arranger ce qu'il faut à mon frère, qui reviendra du moment que l'arrangement sera prêt. — Mais, Monsieur, lui dis-je, faut-il trahir un secret? Vous êtes assez honnête homme pour pouvoir vous tout confier; mais gardez-vous d'en laisser rien voir à M. le duc d'Orléans; car c'est de lui que je le tiens, et je crois nécessaire de vous en informer pour vous montrer que nous en savons plus que vous ne pensez sur Monsieur votre frère. — Qu'y a-t-il donc? » me répondit-il avec émotion, et avec toute assurance de garder le secret. Je ne m'en souciois guères; mais il étoit à propos de le lui beaucoup demander, pour lui faire une impression plus forte. Je lui dis donc que nous ne pouvions pas douter, par des lettres interceptées, et, ce que je ne lui dis pas, par des lettres d'Alberoni au duc de Parme, que, parmi les

Point d'Espagne sur M. de Charolois.

remises qui se faisoient d'Espagne en Italie pour le projet qui est sur le tapis[1], il y en eût dix mille pistoles pour un seul particulier. Je dis particulier, et lui spécifiai bien, comme il étoit vrai, que ce n'étoit ni potentat, ni fournisseur, ni banquier, d'où la conclusion étoit aisée à tirer que cette gratification si forte ne pouvoit regarder un particulier moindre que M. le comte de Charolois.

Là-dessus Monsieur le Duc me témoigna le plaisir que je lui faisois de cette confiance, et me fit le détail de la suite légère de Monsieur son frère, telle qu'il ne se pourroit passer, pour quoi que ce fût de tant soit peu important et encore pour des choses pécuniaires, du sieur de Billy[2], cet ancien gentilhomme de leur maison, qu'il m'avoit tant vanté. Il ajouta que Billy étoit entièrement incapable d'entrer en rien ni de savoir quoi que ce fût sans lui en rendre compte, et puis me protesta non-seulement avec serment, mais avec un air de vérité et de sincérité qui me convainquit, qu'il n'en avoit pas la moindre notion, ni même aucune que son frère fût en commerce avec le cardinal Alberoni ni avec personne en Espagne. Cela me soulagea fort à savoir, et je ne lui dissimulai pas. Il me parla encore de Mlle de Valois, et sur cela je battis la campagne tant que je pus à cause du prince de Piémont. Monsieur le Duc ne m'en pressa pas tant qu'il avoit fait à l'hôtel de Condé, soit qu'il eût réfléchi sur la difficulté d'une dot pour deux, ou que, tout occupé de son affaire, il se passât volontiers à un gouvernement pour Monsieur son frère. Il me pressa ensuite de voir M. le duc d'Orléans le lendemain matin, chez lequel il devoit aller ce même lendemain l'après-dînée, de me mettre en sa place sur le peu de réalité de ses paroles, et sur le danger qu'il y

1. L'expédition de Sicile alors engagée par Alberoni. — L'emploi du présent *qui est*, au lieu de *qui étoit*, comme le demanderait la phrase, montre que Saint-Simon avait sous les yeux la rédaction du vol. *France* 1233, où la phrase est au présent.

2. Ci-dessus, p. 91.

auroit en attendant; puis me répéta avec feu que [de] ce qui se passeroit le vendredi prochain, et non un jour plus tard, dépendroit aussi son dévouement ardent et entier pour M. le duc d'Orléans, ou de ne vouloir pas aller pour son service d'où nous étions au grand rond des Tuileries[1], au bord presque duquel nous nous entretenions pour pouvoir voir dans l'obscurité autour de nous. Il ne se contenta pas de me répéter la même déclaration; mais il me pria de la faire de sa part au Régent, et d'y ajouter que, s'il n'avoit l'éducation le vendredi suivant, il lui en resteroit un ressentiment dans le cœur dont il sentoit bien qu'il ne seroit pas maître, et qui lui dureroit toute sa vie. Je me débattis encore là-dessus tant que je pus; mais enfin il me força par me dire que, puisqu'il trouvoit fort bon que j'appuyasse mes raisons, il avoit droit aussi d'exiger de moi que je ne cachasse rien à M. le duc d'Orléans de ce qu'il desiroit qui passât à lui par moi de sa part. A bout donc sur ce beau message, je crus, à voir une détermination si forte, qu'à tout hasard je devois l'entretenir dans la bonne humeur où je l'avois laissé sur notre rang à l'égard des bâtards. Je finis la conversation par là, et il me promit de lui-même, sans que je l'en priasse, de dire le lendemain à M. le Duc d'Orléans que, toute réflexion faite, leur réduction à leur rang de pairie parmi les pairs étoit ce qui lui paroissoit le meilleur à suivre des trois projets de déclarations ou d'édits qu'il lui avoit présentés[2]. Je sentis bien qu'en effet je l'en avois persuadé dès l'hôtel de Condé; mais je ne sentis pas moins qu'il vouloit me plaire et me toucher par un endroit aussi sensible, pour émousser mes raisons de ne pas toucher au duc du Maine. Nous nous séparâmes avec un rendez-vous à la même heure et au même lieu pour le lendemain, afin de nous dire l'un à l'autre ce qui se seroit passé avec M. le

Monsieur le Duc me charge obstinément de la plus forte déclaration de sa part au Régent sur l'éducation.

Monsieur le Duc convient avec moi de la réduction des bâtards en leur rang de pairie au prochain lit de justice. Nous nous donnons le même rendez-vous pour le lendemain.

1. Le grand rond-point du côté du pont-tournant, dont le centre était occupé par un bassin.

2. Ci-dessus, p. 58.

duc d'Orléans, et Monsieur le Duc, en me quittant, me fit excuses de toutes les peines qu'il me donnoit, et les compliments de la plus grande politesse, à quoi je répondis par tous les respects dus. Je lui fis excuse de ne l'accompagner pas dans le jardin; il prit par une allée, moi par une autre, et, pour cette fois, je trouvai mes gens où je leur avois dis, et je m'en retournai chez moi.

Je rends compte au Régent de ma conversation avec Monsieur le Duc.

Le lendemain mardi 23 août, je fus entre neuf et dix du matin chez M. le duc d'Orléans, par la porte de derrière, introduit par d'Ibagnet[1], qui m'attendoit. Il le fut avertir dans son grand cabinet, et le trouva déjà à la messe, au retour de laquelle Son Altesse Royale fit fermer ses portes et me vint trouver. Nous nous promenâmes dans sa Grande galerie, où je lui rendis compte de ce qui s'étoit passé entre Monsieur le Duc et moi la veille dans le jardin des Tuileries. Il approuva fort la confidence que je lui avois faite des dix mille pistoles, et je remarquai que M. le duc d'Orléans fut très soulagé de ce qu'il y avoit lieu de croire que cette somme n'étoit pas pour M. le comte de Charolois, et que ce prince n'avoit point encore de commerce en Espagne. Nous rebattîmes la plupart des choses principales en question, et il me parut qu'il regardoit son mariage avec sa fille comme assez praticable. Je lui remontrai là-dessus toute la différence de celui du prince de Piémont pour la réputation de sa régence, pour se faire une nouvelle et plus prochaine alliance avec un prince tel que le roi de Sicile[2], et si bienséante par rapport à leurs qualités de grand-père et d'oncle du Roi, de père et de frère d'une princesse qui lui avoit rendu un si grand service par le mariage de Mme la duchesse de Berry. J'ajoutai la considération qu'il devoit à Mme la duchesse d'Orléans, pour qui le coup de poignard seroit doublement affreux de sceller la perte de ses frères par le mariage de sa fille avec le fils d'une sœur qu'elle haïssoit

1. Ci-dessus, p. 46.
2. *Sicile* surcharge *Sardai[gne]*.

à mort[1], et le frère de celui qui culbutoit le sien et qui profitoit de sa plus chère dépouille. Enfin je n'omis rien de tout ce que je crus de plus propre à donner des forces à M. le duc d'Orléans pour combattre les raisons de Monsieur le Duc. Mais je sentis que deux choses lui faisoient une impression forte : ce que je viens de rapporter sur M. le comte de Charolois et l'Espagne, et la dure protestation de Monsieur le Duc, qu'il fallut bien lui rapporter dans toute sa force. Je ne lui dissimulai pas non plus que le nombre accumulé de ses manquements de parole à Monsieur le Duc sur l'éducation faisoit toute sa roideur à la vouloir à cette heure. Le Régent les contesta, dit qu'il ne disoit pas vrai, puis laissa voir, ce dont je me doutois bien, qu'il n'y avoit rien à rabattre des justes plaintes de Monsieur le Duc à cet égard.

Hoquet du Régent sur l'élévation des sièges hauts comme à la grand chambre qui m'inquiète sur sa volonté d'un lit de justice.

Ensuite, passant au mécanique[2], car cette conversation fut très sautillante[3], je lui dis, et je ne sais pas trop comment je m'en avisai, que les sièges hauts du lit de justice n'auroient qu'une marche, par la difficulté de les élever davantage ; mais que je croyois que cela suffisoit pour marquer seulement des hauts et des bas sièges. Là-dessus il s'éleva, me dit que cela ne pouvoit passer de la sorte, que les hauts sièges de la grand chambre avoient cinq degrés. J'eus beau lui représenter la difficulté mécanique, et lui dire enfin que, puisque moi, à son avis si pair, j'en étois convenu, il pouvoit bien le trouver bon. Point du tout. Le voilà à entrer dans tous les expédients de cet ouvrage sans en trouver pas un[4], et pour fin à me charger de voir Fontanieu pour remédier en toutes sortes à cet inconvénient. Cela pensa me désespérer ; car jamais, pour le

1. Le comte de Charolais était fils de Madame la Duchesse, fille, comme la duchesse d'Orléans, du Roi et de Mme de Montespan.

2. Il emploie ici ce mot au masculin ; plus loin, nous retrouverons *la mécanique*, comme précédemment.

3. Adjectif que ne donnait pas encore le *Dictionnaire de l'Académie* de 1718.

4. *Pas* a été ajouté en interligne.

trancher court, M. le duc d'Orléans n'eut de dignité, et ne s'en soucia pour soi-même ni pour les autres. Pour lui, un peu plus ou moins d'élévation aux hauts sièges ne faisoit rien à un régent du royaume, qui au lit de justice n'a que la première place sur le banc des pairs laïques, sans distance ni différence quelconque[1] d'avec eux, et, pour les pairs, il les avoit trop maltraités pour croire que cette seule fois il fût devenu tout à coup épris de leur dignité et de l'honneur de leur séance. Je soupçonnai donc fortement que M. le duc d'Orléans, battu de Monsieur le Duc, au pied du mur pour un lit de justice de grande exécution, cherchoit quelque voie de le rompre. Le délai de trois jours m'en avoit donné l'inquiétude, et ceci, si fort contraire à son génie, me l'augmenta beaucoup. Je craignis que, n'osant rompre à découvert un projet de cette sorte, n'ayant plus par où le différer au delà du vendredi, ni moins encore rien à alléguer pour changer une résolution si concertée, il se jetoit où il pouvoit pour former un délai, dans l'espérance de faire ébruiter, puis échouer la chose. Cela me mit dans un grand malaise. Je cherchai dans le reste de la conversation à m'éclaircir de ce grand point; mais je compris bien que mes soins seroient inutiles, et que, si le Régent en avoit la pensée, il me la cacheroit avec plus de précaution qu'à nul autre.

Récit d'une conversation du Régent avec le comte de Toulouse bien considérable. Probité du comte, scélératesse de son frère.

De là, il passa à un récit bien considérable. « Vous ai-je dit, me demanda-t-il, la conversation que j'ai eue mardi dernier avec le comte de Toulouse? ». Et, sur ce que je lui répondis que non, il me conta que, après avoir travaillé avec le maréchal d'Estrées et lui, il resta seul, et lui demanda s'il pouvoit lui faire une question, et que cette question fut s'il étoit content de lui et de sa conduite; que, sur les assurances de toute satisfaction suivies de réponses du comte de Toulouse les plus convenables, même les plus nettes, il lui dit que, puisqu'il en étoit ainsi, il en avoit encore une autre à lui faire sur son

1. *Quelque* corrigé en *quelquonque*.

frère, qui étoit dans l'inquiétude d'un bruit répandu qu'il le vouloit faire arrêter et le maréchal de Villeroy. Son Altesse Royale s'étoit mise à rire comme d'une chose qui ne méritoit que cela. Il fut pressé; il répondit qu'il n'y avoit pas songé. Le comte lui demanda s'il en pouvoit assurer son frère, et, sur le oui, lui demanda s'il en étoit mécontent, et d'où pouvoit venir ce bruit. Le Régent répondit que, pour le bruit, il en ignoroit la cause, mais que, pour content, il ne pouvoit l'être. Le comte voulut approfondir; sur quoi M. le duc d'Orléans lui demanda ce qu'il penseroit de remuer le Parlement. Le comte lui répondit avec franchise que cela lui paroîtroit très criminel, et s'informa s'il y en avoit quelque chose sur le compte de son frère. M. le duc d'Orléans répondit qu'il n'en pouvoit douter par des preuves très sûres, et tout de suite lui demanda que lui sembleroit d'un commerce en Espagne, et avec le cardinal Alberoni. « Encore pis, répondit nettement le comte; je ne regarderois pas cela différemment d'un crime d'État; » et, sur ce que M. le duc d'Orléans lui laissa entendre qu'il en savoit le duc du Maine coupable, le comte lui dit qu'il ne pouvoit soupçonner son frère jusqu'à ce point; qu'il le supplioit de bien prendre garde à la vérité de ce qui en pouvoit être; que pour lui, il lui avoit donné sa parole, parce qu'il considéroit l'État et Son Altesse Royale comme une seule et même chose ;qu'ainsi il lui répondoit de soi, mais qu'il ne lui répondoit pas de son frère.

Cette conversation me parut infiniment importante, et les réflexions que j'y fis allongèrent fort la nôtre. Je dis à M. le duc d'Orléans que je ne voyois rien de si net ni de plus estimable que le procédé du comte de Toulouse, en même temps rien de si fort contre le duc du Maine que ce que son frère, si engagé à le soutenir, lui déclaroit pourtant qu'il n'en pouvoit répondre. Le Régent me parut y faire beaucoup d'attention. Je lui dis qu'un tel propos la méritoit toute entière, et lui faisoit sentir la grandeur de sa faute d'avoir laissé le duc du Maine entier; que néanmoins il ne devoit pas s'en frapper jusqu'à perdre de vue l'espèce présente, je veux dire l'union du duc du Maine avec le Parlement, et le danger de les châtier ensemble; que ces conjonctures demandoient toutes ses plus mûres réflexions. Après quelque séjour là-dessus, moi ne voulant plus trop m'expliquer, et flottant entre le danger nouveau, démontré par l'aveu[1] du comte de Toulouse, et la crainte extrême de moi-même sur ma vengeance et la restitution de notre rang, le Régent me conta que le maréchal de Villeroy lui avoit parlé lui-même de ce bruit de le faire arrêter avec M. du Maine, d'un ton fort humble et fort alarmé[2], qu'il en avoit été dire autant à l'abbé Dubois, et qu'il étoit dans la dernière peine, quoi qu'on pût faire pour le rassurer. Je dis à M. le duc d'Orléans que pour celui-là, quoi qu'il pût faire, il falloit le laisser; qu'après les bruits anciens et nouveaux il n'y avoit ni grâce ni sûreté à l'ôter d'auprès du Roi, auquel s'il arrivoit malheur dans la suite, chacun renouvelleroit d'horreurs contre Son Altesse Royale. Il en convint, et me témoigna d'ailleurs que l'âge et le peu de mérite du maréchal de Villeroy rendoient sa place très indifférente. J'ajoutai que je regarderois sa mort, si elle arrivoit devant la majorité, comme un malheur pour Son Altesse Royale, parce qu'alors ce seroit bien force d'en nommer un autre; que je ne savois pas trop bien qui de mérite propre à cette place en voudroit, et que ce seroit en revenir presque au même danger s'il arrivoit malheur au Roi. Il en convint encore. Puis nous revînmes à Monsieur le Duc, moi bien aise de prendre ma mission pour sentir où il en étoit sur le duc du Maine, et en même temps sur notre rang. Il me parla foiblement sur l'un et sur l'autre. Je le conjurai de nouveau de bien penser aux suites d'attaquer le duc du

Misère et frayeur du maréchal de Villeroy. Nécessité de n'y pas toucher.

Je tâche de fortifier le Régent à ne pas toucher à M. du Maine.

1. Avant *l'aveu* il a biffé *le C. de Tolose.*

2. Saint-Simon avait d'abord écrit *humilié*; il a biffé ce mot pour écrire *alarmé* à la suite.

Maine dans une partie aussi sensible que l'éducation, et de la confier à un prince du sang de l'humeur arrêtée de Monsieur le Duc, et, après quelques raisonnements faits et abrégés là-dessus, je le suppliai de sentir que, s'il faisoit tant que d'ôter au duc du Maine l'éducation du Roi, il ne seroit ni moins enragé ni moins réconciliable d'y ajouter sa réduction à son rang de pairie[1]. Il me répondit qu'il l'avoit déjà voulu une fois; que Monsieur le Duc s'y étoit opposé par l'idée de se séparer de nous par mettre entre deux un rang intermédiaire; qu'il étoit bien aise de me le dire nettement, pour que je ne m'amusasse pas aux propos de Monsieur le Duc, avec lequel il faudroit bien voir, s'il se portoit à lui donner l'éducation du Roi, mais sans lequel cela étoit impossible[2]. Avec cela je m'en allai avec un commencement d'espérance, dont voici le raisonnement, supposé l'éducation changée de main.

Propos sur le rang avec Son Altesse Royale*.

Je comprenois de reste que ni M. le duc d'Orléans, ni Monsieur le Duc ne se soucioient de la restitution de notre rang. Je comptois bien même qu'ils tâcheroient de l'éluder l'un par l'autre, le Régent surtout, grand maître en ces sortes de tours d'apparente souplesse qui se démêlent avec exécration bientôt après; mais je sentis aussi qu'il ne résisteroit non plus à Monsieur le Duc en ce point, si celui-ci se le mettoit dans la tête, que dans l'affaire de l'éducation, *a fortiori*, et qu'il n'étoit rien moins qu'impossible d'y déterminer Monsieur le Duc, qui croyoit avoir un besoin capital de moi, se conduisoit avec moi de même, étoit convaincu, de son aveu fait à moi-même, de la fausseté de son ancienne idée de rang intermédiaire, et, tacitement encore par ne le vouloir pas dire par gloire,

Mes réflexions sur le rang.

1. C'est-à-dire, qu'il ne serait ni plus enragé ni moins réconciliable, qu'on y ajoutât ou non sa réduction, etc.

2. C'est-à-dire que, si lui Régent se décidait à donner l'éducation du Roi à Monsieur le Duc, il faudrait s'entendre avec lui sur la question de la pairie, impossible à trancher sans son consentement.

* Les lettres *S. A. R.* corrigent *luy*.

de la sottise qu'il avoit faite de ne nous avoir pas mis à leur suite contre les bâtards. Or il étoit à même de réparer l'une et l'autre faute; lui-même y avoit pensé, puisqu'il l'avoit proposé par l'un des trois projets d'édits. Il n'étoit donc plus question que de lui parler ferme, et de me servir de sa passion démesurée de l'éducation pour servir la mienne de la restitution de notre rang. C'est une des choses que je roulai le plus dans ma tête le reste de la journée, mais qui n'y roula qu'en second, tant j'eus peur de moi-même, et de ne pas éloigner avec le désintéressement d'un cœur pur tout ce qui pouvoit nuire à l'État et y causer des troubles.

Plein de ces pensées, le duc de Chaulnes força ma porte au sortir de dîner, que je tenois fermée, en ces jours si occupés, à tout ce qui n'étoit point du secret. Fils et neveu des ducs de Chevreuse et de Beauvillier, notre union étoit intime. Je l'avois, comme on l'a vu[1], fait duc et pair; il ne l'oublia jamais, et il étoit aussi sensible que moi à ce qui étoit de cette dignité. Il venoit[2], sur les bruits qui

1. Tome XXI, p. 183-194.

2. Les six lignes qui vont suivre sont le résumé d'une rédaction plus détaillée dans le mémoire primitif de *France* 1233. En voici le texte : « Il me trouva prêt à me rendre chez le duc de la Force, où Fagon et l'abbé Dubois se devoient trouver. Je ne lui pouvois pas dire, et je le priai de me dire vite ce qui l'amenoit, parce que j'étois pressé. Il me témoigna qu'il venoit, conduit par les bruits qui couroient de la résolution prise à la Régence de casser les derniers arrêts du Parlement et par la peine qu'il ne cessoit point de ressentir de l'avilissement de notre dignité, raisonner avec moi si nous ne pouvions rien faire dans ces conjonctures pour la relever, à l'occasion des sottises du Parlement, et de la colère du Régent contre cette Compagnie. Je soupirai moins de cette même peine, par l'espérance née en moi, que de douleur de ne lui pouvoir rien dire. Je lui répondis que nous étions en tel état, que bien et mal nous étoient indifférents, et que, dans la situation présente, je croirois également nuisible et malséant de mêler dans des affaires publiques et si graves les nôtres particulières. Il voulut se fonder en raisonnement, et moi à couper court et à l'éconduire. Il me quitta se lamentant et disant qu'il en alloit donc raisonner avec M. de la Force, au moins pour son soulagement. Je repris vivement qu'il ne le trouve-

couroient de la colère du Régent contre le Parlement, raisonner avec moi si nous ne pourrions pas en tirer quelque parti. J'eus regret de ne pouvoir lui rien dire ; je battis la campagne sur les difficultés générales, et je m'en défis le plus tôt que je pus.

Conférence chez le duc de la Force. Sage prévoyance de Fagon et de l'abbé Dubois.

J'étois attendu chez M. de la Force, où Fagon et l'abbé Dubois devoient se trouver. En les attendant, car je logeois fort près de lui[1] et les autres fort loin, je dissertai avec lui mes soupçons[2] renouvelés le matin par ce hoquet[3] bizarre que M. le duc d'Orléans m'avoit fait des hauts siéges aux Tuileries. Il en fut effrayé comme moi. Fagon vint, qui ne le fut pas moins. Nous relûmes[4] avec lui le mémoire que je lui avois dicté chez moi[5], qui fut le fondement de toute cette affaire. Il y avoit ajouté diverses choses de pratique, mais importantes, sur l'interdiction du Parlement s'il refusoit de venir aux Tuileries, les scellés à mettre en différents lieux du Palais, et autres choses de cette nature. L'abbé Dubois arriva, après s'être fait attendre assez longtemps, avec d'excellentes notes d'ordres à donner pour l'exécution mécanique de tous les ordres possibles, les signaux des ordres pour les pouvoir donner en séance sans qu'il y parût, comme en cas que le Parlement voulût sortir du lit de justice, l'arrêter tout entier ou quelques membres seulement, et quels, et mille choses de cette nature qu'on ne peut trop soigneusement prévoir, et qui mettent en désarroi quand elles arrivent sans qu'on y ait prévu d'avance.

roit pas et que, s'il vouloit le voir, il prît un autre temps. M. de Chaulnes me crut et s'en alla, et me soulagea infiniment. »

1. M. de la Force habitait rue Taranne, au coin de la rue des Saints-Pères, l'ancien hôtel qu'avait occupé Saint-Simon en location jusqu'en 1715, et que M. de la Force avait acheté depuis.

2. Nous avons déjà rencontré la locution *disserter quelque chose* dans le tome XXVII, p. 169, et ci-dessus, p. 78.

3. *Hoquet* au figuré : tome XII, p. 137.

4. *Releusmes* est en interligne, au-dessus de *leusmes*, biffé.

5. Ci-dessus, p. 32.

Je n'eus pas le temps d'achever avec eux. Les siéges hauts me tenoient en cervelle ; je voulois ôter à M. le duc d'Orléans ce prétexte que je redoutois. J'avois mandé à Fontanieu de m'attendre chez lui, et je m'étois arrangé pour avoir fait avec lui à temps de ne manquer pas mon rendez-vous des Tuileries. Je trouvai moyen avec Fontanieu que les siéges hauts eussent trois bonnes marches. Il se désoloit du délai du lit de justice, parce que, dans l'intervalle, il craignoit ses ouvriers, qui ne comprenoient point ce qu'il leur faisoit faire, et qui mouroient d'envie de le savoir et de s'en informer. Sortant de chez lui, je dis à mes gens : « Au logis; » mais, en passant devant ce pont tournant du bout du jardin des Tuileries[1], je tirai mon cordon, m'y fis descendre comme séduit par le beau temps, et j'envoyai mon carrosse m'attendre au bout du Pont-Royal.

Inquiétude de Fontanieu pour le secret ; il remédie aux *siéges hauts.*

Entretien entre Monsieur le Duc et moi dans le jardin des Tuileries, qui veut l'éducation plus fermement que jamais. Je lui fais une proposition pour la différer qu'il refuse, sur quoi je le presse avec la dernière force. Outre l'honneur, suites funestes des manquements de parole.

Je ne tardai pas à trouver Monsieur le Duc dans notre allée ordinaire, le long du bas de la terrasse de la rivière[2]. Comme c'étoit la seconde fois au même lieu, je craignis les aventures imprévues et les remarques. Je lui fis ôter son cordon bleu, qu'il mit dans sa poche. Il avoit vu M. le duc d'Orléans le matin depuis moi, et je reconnus bientôt qu'il l'avoit trouvé beaucoup plus facile. Cela me fâcha, parce que j'en sentis la conséquence et que je ne viendrois pas à bout d'un homme si arrêté, dès qu'il espéreroit obtenir ce qu'il prétendoit. Il me conta d'abord que le Régent lui avoit fait la confidence des dix mille pistoles[3] et la lui avoit faite entière en lui nommant le duc de Parme, dont je fus surpris, parce que cela n'y ajoutoit rien et découvroit ce qu'il ne falloit pas[4], et me dit que Son Altesse Royale étoit demeuré persuadé sur ce qu'il lui en avoit dit que cette remise n'étoit pas pour M. le comte de Charolois. Je le pressai sur le retour de ce prince

1. Tome XXXI, p. 373.
2. Ci-dessus, p. 71.
3. Ci-dessus, p. 93-94.
4. Après *pas*, il a biffé *dire*.

et sur l'établissement. Lui se tint ferme à le différer jusqu'à un établissement prêt, à en répondre dès qu'il le seroit et à trouver qu'il n'y en pouvoit avoir que par le dépouillement du duc du Maine. Je le suppliai de nouveau d'en sentir toutes les conséquences, que je lui remis devant les yeux. Nous les discutâmes encore, et ce ne fut de part et d'autre que des redites de nos précédentes conversations, parmi lesquelles il me répéta à diverses reprises les manquements de paroles qu'il avoit essuyés là-dessus et auxquelles[1] il ne pouvoit plus se fier, et sa protestation encore plus durement que la veille, d'attachement au Régent ou de ne faire pas un pas pour son service, selon que l'éducation lui seroit ou ne lui seroit pas donnée dans le vendredi prochain. Voyant que c'étoit perdre temps que d'espérer davantage de le ramener là-dessus, il me vint dans l'esprit de lui faire une proposition qui me parut devoir être goûtée : « Monsieur, lui dis-je, je vois bien ce qui vous tient : vous ne voulez plus tâter des paroles et vous voulez user de l'occasion présente ; vous avez raison ; mais vous convenez aussi que, si vous n'aviez pas été si souvent trompé, vous ne vous opiniâtreriez pas à vouloir l'éducation dans la même séance qui doit si fort mortifier le Parlement, parce que vous en sentez toutes les dangereuses conséquences. — Cela est vrai, me répondit-il : je voudrois de bon cœur pouvoir séparer l'un de l'autre ; mais, après ce qui s'est passé tant de fois, quelle sûreté aurois-je et quelle folie à moi de m'y laisser aller ? — Attendez, Monsieur, répliquai-je. Il me vient sur-le-champ une idée dans la tête, que je ne vous réponds pas que M. le duc d'Orléans adopte, mais que je vous réponds de lui proposer, si vous la goûtez, et, comme je la crois raisonnable, de faire tout ce qui est en moi pour qu'il l'exécute. Je voudrois que M. le duc d'Orléans vous écrivît un billet signé de lui, par lequel il vous donnât sa parole de vous donner l'éducation du Roi à la rentrée du Parlement. Par

1. *Auxquelles* se rapportant à *paroles*.

là elle vous est immanquable ; car, s'il vous tient parole, vous avez votre but ; s'il y vouloit manquer, vous avez en main de quoi le rendre tout aussi irréconciliable avec M. du Maine que s'il lui avoit ôté l'éducation, et par là vous le forcez à le faire, pour ne demeurer pas tout à la fois brouillé avec vous et brouillé avec eux, si vous, hors de toute mesure avec lui, montriez le billet de sa main. — Monsieur, me repartit Monsieur le Duc d'un ton ferme, je ne me fie non plus aux écrits et aux signatures de M. le duc d'Orléans qu'à ses paroles. Il m'a trompé trop de fois, et ce seroit être trop dupe. » Je contestai ; mais ce fut en vain, et il demeura fermé à vouloir l'éducation et rien autre.

Dépourvu de cette ressource, qui s'étoit présentée à moi tout à coup comme bonne, j'eus recours aux péroraisons[1]. Je lui rebattis ce que je crus de plus touchant sur le comte de Toulouse, et enfin sur les mouvements qui pouvoient agiter l'État. Il me parut toujours le même, c'est-à-dire inébranlable, et me dit qu'il devoit écrire le lendemain matin au Régent pour le voir commodément l'après-dînée, et en venir ensemble à une résolution ; qu'il me prioit de l'y préparer dans la matinée, et de compter encore une fois que de l'éducation dépendroit son attachement pour Son Altesse Royale, ou le contraire avec un ressentiment dans le cœur dont il ne seroit pas le maître, et qui dureroit autant que lui : « Monsieur, lui répondis-je avec feu, vous devez me connoître à présent sur les bâtards et sur mon rang. Je ne suis point né prince du sang et habile à la couronne ; cependant mon amour pour ma patrie, que je crains de voir troubler bien dangereusement, me fait combattre mon intérêt de rang le plus sensible et le plus précieux, et ma vengeance la plus vive et la plus passionnément desirée. Vous donc qui devez prendre d'autant plus de part que moi en cet État, qui est

1. Allusion à cette règle de rhétorique : « La péroraison doit être forte et pleine de mouvement. »

votre patrie comme la mienne, mais qui est de plus votre patrimoine possible, dont la couronne est dans votre maison depuis tant de siècles, et ne peut tomber que sur vous et sur vos descendants à tour chacun d'aînesses, je vous adjure par votre qualité de François, par votre qualité de prince du sang, qui doit vous faire regarder la France avec des yeux de tendresse et de propriété, je vous adjure de passer cette nuit et demain toute la matinée à peser votre intérêt contre le duc du Maine avec l'intérêt de l'État, d'être plus François qu'intéressé dans son abaissement, de vous représenter sans cesse les suites et les conséquences de ce que vous voulez faire, et quel seroit votre juste repentir, si par haine seulement ou par intérêt personnel vous nous allez jeter dans des troubles et dans une guerre civile que vous convenez vous-même qui perdroit l'État dans la situation où il se trouve. Cela vaut bien la peine de prendre sur votre sommeil. Après cela vous ferez ce que vous estimerez devoir faire ; mais n'ayez pas à vous reprocher aucune légèreté. »

Disposition de Madame la Duchesse sur ses frères, toute différente de Mme la duchesse d'Orléans.

Il me parut ému de ce discours si fort, et, pour en profiter, je lui parlai encore du comte de Toulouse, et lui demandai si cela ne touchoit point Madame la Duchesse, et s'il étoit d'accord avec M. le prince de Conti. Il me répondit que, pour Madame la Duchesse, elle étoit là-dessus toute différente de Mme la duchesse d'Orléans ; que l'une étoit toute bâtarde, l'autre toute princesse du sang ; que, pour de ce dont il s'agissoit, Madame la Duchesse n'en savoit rien, parce qu'elle l'avoit prié de faire tout ce qu'il jugeroit à propos contre ses frères, pourvu qu'il ne lui en fît point de part, et qu'elle pût dire que c'étoit à son insu, mais qu'il étoit assuré qu'elle en seroit bien aise, parce qu'elle sentoit bien ce qu'elle étoit, et qu'avec elle ils parloient tout le jour de bâtards et de bâtardise ; qu'il étoit vrai qu'elle aimoit le comte de Toulouse, quoique depuis leurs affaires il se fût fort éloigné d'elle, mais que, pour le duc du Maine, elle le connoissoit trop pour

Prince de Conti à compter pour rien.

l'aimer, après ses procédés sur la succession de Monsieur le Prince et sur le rang; qu'à l'égard de M. le prince de Conti, il m'en parleroit avec peine; que je voyois bien ce que c'étoit; qu'il ne lui avoit rien dit; et, moins par des paroles que par des manières et des tons, il me fit bien comprendre, et qu'on n'y devoit pas compter, et qu'on ne devoit pas aussi s'en embarrasser. Tandis que nous en étions sur ces espèces de parenthèses, il me vint dans l'esprit d'essayer à déranger Monsieur le Duc par la mécanique, à la suite de l'émotion que je lui avois causée par ce que je lui avois représenté de touchant.

J'essaye à déranger l'opiniâtreté de Monsieur le Duc sur avoir actuellement l'éducation par les réflexions sur l'embarras de la mécanique.

Je lui dis donc que ce n'étoit pas le tout que vouloir et résoudre, qu'il falloit descendre dans le détail, et voir comment arriver à ce qu'il se proposoit; que je sentois mieux que personne le néant du conseil de régence et des personnes qui le composoient; que cependant il ne falloit pas compter qu'on pût faire à l'éducation du Roi un changement de cette importance sans en parler à la Régence; qu'il voyoit que les bâtards y prenoient pied comme ailleurs. Je lui contai là-dessus ce que j'avois su de M. de la Force[1], et j'ajoutai qu'il devoit regarder les maréchaux de Tallard et d'Huxelles comme étant tout à fait à eux, le premier par le maréchal de Villeroy, l'autre par lui-même et par le premier écuyer et le premier président, ses amis les plus intimes; que d'Effiat, tout premier écuyer du Régent [qu'] il étoit, il étoit si lié et de si longue main à M. du Maine qu'il le comptoit beaucoup plus à lui qu'à son maître; que Bezons ne voyoit et ne pensoit que par Effiat, et que le Garde des sceaux étoit fort uni aux bâtards du temps du feu Roi; que, si quelqu'un d'eux venoit à prendre la parole à la Régence, les autres du même parti le soutiendroient; que le maréchal de Villeroy étoit capable de le prendre sur un ton pathétique par rapport au feu Roi, dont il couvriroit sa cabale; que, quel qu'il fût, il étoit considéré, et imposoit en présence à M. le

1. Ci-dessus, p. 89-90.

duc d'Orléans, qui s'en dédommageoit mal en s'en moquant en absence; que le maréchal de Villars[1], ennemi d'abord du duc du Maine par d'anciens faits, s'étoit laissé regagner à lui, moins par ses souplesses que par la façon dont lui, Monsieur le Duc, l'avoit traité[2]. Il m'interrompit pour m'en parler avec mépris, dire qu'il avoit eu raison, et que le maréchal étoit un misérable d'être demeuré à la tête du conseil de guerre avec tous les dégoûts qu'il y avoit reçus. « Tant de mépris qu'il vous plaira, Monsieur, lui repartis-je, personne ne sait mieux que moi le peu qu'est né le maréchal de Villars[3], et n'a senti plus vivement que moi la honte que nous avons reçue quand il a été fait duc et pair. J'en ai été malade de honte et de dépit. Mais, après tout, c'est le seul homme en France que vous ayez qui ait gagné des batailles, qui n'en ait point perdu absolument parlant; et c'est encore lui qui, par tant de bonheur qu'il vous plaira, a le nom d'avoir sauvé à Denain la France prête à se voir la proie et le partage de ses ennemis, et qui, par les traités de Rastadt et de Baden, a mis le dernier sceau à celui d'Utrecht. C'est donc l'homme le plus glorieux qui soit en existence et par des faits célèbres, et pardonnez-moi le terme, il est insensé à vous de vous acharner après un tel homme, qui est tout ce que celui-ci est, et vous voyez aussi ce qui vous en arrive. Il se prend à tout, à un fer rouge[4]; de rage il s'unit à M. du Maine, comme on n'en peut plus douter après ce qu'a dit M. de la Force; il tient des propos hardis en faveur du Chancelier et du Parlement, et voilà un homme que votre fantaisie a rendu votre ennemi

1. Saint-Simon avait d'abord écrit *Villeroy*, qu'il a biffé pour mettre *Villars*.

2. A propos du conseil de guerre : tome XXXI, p. 80-81.

3. Notre auteur s'est appesanti sur la basse origine du maréchal dans le tome XII, p. 364-370.

4. *Rouge* est en interligne, au-dessus de *chaud*, biffé. — L'*Académie* ne donnait pas la locution *se prendre à un fer rouge* au sens de se raccrocher où l'on peut; voyez plus loin, p. 144.

et a écarté du Régent par les niches que vous lui avez fait faire. Or cet homme n'entend rien en affaires, cela est vrai; mais il n'est pas moins vrai qu'il est éloquent, hardi, piqué, outré; qu'il se déconcerte moins qu'homme du monde; que les paroles lui viennent comme il lui plaît, et qu'un discours fort pour laisser les choses comme elles sont, dans la bouche d'un homme aussi décoré d'actions, d'emplois et des plus grands honneurs, ne feroit pas un médiocre embarras. Le maréchal d'Huxelles parlera peu, mais avec poids. Pensez-vous que ces gens-là n'entraînent personne, et pensez-vous encore que, entre ceux qu'ils n'ébranleront pas, il y en ait de pressés de prendre la parole pour faire contre[1]? Monsieur, ceci est bien important, et vous ne connoissez pas la foiblesse de M. le duc d'Orléans. — En effet, me répondit Monsieur le Duc, je n'avois pas songé à cet embarras, et j'avoue qu'il est grand; » et après un peu de silence, que je ne voulus pas troubler pour laisser fortifier l'impression qu'il me sembloit que je venois de faire: « Mais, reprit-il, Monsieur, en parlera-t-on à la Régence? car ces bâtards y sont. — Voilà, Monsieur, lui dis-je, où je vous attendois. Comment en parler devant eux et comment l'éviter? Si c'est en face, se tairont-ils, et M. le duc d'Orléans sera-t-il ferme? Ils parleront sans doute, et vous avez bien vu M. du Maine parler à moins et en plus grande compagnie, en plein Parlement[2]. Il y contesta au Régent le commandement des troupes de la maison du Roi et celui de tous ses officiers, même de ceux qui sont sous votre charge. Le comte de Toulouse le laissa faire. Mais ici, où il s'agit de la totalité, non comme alors d'une partie seulement et ajoutée, ne soutiendra-t-il point son frère? Ceux qui leur sont unis de cabale et de parti oseront-ils les abandonner, ou plutôt, joints à eux comme ils sont, s'abandonneront-ils eux-mêmes? Sentez-vous le bruit que cela fera dans

1. Pour dire le contraire, pour s'y opposer, comme dans le tome X, p. 41.
2. Lors de la séance du 2 septembre 1715 : tome XXIX, p. 22.

le Conseil? Comptez-vous sur quelqu'un pour tenir tête? Vous flattez-vous que M. le duc d'Orléans saura imposer? — Mais, me dit-il, le plus court est de n'en point parler à la Régence; car il est vrai que cet inconvénient est très grand, et que je n'y avois pas fait réflexion. Il n'y a qu'à ne parler à la Régence que de l'affaire du Parlement; l'autre n'en sera que plus secrète. Je n'y vois que cela; qu'en pensez-vous? — Monsieur, lui répondis-je, *angustiæ undique*[1]. Si aucun membre du conseil de régence n'avoit de séance au lit de justice, ce seroit un tour de passe-passe à tenter effrontément. Le Parlement croiroit que le Conseil y auroit passé, et le Conseil n'en sauroit rien que tout enregistré et quand il n'y auroit plus de remède. Mais songez-vous que la Régence entière sied au lit de justice, excepté trois ou quatre, et y opine? Que diront donc des gens à la pluralité de l'avis desquels le Régent s'est engagé en plein Parlement de déférer pour affaires, lorsque, en plein Parlement et au sortir du conseil de régence, ils entendront une affaire de la qualité de l'éducation dont ils n'auront su chose quelconque, et dans le temps où le Parlement s'excuse de tout ce qu'il fait sur le peu de part qu'on donne des affaires au conseil de régence, et ne feint pas de dire qu'il est poussé par plusieurs de ce conseil? Qu'arrivera-t-il si un maréchal de Villeroy, de dessus son tabouret de service de gouverneur du Roi, s'écrie que cela lui est tout nouveau, qu'un maréchal de Villars harangue, que les autres maréchaux de France, qui tous tiennent aux bâtards, clabaudent[2]? Que sais-je si des pairs mêmes ne s'en mêleroient pas, de dépit contre vous sur le rang intermédiaire que vous voulûtes lors de votre procès, qui a valu celui de princes du sang aux bâtards, et de dépit encore du bonnet contre M. le duc d'Orléans? N'est-ce pas une voie toute simple aux uns de se venger, aux autres de faire une plainte oblique, mais pourtant solennelle de l'anéantissement du conseil de régence dans

1. Difficultés de tous côtés. — 2. Tome XVII, p. 363.

une Compagnie aigrie, à ce moment si blessée? Et puisqu'elle a enregistré les conseils, et les engagements que le Régent s'est fait à cet égard, n'est-elle pas très intéressée à soutenir celui de régence? Les amis et la cabale des bâtards n'aura-t-elle pas beau jeu, et comment M. le duc d'Orléans soutiendra-t-il les clameurs du Conseil non consulté, dans la forme, et de la délibération qu'on en voudra prendre, pour le fond? Et si les bâtards y sont, Monsieur, que sera-ce à votre avis et quelle force de plus? — Les bâtards n'y seront point, me dit-il; car, depuis notre arrêt, ils ne vont point au Parlement pour qu'il ne soit pas dit qu'ils l'exécutent. — Mais, s'ils en ont le vent, ils y iront, pour parer ce coup de partie. De plus, entrant et sortant avec le Roi, rien dans l'exécution de votre arrêt qui les empêche d'y aller, parce qu'alors point d'huissier devant vous tous, et que tout l'accompagnement du Roi traverse, quoique nouvellement et fort mal à propos, le parquet, et ceux qui ont séance en haut y montent et en descendent avec le Roi par la même nouveauté: ainsi nul embarras aux bâtards pour monter et sortir de séance. — Ils n'auront le vent de rien, me dit-il, et de plus, s'ils y viennent, je n'ai qu'à sortir et à demander qu'ils sortent. — A la bonne heure, répondis-je, c'est un expédient; mais cela fera un mouvement, et dans ce mouvement on aura le moment de se parler, de se fortifier contre le premier étonnement. Ceux qui seront pour vous n'auront plus votre présence, et, comme il s'agit de nouveauté en votre faveur et de détruire l'effet de la volonté domestique du feu Roi enregistrée en lit de justice, il faut bien plus pour l'emporter que pour l'empêcher. Monsieur, ceci est capital au moins, et cette mécanique est bien à balancer[1]; car entamer une telle affaire et en recevoir l'affront, vous voyez où cela jette; je n'ai pas besoin de vous le commenter. Et si à tout ce bruit et à quelque sottise que peut fort bien dire le maréchal de

Je presse vivement Monsieur le

1. Peser, examiner, comme au tome VI, p. 299.

Duc ; il demeure inébranlable ; ses raisons.

Villeroy, le Roi se prend à pleurer et à dire qu'il veut M. du Maine, où tout ceci aboutira-t-il ? Monsieur, je vous le répète, je vous adjure comme François, comme successeur possible à la couronne par le droit de votre naissance, comme enfant de la maison, que votre haine pour M. du Maine n'y mette pas le feu. Quand vous l'y aurez porté, votre douleur tardive ne l'éteindra pas, et vous ne vous consolerez jamais d'avoir mis le comble aux maux d'un État qui, à tant de titres, vous doit être si précieux et si cher. » Je me tus pour lui laisser faire ses réflexions. Après quelques moments de silence, il me dit que ces difficultés lui étoient nouvelles, et que M. le duc d'Orléans ne les lui avoit point faites ; que pourtant il y falloit penser et trouver un remède avant de nous séparer ; qu'il me le répétoit donc aussi, que ce seroit troubles pour troubles, parce que ces deux choses étoient également et très exactement vraies : qu'il étoit perdu si l'éducation demeuroit au duc du Maine, et qu'il ne verroit pas quatre ans durant venir sa perte sans mettre le tout pour le tout pour l'empêcher ; que, tout bien considéré encore, il n'étoit pas moins vrai que plus le temps s'avanceroit plus les bâtards aussi se fortifieroient, et plus l'éducation deviendroit dangereuse à leur ôter, plus les connoissances du Roi, qui croîtroient avec l'âge, deviendroient périlleuses, et pour se porter à vouloir garder le duc du Maine, et pour prendre toutes les impressions qu'il lui voudroit donner ; qu'il y avoit plus, qu'il ne risquoit rien à me le dire, quoique M. le duc d'Orléans le lui eût donné sous le secret, et, après m'avoir conté la conversation du Régent avec le comte de Toulouse[1], il ajouta que Son Altesse Royale avoit conçu tout ce qu'il y avoit à juger du duc du Maine par l'aveu de son frère, qui n'en répondoit point. Comme je le vis se fonder en raisonnements là-dessus, et compter de m'ébranler par la nouveauté d'un fait si considérable, je lui avouai que M. le duc d'Orléans me

1. Ci-dessus, p. 98-99.

l'avoit raconté aussi, mais que ce fait, tout considérable qu'il étoit, ne levoit aucune des difficultés que je venois de lui montrer, et prouvoit seulement l'ineptie consommée de n'avoir pas traité les bâtards comme je le voulois à la mort du Roi. « Oui, Monsieur, reprit vivement Monsieur le Duc, et en homme qui a pris son parti, vous aviez grande raison, sans doute; mais plus vous aviez raison alors et moins vous l'avez aujourd'hui. Pardonnez-moi si je vous parle si librement; car votre raisonnement ne va qu'à nous laisser égorger par ces Messieurs les bâtards à leur bon point[1] et aisément, et, en attendant qu'ils le puissent par la majorité, à leur en laisser tranquillement tous les moyens et toutes les forces. Or, si M. le duc d'Orléans est de cette humeur-là pour sa vade[2], je ne suis pas si paisible pour la mienne. Il est si grand qu'il espère apparemment leur échapper d'une façon ou d'une autre, par force, ou par reconnoissance de ne les avoir pas écrasés, en quoi je crois qu'il se trouveroit pris pour dupe. Moi qui n'ai ni les mêmes ressources ni la même grandeur, encore un coup je n'en crois point de trouble, et je ne crois point leur affaire assez arrangée; mais troubles pour troubles, ils seront pires en différant; et, en un mot, comme que ce soit, l'éducation vendredi, Monsieur; alors je suis un à jamais avec M. le duc d'Orléans, et nous verrons, tous les princes du sang unis, ce que pourront les bâtards; autrement mon ressentiment sera plus fort que moi; il ne sortira jamais de mon cœur, et je me sens dès à présent en ce cas incapable de marcher d'où je suis jusqu'à vous, et si[3] il n'y a pas loin, pour son service. Je sais toute la différence qu'il y a de lui à moi; mais au bout c'est à lui à savoir s'il me veut ou s'il ne se soucie pas de me perdre. Je n'en sais pas davantage. Il est régent; il

1. Nous avons eu *à son gré et à son point* dans le tome III, p. 158.
2. Pour son compte; terme du jeu de brelan expliqué dans le tome XXIII, p. 221.
3. Et cependant.

doit être le maître pour des choses qui, tout à la fois, sont justes et raisonnables et de son intérêt personnel. C'est donc à lui à les vouloir et à les savoir faire, sinon ce n'est pas la peine d'être à lui. » C'étoit là trancher toute difficulté, et non pas les lever.

J'allois répondre, lorsque, après un moment de silence : « Monsieur, reprit-il d'un air doux et modéré et flatteur, je vous demande pardon de vous parler si ferme et je sens très bien que je pourrois fort bien passer dans votre esprit pour une tête de fer[1] et bien opiniâtre. Je serois bien fâché que vous eussiez si méchante opinion de moi ; mais je vous prie de vous mettre en ma place, de peser l'état où je me trouve, tous les manquements de parole que j'ai essuyés là-dessus qui me jettent où nous voici. Je compte sur votre amitié ; me conseilleriez-vous de me perdre, et voyez-vous, ceci passé, un bout et une fin à l'établissement de M. du Maine auprès du Roi ? Voilà ce qui me rend si ferme, et, si vous voulez bien peser ce qui peut vous paroître opiniâtreté, vous trouverez que c'est nécessité. »

Ce propos m'embarrassa extrêmement, non par sa politesse, que j'aurois payée de respects, mais par une solidité trop effective et d'autant plus fâcheuse, qu'elle nous mettoit entre deux écueils, son aliénation capable de tout en France et en Espagne d'une part, et d'autre part la difficulté de réussir et les troubles qui en pouvoient naître : détestable fruit de cette débonnaireté[2] insensible qui, contre le souvenir des plus énormes offenses et des plus grands dangers, contre tout intérêt, toute raison, toute justice, contre toute facilité, tout cri public et universel, tout sens commun, avoit à la mort du Roi laissé subsister les bâtards. Je me recueillis autant qu'une conversation si importante et si vive me le put permettre, et je connus bien que cette décision de Monsieur le Duc, venue avec

1. « On appelle aussi *tête de fer* un homme extrêmement opiniâtre » (*Académie* 1718, au mot FER).

2. Mot déjà rencontré dans le tome XXVI, p. 269, et depuis.

impétuosité au bout de mes difficultés si fortes pour toute réponse à leur embarras avoué, et les raisons apportées ensuite en excuses de cette impétuosité, démontroient qu'il n'y avoit plus rien à espérer de Monsieur le Duc, d'autant plus raffermi par les confidences que M. le duc d'Orléans lui avoit faites, surtout celle de sa conversation avec le comte de Toulouse dont il eût si bien pu se passer, et encore plus de lui laisser sentir toute l'impression qu'elle lui avoit laissée. Dans cette conviction je cessai de tenter l'impossible, et content en moi-même du témoignage de ma conscience, par tous les efforts si sérieux que j'avois faits pour le déprendre ou pour éluder son dessein contre le duc du Maine, je me crus permis de profiter au moins pour nous de ce que je ne pouvois empêcher pour le bien de l'État.

Je fais expliquer Monsieur le Duc sur la réduction des bâtards au rang de leur pairie ; il y consent. Je ne m'en contente pas ; je veux qu'il en fasse son affaire comme de l'éducation même, et je le pousse fortement.

Je dis donc à Monsieur le Duc que, après lui avoir dit et représenté tout ce que j'estimois du danger en soi et des difficultés de cette grande affaire, j'abuserois vainement de son temps à lui rebattre les mêmes choses, n'ayant plus rien de nouveau à lui alléguer ; que je voyois avec douleur que, quoiqu'il sentît les embarras infinis et de la chose et de sa mécanique, son parti étoit pris ; que, cela étant, j'en souhaitois passionnément le succès, puisqu'il n'y avoit point de remède, mais que, avant de le quitter, je le suppliois de vouloir bien s'expliquer avec moi sur la réduction des bâtards à leur rang de pairie. Il me répondit qu'il consentoit volontiers qu'ils n'en eussent point d'autre, et que je savois bien que c'étoit un des trois projets d'édits qu'il avoit proposés et donnés à M. le duc d'Orléans. « J'entends bien, lui répliquai-je ; mais autre chose est de laisser faire, autre chose de vouloir. Je vous supplie de ne pas perdre le souvenir que le rang intermédiaire, qu'on vous avoit mis dans la tête lors de votre procès avec les bâtards, leur a valu celui de princes du sang qu'ils ont encore comme à la mort du Roi, et de demeurer en outre dans toute la grandeur que vous redoutez aujourd'hui avec tant de sujet, et dans laquelle vous les voulez attaquer par la moelle, qui est l'éducation. Vous fûtes trahi depuis le commencement de cette affaire jusqu'à la fin. Ne retombez pas dans les piéges qui vous furent tendus par des gens payés par M. et Mme du Maine, que vous vous croyiez avec raison très attachés[1]. — Je vous[2] nommerai bien qui, interrompit Monsieur le Duc; c'est Lassay, qui nous trompa toujours. — Puisque vous le nommez, Monsieur, lui dis-je, nommez-les tous deux, le père et le fils[3], et tout le monde s'en aperçut bien hors vous. C'est encore quelque chose que vous n'en soyez plus la dupe. Or, je vous le répète, la faute radicale, et qui sauva les bâtards, ce fut de ne nous avoir voulu ni à votre suite, ni protéger. En ce cas ils étoient réduits en leur rang de pairie. Par là plus de place au conseil de régence, sans les en chasser, plus de moyen d'imposer au monde le respect qu'ils avoient accoutumé, plus d'éducation, car en quel honneur le maréchal de Villeroy eût-il pu demeurer sous M. du Maine? Lorsque votre procès fut jugé, j'en parlai fortement au maréchal de Villeroy, et lui demandai comment il pouvoit rester sous un homme qui n'étoit plus prince du sang habile à la couronne. Il en fut si embarrassé qu'il me parut ébranlé[4]. Qu'eût-ce donc été s'ils avoient fait le saut[5], et nous en honneur, et par là en force de faire chanter le maréchal de Villeroy[6], quand

Trahison des Lassay.

1. Après *attachés*, Saint-Simon a biffé (*les Lassé*).

2. Ici on lit dans le manuscrit un *les* inutile, ajouté en interligne.

3. Armand de Madaillan, marquis de Lassay, mari d'une bâtarde des Condés (tome III, p. 28), et Léon de Madaillan, son fils (*ibidem*, p. 32), amant de Madame la Duchesse.

4. C'est l'argument que fera valoir le Régent au lit de justice : ci-après, p. 233.

5. « On dit figurément qu'*un homme a fait le saut*, pour dire qu'il s'est enfin déterminé à prendre un parti, une résolution, où il y a de la difficulté, du péril. Il se prend plus ordinairement en mauvaise part. » (*Académie*, 1718). Ici, c'est plutôt le sens figuré de tomber, descendre rapidement.

6. « On dit qu'*on a fait, qu'on fera chanter un homme* pour dire qu'on l'a réduit, qu'on le réduira à la raison » (*Académie*, 1718).

bien même il n'eût pas voulu ? Alors quelle facilité à M. le duc d'Orléans de satisfaire son intérêt en ôtant M. du Maine d'auprès du Roi ! Quelle facilité encore de l'y pousser, et quel embarras même au duc du Maine d'y rester sans les honneurs et le service de prince du sang, et avec tous les affronts de changement et de chute de rang, dont les occasions chez le Roi lui eussent été continuelles ! — Tout cela est vrai, me dit Monsieur le Duc ; aussi voyez-vous que je consens et que je propose même la réduction que vous voulez. — Mais, Monsieur, repris-je, cela ne suffit pas. Me permettez-vous de vous parler librement ? Comptez que, par cette idée de rang intermédiaire lors de votre procès, vous vous êtes aliéné tous les ducs, je dis tous ceux qui ont du sang aux ongles[1]. Je ne vous parle pas de misérables comme un duc d'Estrées, un M. Mazarin, un M. d'Aumont[2], mais de tout ce qui se sent et se tient, et parmi ceux-là les ducs qui étoient le plus à l'hôtel de Condé par l'ancien chrême[3] de père en fils des guerres civiles. Nous ne paroissons pas, parce que nous sommes cent fois pis que sous la tyrannie passée ; mais nous ne nous en sentons pas moins, et nous ne nous en tenons pas moins ensemble, comme vous l'avez pu remarquer en toutes les occasions. Vous êtes bien grand, Monsieur, par votre naissance de prince du sang, et par la situation où vous vous trouvez ; mais croyez-moi, et ne

1. « On dit qu'*un homme a du sang aux ongles* pour dire qu'il a du cœur » (*Académie*, 1718, au mot ONGLE), et au mot SANG : « On dit proverbialement et figurément qu'*un homme a du sang aux ongles* pour dire qu'il est sensible à l'injure et qu'il sait la repousser avec vigueur. »

2. Louis-Armand, duc d'Estrées (ci-dessus, p. 63), et Paul-Jules de la Porte de la Meilleraye, duc Mazarin ; dans le tome XXXI, p. 76, il les a traités l'un et l'autre d' « excréments de la nature humaine, à qui le reste des hommes ne daignoit parler. » Quant au duc d'Aumont, il l'a représenté comme tout dévoué au duc du Maine : *ibidem*, p. 259, et il le redira plus loin, p. 140.

3. Locution déjà rencontrée bien des fois, notamment tome XVII, p. 256, et qui reviendra plus loin.

pensez pas pour cela que nous voulions vous rapprocher de trop près : quelque élevé que vous soyez, il ne vous doit pas être indifférent que tout ce qu'il y a de ducs et pairs sensés et sensibles soient à vous ou n'y soient pas, et voici une occasion de vous les dévouer. Ne la manquez pas, et réparez par là le passé envers eux ; car je ne le vous déguiserai point, que M. le duc d'Orléans, serré de près, ne leur a pas laissé ignorer que, sans votre résistance, leur requête eût été jugée avec la vôtre, et les bâtards réduits à leur rang de pairie unique, et toute la haine en est tombée sur vous. »

Monsieur le Duc desire que je voie les trois divers projets d'édits qu'il avoit donnés au Régent. Millain ; quel.

Monsieur le Duc fut un moment sans répondre, puis me dit qu'il avoit bien envie que je visse les trois projets d'édits qu'il avoit donnés à M. le duc d'Orléans ; que celui par qui il les avoit fait dresser étoit fort connu de moi, et desiroit me les porter, et en raisonner avec moi, et que lui aussi desiroit fort que je lui voulusse donner une heure chez moi le plus tôt que je pourrois ; que c'étoit Millain[1], que j'avois fort connu secrétaire du chancelier de Pontchartrain, qui les avoit dressés[2] ; qu'il étoit très capable et très honnête homme ; qu'il se fioit fort en lui, et que je pourrois lui parler en toute confiance. Je saisis cette ouverture avec une avidité intérieure que je couvris de politesse et de complaisance. Millain étoit fort homme d'honneur, de règle et de sens, et par son mérite fort au-dessus de son état. Les distinctions que je lui avois témoi-

1. Jean-François Millain, reçu secrétaire du Roi en mars 1695 à la place de son père, fut pris comme secrétaire par le chancelier de Pontchartrain en 1705, puis passa au chancelier Voysin, et géra en même temps les finances du duc de Berry à partir de la constitution de sa maison en 1711. En 1715, Monsieur le Duc l'avait choisi comme secrétaire pour ses affaires du conseil de régence, et il demeurait depuis lors à l'hôtel de Condé. Il resta au service du duc de Bourbon lorsque celui-ci devint premier ministre, et prit une grande part aux négociations du mariage de Louis XV en 1725. On ignore l'époque de sa mort. Saint-Simon écrit *Millain* et *Milain*.

2. Ces quatre mots ont été ajoutés en interligne.

gnées chez M. le chancelier de Pontchartrain, fondées sur l'estime qu'il en faisoit et après sur ce que j'en connus par moi-même, me l'avoient attaché. A la retraite du Chancelier, il avoit voulu continuer à prendre soin de ses affaires et ce n'avoit été qu'à condition de ne pas cesser qu'il avoit cédé à l'empressement du chancelier Voysin de l'avoir auprès de lui, et ensuite à passer chez Monsieur le Duc. Il étoit toujours demeuré dans les même termes avec moi, quoique les occasions de nous voir fussent devenues fort rares depuis la retraite de son premier maître, que j'allois voir souvent, mais chez qui je ne le rencontrois plus. Il me parut à souhait à mettre entre Monsieur le Duc et moi et à m'en servir auprès de lui. Nous convînmes donc qu'il viendroit le lendemain matin chez moi avec ces trois projets, et cette promptitude me parut faire plaisir à Monsieur le Duc.

Je déclare à Monsieur le Duc que je sais du Régent que la réduction du rang des bâtards est en ses mains et que le Régent la trouve juste. Je presse fortement Monsieur le Duc.

Après quelques propos là-dessus, que je laissai aller pour laisser mâcher[1] à Monsieur le Duc ce que je lui venois de dire de fort, et pour mettre un intervalle à ce que j'avois dessein d'ajouter, je crus lui devoir serrer la mesure[2]. Je lui dis donc que je le suppliois de ne pas regarder comme manque de respect, mais bien comme une confiance que l'affaire exigeoit, et que celle dont il m'honoroit dans tout ceci me donnoit droit de prendre en lui, un[3] aveu naturel que je lui allois faire, dont je le conjurois de ne se point avantager d'une part et de ne le point trouver mauvais de l'autre ; que, voyant sa fermeté à vouloir l'éducation, j'avois déjà soupçonné qu'on ne viendroit pas à bout de l'en déprendre, et que dans cette crainte j'avois voulu à tout hasard ce matin même sonder le Régent à fond sur la réduction des bâtards à leur simple rang de pairie ; que le Régent, pressé, m'avoit laissé voir

1. Tome XVI, p. 493.
2. Comme dans le tome V, p. 150.
3. Avant *un aveu* il y a dans le manuscrit la préposition *avec*, qui rend la phrase tout à fait incorrecte.

que cela dépendroit de ce que lui Monsieur le Duc voudroit; et que, serré de plus près, il m'avoit dit qu'il doutoit de la volonté par l'expérience contraire qu'il en avoit; que, poussé par degrés, j'en avois tiré l'aveu que, s'il le demandoit formellement, Son Altesse Royale le trouvoit juste et utile et n'y feroit aucune difficulté. Puis, sans donner à Monsieur le Duc le temps de penser, je continuai tout de suite d'un ton de desir et de respect: « Vous voyez donc, Monsieur, que notre sort est entre vos mains; nous abandonnerez-vous encore une fois, et les grands du royaume, qui le demeureront quoi qu'on fasse et dont beaucoup sont grandement établis, ne vous paroîtront-ils pas dignes d'être recueillis par vous? Je vous dirai plus, Monsieur, leur intérêt est si grand ici que je croirois bien principal, si on leur fait une justice si desirée, qu'ils la sussent en entrant en séance. En ce moment plus de péril pour le secret, quand ils seroient capables d'en manquer contre eux-mêmes, puisqu'ils ne peuvent se déplacer, et ce seroit un véhicule certain pour tourner en votre faveur tout ce que vous avez lieu de craindre en haine de ce qui s'est passé et en vengeance du bonnet contre le Régent même. Prêts[1] d'obtenir ce qui leur tient le plus vivement au cœur de l'équité de Son Altesse Royale par votre seul secours, comptez pour vous tout le banc des pairs s'il s'agit de parler, et croyez qu'en un lit de justice cette portion est bien capitale à avoir, et impose grandement au reste de ce qui s'y trouve. »

Cela dit, je pris un autre ton, et je continuai tout de suite avec un air de chaleur et de force: « Après cela, Monsieur, je ne puis vous tromper; tout ceci, vous le voyez, vous le sentez comme moi. Mais mettez-vous en notre place, comment seriez-vous touché pour qui vous tireroit d'opprobre ou qui vous y laisseroit? Je ne vous le dissimule point, je dois trop à mes confrères, je dois trop à moi-même pour ne les pas instruire à fond de ce

1. Il y a bien *Prests* dans le manuscrit et non *Près*.

qui se sera passé, pour qu'ils ne sachent point par moi que c'est de votre main qu'ils tiendront ou leur honneur rendu ou leur ignominie. Et moi, Monsieur, qui ai l'honneur de vous parler, permettez-moi de me servir de vos propres paroles sur M. le duc d'Orléans, quoiqu'il y ait bien plus loin de nous à vous que de vous à lui : si vous nous abandonnez, je sens en moi un ressentiment contre vous dont je ne serai point maître, qui durera autant que moi et que ma dignité, qui se perpétuera dans tous ceux qui en sont revêtus, qui nous éloignera de vous pour jamais, et qui, se ployant au seul respect extérieur qui ne vous peut être refusé, me détournera le premier, et tous les autres avec moi, des plus petites choses de votre service ; que si, au contraire, vous nous remettez en honneur et les bâtards en règle, moi plus que tous, et tous avec moi, sommes à vous, Monsieur, pour jamais et sans mesure, parce que je vous crois très incapable de rien vouloir faire contre l'État, le Roi et le Régent, et je vous mène dans l'hôtel de Condé tous les pairs de France vous vouer leur service, et des leurs, et toute leur puissance dans leurs charges et leurs gouvernements. Pesez, Monsieur, pesez l'un avec l'autre, pesez bien ce qu'il vous en coûtera, comptez bien sur la solidité de tout ce que je vous dis en l'un comme dans l'autre cas, et puis choisissez. » Je me tus tout court après cette option si vivement offerte, bien fâché que l'obscurité empêchât Monsieur le Duc de bien distinguer le feu de mes yeux, et moi-même de perdre par la même raison toute la finesse de la connoissance que j'aurois pu tirer de son visage et de son maintien dans sa réponse.

Il me dit tout aussitôt, en voici les propres paroles : « Monsieur, j'ai toujours honoré votre dignité et la plupart de ceux qui en sont revêtus. Je sens très bien quelle est pour moi la différence de les avoir pour amis ou pour indifférents, encore pis pour ennemis. Je vous l'ai déjà avoué : j'ai fait une faute à votre égard, Messieurs, et j'ai envie de la réparer ; je sens encore qu'il est juste qu'il n'y ait rien entre nous et vous. Mais M. le duc d'Orléans vous parle-t-il bien sincèrement quand il vous promet la réduction des bâtards à leur rang de pairie si je la lui demande? Car ne m'allez pas charger d'une iniquité qui ne seroit pas la mienne. — Monsieur, lui répondis-je, c'est mon affaire; la vôtre est d'opter nettement. Voulez-vous de nous à ce prix, ou vous paroît-il trop cher? — Moi, Monsieur, interrompit-il avec vivacité, de tout mon cœur; mais, en faisant de mon mieux, vous aurai-je, ou dépendrai-je du succès? » J'interrompis aussi avec véhémence: « Point de cette distinction, si vous plaît[1]. Le succès est en vos mains; il ne s'agit que de demander la réduction du rang, du ton et de la force dont vous demandez l'éducation; ne les séparez point, insistez également; vous en sentez les raisons, en elles-mêmes bonnes et vraies; vous en devez sentir autant les raisons particulières à vous. En vous y prenant de la sorte, c'est moi qui vous en réponds, M. le duc d'Orléans, vous accordant le plus difficile, ne peut vous refuser le plus simple et le plus aisé, le jugement équitable, avoué tel de lui et de vous, d'un procès pendant. — Ho bien! Monsieur, reprit Monsieur le Duc, je vous en donne ma parole; j'y ferai comme pour l'éducation dans demain; mais promettez-moi aussi de faire de votre mieux. — Doucement, Monsieur, repris-je; avec cette parole vous avez la mienne, et j'ose vous dire celle de tous les ducs, d'être à vous sans mesure, le Roi, l'État et le Régent exceptés, qui sont la même chose, et contre qui vous ne voudrez jamais rien. Mais sur M. du Maine je ne puis vous promettre que ce que j'ai déjà fait, de proposer à M. le duc d'Orléans les raisons pour et contre, et s'il se détermine à ce que vous desirez, de m'y mettre jusqu'au cou pour le succès. » Là-dessus, protestations, embrassades et retour aux moyens sur les inconvénients mécaniques[1].

Monsieur le Duc me donne sa parole de la réduction des bâtards au rang de leur pairie.

1. Il y a bien *si v^e plaist* dans le manuscrit.

1. A la suite de ce mot Saint-Simon avait commencé à écrire les six

Je propose à Monsieur le Duc de conserver le rang sans changement au comte de Toulouse par un rétablissement uniquement personnel; mes raisons.

Je lui dis que je croyois qu'il falloit séparer les deux frères, et pour le bien de l'État qu'il nous en coûtât le rang du comte de Toulouse tel qu'il l'avoit. Monsieur le Duc me demanda avec surprise comment je l'entendois. « Le voici, dis-je : je ne puis m'ôter de l'esprit que celui-ci ne mette le tout pour le tout en cette occasion par toutes les raisons que je vous en ai alléguées, ni que sa jonction et personnelle et par ses charges ne donne un grand poids à leur parti. Écartons donc cet écueil par notre propre sacrifice, qui n'en est pas un pour vous, et au lieu de ce poids donné au duc du Maine, accablons-l'en. Mettons le monde de notre côté, et tâchons de jeter entre les deux frères une division dont ils ne reviennent jamais. — De tout mon cœur, s'écria Monsieur le Duc ; vous voyez si j'aime le comte de Toulouse, et, dès que vous le voudrez bien, de tout mon cœur je contribuerai à le laisser comme il est. Mais en serons-nous plus avancés? — Oui, Monsieur, lui dis-je ; écoutez-moi de suite, et puis vous verrez ce qui vous en semblera. Je voudrois, par un seul et même acte, faire la réduction dès bâtards au rang de leurs pairies, et par un autre, tout au même instant, rendre au comte de Toulouse seul, et pour sa seule personne, le rang entier dont il jouit aujourd'hui ; ne rien omettre dans le premier de tout ce qui le peut rendre plus fort ; insérer dans le second tout ce que l'exception peut avoir[1] de plus flatteur, et en même temps de plus uniquement personnel et de plus confirmatif de la règle du premier. Par là nul retour pour le rang en soi : les enfants exclus, s'il vient à se marier et à en avoir ; par là un honneur sans exemple fait à la personne du cadet, qui retombe à plomb en opprobre sur l'aîné, qui lui devient un outrage à toujours, à lui et à ses enfants à cause de lui, qui met sa femme dans une fureur à n'en jamais revenir contre son

premières lignes du paragraphe suivant, jusqu'au mot *occasion* ; puis il les a biffées pour les remettre en alinéa.

1. *Avoir* surcharge *rendre,* effacé du doigt.

beau-frère, et qui constitue ce beau-frère dans une situation très embarrassante, dont nous n'avons qu'à profiter, quoi qu'il fasse ; car, Monsieur, suivez-moi, je vous prie, ce comte de Toulouse, si droit, si honnête homme, si sage, si considéré, que deviendra-t-il dans un cas si inouï et auquel il n'aura pu se préparer? Il n'aura que deux partis à prendre, et à prendre sur-le-champ : refuser ou accepter. Refuser, il y pensera à plus de quatre fois de sacrifier tout ce qu'il est et une distinction aussi éclatante à un frère qu'il n'aima ni n'estima jamais, qui, contre son avis, s'est exposé à tout ceci par un essor effréné d'ambition, que celui-ci a blâmé en public et en particulier; de se dévouer ainsi aux caprices, aux folies, aux fureurs d'une belle-sœur qu'il abhorre comme une folle, une furieuse, une enragée, qui a poussé son frère aux entreprises dont voici l'issue ; au danger de passer de la simple ingratitude à la révolte ouverte. Attaché au sort de son frère conduit et mené par sa femme, à tout le moins mal avec eux s'il ne suit leur fortune et toutes leurs entreprises, et plongé, pour le reste d'une vie encore peu avancée, dans une retraite oisive et volontaire, point différente d'un exil, dont la solitude lui deviendra tous les jours plus pesante, qui ne le nourrira que des regrets les plus cuisants de ce qu'il aura abandonné pour rien, croyez-vous que cette idée, branchue[1], et affreuse dans l'une et dans l'autre de ses deux branches, ne l'effrayera point, et que cette indolence naturelle, cette probité, cet honneur, se laisseront porter aisément à embrasser ce parti ? S'il s'y précipite, plus rien à craindre du public en sa faveur pour révoquer la déclaration et le traiter sur le rang comme son frère. Il l'aura mérité alors, parce qu'il l'aura voulu, en méprisant une grâce sans exemple, et grâce uniquement fondée sur l'estime que sa conduite alors démentira publiquement ; alors il ne sera pas plus à craindre que son frère, et il ne

1. L'*Académie* ne donnait cet adjectif qu'au sens propre : *un arbre bien branchu*.

lui ajoutera personnellement aucun poids. Le gouvernement sera pleinement disculpé à cet égard, et les amis du comte de Toulouse seront les premiers à le blâmer, parce qu'il sera blâmable, et par leur chagrin de se voir privés de son appui par la sottise de son choix. Le danger prévenu n'en paroîtra qu'avec plus d'évidence, parce qu'on verra alors la force et le nerf de la cabale se montrer supérieur à l'éclat inouï et aux devoirs les plus grands et les plus nouveaux de la reconnoissance, dont la seule estime avoit été si puissante. Cette estime tombera, et avec elle la distinction offerte éclatera par la modération et la sagesse, et acquerra une pleine liberté de se tourner contre les effets d'une passion si dangereuse dans des bâtards sans mesure agrandis et ménagés sans mesure. Si le comte de Toulouse accepte, rien à craindre de lui, tout au moins en ayant attention sur sa conduite. Il est dès lors, par ce choix, hors de portée d'agir pour son frère contre le gouvernement sans se déshonorer, ce qu'il ne fera jamais; tout son poids non plus[1] réuni à son frère, mais retombé à plomb sur lui. Ce frère et encore plus Mme du Maine, accablés de la douleur et de la rage de ce poids qui les écrasera, de cette séparation qui leur ôtera tant de force, de cette distinction si injurieuse pour eux et si pesante à leurs enfants, tourneront une partie de leur fureur secrète contre le comte de Toulouse, avec lequel désormais ils ne pourront jamais plus avoir ni liaison ni confiance. Tout ce qui est personnellement uni au comte de Toulouse, ravi[2] de le voir si glorieusement échappé, rira des éclats de la duchesse du Maine et des désolations de son mari. Par cette voie, rien à craindre de la Bretagne demi soulevée, ni de ce peu de marine, ni du public amoureux de la vertu du comte de Toulouse, parce que cette vertu devient sans force s'il refuse, et, s'il accepte, récompensée outre mesure ; et avec cela plus de reproches

1. Avant *non plus*, Saint-Simon a biffé *retombé sur luy mesme*.
2. Le manuscrit porte *ravis*, au pluriel, par rapport avec l'idée.

à se faire, quelque parti qu'il prenne, de l'avoir forcé à la révolte et précipité dans le malheur. Plus on ira en avant, plus l'aigreur s'augmentera entre les frères et entre leurs maisons; plus le comte de Toulouse achèvera de se dégoûter de M. et de Mme du Maine, et s'applaudira intérieurement de la différence de son état au leur, plus ses amis et ses principaux domestiques la lui feront sentir et mettront peine à l'empêcher de tomber dans les filets qui lui seront tendus de cette part. Tout le monde, qui aime et estime l'un, et qui méprise et déteste les autres, applaudira, les uns par goût, les autres par équité, à la modération de cette différence, qui, devenue la pomme de discorde [1] entre les deux frères, rassurera contre eux. Voilà, Monsieur, ce que j'imagine aux dépens de mon rang pour le bien de l'État et pour sauver un homme dont le mérite simple m'a captivé : qu'en pensez-vous? — Rien de mieux, me dit Monsieur le Duc, mon amitié y trouve son compte, et en effet le comte de Toulouse sera bien embarrassé. S'il refuse, il s'attire tout, et n'aura que ce qu'il mérite, dont le public sera juge et témoin ; s'il accepte, et je le crois à cette heure que j'ai tout entendu, nous avons notre but; mais j'avoue que d'abord j'ai cru qu'il n'accepteroit pas. — Mais, Monsieur, repris-je, il seroit fou de refuser, et il a des gens auprès de lui qui, de leur part, y perdroient trop et qui n'oublieront rien pour qu'il accepte. Quoi qu'il fasse, son sort sera entre ses mains. Cela nous doit satisfaire pour le cœur; mais pour l'esprit, l'êtes-vous, et trouvez-vous quelque difficulté ou quelque autre chose à y faire? — Non, me dit-il, Monsieur, et je suis charmé de cette vue; je vais dire à Millain de travailler à un projet de déclaration pour cela. — Et moi, Monsieur, j'en raisonnerai demain matin avec lui; mais j'en veux dresser une aussi, et qu'il soit dit que, pour le bien de l'État, des pairs l'aient faite eux-mêmes contre eux-mêmes. »

Monsieur le Duc consent à ma proposition en faveur du comte de Toulouse, et d'en faire dresser la déclaration. Je la veux faire aussi, et pourquoi.

1. Comme dans le tome XX, p. 3.

Raisonnement encore sur la mécanique.

Il loua ce désintéressement si peu commun, et les différentes raisons et vues de ce projet de distinction du comte de Toulouse, après quoi il me remit sur les difficultés mécaniques que moi-même j'avois formées. Je lui dis qu'il y falloit bien penser, les proposer à M. le duc d'Orléans, et sonder surtout ce qu'on pouvoit attendre de *sa fermeté*, qui seroit perpétuellement et principalement en jeu dans toute cette grande exécution[1]; que, maintenant qu'il me donnoit sa parole pour ce qui regardoit notre rang, je ne craignois pas de lui engager celle de tous les pairs d'être pour lui au lit de justice; que parmi eux le duc de Villeroy, par ordre du maréchal son père, donné à lui de ma connoissance, et le maréchal de Villars, tenants principaux du duc du Maine, avoient signé la requête que nous avions présentée au Roi et au Régent en corps contre les bâtards[2], qui étoit pour eux en cette occasion une furieuse entrave; que les pairs pour lui entraîneroient presque tous les autres au lit de justice; que je doutois que les autres maréchaux de France, destitués de ceux-là, osassent y faire du bruit; mais que les deux grands embarras consistoient à dire ou à taire à la Régence les déclarations ou édits sur les bâtards, et à savoir que faire tant au Conseil qu'au lit de justice, si les bâtards s'y trouvoient. Après avoir bien raisonné, nous crûmes pouvoir espérer assez de la misère de Messieurs de la Régence pour préférer de n'y hasarder point ce qui regardoit les bâtards, s'ils étoient au Conseil[3], et ne le déclarer qu'au lit de justice, et que là, si les bâtards y étoient, c'étoit au Régent à payer de fermeté.

Renouvellement de la parole de Monsieur

En nous quittant, je pris encore la parole positive de Monsieur le Duc qu'il feroit auprès du Régent sa propre affaire de la réduction des bâtards au rang de leur pairie,

1. Le mot *exécution* remplace dans le manuscrit un autre mot, gratté, ce qui est extraordinaire chez notre auteur.

2. Requête signée le 22 février 1717 : notre tome XXXI, p. 75 et 462.

3. Ces cinq mots ont été ajoutés en interligne.

comme de l'éducation même, et je l'adjurai encore comme François et comme prince du sang, de passer la nuit et la matinée prochaines à méditer sur de si grandes choses, et à préférer le bien de l'État à ce qui lui étoit personnel. Il me le promit, me dit encore mille choses obligeantes, et me demanda l'heure pour Millain, que je lui donnai pour le lendemain matin entre huit et neuf heures. Il me pria de voir le Régent dans la matinée, et, quoique je lui répétasse que ce seroit sans plaider sa cause, mais en remontrant les dangers pour et contre, il ne laissa pas que de me faire encore l'honneur de m'embrasser. Il étoit fort tard, et sans l'accompagner, de peur de rencontre, j'enfilai l'allée basse sous la terrasse de la rivière, et revins chez moi dans une grande espérance pour notre rang, mais la tête bien pleine du grand coup de dé que je voyois sur le point de s'hasarder.

le Duc de la réduction susdite des bâtards. Dernier effort de ma part pour le détourner de l'éducation et de toucher au duc du Maine.

Le lendemain mercredi 24 août, Millain entra chez moi précisément à l'heure donnée avec les trois projets qu'il avoit dressés. Il me fit mille compliments de la part de Monsieur le Duc, et me dit la joie qu'il sentoit de le savoir maintenant convaincu du panneau du rang intermédiaire, qu'il avoit inutilement tâché de lui démontrer lors du procès des princes du sang avec les bâtards. Après être entrés en matière avec les propos de gens qui se connoissent de longue main, et qui, à différents égards, sont bien aises de se retrouver ensemble en affaires, il me conta que, le matin même, Monsieur le Duc l'avoit envoyé chercher, lui avoit rendu le précis de nos conversations, et lui avoit avoué qu'il n'avoit pas fermé l'œil de toute la nuit dans l'angoisse en laquelle il se trouvoit; que néanmoins son parti étoit pris, par les raisons qu'il m'avoit dites; qu'il me tiendroit parole aussi sur notre rang, et qu'il m'apportoit les projets d'édits qu'il avoit toujours desiré pouvoir me communiquer. Nous les lûmes: premièrement, celui pour le seul changement de la surintendance de l'éducation du Roi; après, celui du rang

Millain chez moi avec ses trois projets d'édits, me confirme la parole de Monsieur le Duc sur le rang, me promet de revenir le lendemain matin; satisfaction réciproque.

intermédiaire ; enfin, celui de la réduction des bâtards au rang de leurs pairies, révoquant tout ce qui avoit été fait au contraire en leur faveur. J'entendis le second avec peine, et ne m'arrêtai qu'au premier et au dernier qui étoient parfaitement bien dressés, le dernier surtout, selon mon sens, et tel qu'il a paru depuis[1]. Je dis à Millain qu'il falloit travailler à celui du rétablissement du comte de Toulouse, sans préjudice de celui que je voulus aussi dresser, et que, s'il vouloit revenir le lendemain à pareille heure, nous nous montrerions notre thème l'un à l'autre, pour convenir de l'un des deux ou d'un troisième pris sur l'un et sur l'autre. Je le chargeai de bien entretenir Monsieur le Duc dans la fermeté nécessaire sur ce qui nous regardoit, en lui en inculquant les conséquences, et, après une assez longue conférence, nous nous séparâmes.

Je rends compte au Régent de ma conversation avec Monsieur le Duc. Son Altesse Royale déterminée à lui donner l'éducation. Je proteste avec force contre la résolution de toucher au duc du Maine ; mais, ce parti pris, je demande alors très vivement la réduction des bâtards au rang de leur pairie.

Aussitôt après j'allai au Palais-Royal, par la porte de derrière, où j'étois attendu, pour rendre compte au Régent de ma conversation avec Monsieur le Duc. Il ferma la porte de son grand cabinet, et nous nous promenâmes dans la Grande galerie. Dès le premier demi-quart d'heure je m'aperçus que son parti étoit pris sur l'éducation en faveur de Monsieur le Duc, et que je n'avois pas eu tort la veille, aux Tuileries, de l'avoir soupçonné de s'être trop ouvert et trop laissé aller à ce prince, comme je m'en étois bien aperçu avec lui dans ce jardin. Mes objections furent vaines. L'éclaircissement sur M. le comte de Charolois et l'aveu du comte de Toulouse sur son frère avoient fait des impressions que le repentir d'avoir différé et les raisons et les empressements de Monsieur le Duc, dans la conjoncture présente et si critique, avoient approfondies. Je ne laissai pas de représenter à Son Altesse Royale le danger évident d'attaquer le duc du Maine à demi, les embarras qu'il trouveroit chez lui-même

1. Voir l'édit dans le procès-verbal imprimé du lit de justice, et la déclaration rendue en conséquence et datée du 26 août : Archives nationales, AD†749, août, pièces n°s 57 et 58 bis.

Cavillations* du Régent; je le force dans tous ses retranchements.

à le dépouiller, celui de retirer M. le comte de Charolois des pays étrangers par un grand gouvernement s'il ne le trouvoit chez le duc du Maine. Le Régent convint de tout cela, et, dans le desir d'ôter l'éducation à ce dernier, son dépouillement lui parut facile, parce qu'il ne le considéra qu'en éloignement et ne voulut point ouïr parler de tout faire ensemble, encore qu'il n'y eût point de comparaison, et dans ce dépouillement il trouvoit à tenir parole au comte de Charolois. Je le vis si arrêté dans ces pensées que je crus inutile de disputer davantage. Je me contentai de le supplier de se souvenir que ce qu'il méditoit contre le duc du Maine étoit contre mon sentiment, et de le sommer de n'oublier pas que, contre mon intérêt le plus précieux et ma vengeance la plus chère, j'avois lutté de toutes mes forces contre lui et contre Monsieur le Duc en faveur du duc du Maine, parce que je croyois dangereux au repos de l'État de l'attaquer avec le Parlement. Ensuite, je lui proposai la réduction des bâtards au rang de leurs pairies, et je me gardai bien de lui laisser entrevoir ce dont j'étois convenu là-dessus avec Monsieur le Duc. J'étois bien fort par les preuves que je donnois sans cesse depuis cinq jours de mon désintéressement à cet égard, et par la raison évidente que le duc du Maine, chassé d'auprès du Roi, et dans l'idée présente près d'être dépouillé de tous ses établissements, n'étoit bon qu'à affoiblir d'autant. J'y ajoutai l'ancienne et palpable raison que cette réduction de rang de plus ou de moins ne rendroit le duc du Maine ni plus outré ni moins réconciliable[1], et la justice et la facilité de cette opération, qui ne consistoit qu'à prononcer sur un procès pendant et instruit.

Le Régent me passa tout, hors ce dernier point; il me voulut soutenir que le procès existoit bien à la vérité par la présentation de notre requête en corps signée au Roi

1. Comme ci-dessus, p. 101.

* *Cavillations*, hésitations; mot déjà rencontré dans le tome XXIII, p. 292.

et à lui lors du procès des princes du sang et des bâtards; mais il me contesta les formes. La réponse fut aisée: point de formes devant le Roi, notre requête admise, puisque le Roi et lui l'avoient reçue, et que lui-même l'avoit communiquée aux bâtards; qu'il n'y en avoit point eu d'autres au procès long et célèbre que les pairs eurent et gagnèrent en 1664 devant le Roi contre les présidents à mortier au parlement de Paris et le premier président, sur la préopinion[1] aux lits de justice. Cela ferma la bouche à M. le duc d'Orléans; mais il se rejeta à m'objecter que les bâtards n'avoient pas répondu. Je répliquai qu'ils en avoient eu tout le temps, et que, si cette raison étoit admise, il ne tiendroit qu'à celui qui auroit un mauvais procès devant le Roi de ne répondre jamais, puisqu'il n'y avoit point de formalités pour l'y forcer, moyennant quoi il n'en verroit jamais la fin. Après quelque légère dispute, il se rendit et m'ouvrit la carrière[2] à lui représenter, pour ne pas dire reprocher, ses méfaits à notre égard sur le bonnet et sur tant d'autres choses. Il m'allégua pour dernier retranchement la noblesse qu'il ne vouloit pas soulever. Je lui remontrai, avec une indignation que je ne pus contraindre, que c'étoit lui-même qui l'avoit soulevée, et qui s'en étoit trouvé bien empêché après; que la noblesse n'avoit que voir ni aucun intérêt à ce que le duc du Maine nous précédât ou que nous le précédassions; que toutes les lois et les exemples étoient pour nous, et qu'il n'y avoit que son acharnement à lui régent contre nous, jusque contre son intérêt propre, qui nous pût être contraire. Enfin je le réduisis à m'avouer que ce que je lui demandois étoit plutôt bon que mauvais, que la noblesse n'avoit ni intérêt ni droit

1. L'*Académie* n'a jamais admis le substantif *préopinion*; le *Littré* n'en cite que le présent exemple.

2. « On dit figurément *ouvrir à quelqu'un une carrière*, pour dire lui donner une occasion de paroître et d'exercer ses talents » (*Académie*, 1718). Ici, c'est plutôt au sens de fournir occasion.

de s'en mêler, et qu'il étoit vrai encore que notre demande étoit juste; mais il m'objecta Monsieur le Duc, et c'étoit où je l'attendois. Je le laissai dire là-dessus, et comme prendre haleine de l'acculement[1] où j'avois réduit son incomparable fausseté, et je le contredis foiblement pour l'attirer à la confiance en cet obstacle, à avouer que c'étoit le seul.

Quand je l'y tins de manière à ne pouvoir échapper, je lui dis que Monsieur le Duc sentoit mieux que lui la conséquence de nous avoir tous pour amis, et de réparer par là le mal qu'il nous avoit fait; qu'il n'ignoroit pas que Son Altesse Royale avoit eu la bonté, lors de son procès avec les bâtards, de se décharger sur lui de toute notre haine; qu'il desiroit la faire cesser, d'autant plus qu'il sentoit maintenant l'illusion et la faute du rang intermédiaire; qu'il lui demanderoit expressément la réduction des bâtards au rang d'ancienneté de leurs pairies, et que nous verrions alors jusqu'où Son Altesse Royale pousseroit sa mauvaise volonté à notre égard; que, pour moi, je lui avouois que j'étois tous les jours étonné de moi-même, de ce que je pouvois le voir, lui parler, lui demeurer attaché, avec la rage que j'aurois dans le cœur contre tout autre qui nous auroit traités comme il avoit fait; que c'étoit le fruit de trente années d'habitude et d'amitié, dont je m'émerveillois tous les jours de ma vie; mais qu'il ne falloit pas qu'il jugeât du cœur des autres par le mien à son égard, qui n'étoient pas retenus par les mêmes prestiges, et qu'il avoit grand besoin de se rattacher.

Je me tus alors, et m'attachai moins à écouter sa réponse qu'à examiner à son visage l'effet d'un discours si sincère, et qui, pour en dire la vérité, auroit pu l'être davantage. Je le vis rêveur et triste, la tête basse, et

1. Nous avons eu l'adjectif *acculé* dans le tome XXXIII, p. 127; le substantif *acculement* n'est pas admis par *l'Académie*, et le *Littré* ne cite que le présent exemple de notre auteur.

comme un homme flottant entre ses remords et sa foiblesse, et en qui même sa foiblesse combattoit de part et d'autre. Je ne voulus pas le presser pour lui donner lieu de sentir une sorte d'indignation qui auroit usurpé un autre nom avec un autre homme, et que j'estimai qui feroit une plus forte impression sur lui que plus de paroles et de véhémence. Néanmoins, le voyant toujours pensif et taciturne un temps assez long : « Eh bien ! Monsieur, lui dis-je, nous égorgerez-vous encore, et malgré Monsieur le Duc ? » Il se prit à sourire, et me répondit d'un air flatteur qu'il n'en avoit point du tout envie ; qu'il verroit si Monsieur le Duc le vouloit tout de bon, et que, cela étant, il le feroit. « Je n'en suis point en peine, repris-je, si vous tenez parole ; car vous verrez ce que Monsieur le Duc vous dira. Mais le ferez-vous ? — Oui assurément, repartit-il ; je vous dis que j'en ai envie, et que je l'eusse fait dès l'autre fois sans lui, et je le ferai celle-ci, s'il le veut. » Je craignis l'échappatoire[1] ; mais je ne voulus pas le pousser plus loin[2]. Je répondis que c'étoit ce qu'il pouvoit faire de plus sage et de plus de son intérêt, et je tournai sur le comte de Toulouse.

Je propose au Régent le rétablissement du comte de Toulouse, qu'il approuve. Reproches de ma part.

Je lui déduisis ma pensée, mon projet, mes raisons. Il les approuva toutes, parce qu'elles étoient bonnes, et parce, encore plus, que cela le déchargeoit de la moitié de la besogne. Après je m'avantageai d'une proposition qui nous ôtoit la moitié de notre rétablissement, et lui fis honte qu'il eût besoin de la demande de Monsieur le Duc pour nous faire une justice reconnue telle par lui-même, et de son intérêt, tandis que je m'étois si fortement opposé au mien le plus cher sur le duc du Maine pour l'amour de l'État, que je ne revendiquois que sur ce qu'il n'y pouvoit plus nuire dès que M. du Maine perdoit l'éducation, et tandis encore que je proposois moi-même de conserver le rang au comte de Toulouse par la même

1. Mot déjà relevé dans le tome II, p. 182.
2. *Plus loin* surcharge *à bout*.

considération du repos du royaume. Il ne put désavouer[1] des vérités si présentes, que je ne crus pas devoir presser davantage, et je passai aux inconvénients mécaniques que j'avois objectés à Monsieur le Duc.

Je propose au Régent les inconvénients mécaniques et les discute avec lui. Je l'exhorte à fermeté.

Le Régent n'y avoit pas fait la plus petite réflexion. Je les lui présentai tous. Nous convînmes que, s'il pouvoit compter sur les pairs au lit de justice, il valoit mieux risquer le paquet de ne point parler des bâtards au conseil de régence. Cela me donna lieu de lui faire faire légèrement attention au besoin qu'il avoit des pairs, et sur l'utilité que je leur pusse dire, en entrant en séance, la justice qui leur y étoit préparée. Il en convint. Après, nous traitâmes la grande question, qui fut sa fermeté à y soutenir la présence des bâtards, et ce qui, par eux et par leurs adhérents, pourroit être disputé en leur faveur. Je lui proposai l'expédient de faire sortir Monsieur le Duc, que ce prince m'avoit fourni, pour faire aussi sortir les bâtards .Le Régent l'approuva fort et promit merveilles de lui-même, espérant toujours que les deux frères ne viendroient pas au lit de justice pour n'y pas exécuter le dernier arrêt. Je lui fis sentir le frivole de cette espérance, par les mêmes raisons dont j'en avois désabusé Monsieur le Duc. Mais le Régent, toujours porté à l'espérance, voulut toujours se flatter là-dessus. Je l'exhortai à se préparer à bien payer de sa personne ; je lui inculquai que du succès de ce lit de justice dépendoit toute son autorité au dedans et toute sa considération au dehors. Il le sentit très bien et promit merveilles ; mais ma défiance ne laissoit pas de demeurer extrême. Je le suppliai de se souvenir de toute la foiblesse qu'il montra en la première séance de la déclaration de sa régence, où tout lui étoit si favorable, des propos bas et embarrassés qu'il y tint pour le Parlement, qui en tiroit maintenant de si grands avantages, jusqu'à en fonder de nouvelles prétentions et lui alléguer ces faits devant le Roi en pleines remontrances.

1. Saint-Simon a écrit *desvoüer* dans son manuscrit.

Je lui rappelai de plus l'état où, dans cette première séance, le réduisit l'insolente contestation du duc du Maine sur le commandement des troupes de la maison du Roi, dans laquelle il eût succombé si je ne lui avois pas fait rompre la séance, et remettre à l'après-dînée, et, dans l'entre-deux, si je ne lui avois pas fait concerter tout ce qu'il y avoit à dire et à faire[1]. J'ajoutai que, maintenant qu'il s'agissoit du tout pour le duc du Maine, il devoit ranimer et ramasser toutes ses forces pour résister à un homme qui, ayant[2] su l'embarrasser dans un temps où tout étoit contre lui, mettroit ici le tout pour le tout, appuyé d'un Parlement aigri et pratiqué[3], et sentant lui-même ses propres forces. Le Régent entra bien dans toutes ces réflexions, essaya de s'excuser sur la nouveauté pour lui de cette première séance, et promit de soi plus, je pense, qu'il n'en espéroit.

Nous descendîmes ensuite dans une autre sorte de mécanique à l'égard du Parlement, et nous convînmes qu'il prendroit ses mesures à tous égards là-dessus dans la journée avec le Garde des sceaux. Il me dit que l'abbé Dubois étoit allé en conférer avec lui, et avoit fait un mémoire de tout ce qui pourroit arriver de difficultés de la part du Parlement. Il ajouta qu'il desiroit que j'en conférasse avec ceux du secret, et s'efforça de me montrer une résolution entière. Il n'oublia pas de me demander avec grand soin si j'avois remédié à l'élévation des hauts siéges. Il eut bien de la peine à se contenter des trois marches qu'ils devoient avoir; c'est une grippe[4], pour user de ce mauvais mot, que je n'ai jamais pu démêler en lui. En le quittant, je lui dis encore un mot de la réduction des bâtards au rang de leur pairie. Il me la promit; mais ma

1. Voyez le tome XXIX, p. 21-28.
2. *Ayant* est en interligne, au-dessus d'*avoit,* biffé.
3. Au sens de travaillé, suborné, comme ci-dessus, p. 5.
4. Passion vive, mais irraisonnée et passagère, comme dans le tome XXII, p. 197.

défiance me fit élever ma voix, et lui répondre : « Monsieur, vous n'en ferez rien, et vous vous en repentirez toute votre vie, comme vous vous repentez maintenant de n'avoir pas culbuté les bâtards à la mort du Roi. » Il étoit déjà à la porte de son grand cabinet pour l'ouvrir, et je gagnai les petits pour m'en revenir chez moi dîner.

Avis d'un projet peu apparent de finir la régence, que je mande au Régent.

Au sortir de table, j'eus avis d'une cabale du duc du Maine et de plusieurs du Parlement, prête à éclater, pour déclarer le Roi majeur, et former immédiatement sous Sa Majesté un conseil de leurs confidents et de quelques membres du Parlement, dont le duc du Maine seroit chef. Cela me parut insensé, parce que toutes les lois y résistoient, ainsi que l'usage et le bon sens. Mais les menées de tous ces gens-là, l'aversion, le mépris de la foiblesse du Régent, dont on n'avoit pris une idée que trop juste, le manteau du bien public par rapport aux choses de finance, les frayeurs du duc du Maine, l'audace effrénée de son épouse et son extrême hardiesse, la terreur du maréchal de Villeroy, leurs intrigues avec le prince de Cellamare, ambassadeur d'Espagne, et le cardinal Alberoni, lié de tout temps avec le duc du Maine par le feu duc de Vendôme son maître, et toujours cultivé depuis, le grand mot du comte de Toulouse à M. le duc d'Orléans sur son frère, tout cela me parut pouvoir donner de la solidité à ce qui n'en pouvoit avoir par nature et dans le cours ordinaire. Je le mandai par un billet au Régent[1], et demeurai

1. Les lettres de Madame mentionnent ces bruits ; elle écrivait le 25 août 1718 (*Correspondance*, recueil Brunet, tome I, p. 448) : « Le Parlement tracasse mon fils et excite plus que jamais contre lui les bourgeois et le peuple de Paris ; il peut en résulter de grandes calamités. Le soir, en me couchant, je remercie Dieu de ce qu'il n'est pas survenu quelque malheur dans la journée. Beaucoup de gens voudraient avoir ici pour roi le roi d'Espagne. C'est un personnage faible, et qui se laisserait mener plus facilement que mon fils. » Et le 30 août (*ibidem*, p. 453) : « Le Parlement avait formé le beau projet, si mon fils avait encore différé vingt-quatre heures, de faire le duc du Maine roi de France, en déclarant le Roi majeur et en rendant le duc maître de la direction de toutes les affaires. Mais mon fils les a déconcertés. »

tout le jour chez moi avec le duc d'Humières et Louville, barricadé pour tout ce qui n'étoit point du secret.

Monsieur le Duc vient chez moi me dire qu'il a demandé au Régent la réduction des bâtards au rang de leurs pairies, et s'éclaircir de sa part sur l'avis que je lui avois donné.

Entre quatre et cinq de l'après-dînée, on m'avertit que Monsieur le Duc sortoit de ma porte, où il avoit fait beaucoup d'instances pour entrer, et qu'il étoit allé chez le duc de la Force, fort près de chez moi. J'avois demandé le matin au Régent la permission de confier au duc de la Force ce qui regardoit les bâtards, dont jusqu'alors il n'avoit pas su un mot, parce que j'en avois besoin pour dresser la déclaration en faveur du comte de Toulouse, et je compris que Monsieur le Duc, ne m'ayant pu voir, étoit allé raisonner avec lui sur le lit de justice. J'envoyai aussitôt à l'hôtel de la Force dire à Monsieur le Duc que je ne m'étois pas attendu à l'honneur de sa visite, et s'il avoit agréable de me faire celui de revenir. Il arriva sur-le-champ. J'avois grande curiosité de ce qui pouvoit l'amener. Je lui fis mes excuses de la clôture de ma porte, où l'affaire présente me tenoit, et où ne devinant point qu'il pourroit venir, je ne l'avois point excepté comme les autres du secret, et deux ou trois autres mes intimes amis, pour qui elle n'étoit jamais fermée, de peur de donner inutilement à penser à mes gens. Après cela je lui demandai des nouvelles. Il me dit, avec la politesse d'un particulier, qu'il venoit me rendre compte de ce qu'il avoit fait avec Son Altesse Royale, à qui il avoit demandé la réduction des bâtards au rang de leurs pairies comme l'éducation, et qu'il l'espéroit; mais qu'il venoit aussi envoyé par elle, sur le billet que je lui avois écrit l'après-midi, et savoir de moi ce que j'avois appris. Je lui répondis qu'il ne pouvoit venir plus à propos, parce que [ce que] j'en savois, je le tenois du duc d'Humières, que j'avois fait passer avec Louville dans un autre cabinet. Je l'allai chercher, et il dit à Monsieur le Duc que M. de Boulainvilliers[1] l'avoit

1. Henri de Boulainvilliers, l'économiste, dont il a été parlé dans le tome XXVI, p. 245-249, qui était « fort en liaison » avec le duc de Noailles.

ouï dire à des gens du Parlement, et l'en avoit averti aussitôt. J'ajoutai que M. le duc d'Orléans pouvoit envoyer chercher Boulainvilliers, et remonter à la source. Avec cela Monsieur le Duc retourna au Palais-Royal. Je fus bien aise de la démarche qu'il y avoit faite pour notre rang ; mais je restai en doute si ç'avoit été avec suffisance.

J'apprends chez moi au duc de la Force à quoi en sont les bâtards à notre égard, et le prie de dresser la déclaration en faveur du comte de Toulouse.

M. de la Force vint après, à qui Monsieur le Duc n'avoit pas eu le temps de rien dire, et que je n'avois pas vu depuis le Palais-Royal, où j'avois eu la permission de lui confier ce qui regardoit les bâtards. Je lui appris donc alors. Je ne sais ce qui l'emporta en lui, de l'extrême surprise ou de la vive joie d'un événement si peu attendu et si prochain. Je l'informai de tout ce à quoi j'en étois là-dessus, et je le priai de travailler tout à l'heure à la déclaration en faveur du comte de Toulouse ; de prendre garde à y bien restreindre ce rétablissement de rang à lui seul, à l'exclusion bien formelle des enfants qu'il pourroit avoir et de tous autres quelconques, et de ne pas manquer d'y insérer que c'étoit du consentement des princes du sang et à la réquisition des pairs, pour bien mettre notre droit à couvert. Je le renvoyai promptement la dresser, et je passai le reste de la journée chez moi avec Law, Fagon et l'abbé Dubois, ensemble et séparément.

Frayeur du Parlement ; ses bassesses auprès de Law ; infamie effrontée du duc d'Aumont.

Law étoit depuis quelques jours retourné chez lui[1], où, au lieu d'attendre les huissiers pour le mener pendre, le Parlement, étonné du grand silence qui avoit succédé à la résolution prise au conseil de régence de casser tous leurs arrêts, cette Compagnie lui avoit envoyé de ses membres, pour entrer en conférence avec lui, et lui faire l'apologie de Blamont, président d'une des chambres des

1. Il ne pouvait y avoir qu'un ou deux jours, puisqu'on a vu plus haut, p. 30-31, que c'est le 19 août qu'il était venu se réfugier au Palais-Royal, par crainte des procédures sommaires du Parlement. Il habitait alors à la place des Victoires, au coin de la rue de la Feuillade.

Enquêtes[1], et des intentions du Parlement[2]; et, dans la matinée de ce jour mercredi, le duc d'Aumont avoit été le haranguer, pour s'entremettre avec lui dans cette affaire et raccommoder le Parlement avec le Régent. Law nous en conta des détails tout à fait ridicules, qui nous montrèrent combien promptement la peur avoit succédé à l'insolence, et combien aisément quelque peu de fermeté eût prévenu ces orages, et y pouvoit aussi remédier. Le duc d'Aumont, valet du duc du Maine et du premier président, chercha à justifier ce dernier auprès de Law et à se fourrer dans l'intrigue. Il lui dit qu'il en avoit parlé au Régent, qu'il lui avoit demandé de l'en entretenir à fond, lequel lui avoit donné samedi ou dimanche pour cela; qu'il espéroit que tous les malentendus se raccommoderoient aisément, et qu'il falloit aussi se servir de gens comme lui sans intérêt, qui n'avoit point voulu prendre de part à toutes ces sottises du bonnet, et cent verbiages de la sorte pour vanter sa bassesse, voiler sa turpitude, son infamie, ses trahisons, se faire rechercher, s'il eût pu, surtout tirer de l'argent, comme son premier président et lui s'en étoient déjà fait donner quantité[3], l'un pour se faire acheter, l'autre par l'importunité la plus effrontée.

Frayeur et bassesses du maréchal de Villeroy.

L'abbé Dubois me dit que le maréchal de Villeroy mouroit de peur d'être arrêté, au point que rien ne le pouvoit rassurer[4]; qu'il avoit été lui conter ses frayeurs, son apologie, vanter son attachement pour feu Monsieur

1. Nicolas-Remy Frison, sieur de Blamont, présidait depuis août 1704 à la quatrième chambre des Enquêtes, où il avait été reçu comme conseiller en juin 1694. Il dut mourir à la fin d'avril 1726. Saint-Simon parlera plus loin (p. 267) de son arrestation.

2. Il convient de remarquer la construction incorrecte de cette longue phrase.

3. Pour M. de Mesmes, voir tomes XXX, p. 210, et XXXI, p. 53-54; quant à M. d'Aumont, il a obtenu pour son fils la survivance de ses charges (tome XXIX, p. 119), et Dangeau mentionne en janvier 1716 un don sur les carrosses de remise; mais il lui fut retiré aussitôt après (*Dangeau*, tome XVI, p. 289 et 292).

4. *Rasseurer* est en interligne, au-dessus d'*arrester*, biffé.

et cent mille vieilles rapsodies[1]. De toutes ces choses je conclus que ces gens-là n'étoient pas encore en ordre de bataille, qu'on les prenoit encore au dépourvu, qu'il falloit frapper, tant sur le Parlement que sur cet exécrable bâtard, avec une fermeté qui assurât l'autorité et la tranquillité du reste de la Régence.

Conférence chez moi avec Fagon et l'abbé Dubois sur tous les inconvénients* et leurs remèdes.

L'abbé Dubois, Fagon et moi concertâmes tout ce dont nous pûmes nous aviser sur toute espèce d'inconvénient et de remède, à quoi le premier alla achever de méditer chez lui, pour en corriger et augmenter son mémoire[2]. Nous convînmes cependant de plusieurs déclarations et arrêts du Conseil signés et scellés, qu'à tout événement le Garde des sceaux auroit dans son sac, avec les sceaux hors de leur cassette, pour qu'on ne s'en aperçût pas et être en état de sceller sur-le-champ, s'il en étoit besoin, avec la mécanique nécessaire[3], toute prête et portée dans une pièce voisine. [Fagon[4]] demeuré, et repassant toute notre affaire, il me fit faire réflexion que le délai du mardi au vendredi et la résolution prise en la Régence de casser les arrêts du Parlement pouvoit rendre dangereuse, tout au moins embarrassante, la capture des membres du Parlement, qu'on avoit résolu de punir par une prison dure et éloignée, si on persistoit à la faire le matin même du lit de justice ; que le Parlement, qui en seroit averti, ou n'oseroit s'assembler, ou refuseroit de venir aux Tuileries, ou y feroit des remontrances sur ce châtiment qui ne conviendroient pas au temps ; que tous ces partis étoient embarrassants : tellement que, après avoir bien raisonné et balancé, nous résolûmes à différer au samedi matin, ce qui donneroit lieu de mieux connoître par la séance du lit de justice à

Fagon m'avise sagement de remettre au samedi d'arrêter les membres du Parlement qui le devoient être le vendredi.

1. Tome III, p. 49.
2. Celui dont il a été parlé plus haut, p. 103.
3. C'est-à-dire, la cire, le chauffe-cire, les lacs de soie, etc. Il va l'expliquer mieux, plus loin, p. 168.
4. Ce nom n'est pas au manuscrit ; mais il est indispensable de le suppléer, comme le montre clairement la manchette.
* Après *inconvenients*, il a biffé *mecaniques*.

qui on avoit affaire, et je me chargeai de le faire agréer ainsi à M. le duc d'Orléans. Je lui mandai donc que j'avois à lui parler le lendemain matin par la porte de derrière, pour qu'elle me fût ouverte, et je me retirai si las de penser, d'espérer, de craindre par la nature de celui qui devoit donner consistance et mouvement à tout, que je n'en pouvois plus.

Le duc de la Force et Millain chez moi avec la déclaration en faveur du comte de Toulouse. Millain m'avertit, de la part de Monsieur le Duc chargé par le Régent*, de me trouver le soir à huit heures chez le Régent pour achever de tout résumer avec lui et Monsieur le Duc en tiers et d'y mener Millain.

Le lendemain, jeudi 25 août, le duc de la Force vint dès le matin chez moi avec sa déclaration dressée en faveur du comte de Toulouse. Elle étoit bien, et tout à fait dans mon sens. Ce fut celle qui fut imprimée[1], ainsi que l'instrument que Millain m'avoit montré la veille pour la réduction des bâtards au rang de leurs pairies. Il entra peu après M. de la Force, et se retint dès qu'il le vit; mais je lui dis que M. de la Force étoit maintenant de tout le secret. Ainsi nous lûmes les deux déclarations que chacun d'eux avoit dressées en faveur du comte de Toulouse. Nous raisonnâmes sur la totalité de la grande affaire du lendemain. Millain me dit de la part de Monsieur le Duc qu'il me prioit de me trouver le soir à huit heures, par la petite porte, chez M. le duc d'Orléans, tandis que lui y entreroit par la porte ordinaire, pour prendre là tous trois ensemble nos dernières mesures sur le point de l'exécution. Il ajouta que M. le duc d'Orléans avoit chargé Monsieur le Duc de m'en avertir, et qu'il me prioit, lui Millain, de trouver bon qu'il m'accompagnât, pour être introduit secrètement par moi en cas qu'on eût besoin de lui pour les formes. J'acceptai le tout avec joie et bon augure. Mais, non assez nettement éclairci sur notre rang, j'en voulus avoir le cœur net. Je demandai donc à Millain où en étoit son maître sur cela. Il ne me dit que les mêmes choses que Monsieur le Duc m'avoit dites chez moi la veille. Je me mis à répéter à Millain toutes les

Je parle à Millain sur la réduction des bâtards à

1. A la suite du procès-verbal imprimé du lit de justice : Archives nationales, AD+749, août, n° 57.

* Les mots *chargé par le Régent* ont été ajoutés en interligne.

raisons dont j'avois battu et convaincu Monsieur le Duc là-dessus, dans lesquelles Millain entra très bien, en quoi je ne fus que médiocrement aidé de M. de la Force. Ne croyant pas me devoir abandonner à ce que Monsieur le Duc avoit fait la veille avec M. le duc d'Orléans, qui ne me mettoit pas suffisamment à mon aise, je fis sentir à Millain le juste éloignement où nous étions tous de Monsieur le Duc, par l'excuse que M. le duc d'Orléans nous avoit faite de nous avoir laissés dans la nasse[1] lors du procès des princes du sang contre les bâtards; l'ébranlement avoué de Son Altesse Royale pour réparer cette faute, si Monsieur le Duc le desiroit; l'état de rage ou d'attachement où Monsieur le Duc avoit le choix actuel de nous mettre à son égard; son intérêt de nous avoir pour amis; l'engagement formel et net où il étoit entré là-dessus avec moi. Quand je crus avoir suffisamment persuadé mon homme par la tranquille solidité de mes raisons, je crus pouvoir le mener avec plus de véhémence. « Vous m'avez donc bien entendu, lui dis-je, et par moi tous les pairs de France, qui ne sont pas moins sensibles que moi. Rendez-en compte de ma part à Monsieur le Duc; vous ne lui pouvez trop fortement déclarer que je sais précisément de M. le duc d'Orléans, et que tous les pairs de France le sauront par moi, quoi qui arrive[2], que notre sort est entre ses mains; que du succès de demain dépend notre honneur ou notre ignominie; que l'une ou l'autre nous la devrons à Monsieur le Duc, et avec les plus vifs sentiments et les plus durables, et les partis les plus conformes à ce que nous lui devrons; qu'il n'en regarde pas la déclaration réitérée par vous comme un discours frivole: il sera suivi et comme substitué en maxime et en actions par nous et par les nôtres; ni comme un manque de respect ni un air de menace, mais qu'il le considère comme les mouvements véritables de l'honneur et d'une sincérité

leur rang de pairie avec la dernière force, et je le charge de le dire mot pour mot à Monsieur le Duc.

1. Locution déjà rencontrée dans le tome XIII, p. 11.
2. Il y a bien *quoy qui arrive* dans le manuscrit.

qui ne veut[1] point le laisser ni se tromper ni se séduire. Monsieur, dites-le-lui bien : s'il nous abandonne, je me sens capable, et avec moi tous les pairs, de nous jeter à M. du Maine contre lui ; car, au moins, dans tous les maux que nous a faits M. du Maine, il lui en est résulté un bien et des avantages qu'il a jugés préférables à tout. Mais Monsieur le Duc, qui ne peut rien craindre de nous en matière de rang, avec lequel non pas la préséance, mais l'égalité est impossible, son abandon dans une telle crise seroit nous vouloir le plus grand mal qui se puisse, et nous le faire encore sans cause, sans intérêt, sans raison, sans excuse, d'une manière purement gratuite, avec tout l'odieux du *malum quia malum appetere*[2], qui est tel que les philosophes prétendent que la méchanceté humaine ne peut aller jusque-là. Or, si nous l'éprouvons, il n'y a fer rouge[3], désespoir, bâtardise, à quoi nous ne nous prenions contre lui, et moi à la tête de tous ; comme aussi, s'il nous restitue en rang contre son ennemi, je n'ai point de paroles pour vous témoigner notre abandon à lui et jusqu'à quel point il sera maître de nos cœurs. Vous m'entendez. Ceci est clair. N'en oubliez pas une parole, et revenez, s'il vous plaît, nous articuler sur quoi nous devons compter. » J'eus peine à achever cette phrase si décisive et à entendre les protestations de Millain, par [ce] qu'un valet de chambre, que j'avois envoyé au Palais-Royal, me vint dire que M. le duc d'Orléans m'attendoit, et que Millain lui-même étoit pressé d'aller retrouver Monsieur le Duc. M. de la Force me servit plutôt de témoin que d'appui en cette forte conversation, dont il me parut effrayé. J'achevai promptement de m'habiller, et m'en allai au Palais-Royal par la petite porte.

Contretemps à la porte

Ibagnet, qui m'attendoit, me conduisit à l'ordinaire ;

1. Les mots *qui ne veut*, répétés deux fois, sont biffés la première.
2. Rechercher le mal parce qu'il est le mal. Il y a *quâ* et non *quia* dans le manuscrit de Saint-Simon.
3. Ci-dessus, p. 109.

mais, comme il m'ouvroit la porte secrète des cabinets, la Serre, écuyer ordinaire de Mme la duchesse d'Orléans[1], passa sur le degré, et me vit là avec un étonnement que je lus sur son visage. Cette rencontre me fâcha fort d'abord; mais Mme la duchesse d'Orléans étoit à Saint-Cloud heureusement, et je pris courage par la réflexion qu'il n'y avoit plus que vingt-quatre heures à ramer[2]. Je trouvai le Régent qui travailloit avec la Vrillière, lequel se voulut retirer. Je l'arrêtai et dis à Son Altesse Royale que je serois bien aise de lui faire faire une réflexion devant lui. C'étoit celle de Fagon, qui fut extrêmement goûtée. M. le duc d'Orléans me dit qu'il l'avoit faite dans la nuit, qu'il avoit passée avec un peu de fièvre, incommodité qui m'alarma infiniment, et qui me présenta tout le déconcertement[3] du projet qu'elle pouvoit opérer. Il fut donc arrêté là que ceux qui devoient être arrêtés le lendemain ne le seroient que le surlendemain matin, et il étoit temps de s'en aviser, car la Vrillière alloit donner les ordres qu'il remit au lendemain au soir. Il s'en alla, et je demeurai seul avec M. le duc d'Orléans à nous promener dans sa Grande galerie.

secrète de M. le duc d'Orléans. Je lui fais approuver le court délai d'arrêter quelques membres du Parlement.

Il me parla d'abord du projet dont je lui avois écrit la veille, qu'il m'assura être sans fondement; ensuite il vint à la grande journée du lendemain. Il avoit fait dire qu'il y auroit conseil de régence cette même après-dînée, qui étoit celui qu'il avoit annoncé extraordinaire le lundi précédent, pour voir l'arrêt du Conseil qui cassoit ceux du Parlement. Je le fis souvenir qu'il avoit oublié de le contremander; il le fit sur-le-champ en le mandant pour le lendemain après dîner. Tout cela n'étoit que pour couvrir le projet en amusant même les parties nécessaires, ce qui fut très à propos; mais les deux pénibles difficultés res-

Discussion entre le Régent et moi sur plusieurs inconvénients dans l'exécution du lendemain.

1. Pierre de la Serre de Panat, d'après l'*État de la France* de 1712; il mourut en mai 1720 (*Gazette d'Amsterdam*, n° XLIII).

2. « *Ramer* se dit figurément pour dire prendre bien de la peine, beaucoup de fatigue » (*Académie* 1718).

3. Mot déjà rencontré dans le tome XVIII, p. 349.

toient toujours, savoir : le silence au conseil de régence sur les bâtards, et leur présence très possible au lit de justice. Je m'avisai d'une solution qui me vint dans l'esprit sur-le-champ. Je lui proposai que le lit de justice se tînt à portes ouvertes, parce qu'alors les affaires s'y traitent comme aux audiences, et que le garde des sceaux y prend les voix tout bas, allant le long des bancs, merveilleuse commodité pour fermer la bouche à qui n'a pas la hardiesse de faire une chose insolite en voulant parler tout haut, et non moins sûre pour rapporter les avis comme il plaît au maître. Nous étions sûrs du Garde des sceaux ; ainsi, nul risque pour les opinions du timide conseil de régence, ni même du Parlement ; car il eût fallu y trouver des gueules bien fortes et bien ferrées[1] pour vouloir opiner haut, contre les formes, en face du Roi et de son garde des sceaux, et au milieu des gardes du Roi, dans les Tuileries. Restoit l'embarras des bâtards présents. Il n'étoit pas levé par la sortie de Monsieur le Duc, qui eût demandé la leur ; car ils pouvoient, avant de le suivre, demander qu'il ne fût rien statué à leur égard sans les avoir ouïs ; mais cette sortie en levoit la plus embarrassante partie pour la foiblesse du Régent, en ce qu'elle ôtoit le face-à-face[2]. Aller au delà, c'étoit passer le but, et impossibilité entière. Restoit à se vouer à la fermeté du Régent, en laquelle ma confiance étoit légère. Il promit pourtant merveilles, et, dans la vérité, il tint même et bien au delà de ce qu'il avoit promis.

Monsieur le Duc survient en tiers. Je les prends tous deux à témoin de mon avis et de ma conduite

Parmi ces discussions Monsieur le Duc arriva. Nous les continuâmes tous trois ensemble, et nous conclûmes la cadence des grands coups du lendemain, qu'il est inutile de marquer ici parce que chaque chose sera racontée en son ordre. Après cela, je pris la liberté de leur déclarer à

1. Nous avons eu « la gueule ferrée et soutenue des imposteurs », dans le tome XVIII, p. 65.

2. Le *Dictionnaire de l'Académie* de 1718 ne donnait pas cette locution.

tous les deux que je les prenois tous les deux à témoins[1] de mon avis et de ma conduite dans cette affaire, et que je les y prenois l'un devant l'autre; qu'ils savoient tous deux combien j'avois été contraire à rien ôter au duc du Maine dans la crainte de l'unir trop au Parlement, et de frapper un coup dont le trop grand ébranlement remuât et troublât l'État; que je leur répétois de nouveau que tel étoit encore mon sentiment, bien que je n'en espérasse plus rien après tout ce que je leur avois représenté là-dessus; que j'avois aussi été d'avis, et que j'y persistois, que l'éducation ôtée au duc du Maine ne devoit être donnée à personne en sa place; mais que, puisqu'il en étoit résolu autrement, je les suppliois de me permettre de les exhorter à une union intime, qui ne pourroit subsister sans la confiance et une attention infinie à écarter les soupçons et les fripons, qui seroient appliqués à les brouiller; que leur gloire, leur repos, le salut de l'État dépendoient de leur intelligence, ainsi que la grandeur ou la perte de leurs communs ennemis. Là-dessus, protestations de reconnoissance, d'attachement et de toutes les sortes de Monsieur le Duc, et politesses, avances même de celle[2] de M. le duc d'Orléans.

en toute cette affaire. Je les exhorte à l'union et à la confiance réciproque.

J'étendis ces propos à mesure que les compliments y donnèrent lieu; après quoi je vins à mon fait du rang, non plus en homme qui doute, mais en homme qui a pour soi le sacrifice qu'il a voulu faire à l'État de son plus cher intérêt, qui le premier a proposé ensuite le sacrifice d'une partie en conservant le comte de Toulouse entier, choses dont je les pris encore tous les deux à témoin; en homme enfin qui a pour soi justice, raison, politique, paroles de tous les deux, et, avec cet air de confiance entière[3], je les

Je leur parle de la réduction des bâtards au rang de leur pairie avec force et comme ne pouvant plus en douter, en ayant leur parole à tous les deux.

1. Il y a bien au manuscrit *témoins* dans le texte, et *témoin* dans la manchette.

2. Il a cru avoir mis à la ligne précédente : *de la part de Monsieur le Duc*.

3. Les mots *cet* et *entière* ont été ajoutés en interligne.

Ils m'avertissent de ne pas manquer à revenir le soir au rendez-vous avec eux deux.

quittai en souhaitant toute fermeté à l'un, toute fidélité à l'autre, tout succès aux grands coups qui s'alloient ruer. Comme je m'éloignois déjà d'eux, ils me rappelèrent pour me dire de ne manquér pas au rendez-vous du soir, à huit heures, par la petite porte, et Monsieur le Duc ajouta si je n'avois pas vu Millain, qui m'y suivroit. C'étoit pour résumer tout, et prendre tous trois ensemble nos dernières mesures sur tout ce qui pouvoit arriver. Je[1] leur rendis compte alors de la déclaration en faveur du comte de Toulouse, que j'avois fait faire, et que je l'avois laissée à Millain avec celle qu'il avoit faite, duquel je louai aussi l'ouvrage pour la réduction des bâtards à leur rang de pairie. Je l'avois oublié dans la conversation ; le nom de Millain, quand Monsieur le Duc me demanda si je l'avois vu, m'en fit souvenir.

Je m'en revins chez moi plus content et plus tranquille que je n'avois encore été. Je croyois notre besogne aussi arrangée qu'il étoit possible, les inconvénients prévus et prévenus le plus qu'il se trouvoit dans la nature des choses, la nôtre à nous tout à fait assurée, le Régent prenant force et courage, nul de nous ne se démentir, le secret encore tout entier, la mécanique toute prête, et les moments s'approcher. Satisfait de moi-même d'avoir sincèrement fait tout ce qui avoit été en moi, de front, de biais, par adresse et de toutes parts, tant envers le Régent qu'auprès de Monsieur le Duc, pour sauver le duc du Maine, dans la seule vue du bien de l'État, malgré mes intérêts communs et personnels les plus sensibles, je me crus permis de me réjouir enfin de ce qui étoit résolu malgré moi, et plus encore de ce qui en alloit être le fruit. Toutefois, je n'osois encore m'abandonner à des pensées si douces sans avoir une plus grande certitude de cette si desirée réduction des bâtards au rang de leurs pairies, et je demeurai près de deux heures dans ce resserrement de joie, à laquelle je ne pouvois me résoudre de laisser prendre un plein essor.

1. Avant *je*, il a biffé *J'oublie que*.

Libre alors des grandes affaires, dont tout l'arrangement étoit pris; j'étois tout occupé de celle de notre rang, et du délicieux honneur de procurer moi seul aux pairs de France un rétablissement auquel nous n'avions pu arriver par nos efforts communs, et que je voyois sur le point d'éclater, à leur insu et en leur présence.

Monsieur le Duc m'envoie par Millain la certitude de la réduction des bâtards au rang de leurs pairies, dont j'engage Monsieur le Duc à s'assurer de plus en plus.

Tandis que tout cela me rouloit dans la tête, Millain arriva chez moi. Il me dit que Monsieur le Duc le renvoyoit m'assurer qu'il avoit la parole du Régent pour la réduction des bâtards à leur rang d'ancienneté de leurs pairies; qu'il en avoit envoyé la déclaration avec celle en faveur du comte de Toulouse à la Vrillière, telles que je les avois vues, et au Garde des sceaux pour les expédier, et qu'il étoit en état de me répondre qu'elles passeroient le lendemain. Jamais baiser donné à une belle maîtresse ne fut plus doux que celui que j'appuyai sur le gros et vieux visage de ce charmant messager[1]. Une embrassade étroite et redoublée fut ma première réponse, suivie après de l'effusion de mon cœur pour Monsieur le Duc et pour Millain même, qui nous avoit dignement servis dans ce grand coup de partie. Mais au milieu de ce transport je ne perdis pas le jugement; je dis à Millain que la Vrillière, tout mon ami qu'il étoit, et le Garde des sceaux, se sentoient du vieux chrême[2] du feu Roi; que le dernier étoit de tout temps lié avec les bâtards; que l'un et l'autre avoient fait des difficultés sur notre affaire au Régent, qui me l'avoit dit la veille; qu'il falloit que Monsieur le Duc couronnât son œuvre d'une nouvelle obligation sur nous; que j'exigeois de son amitié qu'il prît la peine d'aller de ce pas lui-même chez l'un et chez l'autre leur témoigner qu'il ne regardoit pas la réduction des bâtards au rang de leurs pairies différemment de l'éducation, et que, par la manière

1. Dans le tome XXIV, p. 206, il avait dit, à propos du chancelier de Pontchartrain lui annonçant une bonne nouvelle : « Je le baisai comme on baise une maîtresse. »

2. Mot déjà rencontré bien souvent, et ci-dessus, p. 118.

dont ils en useroient pour faciliter cette réduction telle qu'il la leur avoit envoyée, il connoîtroit et sentiroit jusqu'où ils le voudroient obliger, et comment il devroit aussi se conduire dans la suite avec eux. Millain n'y fit point de difficulté, et m'assura que Monsieur le Duc n'y en feroit point non plus. Il ajouta même qu'il l'y accompagneroit pour voir avec lui les deux déclarations et si on n'y avoit rien changé. Je redoublai mes remerciements, lui dis qu'il falloit absolument que Monsieur le Duc trouvât ces deux hommes chez eux, et me hâtai de le renvoyer pour n'y pas perdre un instant.

Conférence chez moi avec le duc de la Force, Fagon et l'abbé Dubois. Tout prévu et remédié autant que le possible.

Le reste du jour se passa chez moi avec l'abbé Dubois, Fagon et le duc de la Force, l'un après l'autre, à remâcher[1] encore toute notre besogne. Tout étoit prévu, et les remèdes à chaque inconvénient tout dressés : si le Parlement refusoit de venir aux Tuileries, l'interdiction prête, avec attribution des causes y[2] pendantes et des autres de son ressort au Grand Conseil, les maîtres des requêtes choisis pour l'aller signifier et mettre le scellé par tous les lieux où il étoit nécessaire ; les officiers des gardes du corps choisis, et les détachements du régiment des gardes destinés pour les y accompagner ; si une partie du Parlement venoit et une autre refusoit, même punition pour les refusants ; si le Parlement venu refusoit d'entendre et vouloit sortir, même punition ; si une partie restoit, une autre s'en alloit, de même pour les sortants, c'est-à-dire si c'étoit des chambres entières, sinon interdiction seulement des membres sortis ; si refus d'opiner, passer outre ; de même pour peu qu'il restât de membres du Parlement ; au cas que tous fussent sortis, tenir également le lit de justice, et huit jours après en tenir un autre au

1. Verbe que ne connaissait pas l'*Académie* en 1718. Notre auteur l'a déjà employé au participe dans l'Addition à Dangeau n° 1048 : notre tome XXII, p. 427.

2. La préposition *y* a été ajoutée en interligne, et Saint-Simon a biffé *au Grd Conseil* après *pendantes*.

Grand Conseil pour y enregistrer ce qui auroit été fait; si les bâtards ou quelque autre seigneur branloit, les arrêter dans la séance, si l'éclat étoit grand, sinon à la sortie de séance; s'ils sortoient de Paris, les arrêter de même; tout cela bien arrangé et les destinations et les expéditions faites. L'abbé Dubois fit une petite liste de signaux, comme croiser les jambes, secouer un mouchoir, et autres gestes simples, pour la donner[1] dans le premier matin aux officiers des gardes du corps choisis pour les exécutions, qui, répandus dans la salle du lit de justice, devoient continuellement regarder le Régent, pour obéir au moindre signal et entendre ce qu'ils auroient à faire. Il fit plus; car, pour décharger M. le duc d'Orléans, il lui dressa, pour ainsi dire, une horloge, c'est-à-dire des heures auxquelles il devoit mander ceux à qui il auroit nécessairement des ordres à donner pour ne les pas mander un moment plus tôt que le précisément nécessaire, et de ce qu'il auroit à leur dire pour n'aller pas au delà, n'en oublier aucun, et donner chaque ordre en son temps et en sa cadence, ce qui contribua infiniment à conserver le secret jusqu'au dernier instant.

Conférence le soir entre M. le duc d'Orléans, Monsieur le Duc et moi seuls, où Millain fut en partie seul avec nous, où tout se résume pour le lendemain et les derniers partis sont pris.

Vers huit heures du soir, Millain me vint trouver pour le rendez-vous du Palais-Royal. Il me dit que Monsieur le Duc avoit été chez le Garde des sceaux et chez la Vrillière; qu'il avoit pris leur parole sur notre affaire, et vu chez eux les deux déclarations, telles qu'il les leur avoit envoyées, signées et scellées. Après les remerciements, j'envoyai Millain m'attendre à la petite porte à cause de mes gens, et, un moment après, je l'y suivis sans flambeaux. Ibagnet nous attendoit, et nous introduisit à tâtons de peur de rencontre. Je fus effrayé de trouver M. le duc d'Orléans au lit, qui me dit qu'il avoit la fièvre[2]. J'avoue que je ne sus si ce n'étoit point celle du lendemain. Je lui pris le pouls assez brusquement; il l'avoit

1. Il y a *le donner* par mégarde dans le manuscrit.
2. On a vu qu'il l'avoit déjà la veille : ci-dessus, p. 145.

Je suis effrayé de trouver le Régent au lit avec la fièvre.

en effet. Je lui dis que ce n'étoit que fatigue de corps et d'esprit, dont il seroit soulagé dans vingt-quatre heures; lui, de sa part, protesta que, quoi que ce fût, il tiendroit le lit de justice. Monsieur le Duc, qui venoit d'entrer, étoit au chevet de son lit, et une seule bougie dans la chambre où il n'y avoit que nous quatre. Nous nous assîmes, Monsieur le Duc et moi, et repassâmes les ordres donnés et à donner, non sans une grande inquiétude à part moi de cette fièvre venue si étrangement mal à propos à l'homme du monde le plus sain, et qui ne l'avoit jamais.

Là il fut résolu que le lit de justice seroit intimé[1] à six heures du matin au Parlement, pour entre neuf et dix aux Tuileries; le conseil de régence, annoncé la surveille pour l'après-dînée, mandé pour sept heures[2] du matin pour être tenu à huit, et les chefs des conseils avertis d'y porter toutes leurs affaires pressées, afin de le prolonger autant qu'on le jugeroit à propos; que Son Altesse Royale prendroit les avis contre l'ordinaire par la tête, pour montrer son concert avec les princes du sang, et pour intimider quiconque auroit envie de parler mal à propos. Je proposai que, au cas que le Conseil manquât d'affaires avant que la séance du lit de justice fût prête, Son Altesse Royale ordonnât que chacun demeurât en place, et défendît surtout à qui que ce soit de sortir sous quelque prétexte que ce fût.

Ensuite, Monsieur le Duc voulut lire ce qu'il avoit préparé pour demander l'éducation. Il le venoit de faire de sa main à peu près tel qu'il a paru depuis. Son Altesse Royale y changea quelque chose, et moi aussi, et puis je m'avisai qu'il y falloit flatter la vanité du maréchal de Villeroy, et je dictai à Monsieur le Duc ce qui y est là-dessus sur une niche à chien que j'allai chercher faute de table portative[3].

1. Signifié, comme dans le tome XXIX, p. 99.
2. Avant *7 h.* il y a *8 h.* biffé dans le manuscrit.
3. Une copie de cette courte requête se trouve dans le manuscrit

Après, grande question sur les bâtards. Décidé que, à cause de leur présence, on ne diroit rien au Conseil de ce qui les regardoit; que, pour les éviter au lit de justice, ils n'en seroient point avertis, sous prétexte que, depuis l'arrêt intervenu entre les princes du sang et eux, ils ne vouloient plus aller au Parlement. M. le duc d'Orléans, toujours enclin à l'espérance, voulut se figurer que cette raison les en empêcheroit; que de plus, pris au dépourvu, ils n'y pourroient venir faute de rabat et de manteau[1]. Je soutins que c'étoit s'abuser; que le duc du Maine logeoit sous l'appartement du Roi; que le duc de Villeroy étoit en quartier de capitaine des gardes, logé aussi aux Tuileries; qu'on ne se pouvoit passer de lui pour la mécanique de la séance que jusqu'[à] un certain temps; qu'averti, il avertiroit son père, couché dans la chambre du Roi, s'il lui étoit possible; qu'au même instant M. du Maine le seroit par le père ou par le fils, et aussitôt après le comte de Toulouse par le duc du Maine; par conséquent qu'ils auroient tout loisir depuis six heures du matin de prendre leur parti, et l'habit convenable à ce qu'ils voudroient faire; que plus leur surprise seroit grande, plus ils devoient être résolus à se trouver au lit de justice pour s'y défendre courageusement, à quoi le remède ne pouvoit se trouver que dans la force de M. le duc d'Orléans en face, sans colère, sans émotion, quoi qu'il pût arriver, mais aussi sans mollir sur quoi que ce fût, en lieu et en état de faire justice, en droit de la rendre et de faire valoir l'autorité royale déposée en ses mains.

Après cela, je me mis à chercher dans la forme de marcher en place les moyens de les exclure par embarras;

Clairambault 720, p. 313; elle est imprimée dans le procès-verbal du lit de justice. Il y a en effet une phrase louangeuse sur le maréchal de Villeroy.

1. Le costume des princes et des pairs pour les lits de justice comportait obligatoirement le manteau court en forme de pélerine, le rabat de linge plissé et le chapeau à bouquet de plumes. Saint-Simon parlera un peu plus loin (p. 163) de son costume de Parlement.

mais nous eûmes beau faire: la raison que j'avois déjà trouvée et ce bel arrêt de plus rendu entre les princes du sang et eux, qui leur laissoit tous leurs honneurs, les maintenoit aussi dans celui de traverser le parquet, tellement que, de façon ni d'autre, nous n'y pûmes trouver de remède. Il fut convenu que j'avois eu raison de ne vouloir point de M. le duc de Chartres en ce lit de justice, pour ne s'y point charger d'un enfant en tout ce qu'il pouvoit y arriver, ne point avertir Mme la duchesse d'Orléans, avec laquelle il étoit à Saint-Cloud[1], de si bonne heure que ses soupçons et ses inquiétudes ne lui fissent avertir ses frères, surtout pour ne point séparer dans la séance Monsieur le Duc de M. le duc d'Orléans, qui pourroient avoir à se parler bas et à se concerter sur-le-champ[2].

Ensuite, je remis sur le tapis l'affaire de la réduction des bâtards au rang de leurs pairies. Le Régent et Monsieur le Duc me dirent nettement qu'elle étoit ordonnée et les instruments signés et scellés tels que je les avois vus; sur quoi, remerciements et louanges de ma part. Je proposai qu'il me fût permis, entrant en séance, d'en dire un mot aux pairs, qui alors ne le pouvoient communiquer à personne. Il fut jugé qu'il étoit bon que je le fisse pour les bien disposer, et j'en répondis hardiment. Mais pour m'assurer davantage de quelques douteux, soit de cabale, soit de silence gardé à cet égard et à celui de l'éducation jusqu'au lit de justice, je demandai à M. le duc d'Orléans et à Monsieur le Duc si, à tout hasard, je ne ferois pas bien de mettre dans ma poche notre requête contre les bâtards sur laquelle il seroit fait droit[3], qui entre autres étoit signée du duc de Villeroy, par ordre de son père, et par le maréchal de Villars, desquels nous avions tous soupçons. Cela fut fort approuvé, et dans la vérité je crus voir

1. Il a annoncé le départ de la princesse, ci-dessus, p. 16.

2. Si le jeune duc de Chartres avait assisté à la séance, sa place aurait été en effet entre le Régent son père et le duc de Bourbon.

3. La requête dont il a été question ci-dessus, p. 128.

dans l'exécution que la précaution n'avoit pas été inutile[1].

Solutions en cas de refus obstiné du Parlement d'opiner.

Une autre question fut après traitée, savoir, ce qu'on feroit en cas de refus du Parlement d'opiner. J'y donnai deux solutions : au refus silencieux et modeste, le prendre pour avoir opiné, le Garde des sceaux continuant également d'aller de banc en banc, et ne faisant aucun semblant qu'on n'opinât point. Ce cas, et bien plus celui de s'opposer aux enregistrements, avoit été l'objet de la résolution prise, et que j'avois pour cela suggérée[2], de tenir un lit de justice, et à huis ouverts, à la manière des audiences, pour y prendre bas les avis, allant le long des bancs. Au cas de refus d'opiner déclaré tout haut, soit de quelques-uns du Parlement, soit du premier président, et du banc des présidents, en manière de protestation pour la Compagnie, passer outre, et déclarer que le roi n'est point tenu de prendre ni de se conformer aux avis du Parlement; qu'il les demandoit par bonté et pour honorer la Compagnie, mais que, étant le maître, et les sujets n'ayant qu'à obéir à la volonté connue du souverain, il les avoit mandés pour l'entendre déclarer et l'enregistrer avec soumission; et tenir ferme. M. le duc d'Orléans m'objecta que, encore bien qu'il n'y eût que cela à faire, il m'avoit bien des fois ouï disputer le contraire, et qu'au lit de justice il y avoit voix non simplement consultative, mais délibérative.

Pairs de France, de droit, et officiers de la couronne, de grâce et d'usage, ont seuls voix délibérative au lit de justice

Je lui répondis que je le soutenois bien encore, mais qu'il falloit distinguer les personnes et les cas; que, pour les personnes, il n'y avoit que les pairs assesseurs et conseillers nés de la couronne et des rois, *laterales regis*, qui eussent droit de délibérer sur des affaires d'État, à parler étroitement, et, pour s'élargir au plus qu'il étoit possible, les officiers de la couronne avec eux, par la dignité, encore plus par l'importance de leurs offices, par

1. Après ce dernier mot, il a biffé sur le manuscrit *Question fut après de sçavoir*. — Voyez ci-après, p. 189-190.

2. Ce membre de phrase a été ajouté en interligne.

et en matière d'État, et les magistrats au plus consultative, le chancelier ou garde des sceaux excepté.

grâce toutefois, dont la marque évidente ainsi que du droit des pairs, est que les officiers de la couronne ne peuvent venir au lit de justice que mandés, et n'y entrer qu'à la suite du roi, non pas même un seul instant devant lui, à la différence des pairs qui ont et ont toujours eu séance par leur dignité, sont mandés par nécessité, et qui, sans être mandés, ont droit égal de s'y trouver, y entrent avant le roi, et sont en place quand il arrive; mais qu'à l'égard des officiers du Parlement, ils sont et ont toujours été les assesseurs des pairs, de la présence desquels ils tirent uniquement la liberté d'opiner en matière d'État, d'où est venue la nécessité de la clause insérée toujours et jusqu'à aujourd'hui dans ces sortes d'arrêts, *la cour suffisamment garnie de pairs*. De là vient encore l'essentielle différence de leur serment d'avec celui des pairs, d'où résulte que la tolérance à ces officiers du Parlement et autres magistrats ou seigneurs[1] d'opiner en matière d'État, ne leur y donne que voix consultative, la délibérative y demeurant inhérente de droit aux seuls pairs, et de grâce avec eux aux officiers de la couronne, desquels il plaît au Roi de se faire accompagner. Pour la matière, qu'il ne s'en agissoit ici que de deux sortes : la première, si le Roi seroit obéi, ou si le Parlement l'emporteroit sur lui. Si c'étoit un procès, le Parlement n'en pouvoit être juge et partie; si non, il avoit rempli tout devoir et pouvoir par ses remontrances. Il n'avoit pu décider, et sans aucuns pairs de France, d'affaires concernant l'État, telles que sont les arrêts rendus par le Parlement qu'il s'agit de casser. Il n'avoit donc pas voix délibérative sur les édits qu'il s'agit d'enregistrer, encore moins sur l'édit en forme de règlement pour réprimer leurs désobéissances; que l'éducation étoit encore une autre matière d'État à laquelle ils n'avoient que voir, et qui même, absolument parlant, n'avoit besoin d'aucune forme; que, pour ce qui

1. Les mots *du P^t^ et autres Magistrats ou sgrs* ont été ajoutés en interligne.

étoit du droit à faire à notre requête, le Roi pouvoit, à meilleur titre, se passer d'eux pour, de son seul mouvement et de son autorité, remettre les choses en règle, que le feu Roi, par cette seule voie, les en avoit pu tirer; que formes, lois divines et humaines, exemples, tout y étoit tellement en notre faveur, qu'il n'y avoit pas à craindre que le Parlement y pût rien opposer; que, par toutes ces raisons, je persistois à soutenir mon opinion ancienne et continuelle sur le lit de justice, et à être en même temps persuadé que, ne trouvant point de résistance dans les hauts siéges, omettant le garde des sceaux, qui parloit pour le roi en sa place, il n'y avoit nulle voix délibérative à reconnoître dans les bas siéges, et toute vérité de droit à passer outre, quoi que les bas siéges pussent dire [et] faire. M. le duc d'Orléans n'eut rien à répliquer, et convint de la force de ces raisons, que j'eusse infiniment fortifiées s'il en eût été besoin et loisir, et se résolut aussi à suivre cet avis.

Je lui demandai si les mesures étoient bien réglées à prendre dans la nuit avec les gens du Roi. Il me dit qu'ils seroient avertis d'être sages en même temps que le Parlement le seroit du lit de justice, et en particulier Blancmesnil, premier avocat général, frère de Lamoignon, président à mortier[1], et que toute sa fortune répondroit à l'instant de la moindre ambiguïté de ses conclusions sur tout ce qui seroit proposé[2], sans lui rien expliquer davantage.

De là M. le duc d'Orléans nous expliqua en gros l'horloge de sa nuit jusqu'à huit heures du matin, qu'il se rendroit chez le Roi en manteau. Je l'exhortai à se reposer cependant le plus qu'il pourroit, et à constituer le salut de sa régence dans les exécutions du lendemain, et celui

1. Guillaume de Lamoignon de Blancmesnil (tome XIV, p. 384), avocat général depuis 1707, frère du président Chrétien de Lamoignon (tome XI, p. 207).

2. Il devint chancelier de France en 1750.

de ces exécutions dans sa résolution, sa fermeté, sa présence d'esprit, son attention aux plus petites choses, surtout à se posséder entièrement. Avec cela je lui souhaitai la bonne nuit, et, me retirant vers le pied du lit, je remerciai Monsieur le Duc des visites qu'il avoit faites, avec des protestations qui partirent du cœur, qui furent suivies des siennes et de deux embrassades les plus étroites. Millain avoit assisté debout, et très judicieusement parlé pendant une partie de cette conférence. Avant de sortir, je me rapprochai du lit et je demandai à M. le duc d'Orléans permission de confier tout le mystère au duc de Chaulnes, puisque aussi bien [il] le devoit apprendre pour l'écorce[1] de Son Altesse Royale dans la nuit pour l'ordre aux chevau-légers, dont il étoit le capitaine, et il y consentit. Je lui pris le pouls, non sans inquiétude. Je l'assurai toujours que ce ne seroit rien, sans en être trop sûr moi-même. Je pris congé enfin, et me retirai à dix heures précises avec Millain, par où nous étions entrés, et Monsieur le Duc par la porte ordinaire. Quand je me vis seul avec Millain dans le cabinet par où nous passions, je l'embrassai avec un plaisir extrême. Ces effusions de cœur avec Monsieur le Duc et lui furent suffoquées[2] pour n'être pas entendues, les unes du Régent, au pied du lit duquel nous étions, les autres par d'Ibagnet, qui nous attendoit dans les cabinets voisins pour nous éclairer et ouvrir sur le degré, que nous descendîmes à tâtons, comme nous l'avions monté ; et, après une embrassade en bas, dont je ne pus me refuser le plaisir, nous nous séparâmes pour nous en revenir chacun chez nous[3].

1. C'est-à-dire, pour l'extérieur.

2. Au sens d'étouffées.

3. Ces réunions et ces audiences ne se passèrent pas sans qu'on le sût au dehors. Dangeau écrivait ce jour-là dans son *Journal*, p. 369 : « On parloit de tenir un conseil de régence extraordinaire aujourd'hui ; mais on le croit remis à demain. Il est sûr qu'il y aura un lit de justice au premier jour, et ce pourroit bien être demain. » Et, plus tard dans la soirée, il ajoutait : « M. le duc d'Orléans se coucha de bonne heure ;

Je confie, avec permission de Son Altesse Royale, les événements si prochains au duc de Chaulnes.

J'arrêtai tout près de chez moi devant l'hôtel de Luynes[1], où j'envoyai prier le duc de Chaulnes de me venir parler à mon carrosse. Il y vint sans chapeau, y monta, et aussitôt le cocher, qui avoit l'ordre, marcha et nous mena chez moi, sans que jusque dans mon cabinet je disse un mot au duc de Chaulnes, fort surpris de se voir enlevé de la sorte. Il le fut bien davantage lorsque, après avoir fermé mes portes, je lui appris le grand spectacle préparé pour le lendemain matin. Nous nous livrâmes, lui et moi, au ravissement d'un rétablissement si imprévu, si subit, si prochain, si secret, dont la seule espérance, fondée comme que ce fût, nous avoit uniquement soutenus sous l'horrible marteau[2] du feu Roi. La dissipation et la fonte de ces montagnes entassées l'une sur l'autre, par degrés infinis, sur notre dignité par ces géants de bâtards, ces Titans de la France, leur état prochain, la commune surprise, mais si différente, si extrême, en eux et dans les pairs, notre renaissance, notre réexistence[3] des anéantissements passés, cent vues à la fois, nous dilatèrent le cœur d'une manière à ne le pouvoir rendre, [comme[4]] la juste rétribution des profondes[5] noirceurs si pourpensées du duc du Maine sur le bonnet, et l'accomplissement d'une partie de la menace que je lui avois faite chez lui à l'avortement de cette affaire, qu'on a vue ici en son lieu[6]. Mon-

mais il donna des audiences étant dans son lit, et à gens qui font croire qu'il s'agissoit d'affaires importantes dans ces audiences; car ce sont des personnes intelligentes, fort attachées à Monsieur le Duc. On ne doute pas qu'il ne se passe demain quelque chose qui sera fort agréable à ce prince. »

1. Rue Saint-Dominique presque en face du logis de Saint-Simon : tome XXII, p. 156.

2. Il a appelé les secrétaires d'État les « marteaux de l'État », dans le tome XXII, p. 17.

3. Le *Dictionnaire de Littré* ne cite de ce mot que le présent exemple de Saint-Simon.

4. Il semble qu'il faut ici suppléer ce mot, pour rendre compréhensible la fin de la phrase.

5. *Profondes* surcharge *noirc[eurs]*. — 6. Tome XXVI, p. 56-58.

sieur le Duc ne fut pas oublié, ni Millain même, dans ce tête-à-tête. Nous nous séparâmes enfin dans cette grande attente.

Contades fait très à propos souvenir du régiment des gardes suisses. Frayeur du duc du Maine d'être arrêté par lui.

J'avois retenu quelques jours auparavant Contades, major des gardes[1], homme sûr et fort intelligent, que le hasard m'avoit appris devoir aller passer quelque temps chez lui en Anjou[2]. Je le rencontrai au Palais-Royal, comme je descendois de carrosse. Il me donna la main; je lui dis à l'oreille que je lui conseillois et le priois de différer son départ sans faire semblant de rien. Il me le promit, et le tint sans que je lui en disse davantage, et me dit qu'il n'en parleroit point. Bien nous prit de cette prévoyance. Depuis une heure après minuit, M. le duc d'Orléans manda successivement les ducs de Guiche, de Villeroy et de Chaulnes, colonel des gardes, capitaine des gardes du corps en quartier, capitaine des chevau-légers de la garde; Artagnan et Canillac[3], capitaines des deux compagnies des mousquetaires, et en l'absence de Dreux, qui étoit à Courcelles chez Chamillart son beau-père[4], Desgranges, maître des cérémonies, pour leur donner ses ordres, tandis que la Vrillière les donnoit à tout l'intérieur de la ville et aux expéditions nécessaires. On avoit pensé à tout, excepté aux Suisses; car il échappe toujours quelque chose, et souvent d'important[5]. Contades, averti par le duc de Guiche, s'en avisa sur ce que le duc de Guiche lui dit que le Régent ne lui en avoit point parlé, et alla trouver Son Altesse Royale pour en prendre ses ordres. Il lui fit entendre que, par l'affection fidèle

1. Georges-Gaspard de Contades : tome XIII, p. 413.

2. Les Contades possédaient les petites seigneuries de Montgeffroy et de la Roche-Thibault, dans le ressort de Baugé; ils avaient aussi le gouvernement de Beaufort-en-Vallée.

3. Joseph de Montesquiou, comte d'Artagnan, et Jean de Montboissier, comte de Canillac, mis l'un et l'autre à la tête des mousquetaires en 1716 : tome XXIX, p. 359-360.

4. Chamillart avait acheté cette terre en 1708; tome XVI, p. 62-63.

5. Ces quatre mots sont en interligne.

du régiment des gardes suisses, le commandement et la supériorité en nombre du régiment des gardes françoises sur l'autre, il n'y avoit rien à en craindre[1], et qu'on l'offenseroit par une marque de défiance. Il reçut donc ordre d'y pourvoir. Sur les quatre heures du matin, Contades alla aux Tuileries, éveiller le duc du Maine, colonel général des Suisses. Il n'y avoit pas une heure qu'il étoit couché, revenant d'une fête que Mme du Maine s'étoit donnée à l'Arsenal, où elle étoit encore[2]. Le duc du Maine fut sans doute étonné; mais il se contint, et, dans sa frayeur cachée, il demanda d'un air assez libre si Contades étoit seul, qui l'entendit de la porte. Il se rassura sur ce qu'il apprit qu'il étoit seul, et le fit entrer. Contades lui expliqua son ordre de la part de M. le duc d'Orléans, et aussitôt le duc du Maine envoya avertir les compagnies du régiment des gardes suisses. Je pense qu'il dormit mal depuis, dans l'incertitude de ce qui alloit arriver; mais je n'ai point su ce qu'il fit depuis, non plus que la duchesse du Maine.

On avertit du lit de justice à six heures du matin ceux qui y doivent assister. Le Parlement répond qu'il obéira.

Vers cinq heures du matin on commença d'entendre des tambours par la ville, et bientôt après d'y voir des soldats en mouvement. A six heures, Desgranges fut au Parlement rendre sa lettre de cachet. Messieurs, pour parler leur langage, ne faisoient que de s'assembler. Ils mandèrent le premier président, qui fit assembler les chambres. Tout cela dura une demi-heure. Ils répondirent après qu'ils obéiroient[3]. Après ils débattirent en

1. Quoique le duc du Maine fût colonel général des Suisses, comme il va le dire.

2. Dangeau ne parle pas de cette fête; mais ceci est confirmé par Mme de Staal (*Mémoires*, édition Lescure, tome I, p. 169). Depuis la mort du Roi, Mme du Maine venait de temps en temps à l'Arsenal, où son mari avait la jouissance du logement de grand maître de l'artillerie, dont il possédait la charge; elle en faisait « le lieu ordinaire de ses parties de plaisir », dit Mme de Staal.

3. Pour ces détails, il faut voir le procès-verbal du lit de justice qui est imprimé en appendice au *Journal de Buvat*, tome I, p. 518 et suivantes. Nous dirons plus loin, p. 224, note 1, que le Parlement fit rédiger deux procès-verbaux du lit de justice.

quelle forme ils iroient aux Tuileries, en carrosse ou à pied. Le dernier prévalut, comme étant la forme la plus ordinaire et[1] dans l'espoir d'émouvoir le peuple et d'arriver aux Tuileries avec une foule hurlante. Le reste sera raconté mieux[2] en sa place plus bas. En même temps des gens à cheval allèrent chez tous les pairs et les officiers de la couronne, et chez ceux des chevaliers de l'Ordre et des gouverneurs ou lieutenants généraux des provinces dont on voulut accompagner le Roi, pour les avertir du lit de justice, Desgranges, dans ce subit embarras, n'ayant pas eu le temps d'aller lui-même. Le comte de Toulouse étoit allé souper auprès de Saint-Denis, chez M. de Nevers[3], et ne revint qu'assez avant dans la nuit. Les gardes françoises et suisses furent sous les armes en divers quartiers, le guet des chevau-légers, et les deux compagnies des mousquetaires tous prêts dans leurs hôtels; rien des gendarmes, qui n'ont[4] point de guet, et la seule garde ordinaire des régiments des gardes françoises et suisses aux Tuileries[5].

1. Les mots *co^e^ estant la forme la plus ord^e^ et* ont été ajoutés en interligne.

2. *Mieux* est en interligne au-dessus de *plus*, biffé.

3. Le duc de Nevers ne devait avoir près de Saint-Denis qu'une très petite maison, peut-être louée pour peu de temps; nous n'en avons trouvé aucune mention nulle part.

4. Il y a *n'a* au manuscrit, par accord avec l'idée : la compagnie des gendarmes.

5. Dangeau dit (p. 371-372) que les précautions militaires furent plus importantes que ne le laisse croire Saint-Simon, et il est en cela d'accord avec l'avocat Barbier (*Journal*, édition Charpentier, tome I, p. 11) : « Tout le régiment des gardes françoises marcha dès le matin; une partie fut au Louvre, et l'autre se rangea dans différents quartiers de Paris, dans des endroits cachés, comme dans la cour de la foire Saint-Germain. Les gendarmes étoient tous prêts dans l'hôtel de M. le prince de Soubise; les chevau-légers de même; les mousquetaires gris étoient à cheval dans leur hôtel, et les mousquetaires noirs dont l'hôtel est trop éloigné, étoient dans la cour de la foire Saint-Germain. Il y avoit un mousquetaire à cheval à la porte des Tuileries, du côté du Pont-Royal, et un au Carrousel, pour recevoir les ordres dont on auroit pu avoir besoin. »

Si j'avois peu dormi depuis huit jours, je dormis encore moins cette dernière nuit, si proche d'événements si considérables. Je me levai avant six heures, et peu après je reçus mon billet d'avertissement pour le lit de justice, au dos duquel il y avoit de ne me point éveiller, politesse de Desgranges, à ce qu'il me dit depuis, dans la persuasion que ce billet ne pouvoit me rien apprendre. On avoit marqué d'éveiller tous les autres, dont la surprise fut telle qu'il se peut penser. Vers sept heures, un huissier de M. le duc d'Orléans vint m'avertir du conseil de régence pour huit heures, et d'y venir en manteau[1]. Je m'habillai de noir[2], parce que je n'avois que cette sorte d'habit en manteau, et un autre d'étoffe d'or magnifique, que je ne voulus pas prendre, pour ne pas donner lieu à dire, quoique fort mal à propos, que j'insultois au Parlement et au duc du Maine[3]. Jé pris avec moi deux gentilshommes dans mon carrosse, et j'allai être témoin de tout ce qui alloit s'exécuter. J'étois en même temps plein de crainte, d'espérance, de joie, de réflexions, de défiance de la foiblesse de M. le duc d'Orléans, et de tout ce qui en pourroit résulter. J'étois aussi dans une ferme résolu-

Discrétion de mon habit de Parlement.

1. Cette dernière recommandation ne se trouve pas dans la rédaction primitive du volume *France* 1233; elle était remplacée par cette phrase, que Saint-Simon n'a pas reproduite dans ses *Mémoires* : « M. de la Vrillière, avec qui j'avois coutume d'y aller, me manda peu après, comme nous en étions convenus, qu'il avoit quelques affaires qui l'empêchoient que nous ne pussions aller ensemble, et dans le vrai il n'en manquoit pas pour cette journée-là. »

2. Le mot *noir* est en interligne au-dessus de *deuil*, biffé, qui était la leçon de la première rédaction.

3. Dans le volume *France* 1233, il y a après ce mot : « comme on avoit débité sur la séance des Renonciations que je m'étois paré exprès, quoique je n'en portasse jamais d'autre au Parlement, quand je n'étois pas véritablement en deuil. » En 1712, lors de la séance des Renonciations (notre tome XXIII, p. 327), nous avons dit (note 1) en quoi consistait l'habit de Parlement. Saint-Simon n'avait pas marqué alors qu'il avait revêtu cet habit « d'étoffe d'or magnifique » dont il parle ici. Au lit de justice du 2 septembre 1715, tout le monde était en deuil.

tion de servir de mon mieux sur tout ce qui pourroit se présenter, mais sans paroître instruit de rien, et sans empressement, et je me fondai[1] en présence d'esprit, en attention, en circonspection, en modestie et en grand air de modération[2].

Je fais avertir le comte de Toulouse d'être sage et qu'il ne perdra pas un cheveu. Valincour; quel.

Sortant[3] de chez moi, j'allai à la porte de Valincour[4], qui logeoit vis-à-vis la porte de derrière de l'hôtel de Toulouse[5]. C'étoit un fort homme d'honneur, de beaucoup d'esprit, mêlé avec la meilleure compagnie, secrétaire général de la marine, qui étoit au comte de Toulouse depuis sa première jeunesse, et toujours depuis dans sa plus grande confiance. Je ne voulus laisser aucune peur personnelle au comte de Toulouse ni l'exposer à se laisser entraîner par son frère. J'envoyai donc prier Valincour, que je connoissois fort, de me venir parler. Il vint effrayé, demi-habillé, de la rumeur des rues, et d'abordée me

1. *Se fonder*, au sens de s'appuyer, était donné par le *Dictionnaire de l'Académie*, et avec la préposition *en* : *se fonder en autorité, en exemples*.

2. Cette dernière phrase du paragraphe est un peu différente dans le premier récit de *France* 1233, et à la suite Saint-Simon avait écrit : « Je la poussai même (la circonspection) jusqu'à ordonner que mon carrosse se rangeât dans la cour du côté de l'appartement du capitaine des gardes, opposé à celui de M. du Maine, pour en éviter jusqu'aux approches de hasard au sortir des Tuileries, où je prévoyois bien qu'il pourroit y avoir assez d'embarras pour être obligé d'aller chercher son carrosse où il seroit, et peut-être d'y demeurer du temps sans marcher. » Cela n'a pas passé dans les Mémoires.

3. Ce paragraphe relatif au comte de Toulouse et à Valincour n'existe pas dans *France* 1233; mais Saint-Simon y pensait; car il avait mis à cette place un signe d'appel avec les mots : « Nota. Valincourt et C. de Tolose. »

4. Nous avons déjà rencontré Jean-Baptiste-Henri du Trousset de Valincour dès le début des *Mémoires* : tome III, p. 291, et nous avons dit alors combien il était lié avec Saint-Simon.

5. L'ancien hôtel de la Vrillière, près la place des Victoires, acheté en 1713 par le prince : tome XVIII, p. 98. Saint-Simon, qui venait de la rue Saint-Dominique fit donc un grand détour avant de se rendre aux Tuileries.

demanda ce que c'étoit que tout cela. Je le pris par la tête, et je lui dis : « Écoutez-moi bien, et ne perdez pas un mot. Allez de ce pas dire de ma part à M. le comte de Toulouse qu'il se fie en ma parole, qu'il soit sage, qu'il va arriver des choses qui pourront lui déplaire par rapport à autrui, mais qu'il compte avec assurance qu'il n'y perdra pas un cheveu ; je ne veux pas qu'il puisse en avoir un instant d'inquiétude. Allez, et ne perdez pas un instant. » Valincour me serra tant qu'il put. « Ah ! Monsieur, me dit-il, nous avions bien prévu qu'à la fin il y auroit un orage. On le mérite bien, mais non pas Monsieur le Comte, qui vous doit être éternellement obligé. » Il l'alla avertir sur-le-champ, et le comte de Toulouse, qui sut après que je l'avois sauvé de la chute de son frère, ne l'a jamais oublié.

J'arrive aux Tuileries. Le lit de justice posé promptement et très secrètement.

J'arrivai sur les huit heures dans la grand cour des Tuileries, sans avoir rien remarqué d'extraordinaire en chemin. Les carrosses du duc de Noailles et des maréchaux de Villars et d'Huxelles et de quelques autres y étoient déjà. Je montai sans trouver beaucoup de monde, et je me fis ouvrir les deux portes d'entrée et de sortie de la salle des gardes, qui étoient fermées. Le lit de justice étoit préparé dans la grande antichambre où le Roi avoit accoutumé de manger[1]. Je m'y arrêtai un peu à bien considérer si tout y étoit dans l'ordre, et j'en félicitai Fontanieu à l'oreille. Il me dit de même qu'il n'étoit arrivé qu'à six heures du matin aux Tuileries, avec ses ouvriers et ses matériaux ; que tout s'étoit si heureusement construit

1. Un des procès-verbaux du lit de justice (*Journal de Buvat*, tome I, p. 320) dit « dans la troisième pièce du grand appartement du Roi. » D'après la description du palais par Piganiol de la Force (*Description de Paris*, édition 1765, tome II, p. 366 et suivantes), les appartements du jeune Louis XV occupaient, au premier étage, la partie du palais du côté de la rivière. Au-dessus du vestibule central du rez-de-chaussée était la salle des cent-suisses, puis venait la salle des gardes, et ensuite la grande antichambre, vaste pièce avec quatre fenêtres sur la cour et quatre sur le jardin.

et passé que le Roi n'en avoit rien entendu du tout; que le premier valet de chambre[1] étant sorti pour quelque besoin de la chambre du Roi, sur les sept heures du matin, avoit été bien étonné de voir cet appareil; que le maréchal de Villeroy ne l'avoit appris que par lui, et qu'il y avoit eu si peu de bruit à le dresser, que personne ne s'en étoit aperçu. Après avoir bien tout examiné de l'œil, j'avançai jusqu'au trône, qu'on achevoit de préparer. Voulant entrer dans la seconde antichambre[2], des garçons bleus vinrent après moi, me dire qu'on n'y passoit point, et qu'elle étoit fermée. Je demandai où on se tenoit en attendant le Conseil, et où étoient ceux dont j'avois vu les carrosses dans la cour. Plusieurs s'offrirent de me mener en haut, où ils étoient[3]. Le fils de Cotte[4] me mena par un petit degré, au haut duquel il y avoit beaucoup de gens de toutes sortes et d'officiers de chancellerie. Il me fit aller à une porte qu'on tenoit[5], et qui me fut ouverte dès que je parus. J'y trouvai le Garde des sceaux et la Vrillière, avec toutes leurs bucoliques[6]. Nous fûmes bien aises de

J'entre sans le savoir dans la chambre où se tenoient seuls le Garde des sceaux et la Vrillière.

1. Le premier valet de chambre en quartier de service au mois d'août était François-Gabriel Bachelier : notre tome XI, p. 75, note 1.

2. C'est ce que Piganiol appelle la grand chambre du Roi (p. 369).

3. Au second étage du palais, où le maréchal de Villeroy occupait alors l'ancien appartement de la reine Marie-Thérèse.

4. Saint-Simon écrit ce nom *Coste*; mais, comme il n'y a parmi la domesticité du jeune Roi à cette époque aucun valet ni officier de ce nom, il est certain qu'il s'agit du fils de Robert de Cotte, premier architecte du Roi, dont Saint-Simon a orthographié déjà le nom *de Coste* dans notre tome XVI, p. 39. Le fils, Jules-Robert, né en 1683, avait en 1718 une des trois charges d'intendant et ordonnateur des bâtiments du Roi; en octobre 1722, il fut associé à son beau-père l'orfèvre de Launay pour diriger la monnaie des médailles (Archives nationales, reg. O^1 66, p. 339). Après la mort de son père (1735), il continua les travaux de celui-ci, notamment le portail de l'église Saint-Roch; il mourut le 8 septembre 1767. Il était extrêmement riche, suivant le duc de Luynes (*Mémoires*, tome XIV, p. 28).

5. C'est-à-dire, que gardait un huissier.

6. Le *Dictionnaire de Littré*, en citant comme unique exemple le présent emploi de ce mot par notre auteur, dit qu'il signifie un « ramas

Tranquillité du Garde des sceaux.

nous trouver encore seuls ensemble pour nous bien recorder[1] avant les opérations. Ce n'étoit pourtant pas ce que je m'étois proposé. Je n'avois remarqué dans la cour de carrosses que de gens suspects. Sous prétexte de ne les avoir point pour tels, et d'ignorer tout moi-même, sans affectation toutefois, je voulois aller où ils étoient, pour déranger leur conférence, et y apprendre par leurs mouvements tout ce qu'il se pourroit. Tombé par hasard en la chambre du Garde des sceaux, je crus qu'il y auroit de l'affectation de demander d'aller ailleurs ; ainsi j'abandonnai ma première vue. Le Garde des sceaux étoit debout, tenant une croûte de pain[2], aussi à lui-même que s'il n'eût été question que d'un conseil ordinaire, sans embarras de tout ce qui alloit rouler sur lui, ni d'avoir à parler en public sur des matières aussi différentes, aussi importantes et aussi susceptibles d'inconvénients. Il me parut seulement en peine de la fermeté du Régent, et rempli avec raison de la pensée qu'il ne s'agissoit plus de mollir, beaucoup moins de reculer d'une ligne. Je le rassurai là-dessus beaucoup plus que je ne l'étois moi-même. Je leur demandai si leurs mesures étoient bien prises pour être avertis à tout instant de ce qui se passeroit au Parlement. Ils m'en répondirent et furent en effet très bien servis. Je voulus ensuite non pas lire, car cela étoit inutile, mais voir tous les instruments[3] à enregistrer ; ils me les montrèrent en leur ordre. Je voulus aussi voir de plus près que les autres celui de la réduction des bâtards au rang d'ancienneté de leurs pairies. « Tenez, me dit le Garde des sceaux en me le montrant, voici votre affaire. » Je le remarque exprès,

de choses sans importance et sans valeur, et aussi, mais par raillerie, les objets qui servent à quelqu'un pour faire quelque chose. »

1. Tome XVII, p. 247.

2. On a vu (tome XXXIII, p. 113) que d'Argenson mangeait habituellement dans son carrosse.

3. Au sens d'actes publics, contrats, traités, etc. Nous avons déjà rencontré ce mot dans le même sens, ci-dessus, p. 142, et il a passé aussi dans le tome XVIII, p. 273.

parce que cela me fut redit dans la suite comme une preuve que j'étois du secret, entendu apparemment par quelque curieux collé derrière la porte; car nous étions tous trois seuls à porte fermée. Je voulois parcourir les endroits capitaux; ils m'assurèrent qu'il n'y avoit été changé aucune chose, et je le reconnus parfaitement lorsque j'en entendis après la lecture. J'eus la même curiosité sur la déclaration en faveur de M. le comte de Toulouse, avec même réponse et même succès. Puis je me fis montrer les sceaux à nu dans le sac de velours et les instruments de précaution signés et scellés[1], tous prêts en cas de besoin. Il y avoit deux gros sacs de velours, tout remplis[2], qu'il ne quitta point de vue et qui furent toujours portés sous ses yeux et mis à ses pieds, tant au Conseil qu'au lit de justice, parce que les sceaux y étoient. Qui que ce soit ne le sut que le Régent, Monsieur le Duc, le Garde des sceaux, la Vrillière et moi. Son chauffe-cire[3] et sa boutique[4] étoient dans une chambre à part, et tout proche, avec de l'eau et du feu tout allumé, tout prêt sans que personne s'en fût aperçu. Comme nous achevions ainsi notre inventaire, toujours raisonnants sur ce qui pouvoit arriver, on le vint avertir de la venue de M. le duc d'Orléans. Nous achevâmes en un moment ce que nous avions encore à voir et à nous dire, et, tandis qu'il[5] prit sa robe du lit de justice pour n'avoir pas à en changer après le Conseil, je descendis pour ne paroître pas venir d'avec lui. Je voulus même que la Vrillière demeurât,

Le Régent arrive aux Tuileries.

1. Ci-dessus, p. 141.

2. Il y a bien ici *tout remplis*, et plus haut *tous prests*, dans le manuscrit.

3. « *Chauffe-cire*, officier de chancellerie qui a la charge de chauffer la cire pour sceller » (*Académie* 1718). Il y avait quatre « chauffe-cire-scelleurs » de la grande chancellerie, qui servaient par quartier. D'après l'*État de la France*, celui qui était de service en août s'appelait Julien Gervais.

4. Ses outils et ustensiles, ce qu'il a appelé plus haut, p. 141, « la mécanique nécessaire ».

5. Le Garde des sceaux.

pour ne pas entrer ensemble dans le lieu du Conseil.

Depuis les grandes chaleurs[1], on l'avoit tenu dans cette pièce qui est la dernière du reste de l'enfilade[2], parce que le Roi, incommodé dans sa très petite chambre, étoit venu coucher dans le cabinet du Conseil[3]; mais, ce grand jour-ci, dès que le Roi fut hors de son lit[4], on le mena s'habiller dans sa petite chambre et de là dans ses cabinets. On tira les housses de son lit et de celui du maréchal de Villeroy[5], au pied desquels on mit la table du Conseil, et il y fut tenu. En entrant dans la pièce de devant, j'y trouvai beaucoup de monde que le premier bruit d'une chose si peu attendue avoit sans doute amené, et parmi ce monde quelques-uns du Conseil. M. le duc d'Orléans étoit dans un gros de gens au bas bout de cette pièce, et, à ce que je sus depuis, sortoit de chez le Roi, où il avoit vu le duc du Maine en manteau, qui l'avoit suivi jusqu'à la porte, comme il sortoit, sans s'être dit un mot l'un à l'autre.

Duc du Maine en manteau.

Après un assez léger coup d'œil sur cette demi-foule,

J'entre

1. Madame (*Correspondance*, recueil Brunet, tome I, p. 449) se plaignait beaucoup de la chaleur de cet été : « Je n'ai jamais vu un été tel que celui-ci. Il n'a pas plu depuis trois semaines, et la chaleur augmente chaque jour. Les feuilles sur les arbres sont desséchées comme si le feu y avoit passé. » M. de Balleroy écrivait à sa femme, le 25 juillet (*Les Correspondants de Balleroy*, tome I, p. 334) : « Les gens de l'Observatoire assurent que la terre s'est approchée du soleil ; ils disent aussi que, le 10 du mois prochain, il doit faire une si grande chaleur qu'elle fera périr beaucoup de monde. » Il a déjà été fait allusion à cette température extrême, plus haut, p. 32.

2. Sans doute, la dernière pièce du premier étage du palais, du côté du midi.

3. Après la seconde antichambre ou grande chambre du Roi (ci-dessus, p. 166) venait la pièce appelée par Piganiol la chambre du lit du Roi, à la suite de laquelle se trouvait le grand cabinet ou cabinet du Conseil. Ces deux pièces n'avaient vue que sur la cour ; elles étaient doublées du côté du jardin par d'autres petites pièces dont l'une était la petite chambre du Roi dont parle Saint-Simon, et divers cabinets.

4. Saint-Simon avait d'abord écrit *dès que le Roy fut habillé* ; il a biffé ce dernier mot et écrit à la suite *hors de son lit*.

5. C'est-à-dire, on couvrit les lits de leurs housses.

dans le cabinet du Conseil.

j'entrai dans le cabinet du Conseil. J'y trouvai épars la plupart de ceux qui le composoient avec un sérieux et un air de contention d'esprit qui augmenta la mienne. Personne presque ne se parloit, et chacun, debout ou assis çà et là, se tenoit assez en sa place. Je ne joignis personne, pour mieux examiner.

Bon maintien et bonne résolution du Régent; maintien de ceux du Conseil. Divers mouvements en attendant qu'il commence.

Un moment après M. le duc d'Orléans entra d'un air gai, libre, sans aucune émotion, qui regarda la compagnie d'un air souriant; cela me fut de bon augure. Un moment après je lui demandai de ses nouvelles. Il me répondit tout haut qu'il étoit assez bien; puis, s'approchant de mon oreille, il ajouta que, hors les réveils, qui avoient été fréquents pour les ordres, il avoit très bien dormi et qu'il venoit délibéré de ne point mollir. Cela me plut infiniment; car il me sembla, à son maintien, qu'il me disoit vrai, et je l'y exhortai en deux paroles. Vint après Monsieur le Duc, qui ne tarda pas à s'approcher de moi et à me demander si j'augurois bien du Régent et qu'il fût ferme. Celui-ci avoit un air de gaieté haute qui se faisoit un peu sentir à qui étoit au fait. Le prince de Conti, morosif[1], distrait, envieux de son beau-frère[2], ne paroissoit qu'occupé, mais de rien. Le duc de Noailles dévoroit tout des yeux et les avoit étincelants de colère de se voir au parterre[3] dans un si grand jour; car il ne savoit chose quelconque. Je l'avois ainsi demandé à Monsieur le Duc expressément, croyant leur liaison plus grande que je ne la trouvai. Il en pensoit avec défiance, sans estime, encore moins d'amitié, indépendamment de ce qu'il y avoit nouvellement à craindre de lui avec M. du Maine.

1. « *Morosif,* synonyme inusité de morose, » dit le *Dictionnaire de Littré,* qui ne cite comme exemple que le présent passage. L'*Académie* ne le connaissait pas, ni aucun autre lexique.

2. Le prince de Conti avait épousé Mlle de Bourbon, et Monsieur le Duc Mlle de Conti; il a été dit ci-dessus, p. 108, que ce prince n'étoit à compter pour rien.

3. C'est-à-dire, parmi le simple public. Le *Littré,* qui cite deux exemples de Mme de Sévigné, n'a pas relevé celui-ci.

Celui-ci parut à son tour en manteau, et entra par la petite porte du Roi. Jamais il ne fit tant et de si profondes révérences, quoiqu'il n'en fût pas avare[1], et se tint seul perché sur son bâton[2], près de la table du Conseil, du côté des lits, considérant tout le monde. Ce fut là où, de vis-à-vis de lui, la table entre-deux, je lui tirai la plus riante révérence que je lui eusse faite de ma vie, avec la plus sensible volupté. Il me la rendit pareille et continua d'observer chacun avec des yeux tirants au fixe[3], un visage agité, parlant tout seul presque toujours.

Presque personne ne se demandoit qu'est-ce que c'étoit que tout cela[4]; tous savoient la résolution prise de casser les arrêts du Parlement pour avoir assisté à cette délibération[5]. Ce conseil étoit l'extraordinaire indiqué, puis remis[6], pour y voir l'arrêt du Conseil en cassation. Il fut donc clair à tous que c'étoit ce qu'on alloit voir pour le faire enregistrer tout de suite, non peut-être sans peine, d'un lit de justice de surprise, surtout pour quelques-uns qui se croyoient privilégiés auprès du Régent[7]. Monsieur le Duc revint encore à moi assez de suite me témoigner sa peine de voir là le duc du Maine en manteau, et pour m'exhorter à fortifier M. le duc d'Orléans; puis le Garde des sceaux vint à moi pour la même chose. Un moment après, M. le duc d'Orléans m'en vint parler, assez empêché de ce manteau, mais sans témoigner de foiblesse. Je

1. Lors de la séance de la Régence (tome XXIX, p. 14), Saint-Simon avait déjà noté les saluts abondants et répétés de M. du Maine.
2. A cause de sa boiterie, il avait toujours une canne.
3. Au sens de se fixant longtemps sur chacun.
4. Le maréchal de Villars (*Mémoires*, tome IV, p. 112-114) a laissé un récit de ce conseil de régence; il est assez curieux à cause de la partialité de l'auteur pour les bâtards.
5. Ci-dessus, p. 80-82.
6. Ci-dessus, p. 90 et 145.
7. Il y a dans le manuscrit *croyent* à l'indicatif; nous pensons que c'est une erreur pour *croyoient* et nous rétablissons ce temps, qui est la leçon de *France* 1233. — Le sens est que ce lit de justice tenu par surprise était aussi une surprise pour quelques-uns, etc.

lui représentai que je lui avois toujours dit qu'il devoit s'y attendre ; que mollir seroit sa perte ; que le Rubicon étoit passé. J'ajoutai ce que je pus de plus fort et de plus concis pour le soutenir et pour ne paroître pas aussi trop longtemps en conférence avec lui. Aussitôt que je me fus[1] séparé de lui, Monsieur le Duc, impatient et inquiet, me vint demander en quelle disposition d'esprit étoit le Régent. Je lui dis bonne, en monosyllabe[2], et l'envoyai l'y entretenir.

Je ne sais si ces mouvements, sur lesquels chacun commençoit d'avoir les yeux, effarouchèrent le duc du Maine ; mais, à peine Monsieur le Duc eut-il, en me quittant, joint le Régent, que le duc du Maine alla parler au maréchal de Villeroy et à d'Effiat, assis l'un près de l'autre au bas bout vers la petite porte du Roi, le dos à la muraille. Ils ne se levèrent point pour le duc du Maine, qui demeura debout vis-à-vis et tout près d'eux, où ils tinrent tous trois des propos bas assez longs, comme gens qui délibèrent avec embarras et surprise, à ce qu'il me paroissoit au visage des deux assis, que je voyois assez bien et que je tâchois à ne pas perdre de vue[3]. Pendant ce temps-là, M. le duc d'Orléans et Monsieur le Duc se parloient vers la fenêtre, près de la porte ordinaire d'entrée, ayant le Garde des sceaux assez près d'eux, qui les joignit. Monsieur le Duc, en ce moment, se tourna un peu, ce qui me donna moyen de lui faire signe de l'autre conférence, qu'il avisa aussitôt. J'étois seul vers la table du Conseil, très attentif à tout, et les autres, épars, commencèrent à le devenir davantage[4]. Un peu après, le duc du Maine vint se remettre où d'où il étoit parti, les deux étant restés assis où ils étoient. M. du Maine alors se retrouva vis-à-vis de moi, la table entre-deux. J'observai

1. Le manuscrit porte : *que je me fusse séparé,* par mégarde.
2. Écrit *monosyllable* dans le manuscrit.
3. Voyez le récit des *Mémoires de Villars,* tome IV, p. 112.
4. A devenir plus attentifs.

qu'il avoit l'air égaré, et qu'il parloit tout seul plus que devant.

Le comte de Toulouse arrive en manteau. Le Régent a envie de lui parler; je tâche de l'en détourner.

Le comte de Toulouse arriva en manteau, comme le Régent venoit de quitter les deux avec qui il étoit. Le comte de Toulouse étoit en manteau, et salua la compagnie d'un air grave et concentré, n'abordant ni abordé de personne. M. le duc d'Orléans se trouva vis-à-vis de lui et se tourna vers moi, quoique à quelque distance, comme me le montrant et m'en témoignant sa peine. Je baissai un peu la tête en le regardant fixement, comme pour lui dire : « Eh bien, quoi ? » M. le duc d'Orléans s'avança au comte de Toulouse, et lui dit tout haut, devant tout ce qui étoit là proche, qu'il étoit surpris de le voir en manteau ; qu'il n'avoit pas voulu le faire avertir du lit de justice, parce qu'il savoit que, depuis leur dernier arrêt, il n'aimoit pas à aller au Parlement. Le comte de Toulouse répondit qu'il étoit vrai, mais que, quand il s'agissoit du bien de l'État, il mettoit toute autre considération à part. M. le duc d'Orléans se tourna sur-le-champ sans rien répliquer, vint à moi, et me dit tout bas en me poussant plus loin : « Voilà un homme qui me perce le cœur. Savez-vous bien ce qu'il vient de me dire ? » et me le répéta. Je louai le procédé de l'un, le sentiment de l'autre ; lui remontrai que, le rétablissement du comte de Toulouse étant résolu, et pour la même séance, son état ne devoit pas lui faire de peine, et je me mis doucement à le réconforter. Il m'interrompit pour me dire l'envie qu'il avoit de lui parler. Je lui représentai que cela étoit bien délicat, et qu'au moins, avant de s'y résoudre, falloit-il attendre à toute extrémité. Je me tournai aussitôt pour le ramener vers le gros du monde, pour abréger ce particulier, que je craignois qui ne fût trop remarqué. Le comte de Toulouse nous voyoit, et étoit resté à la même place, et chacun nous voyoit aussi, cantonné à part soi [1].

1. C'est-à-dire, que chacun restait à part, dans un isolement voulu. Nous avons eu le substantif *cantonnement* dans le tome XXV, p. 269.

Le duc du Maine étoit retourné au maréchal de Villeroy et à d'Effiat, eux assis sans branler en la même place, et lui debout devant eux, comme l'autre fois. Je vis ce petit conciliabule très ému. Il dura quelque espace, pendant lequel Monsieur le Duc[1] me vint parler, puis le Garde des sceaux nous joignit, inquiets tous deux de ce qu'avoit produit l'arrivée du comte de Toulouse, sur laquelle M. le duc d'Orléans m'avoit pris en particulier. Je le leur dis, et me séparai d'eux le plus tôt que je pus. Ce qui m'en hâta encore, fut que je venois de m'apercevoir que le duc de Noailles n'ôtoit pas les yeux de dessus moi, et me suivoit de la vue, quelque mouvement que je fisse, changeant même de place ou de posture pour se trouver toujours en situation de me voir. Le duc de la Force me voulut joindre alors; cela fut cause que je l'éconduisis promptement; la Vrillière ensuite, à qui je dis quelque chose, et l'envoyai au Garde des sceaux pour qu'il fortifiât le Régent.

Colloque entre le duc du Maine et le comte de Toulouse, puis du comte de Toulouse avec le Régent, après du comte de Toulouse avec le duc du Maine.

Cependant M. du Maine quitta ses deux hommes et fit signe à son frère de le venir trouver au pied du lit du maréchal de Villeroy, où il venoit de se poster. Il lui parla avec agitation assez peu; l'autre répliqua de même, comme n'étant pas trop d'accord. Le duc du Maine redoubla; puis le comte de Toulouse alla entre les pieds des deux lits et la table gagner la cheminée, où M. le duc d'Orléans étoit avec Monsieur le Duc, et s'arrêta à distance, en homme qui attend pour parler. M. le duc d'Orléans, qui s'en aperçut, quitta Monsieur le Duc quelques moments après, et alla au comte de Toulouse. Ils se tournèrent le nez tout à fait à la muraille, et cela dura assez longtemps sans qu'on en pût rien juger, parce qu'on ne voyoit que leur dos, et qu'il n'y parut ni émotion ni presque aucun geste. Le duc du Maine étoit demeuré seul où il avoit parlé à son frère. Il présentoit un visage demi-mort, regardoit comme à la dérobée le colloque qu'il

1. Après *Duc*, il a biffé *d'Orléans*.

avoit envoyé faire, puis passoit des yeux égarés sur la compagnie avec un trouble de coupable et une agitation de condamné. Alors le maréchal d'Huxelles m'appela. Il étoit vis-à-vis du duc du Maine, la table entre deux, y avoit le dos tourné, par conséquent au duc du Maine. Le maréchal étoit là en groupe avec les maréchaux de Tallard et d'Estrées et l'ancien évêque de Troyes, desquels le duc de Noailles s'approcha en même temps que moi. Huxelles me demanda ce que c'étoit donc que toutes ces allées et venues, et, sur ce que je lui en fis pour réponse la même question à lui-même, il me demanda s'il y avoit quelque difficulté au lit de justice pour ces princes ou peut-être pour les enfants de M. du Maine. Je lui répondis que, pour MM. du Maine et de Toulouse, il n'y en pouvoit avoir, parce [que] l'arrêt intervenu entre les princes du sang et eux les laissoit dans la jouissance de tous les honneurs qu'ils avoient, mais que, pour les enfants du duc du Maine, nous ne les y souffririons pas. Nous restâmes quelque peu ainsi en groupe, moi occupé à regarder M. du Maine, et de me tourner quelquefois à regarder le colloque du Régent et du comte de Toulouse, qui persévéroit. Il se sépara enfin, et j'eus le temps de bien remarquer les deux frères, parce que le comte de Toulouse revint vers nous, la table entre deux, le long des pieds des lits, trouver son frère, toujours resté seul debout sur son bâton, au pied du lit du maréchal de Villeroy, à la même place d'où il n'avoit bougé. Le comte de Toulouse avoit l'air fort peiné, même colère. Le duc du Maine, le voyant venir à lui de la sorte, changea tout à fait de couleur.

Le Régent me rend son colloque avec le comte de Toulouse, me déclare qu'il lui a comme tout dit.

Je demeurois là bien attentif, les considérant se joindre, sans que le duc du Maine eût branlé de sa place, pour pénétrer leur conversation de mes yeux, lorsque je m'entendis appeler. C'étoit M. le duc d'Orléans, qui, après avoir fait quelques pas seul le long de la cheminée, me vouloit parler. Je le joignis et le trouvai en trouble de cœur. « Je lui viens de tout dire, me déclara-t-il à l'instant; je n'ai pu y tenir. C'est le plus honnête homme du monde et qui me perce le plus le cœur. — Comment? Monsieur, repris-je, et que lui avez-vous dit? — Il m'est venu trouver, me répondit-il, de la part de son frère, qui venoit de lui parler, pour me dire l'embarras où il se trouvoit; qu'il voyoit bien qu'il y avoit quelque chose de préparé; qu'il voyoit bien aussi qu'il n'étoit pas bien avec moi; qu'il l'avoit prié de me venir demander franchement si je voulois qu'il demeurât, ou s'il ne feroit pas aussi bien de ne pas rester. Je vous avoue que j'ai cru bien faire de lui dire qu'il feroit aussi bien de s'en aller, puisqu'il me le demandoit. Là-dessus, le comte de Toulouse a voulu entrer en explication. J'ai coupé court, et lui ai dit que, pour lui, il pouvoit rester en sûreté, parce qu'il demeureroit tel qu'il est sans nulle altération, mais qu'il pourroit se passer des choses désagréables à M. du Maine, dont il feroit aussi bien de n'être pas témoin. Le comte de Toulouse a insisté comment il pouvoit rester comme il est dès qu'on attaquoit son frère, qu'ils n'étoient qu'un par ce qu'ils étoient frères et par honneur. J'ai répondu que j'en étois bien fâché; que tout ce que je pouvois étoit de distinguer le mérite et la vertu, et de la séparer, et puis quelques propos et des amitiés qu'il a reçues assez froidement, et de là l'est allé dire à son frère. Trouvez-vous que j'aie mal fait? — Non, lui dis-je; car il n'étoit plus question d'en délibérer, ni moins encore d'embarrasser un homme qu'il ne s'agissoit que de fortifier. J'en suis bien aise, ajoutai-je; c'est parler net en homme qui a ses mesures bien prises et qui ne craint rien. Aussi faut-il montrer toute fermeté encore plus avec cet engagement pris. » Il m'y parut très résolu, mais en même temps très desireux que les bâtards s'en allassent, qui fut, à ce que je crus voir, le vrai motif de ce qu'il venoit de faire. Monsieur le Duc vint à nous; je demeurai avec eux le moins que je pus, et je leur conseillai de se séparer aussi, d'autant que toute la compagnie partageoit ses regards entre nous et les deux frères.

Les bâtards sortent et se retirent.

Le duc du Maine, pâle et comme mort, me parut près de se trouver mal; il s'ébranla à peine pour gagner le bas bout de la table, dont il étoit assez près, pendant quoi le comte de Toulouse vint dire un mot très court au Régent, et se mit en marche le long du cabinet. Tous ces mouvements se firent en un clin d'œil. Le Régent, qui étoit auprès du fauteuil du Roi, dit tout haut: « Allons, Messieurs, prenons nos places. » Chacun s'approcha de la sienne, et, comme je regardois de derrière la mienne, je vis les deux frères auprès de la porte ordinaire d'entrée comme des gens qui alloient sortir. Je sautai, pour ainsi dire, entre le fauteuil du Roi et M. le duc d'Orléans pour n'être pas entendu du prince de Conti, et je dis à l'oreille avec émotion au Régent, qui étoit déjà en place: « Monsieur, les voilà qui sortent. — Je le sais bien, me répondit-il tranquillement. — Oui, répliquai-je avec vivacité, mais savez-vous ce qu'ils feront quand ils seront dehors? — Rien du tout, me dit-il. Le comte de Toulouse m'est venu demander permission de sortir avec son frère; il m'a assuré qu'ils seront sages. — Et s'ils ne le sont pas? répliquai-je. — Mais ils le seront, et, s'ils ne le sont pas, il y a de bons ordres de les bien observer. — Mais s'ils font sottise ou qu'ils sortent de Paris? — On les arrêtera; il y a de bons ordres, je vous en réponds. » Là-dessus, plus tranquille, je me mis en place. A peine y fus-je qu'il me rappela, et me dit que, puisqu'ils sortoient, il changeoit d'avis, et avoit envie de dire ce qui les regardoit au Conseil. Je lui répondis que, le seul inconvénient qui l'en empêchoit étant levé par cette sortie, je croirois que ce seroit très mal fait de ne le pas dire à la Régence. Il le communiqua à Monsieur le Duc, tout bas à travers la table et le fauteuil du Roi, puis appela le Garde des sceaux, qui tous deux l'approuvèrent, et alors nous nous mîmes tout à fait en place.

Le Conseil se met en place.

Tous ces mouvements avoient augmenté le trouble et la curiosité de chacun. Les yeux de tous, occupés sur le Régent, avoient fait tourner le dos à la porte ordinaire d'entrée, et on ne s'aperçut point pour la plupart que les bâtards n'y étoient plus. A mesure que chacun ne les vit point en se plaçant, il les cherchoit des yeux, et restoit debout en attendant. Je me mis au siège du comte de Toulouse. Le duc de Guiche, qui étoit à mon autre côté[1], laissa un siége entre nous deux, le nez haut[2], attendant toujours les bâtards. Il me dit de m'approcher de lui, et que je me méprenois de siége. Je ne répondois mot, en considérant la compagnie, qui étoit un vrai spectacle. A la deux ou troisième semonce, je lui répondis qu'au contraire[3] il s'approchât de moi. « Et M. le comte de Toulouse? répliqua-t-il[4]. — Approchez-vous, » repris-je, et le voyant immobile d'étonnement, regardant vis-à-vis où étoit le duc du Maine, dont le Garde des sceaux avoit pris la place, je le tirai par son habit, moi tout assis, en lui disant : « Venez çà et asseoyez-vous. » Je le tirai si fort qu'il s'assit près de moi, sans comprendre. « Mais qu'est-ce que ceci ? me dit-il dès qu'il fut assis. Où sont donc ces Messieurs ? — Je n'en sais rien, repris-je d'impatience ; mais ils n'y sont pas. » En même temps le duc de Noailles, qui joignoit le duc de Guiche, et qui, enragé de n'être de rien dans une aussi grande préparation de journée, avoit apparemment compris, à force de regarder et d'examiner, que j'étois dans la bouteille, et, vaincu par sa curiosité, s'allongea sur la table par-devant le duc de Guiche, et me dit : « Au nom de Dieu, Monsieur le duc, faites-moi la grâce de me dire ce que c'est donc que tout ceci. » Je n'étois en nulle mesure avec lui, comme on l'a vu souvent, mais bien en usage de le traiter très mal. Je me tournai à lui d'un air froid et dédaigneux, et, après

1. Entré depuis peu au conseil de régence, le duc de Guiche, par son rang de pairie, séparait Saint-Simon du duc de Noailles qui avait été jusqu'alors son voisin, ainsi que cela a été remarqué plusieurs fois ; voyez quelques lignes plus bas.

2. Comme un chien qui flaire.

3. Les mots *au contraire* sont en interligne.

4. Avant *repliqua*, il a biffé *repondit-il,* pour éviter la répétition.

l'avoir ouï et regardé, je retournai la tête. Ce fut là toute ma réponse. Le duc de Guiche me pressa de lui dire quelque chose, jusqu'à me dire que je savois tout. Je le niai toujours, et cependant chacun se plaçoit lentement, parce qu'on ne songeoit qu'à regarder et à deviner ce que tout cela pouvoit être, et qu'on fut longtemps à comprendre qu'il falloit se placer sans les bâtards, bien qu'aucun n'en ouvrît la bouche.

Séance et pièce du Conseil dessinée, pour mieux éclaircir ce qui s'y passa le vendredi matin 26 août 1718.

Mais avant d'entrer dans ce qui se passa au Conseil, il en faut donner la séance de ce jour-là, et la disposition de la pièce où il se tint[1], pour mieux faire entendre ce qui vient d'être raconté, et donner plus de jour à ce qui va l'être.

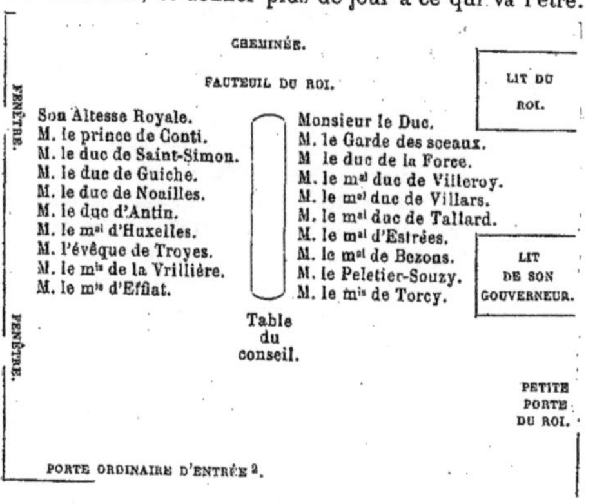

1. Dans l'édition de nos *Mémoires* de 1878, M. Chéruel avait mis ici la note suivante : « Sur un exemplaire des *Mémoires de Saint-Simon*, édition Sautelet (1829-30), tome XVII, p. 103, qui était conservé à la bibliothèque du Louvre, le roi Louis-Philippe avait écrit de sa main une note marginale conçue en ces termes : *C'est aux Thuilleries la même salle qui a été celle des conseils sous Louis XVI, Napoléon, Louis XVIII et Charles X. J'y ai vu trois de ces souverains en conseil.* »

2. Dans le plan qui se trouve dans le volume *France* 1233, les mots

Remarques sur la séance.

Il faut remarquer, sur la séance, que le maréchal d'Huxelles se mettoit toujours à droite[1], pour mieux lire les dépêches à contre-jour, et Monsieur de Troyes toujours auprès de lui, pour le soulager dans cette lecture. Ils s'y mirent ce jour-là par habitude, quoiqu'ils n'eussent rien à lire, et intervertirent ainsi le bas bout de la séance, ce qui n'empêcha pas néanmoins que les avis ne fussent pris au rang où ils devoient l'être. Il faut remarquer encore que la table du Conseil n'étant pas assez longue pour que chacune des deux rangées y fût commodément, d'Effiat et Torcy étoient au bout, de manière qu'Effiat étoit presque au milieu du bout, pour laisser plus de terrain à la Vrillière pour écrire commodément. M. le duc d'Orléans, à l'autre bout, s'y tourna aussi un peu vers le fauteuil vuide du Roi, pour voir mieux des deux côtés, ce qu'il ne faisoit jamais. Mais, outre que ce jour-là il vouloit voir son côté, il ne fut pas fâché de l'affecter et de le laisser voir. Le Garde des sceaux avoit à ses pieds, à terre, le sac de velours noir où étoient les sceaux à nu, avec les instruments de précaution signés et scellés, et l'autre sac devant lui sur la table, où il avoit rangé tout ce qu'il devoit lire au Conseil[2], dans l'ordre où chaque chose devoit l'être, et ce qui devoit [être] enregistré, toutes choses et pièces qui furent aussi lues au lit de justice. Le Roi cependant étoit dans ses cabinets et ne parut point du tout dans le lieu où se tint ce conseil ni dans les pièces qui y tenoient.

Discours du Régent. Lecture des lettres du Garde des sceaux. Tableau du Conseil.

Lorsqu'on fut tout à fait assis en place, et que M. le duc d'Orléans eut un moment considéré toute l'assistance, dont tous les yeux étoient fichés sur lui, il dit qu'il avoit assemblé ce conseil de régence pour y entendre la lecture de ce qui avoit été résolu au dernier ; qu'il avoit cru qu'il

Table du Conseil sont en long, au milieu, entre les deux files, et, dans la partie gauche, en haut, au lieu de *Fenêtre* tout court, il y a *Fenêtre sur la petite cour de M. du Maine*, et à la seconde, *Fenêtre idem*.

1. A la droite du fauteuil du Roi.

2. Il a parlé ci-dessus de ces deux sacs (p. 168).

n'y avoit d'expédient pour faire enregistrer l'arrêt du Conseil dont on alloit entendre la lecture que de tenir un lit de justice, et que, les chaleurs ne permettant pas de commettre la santé du Roi à la foule du Palais, il avoit estimé devoir suivre l'exemple du feu Roi, qui avoit fait quelquefois venir son Parlement aux Tuileries ; que, puisqu'il falloit tenir un lit de justice, il avoit jugé devoir profiter de cette occasion pour y faire enregistrer les lettres de provision de garde des sceaux, et commencer par là cette séance, et il ordonna au Garde des sceaux de les lire.

Pendant cette lecture, qui n'avoit d'autre importance que de saisir une occasion de forcer le Parlement de reconnoître le Garde des sceaux, dont la Compagnie haïssoit la personne et la commission, je m'occupai ce pendant[1] à considérer les mines. Je vis en M. le duc d'Orléans un air d'autorité et d'attention, qui me fut si nouveau, que j'en demeurai frappé. Monsieur le Duc, gai et brillant, paroissoit ne douter de rien. Le prince de Conti, étonné, distrait, concentré[2], ne sembloit rien voir ni prendre part à rien. Le Garde des sceaux[3], grave et pensif, paroissoit avoir trop de choses dans la tête ; aussi en avoit-il beaucoup à faire et pour un coup d'essai. Néanmoins, il se déploya avec son sac en homme bien net, bien décidé, bien ferme. Le duc de la Force, les yeux en dessous, examinoit les visages. Les maréchaux de Villeroy et de Villars se parloient des instants : ils avoient tous deux l'œil irrité et le visage abattu. Nul ne se composa mieux que le maréchal de Tallard ; mais il ne put étouffer une agitation intérieure qui étincela souvent au dehors. Le maréchal

1. Les mots *ce pendant* ont été ajoutés en interligne.

2. « Morosif », comme il a dit plus haut.

3. Après avoir fait le portrait des deux princes du sang, dont l'un étoit auprès de lui, Saint-Simon va décrire d'abord les personnages qui lui faisaient face : voyez le plan ci-dessus. Pour ceux qui se trouvaient de son côté, il insistera moins, parce que, dira-t-il, il ne les voyait que par instants.

d'Estrées avoit l'air stupéfait, et de ne voir qu'un étang[1]. Le maréchal de Bezons, enveloppé plus que d'ordinaire dans sa grosse perruque, paroissoit tout concentré, et l'œil bas et colère. Peletier[2], très dégagé[3], simple curieux, regardoit tout. Torcy, plus empesé trois fois que de coutume[4], sembloit considérer tout à la dérobée. Effiat, vif, piqué, outré, prêt à bondir, le sourcil froncé à tout le monde, l'œil hagard, qu'il passoit avec précipitation[5] et par élans de tous côtés. Ceux de mon côté, je ne pouvois les bien examiner : je ne les voyois que des moments, par des changements de posture des uns et des autres, et, si la curiosité me faisoit m'avancer sur la table et me tourner vers eux pour en regarder l'enfilade, ce n'étoit que bien rarement et bien courtement. J'ai déjà parlé de l'étonnement du duc de Guiche, du dépit et de la curiosité du duc de Noailles. D'Antin, toujours si libre dans sa taille[6], me parut tout emprunté et tout effarouché. Le maréchal d'Huxelles cherchoit à faire bonne mine, et ne pouvoit couvrir le désespoir qui le perçoit. Le vieux Troyes, tout ébahi, ne montroit que de la surprise, de l'embarras, et de ne savoir proprement où il en étoit.

Dès l'instant de cette première lecture chacun vit bien, au départ des bâtards, après tout ce qui s'étoit passé dans ce cabinet du Conseil avant la séance, qu'il s'agiroit de quelque chose contre eux. La nature et le plus ou le moins

1. Locution notée dans le tome XIX, p. 335.

2. Michel le Peletier de Souzy, directeur des fortifications.

3. Aisé, libre, disait l'*Académie* ; à son aise.

4. Nous avons eu *une femme empesée* dans le tome XV, p. 49. Notre auteur a qualifié Torcy d' « extrêmement mesuré » dans le portrait qu'il en a donné au tome VI, p. 142-143.

5. *Precipation* corrigé en *precipitation* par l'addition des lettres *it* en interligne.

6. L'*Académie* de 1718 disait : « *Libre* signifie aussi qui n'est nullement contraint, nullement gêné ; il se dit des personnes et des dispositions corporelles : *Il est libre dans sa taille.* » Ici, c'est l'emploi au figuré, que nous retrouverons encore, p. 260.

de ce quelque chose tenoit tous les esprits en suspens, et cela joint à un lit de justice aussitôt éclaté[1] et prêt qu'annoncé, marquoit une grande résolution prise contre le Parlement, annonçoit aussi tant de fermeté et de mesures dans un prince si reconnu pour en être entièrement incapable que tous en perdoient terre. Chacun, suivant ce qu'il étoit affecté de bâtardise ou de parlement, sembloit attendre avec frayeur ce qui alloit éclore. Beaucoup d'autres paroissoient vivement blessés de n'avoir eu part à rien, de se trouver dans la surprise commune, et que le Régent leur eût échappé. Jamais visages si universellement allongés, ni d'embarras plus général ni plus marqué. Dans ce premier trouble, je crois que peu de gens prêtèrent l'oreille aux lettres dont le Garde des sceaux faisoit la lecture. Quand elle fut achevée, M. le duc d'Orléans dit qu'il ne croyoit pas que ce fût la peine de prendre les voix un à un, ni sur leur contenu ni sur leur enregistrement, et qu'il pensoit que tous seroient d'avis de commencer la séance du lit de justice par là.

Discours du Régent et du Garde des sceaux. Lecture de l'arrêt du conseil de régence en cassation de ceux du Parlement. Opinions marquées.

Après une petite pause, mais marquée, le Régent exposa en peu de mots les raisons qui avoient fait résoudre au dernier conseil de régence de casser les arrêts du Parlement qu'on y avoit lus, et de le faire par un arrêt du conseil de régence. Il ajouta que, à la conduite présente du Parlement, c'eût été commettre de nouveau l'autorité du Roi d'envoyer cet arrêt au Parlement, qui eût donné au public une désobéissance formelle en refusant sûrement de l'enregistrer; que, n'y ayant que la voie du lit de justice pour y parvenir, il avoit estimé le devoir faire tenir fort secret, pour ne pas donner lieu aux cabales, et aux malintentionnés d'y essayer à continuer la désobéissance, en leur donnant le temps de s'y préparer; qu'il avoit cru, avec Monsieur le Garde des sceaux, que la fréquence et la manière des remontrances du Parlement méritoit que cette

1. Nous avons déjà eu dans le tome XIV, p. 243 : « au scandale public le plus éclatant et le plus éclaté. »

Compagnie fût remise dans les bornes du devoir, que depuis quelque temps elle avoit perdu de vue ; que Monsieur le Garde des sceaux alloit lire au Conseil un arrêt qui contenoit la cassation délibérée et les règles qu'elle devoit observer à l'avenir. Puis, regardant le Garde des sceaux : « Monsieur, lui dit-il, vous l'expliquerez mieux que moi à ces Messieurs ; prenez la peine de le faire avant que de lire l'arrêt. »

Le Garde des sceaux prit la parole, et paraphrasa ce que Son Altesse Royale avoit dit plus courtement ; il expliqua ce que c'étoit que l'usage des remontrances, d'où il venoit, ses utilités, ses inconvénients, ses bornes, la grâce de les avoir rendues, l'abus qui en étoit fait, la distinction de la puissance royale d'avec l'autorité du Parlement émanée du Roi, l'incompétence des tribunaux en matière d'État et de finances, et la nécessité de la réprimer par une manière de code (ce fut le terme dont il se servit), qui fût à l'avenir la règle invariable du fond et de la forme de leurs remontrances. Cela expliqué sans longueur, avec justesse et grâce, il se mit à lire l'arrêt tel qu'il est imprimé[1] et entre les mains de tout le monde, à quelques bagatelles près, mais si légères, que leur ténuité me les a fait échapper.

La lecture achevée, le Régent, contre sa coutume, montra son avis par les louanges qu'il donna à cette pièce ; puis, prenant un air et un ton de régent que personne ne lui avoit encore vu, qui acheva d'étonner la compagnie, il ajouta : « Pour aujourd'hui, Messieurs, je m'écarterai de la règle ordinaire pour prendre les voix, et je pense qu'il sera bon que j'en use ainsi pour tout ce conseil. » Puis, après un léger coup d'œil passé sur les deux côtés de la table, pendant lequel on eût entendu un ciron marcher[2], il se tourna

1. Archives nationales, AD†749, août, pièce 57, à la suite du procès-verbal du lit de justice.

2. On a déjà eu le ciron opposé à un colosse, dans le tome XXIII, p. 308 ; mais non pas la présente locution, qui n'était pas dans l'*Aca-*

vers Monsieur le Duc, et lui demanda son avis. Monsieur le Duc opina pour l'arrêt, alléguant plusieurs raisons courtes, mais fortes. Le prince de Conti parla aussi en même sens. Moi ensuite, car le Garde des sceaux avoit opiné tout de suite après sa lecture. Je fus du même avis, mais plus généralement, quoique aussi fortement, pour ne pas tomber inutilement sur le Parlement, et pour ne m'arroger pas d'appuyer Son Altesse Royale à la manière des princes du sang. Le duc de la Force s'étendit davantage. Tous parlèrent, mais la plupart très peu, et quelques-uns, tels que les maréchaux de Villeroy, Villars, Estrées, Bezons, Monsieur de Troyes et d'Effiat laissèrent voir leur douleur de n'oser résister au parti pris, dont il étoit clair qu'il n'y avoit pas à espérer d'en rien rabattre. L'abattement se peignit sur leurs visages, et vit qui voulut que celui du Parlement[1] n'étoit ni ce qu'ils desiroient ni ce qu'ils avoient cru qui pouvoit arriver. Tallard fut le seul d'eux en qui cela ne parut pas; mais le monosyllabe suffoqué du maréchal d'Huxelles fit tomber ce qu'il lui restoit de masque. Le duc de Noailles se contint avec tant de peine qu'il parla plus qu'il ne vouloit, et avec une angoisse digne de Fresnes[2], M. le duc d'Orléans opina le dernier, mais avec une force très insolite, puis fit encore une pause, repassant tout le Conseil sous ses yeux.

Légers mouvements au Conseil sur l'obéissance du Parlement.

En ce moment le maréchal de Villeroy, plein de sa pensée, se demanda entre ses dents: « Mais viendront-ils? » Cela fut doucement relevé. M. le duc d'Orléans dit qu'ils en avoient assuré Desgranges[3], et ajouta qu'il n'en doutoit pas, et tout de suite qu'il faudroit faire avertir

démie, pas plus qu'*entendre une fourmi marcher* rencontré précédemment dans le tome XV, p. 473.

1. L'abattement du Parlement.

2. C'est-à-dire, digne du chancelier Daguesseau, alors en exil à sa terre de Fresnes, dont notre auteur a raconté les angoisses lorsqu'il fallait casser quelque arrêt du Parlement: tomes XXXI, p. 29-31, et XXXIII, p. 46.

3. Ci-dessus, p. 161.

quand on les sauroit en marche. Le Garde des sceaux répondit qu'il le seroit. M. le duc d'Orléans reprit qu'il le faudroit toujours faire dire à la porte, et tout aussitôt voilà Monsieur de Troyes debout. La peur me prit si brusque qu'il n'allât jaser à la porte, que j'y courus plus tôt que lui. Comme je revenois, d'Antin, qui s'étoit tourné pour me guetter au passage, me pria en grâce de lui dire ce que c'étoit que ceci. Je coulai, disant que je n'en savois rien, « Bon! reprit-il, à d'autres! » Remis en place, M. le duc d'Orléans dit encore je ne sais plus quoi, et Monsieur de Troyes encore en l'air, moi aussi comme l'autre fois. En passant je dis à la Vrillière de se saisir de toutes les commissions pour aller à la porte, de peur du babil de Monsieur de Troyes ou de quelque autre, parce [que], de l'éloignement d'où j'étois assis, cela marquoit trop. En effet, cela étoit essentiel, et la Vrillière le fit depuis. Retournant en ma place, encore d'Antin en embuscade. m'interpellant, au nom de Dieu et les mains jointes. Je tins bon, et lui dis : « Vous allez voir. » Le duc de Guiche à mon retour en place me pressa[1] aussi inutilement, jusqu'à me dire qu'on voyoit bien que j'étois dans la bouteille[2] : je demeurai sourd.

Discours du Régent sur la réduction des bâtards au rang de leurs pairies.

Ces petits mouvements passés, M. le duc d'Orléans, redressé sur son siège d'un demi-pied, dit à la compagnie, d'un ton encore plus ferme et plus maître qu'à [la] première affaire[3], qu'il y en avoit une autre à proposer bien plus importante que celle qu'on venoit d'entendre. Ce prélude renouvela l'étonnement des visages, et rendit les assistants immobiles. Après un moment de silence, le Régent dit qu'il avoit jugé le procès qui s'étoit élevé entre les princes du sang et les légitimés : ce fut le terme dont il usa sans y ajouter celui de princes; qu'il avoit eu alors ses raisons pour n'en pas faire davantage; mais qu'il

1. Avant *me pressa*, il a biffé *m'interpella aussy*.
2. Tome XI, p. 165, et ci-dessus, p. 178.
3. Les mots *qu'à* surchargent *que la*, et avant *affaire* il a biffé *fois*.

n'étoit pas moins obligé de faire justice aux pairs de France, qui l'avoient demandée en même temps au Roi par une requête en corps, que Sa Majesté avoit reçue elle-même, et que lui-même régent avoit communiquée aux légitimés; que cette justice ne se pouvoit plus différer à un corps aussi illustre, composé de tous les grands du royaume, des premiers seigneurs de l'État, des personnes les plus grandement revêtues, et dont la plupart s'étoient distingués par les services qu'ils avoient rendus; que, s'il avoit estimé au temps de leur requête n'y devoir pas répondre, il ne se sentoit que plus pressé de ne plus différer une justice qui ne pouvoit plus demeurer suspendue, et que tous les pairs desiroient de préférence à tout; que c'étoit avec douleur qu'il voyoit des gens (ce fut le mot dont il se servit) qui lui étoient si proches, montés à un rang dont ils étoient les premiers exemples, et qui avoit continuellement augmenté contre toutes les lois; qu'il ne pouvoit se fermer les yeux à la vérité; que la faveur de quelques princes, et encore bien nouvellement, avoit interverti le rang des pairs; que ce préjudice fait à cette dignité n'avoit duré qu'autant que l'autorité qui avoit forcé les lois; qu'ainsi les ducs de Joyeuse et d'Épernon[1], ainsi MM. de Vendôme[2] avoient été remis en règle et en leur rang d'ancienneté parmi les pairs, aussitôt après la mort d'Henri III et d'Henri IV[3]; que M. de Beaufort n'avoit

1. Anne, duc de Joyeuse, mort en 1587 (tome II, p. 25) et Jean-Louis de Nogaret, duc d'Épernon (*ibidem*, p. 22).

2. César, duc de Vendôme, et son frère Alexandre, chevalier de Vendôme.

3. Par les lettres d'érection des duchés de Joyeuse et d'Épernon (1581), Henri III leur avait assigné un rang en tête de tous les autres duchés, parce que les deux nouveaux pairs avaient épousé les sœurs de la reine Louise de Lorraine. Henri IV révoqua cette clause par les lettres patentes de septembre 1596 : voyez les *Écrits inédits de Saint-Simon*, publiés par Faugère, tome V, p. 307 et 358-359. Notre auteur a déjà parlé de cette réduction dans le tome XXI, p. 160. La même aventure arriva aux deux bâtards de Vendôme en 1610 (*Écrits inédits*, tome V, p. 455-456).

point eu d'autre rang sous les yeux du feu Roi, ni M. de Verneuil[1], que le Roi fit duc et pair, en 1663, avec treize autres, et qui fut reçu au Parlement, le Roi y tenant son lit de justice, avec eux, et y prit place après tous les pairs ses anciens y séants, et n'y en a jamais eu d'autre; que l'équité, le bon ordre, la cause de tant de personnes si considérables et la première dignité de l'État ne lui permettoient pas un plus long déni de justice; que les légitimés avoient eu tout le temps de répondre, mais qu'ils ne pouvoient alléguer rien de valable contre la force des lois et des exemples; qu'il ne s'agissoit que de faire droit sur une requête pour un procès existant et pendant, qu'on ne pouvoit pas dire qui ne fût pas instruit; que, pour y prononcer, il avoit fait dresser la déclaration dont Monsieur le Garde des sceaux alloit faire la lecture, pour la faire enregistrer après au lit de justice que le Roi alloit tenir.

Effet du discours du Régent.

Un silence profond succéda à un discours si peu attendu et qui commença à développer l'énigme de la sortie des bâtards. Il se peignit un brun sombre sur quantité de visages. La colère étincela sur celui des maréchaux de Villars et de Bezons, d'Effiat, même du maréchal d'Estrées. Tallard devint stupide quelques moments, et le maréchal de Villeroy perdit toute contenance. Je ne pus voir celle du maréchal d'Huxelles, que je regrettai beaucoup, ni du duc de Noailles, que de biais par-ci, par-là. J'avois la mienne à composer, sur qui tous les yeux passoient successivement. J'avois mis sur mon visage une couche de plus de gravité et de modestie. Je gouvernois mes yeux avec lenteur, et ne regardois qu'horizontalement pour le plus haut. Dès que le Régent ouvrit la bouche sur cette affaire, Monsieur le Duc m'avoit jeté un regard triomphant, qui pensa démonter tout mon sérieux, qui m'avertit de le redoubler et de ne m'exposer plus à trouver ses yeux sous les miens. Contenu de la sorte, attentif à dévorer l'air de

1. Henri de Bourbon, fils de la marquise de Verneuil : tome I, p. 94.

tous, présent à tout et à moi-même, immobile, collé sur mon siége, compassé de tout mon corps, pénétré de tout ce que la joie peut imprimer de plus sensible et de plus vif, du trouble le plus charmant, d'une jouissance la plus démesurément et la plus persévéramment souhaitée, je suois d'angoisse de la captivité de mon transport, et cette angoisse même étoit d'une volupté que je n'ai jamais ressentie ni devant ni depuis ce beau jour. Que les plaisirs des sens sont inférieurs à ceux de l'esprit, et qu'il est véritable que la proportion des maux est celle-là même des biens qui les finissent !

Lecture de la déclaration qui réduit les bâtards au rang de leur pairie. Effet de cette lecture dans le Conseil. Je mets devant moi sur la table la requête des pairs contre les bâtards, ouverte à l'endroit des signatures.

Un moment après que le Régent eut cessé de parler, il dit au Garde des sceaux de lire la déclaration. Il la lut tout de suite, sans discourir auparavant, comme il avoit fait dans l'affaire précédente. Pendant cette lecture, qu'aucune musique ne pouvoit égaler à mes oreilles, mon attention fut partagée à reconnoître si elle étoit entièrement la même que Millain avoit dressée et qu'il m'avoit montrée, et j'eus la satisfaction de la trouver la même parfaitement, et à examiner l'impression qu'elle faisoit sur les assistants. Peu d'instants me découvrirent, par la nouvelle altération de leurs visages, ce qui se passoit dans leur âme, et peu d'autres m'avertirent, à l'air de désespoir qui saisit le maréchal de Villeroy, et de fureur qui surprit Villars, qu'il falloit apporter un remède à ce que le désordre, dont ils ne paroissoient plus les maîtres, pourroit[1] leur arracher. Je l'avois dans ma poche, et je l'en tirai alors. C'étoit notre requête contre les bâtards, que je mis devant moi sur la table et que j'y laissai ouverte au dernier feuillet, qui contenoit toutes nos signatures imprimées en gros caractères majuscules[2]. Elles furent incontinent regardées par ces deux maréchaux, et reconnues sans

1. *Pourroit* corrige *pouvoit*.

2. Serait-ce l'exemplaire imprimé de cette requête qui existe encore dans le 63e volume des Papiers de Saint-Simon, volume *France* 218 du Dépôt des affaires étrangères ?

doute, au farouche abattu[1] de leurs yeux, qui succéda sur-le-champ et qui éteignit je ne sais quel air de menace, surtout dans le maréchal de Villars. Mes deux voisins me demandèrent ce que c'étoit que ce papier; je le leur dis en leur montrant les signatures. Chacun regarda ce bizarre papier sans que personne s'informât d'une chose si reconnoissable, et que la seule facilité du voisinage me l'avoit fait demander par le prince de Conti et le duc de Guiche, deux hommes qui, chacun fort différemment l'un de l'autre, ne voyoient guères ce qu'ils voyoient. J'avois balancé cette démonstration entre la crainte de trop montrer par là que j'étois du secret et le hasard du bruit que je voyois ces maréchaux si près de faire et du succès que ce bruit pouvoit avoir[2]. Rien n'étoit plus propre à les contenir que l'exhibition de leur propre signature. Mais [ne] la faire qu'après qu'ils auroient eu parlé, cela n'eût servi qu'à leur faire honte et point à arrêter ce qu'ils auroient excité. J'allai donc au plus sûr, et j'eus lieu de juger que j'avois fait utilement.

Opinions. Je fais au Régent le remerciement des pairs de sa justice et je m'abstiens d'opiner. Le Régent saute de moi au maréchal d'Estrées.

Toute cette lecture fut écoutée avec la dernière attention jointe à la dernière émotion. Quand elle fut achevée, M. le duc d'Orléans dit qu'il étoit bien fâché de cette nécessité, qu'il s'agissoit de ses beaux-frères, mais qu'il ne devoit pas moins justice aux pairs qu'aux princes du sang; puis, se tournant au Garde des sceaux, lui ordonna d'opiner. Celui-ci parla peu, dignement, en bons termes, mais comme un chien qui court sur de la braise[3], et conclut à l'enregistrement. Après, Son Altesse Royale, regardant tout le monde, dit qu'il continueroit de prendre les avis par la tête, et fit opiner Monsieur le Duc. Il fut court, mais nerveux et poli pour les pairs; M. le prince de Conti

1. Saint-Simon affectionne cet emploi d'adjectifs ou de participes pris substantivement.

2. Après ce mot il a biffé : « J'allay donc au plus seur et j'eus lieu de juger que j'avois fait utilement », qui va se retrouver plus loin.

3. Dans le tome XXIX, p. 173, nous avions déjà rencontré : « Noailles parut comme chat sur braise ».

de même avis, mais plus brèvement[1]; puis M. le duc d'Orléans me demanda mon avis. Je fis, contre ma coutume, une inclination profonde, mais sans me lever, et dis que, ayant l'honneur de me trouver l'ancien des pairs du Conseil, je faisois à Son Altesse Royale mes très humbles remerciements, les leurs et ceux de tous les pairs de France, de la justice si ardemment desirée qu'elle prenoit la résolution de nous rendre sur ce qui importoit le plus essentiellement à notre dignité et qui touchoit le plus sensiblement nos personnes; que je la suppliois de vouloir bien être persuadée de toute notre reconnoissance et de compter sur tout l'attachement possible à sa personne pour un acte d'équité si souhaité et si complet; qu'en cette expression sincère de nos sentiments consisteroit toute notre opinion, parce qu'étant parties il ne nous étoit pas permis d'être juges. Je terminai ce peu de mots par une inclination profonde, sans me lever, que le duc de la Force imita seul en même temps. Je portai aussitôt mon attention à voir à qui le Régent demanderoit l'avis, pour[2] interrompre, si c'étoit à un pair, afin d'ôter les plus légers prétextes de formes aux bâtards pour en revenir; mais je ne fus pas en cette peine. M. le duc d'Orléans m'avoit bien entendu et compris, il sauta au maréchal d'Estrées. Lui et tous les autres opinèrent presque sans parler, en approuvant ce qui ne leur plaisoit guères pour la plupart. J'avois tâché de ménager mon ton de voix de manière qu'il ne fût que suffisant pour être entendu de tout le monde, préférant même de ne l'être pas des plus éloignés, à l'inconvénient de parler trop haut, et je composai toute ma personne au plus de gravité, de modestie et d'air simple de reconnoissance qu'il me fut possible. Monsieur le Duc me fit malicieusement signe, en souriant, que j'avois bien dit; mais je

1. Saint-Simon a employé *brèveté* dans le tome VII, p. 311, et *brèvement* dans le tome XIX, p. 246.

2. *Pour* est en interligne, au-dessus d'*affin d'*, biffé à cause de la répétition.

gardai mon sérieux et me tournai à examiner tous les autres. On ne peut rendre les mines ni les contenances des assistants. Ce que j'en ai raconté, et les impressions qui les occupoient se fortifièrent de plus en plus. On ne voyoit que gens oppressés et dans une surprise qui les accabloit, concentrés, agités, quelques-uns irrités, quelque peu bien aises, comme la Force, et Guiche, qui me le dit aussitôt très librement[1].

Discours de M. le duc d'Orléans sur le rétablissement du comte de Toulouse purement personnel*. Impression de ce discours sur ceux du Conseil.

Les avis pris presque aussitôt que demandés, M. le duc d'Orléans dit : « Messieurs, voilà donc qui a passé ; la justice est faite, et[2] les droits de Messieurs les pairs en sûreté. J'ai à présent un acte de grâce à vous proposer, et je le fais avec d'autant plus de confiance, que j'ai eu soin de consulter les parties intéressées, qui y veulent bien donner les mains, et que je l'ai fait dresser en sorte qu'il ne peut blesser personne. Ce que je vais exposer regarde la seule personne de M. le comte de Toulouse. Personne n'ignore combien il a désapprouvé tout ce qui a été fait en leur faveur, et qu'il ne l'a soutenu depuis la Régence que par respect pour la volonté du feu Roi. Tout le monde aussi connoît sa vertu, son mérite, son application, sa probité, son désintéressement. Cependant je n'ai pu éviter de le comprendre dans la déclaration que vous venez d'entendre. La justice ne fournit point d'exception en sa faveur, et il falloit assurer le droit des pairs. Maintenant qu'il ne peut plus souffrir d'atteinte, j'ai cru pouvoir rendre par grâce au mérite ce que j'ôte par équité à la naissance, et faire une exception personnelle de M. le comte de Toulouse, qui, en confirmant la règle, le laissera lui seul dans tous les honneurs dont il jouit, à l'exclusion de tous autres, et sans que cela puisse passer à ses enfants, s'il se marie et qu'il en ait, ni être tiré à conséquence pour personne sans exception.

1. Ces deux mots semblent avoir été ajoutés après coup à la fin du paragraphe.

2. Avant *et*, Saint-Simon a biffé *et Mrs les P.*

* Les mots *purement personnel* ont été ajoutés en interligne.

J'ai le plaisir que les princes du sang y consentent, et que ceux des pairs à qui j'ai pu m'en ouvrir sont entrés dans mes sentiments et ont bien voulu même m'en prier. Je ne doute point que l'estime qu'il s'est acquise ici ne vous rende cette proposition agréable. » Et se tournant au Garde des sceaux : « Monsieur, continua-t-il, voulez-vous bien lire la déclaration ? » lequel, sans rien ajouter, se mit incontinent à la lire.

Lecture de la déclaration en faveur du comte de Toulouse.

J'avois pendant le discours de Son Altesse Royale porté toute mon attention à examiner l'impression qu'il faisoit sur les esprits. L'étonnement qu'il y causa fut général ; il fut tel, qu'il sembloit, à voir ceux à qui il s'adressoit, qu'ils ne le comprenoient pas, et ils ne s'en remirent point de toute la lecture. Ceux surtout que la précédente avoit le plus affligés témoignèrent à celle-ci une consternation qui fit le panégyrique de cette distinction des deux frères, en ce que, en affligeant davantage ceux de ce parti, ce premier mouvement involontaire marquoit le parti même, non l'affection des personnes, qui leur eût été ici un motif de consolation, au lieu que ce leur fut une très vive irritation de douleur, par l'approfondissement[1] où cette distinction plongeoit le duc du Maine et le privoit du secours de son frère, au moins avec grâce de la part d'un cadet si hautement distingué. Je triomphai en moi-même d'un succès si évidemment démontré, et je ne reçus pas trop bien le duc de Guiche, qui me témoigna le désapprouver. Villeroy confondu, Villars rageant, Effiat rouillant les yeux[2], Estrées hors de soi de surprise, furent les plus

1. Ce mot n'existait, ni au propre, ni au figuré, dans le *Dictionnaire de l'Académie*. Le *Littré* en cite un exemple de Massillon, avec un sens un peu différent.

2. Le manuscrit porte très clairement *roüillant* ; ce ne peut donc être une mauvaise graphie pour *roulant*. D'ailleurs on lit dans le *Dictionnaire* de Richelet : « *Rouler* ou *roüiller les yeux* ; on dit l'un et l'autre ; mais on pense que le vrai mot c'est rouler les yeux. Voiture, lettre 56, a écrit : Ce philosophe qui fait les petits yeux a roüillé les yeux en la tête. » Furetière disait également : « On dit abusivement *rouiller*

marqués. Tallard, la tête en avant, suçoit pour ainsi dire toutes les paroles du Régent à mesure qu'elles étoient proférées, et toutes celles de la déclaration à mesure que le Garde des sceaux la lisoit. Noailles, éperdu en lui-même, ne le cachoit pas même au dehors. Huxelles, tout occupé à se rendre maître de soi, ne sourcilloit pas. Je partageai mon application entre le maintien de l'assistance et la lecture de la déclaration, et j'eus la satisfaction de l'entendre parfaitement conforme à celle que le duc de la Force avoit dressée, et avec les deux clauses expresses du consentement des princes du sang et à la réquisition des pairs, que j'y fis insérer sous prétexte d'assurer à toujours l'état personnel du comte de Toulouse, et en effet pour mettre le droit des pairs en sûreté avec honneur, clauses qui réveillèrent d'une dose de plus les affections de ceux dont je viens de parler.

Opinions

La déclaration lue, M. le duc d'Orléans la loua en deux mots, et dit après au Garde des sceaux d'opiner. Il le fit en deux mots, à la louange du comte de Toulouse. Monsieur le Duc, après quelques louanges du même, témoigna sa satisfaction par estime et par amitié. M. le prince de Conti ne dit que deux mots. Après lui, je témoignai à Son Altesse Royale ma joie de lui voir concilier la justice et la sûreté du droit des pairs avec la grâce inouïe qu'il faisoit à la vertu de M. le comte de Toulouse, qui la méritoit par sa modération, sa vérité, son attachement au bien de l'État ; que plus il avoit reconnu l'injustice du rang auquel il avoit été élevé, plus il s'en rendoit digne, plus il étoit avantageux aux pairs de céder le personnel au mérite, lorsque cette exception étoit renfermée à sa seule personne avec les précautions si formelles et si

les yeux dans la tête, pour dire les rouler, les remuer affreusement, en signe de dépit et de colère. » Le *Dictionnaire de l'ancienne langue française* de Frédéric Godefroy donne de nombreux exemples de *rouiller* et *roeiller,* qui signifiait primitivement regarder. Le *Littré,* outre l'exemple de Voiture cité par Richelet, en indique un autre de Quinault.

législatives[1] contenues dans la déclaration, et de contribuer ainsi du nôtre, volontairement, à une élévation sans exemple, d'autant plus flatteuse qu'elle n'avoit de fondement que la vertu, pour exciter cette même vertu de plus en plus au service et à l'utilité de l'État; que j'opinois donc avec joie à l'enregistrement de la déclaration, et que je ne craignois point d'y ajouter les très humbles remerciements des pairs[2], puisque j'avois l'honneur de me trouver l'ancien de ceux qui étoient présents. En fermant la bouche, je jetai les yeux vis-à-vis de moi[3], et je remarquai aisément que mon applaudissement n'y plaisoit pas, et peut-être mon remerciement encore moins. Ils y opinèrent en baissant la tête à un coup si sensible; fort peu marmottèrent je ne sais quoi entre leurs dents; mais le coup de foudre sur la cabale fut de plus en plus senti, et à mesure que la réflexion succéda à la première surprise, à mesure aussi une douleur aigre et amère se manifesta sur les visages d'une manière si marquée, qu'il fut aisé de juger qu'il étoit temps de frapper[4].

1. Voyez ci-après, p. 229, et note 2.

2. Les mots *des Pairs* ont été ajoutés sur la marge.

3. C'est-à-dire, sur les maréchaux de Villeroy, Villars, Tallard, Estrées et Bezons, qui étoient de l'autre côté de la table : voyez le plan, p. 179.

4. Voici le texte du procès-verbal de cette séance mémorable du conseil de régence d'après le registre original (Bibliothèque nationale, ms. Franç. 23673, fol. 98 v°). On remarquera sa brièveté, et qu'il n'y est pas question de la demande de la surintendance de l'éducation du Roi par Monsieur le Duc, dont Saint-Simon va parler maintenant. « Du vendredi 26e août, au matin. [L'absence du duc du Maine et du comte de Toulouse est indiquée.] M. le Garde des sceaux a rapporté en entier l'arrêt résolu au dernier conseil pour casser celui du Parlement du 12 août et en même temps tous les procès-verbaux, arrêts, délibérations, arrêtés et autres actes que le parlement de Paris pourroit avoir faits par le passé ou pourroit faire à l'avenir, soit au sujet des édits, déclarations et lettres patentes qui ne lui ont pas été adressés, soit par rapport aux affaires du gouvernement de l'État sur lesquelles Sa Majesté ne lui aura pas demandé son avis, ledit arrêt portant aussi un règle-

M. le duc d'Orléans dit deux mots sur Monsieur le Duc, qui demande aussitôt après l'éducation du Roi. Mouvements dans le Conseil ; opinions.

Les opinions finies, Monsieur le Duc me jeta une œillade[1] brillante, et voulut parler ; mais le Garde des sceaux, qui, à son côté, ne s'en aperçut pas, voulant aussi dire quelque chose, M. le duc d'Orléans lui dit que Monsieur le Duc vouloit parler, et tout de suite, sans lui en donner le temps, et se redressant avec majesté sur son siége : « Messieurs, dit-il, Monsieur le Duc a une proposition à vous faire ; je l'ai trouvée juste et raisonnable ; je ne doute pas que vous n'en jugiez comme moi. » Et se tournant vers lui : « Monsieur, lui dit-il, voulez-vous bien l'expliquer ? » Le mouvement que ce peu de paroles jeta dans l'assemblée est inexprimable. Je crus voir des gens poursuivis de toutes parts et surpris d'un ennemi nouveau qui naît du milieu d'eux dans l'asile où ils arrivent hors d'haleine. « Monsieur, dit Monsieur le Duc, en s'adressant au Régent à l'ordinaire, puisque vous faites justice à Messieurs les ducs, je crois être en droit de vous la demander pour moi-même. Le feu Roi a donné l'éducation de Sa Majesté à M. le duc du Maine. J'étois mineur[2], et dans l'idée du feu Roi M. du Maine étoit prince du sang et habile à succéder à la couronne. Présentement je suis majeur, et non-seulement M. du Maine n'est plus prince du sang, mais il est réduit à son rang de pairie. M. le maré-

ment sur la manière dont le Parlement doit se conduire au sujet des remontrances. Cet arrêt a été approuvé, aussi bien que les lettres patentes qui ont été données dessus, et il a été décidé que Sa Majesté porteroit le tout au lit de justice qui devoit se tenir dans la matinée aux Tuileries pour y faire enregistrer les lettres patentes. — A rapporté un édit du Roi portant dérogation à la déclaration du 5 mai 1694, à l'édit du mois de mai 1714 et à celui du mois de juillet 1717, qui ont été donnés en faveur des princes légitimés. Cet édit a été approuvé. Il a été décidé qu'il seroit donné en même temps une déclaration en interprétation de cet édit, pour conserver à M. le comte de Toulouse, sa vie durant, tous les honneurs, rangs, séances et prérogatives dont il jouissoit avant ce dernier édit ; elle a été approuvée. »

1. Tome XX, p. 110.

2. Au 1er septembre 1715, il n'avait que vingt-trois ans tout juste, étant né le 18 août 1692.

chal de Villeroy est aujourd'hui son ancien et le précède partout : il ne peut donc plus demeurer gouverneur du Roi sous la surintendance de M. du Maine. Je vous demande cette place, que je ne crois pas qui puisse être refusée à mon âge, à ma qualité, ni à mon attachement pour la personne du Roi et pour l'État. J'espère, ajouta-t-il en se tournant vers sa gauche, que je profiterai des leçons de M. le maréchal de Villeroy pour m'en bien acquitter, et mériter son amitié. »

A ce discours, le maréchal de Villeroy fit presque le plongeon[1], dès qu'il entendit prononcer le mot de surintendance de l'éducation ; il s'appuya le front sur son bâton, et demeura plusieurs moments en cette posture. Il parut même qu'il n'entendit rien du reste du discours. Villars, Bezons, Effiat ployèrent les épaules comme gens qui ont reçu les derniers coups. Je ne pus voir personne de mon côté que le seul duc de Guiche, qui approuva à travers son étonnement prodigieux. Estrées revint à soi le premier, se secoua, s'ébroua[2], regarda la compagnie comme un homme qui revient de l'autre monde.

Dès que Monsieur le Duc eut fini, M. le duc d'Orléans passa des yeux toute la compagnie en revue, puis dit que la demande de Monsieur le Duc étoit juste ; qu'il ne croyoit pas qu'elle pût être refusée ; qu'on ne pouvoit faire le tort à M. le maréchal de Villeroy de le laisser sous M. du Maine, puisqu'il le précédoit à cette heure ; que la surintendance de l'éducation du Roi ne pouvoit être plus dignement remplie que de la personne de Monsieur le Duc, et qu'il étoit persuadé que cela iroit tout d'une voix, et tout de suite demanda l'avis à M. le prince de Conti, qui opina en deux mots, après au Garde des

1. Ci-dessus, p. 84.

2. « *Ébrouer* se dit, en termes de manège, d'un cheval qui fait un ronflement à la vue des objets qui le surprennent ou qui l'effrayent » (*Académie*, 1878). Littré n'a cité que ce seul exemple de notre auteur, au sens figuré.

sceaux, qui ne fut pas plus long, ensuite à moi. Je dis seulement, en regardant Monsieur le Duc, que j'y opinois de tout mon cœur. Tous les autres, excepté M. de la Force, qui dit un mot, opinèrent sans parler, en s'inclinant simplement, les maréchaux à peine, d'Effiat aussi, ses yeux et ceux de Villars étincelant[1] de fureur. Les opinions prises, le Régent, se tournant vers Monsieur le Duc : « Monsieur, lui dit-il, je crois que vous voulez lire ce que vous avez dessein de dire au Roi au lit de justice ? » Là-dessus Monsieur le Duc le lut tel qu'il est imprimé[2].

Le maréchal de Villeroy se plaint en deux mots du renversement des dispositions du feu Roi et du malheur du duc du Maine, sur lequel le Régent lance un coup de tonnerre qui épouvante la compagnie.

Quelques moments de silence morne et profond succédèrent à cette lecture, pendant lesquels le maréchal de Villeroy, pâle et agité, marmottoit tout seul. Enfin, comme un homme qui prend son parti, il se tourna vers le Régent, la tête basse, les yeux mourants, la voix foible. « Je ne dirai que ces deux mots-là, dit-il. Voilà toutes les dispositions du Roi renversées ; je ne le puis voir sans douleur. M. du Maine est bien malheureux. — Monsieur, répondit le Régent d'un ton vif et haut, M. du Maine est mon beau-frère ; mais j'aime mieux un ennemi découvert que caché. » A ce grand mot plusieurs baissèrent la tête ; Effiat secoua fort la sienne de côté et d'autre ; le maréchal de Villeroy fut près de s'évanouir[3] ; les soupirs commencèrent vis-à-vis de moi à se faire entendre par-ci par-là, comme à la dérobée ; chacun sentit qu'à ce coup le fourreau étoit jeté, et ne savoit plus s'il y auroit

1. Il y a bien *estincellant* au participe, dans le manuscrit.

2. Dans le Procès-verbal imprimé du lit de justice, p. 14.

3. On lit dans les *Mémoires de Mme de Staal*, édition Lescure, tome I, p. 169 : « Personne ne le contredit (le Régent) que le maréchal de Villeroy. Il avoit embrassé la profession d'honnête homme et la soutenoit assez dignement. Pour montrer qu'il n'avoit point adhéré à la dégradation du duc du Maine, il chercha aussitôt après un prétexte pour lui écrire et remplir sa lettre de tous les titres dont ce prince venoit d'être dépouillé. » Voyez les *Mémoires de Villars*, tome IV, p. 113.

d'enrayure[1]. Le Garde des sceaux, pour faire quelque diversion, proposa de lire le discours qu'il avoit préparé pour servir de préface à l'arrêt de cassation de ceux du Parlement, et qu'il prononça au lit de justice avant de proposer l'arrêt. Comme il le finissoit, on entra pour lui dire que quelqu'un le demandoit à la porte.

Le Garde des sceaux, et par lui le Régent, est averti que le premier président tâche d'empêcher le Parlement d'obéir. Le Régent le dit au Conseil, montre qu'il ne s'en embarrasse pas. Mouvements et opinions là-dessus.

Il sortit et revint fort peu après, non à sa place, mais à M. le duc d'Orléans, qu'il tira dans une fenêtre, et ce pendant grand concentrement[2] de presque tous. Le Régent, remis en place, dit à la compagnie qu'il recevoit avis que, toutes les chambres assemblées, le premier président, nonobstant ce qu'il avoit répondu à Desgranges, avoit proposé de n'aller point aux Tuileries, et demandé ce qu'ils iroient faire en ce lieu où ils n'auroient point de liberté; qu'il falloit mander au Roi que son Parlement entendroit sa volonté dans son lieu de séance ordinaire, quand il lui plairoit lui faire cet honneur que d'y venir ou de la lui envoyer dire; que cela avoit fait du bruit et qu'on délibéroit actuellement[3]. Le Conseil parut fort étourdi de cette nouvelle; mais Son Altesse Royale dit, d'un air très libre, qu'il doutoit d'un refus et ordonna au Garde des sceaux de proposer néanmoins ce qu'il croyoit qu'il y auroit à faire au cas que l'avis du premier président prévalût. Le Garde des sceaux témoigna qu'il ne pouvoit croire que le Parlement se portât à cette désobéissance; qu'en ce cas elle seroit formelle et contraire éga-

1. Nous avons eu les locutions *fourreau jeté*, et *enrayure* au sens d'action d'arrêter, dans nos tomes XXXII, p. 259, et XXI, p. 18.

2. Resserrement, attente avec inquiétude. L'*Académie* ne le connaît pas et le *Littré* ne donne que le présent exemple. Saint-Simon écrit *consentrement*, et nous le retrouverons plus loin, p. 222.

3. Le premier procès-verbal du lit de justice (voyez ci-après, p. 224) ne porte pas trace de ces hésitations du Parlement. Mais la *Gazette de Rotterdam* (n° 71) dit que la grand chambre était d'avis de ne pas se rendre aux Tuileries, mais que les Enquêtes l'emportèrent. La *Gazette de Leyde* (n° 71) ne parle pas de cette discussion, mais mentionne une protestation préventive dans les formes contre ce qu'on pourrait exiger d'eux par contrainte.

lement au droit et à l'usage. Il s'étendit un peu à montrer que rien n'étoit si pernicieux que de commettre l'autorité du Roi pour en avoir le démenti, et conclut à l'interdiction du Parlement sur-le-champ, s'il tomboit dans cette faute. M. le duc d'Orléans ajouta qu'il n'y avoit point à balancer, et prit[1] l'avis de Monsieur le Duc, qui y opina fortement; M. le prince de Conti aussi, moi de même, MM. de la Force et de Guiche encore plus. Le maréchal de Villeroy, d'une voix casse[2], cherchant de grands mots qui ne venoient pas à temps, déplora cette extrémité et fit tout ce qu'il put pour éviter de donner une opinion précise. Forcé enfin par le Régent de s'expliquer, il n'osa contredire ; mais il ajouta que c'étoit à regret, et voulut en étaler les suites fâcheuses. Mais le Régent l'interrompit encore, dit qu'il ne s'en embarrassoit pas; qu'il avoit prévu à tout; qu'il seroit bien plus fâcheux d'avoir le démenti, et demanda tout de suite l'avis au duc de Noailles, qui répondit tout court, d'un ton contrit, que cela seroit bien triste, mais qu'il en étoit d'avis. Villars voulut paraphraser; mais il se contint, et dit qu'il espéroit que le Parlement obéiroit. Pressé par le Régent, il proposa d'attendre des nouvelles avant qu'on[3] opinât; mais, pressé de plus près, il fut pour l'interdiction, avec un air de chaleur et de dépit extrêmement marqué[4]. Personne après n'osa branler et la plupart n'opinèrent que de la tête. L'avis passé, cette nouvelle donna lieu à M. le duc d'Orléans de traiter la manière de l'interdiction, et les différentes manières de se conduire selon les divers contretemps tels que je l'ai exposé plus haut[5], excepté qu'il ne fut parlé

1. Avant *prit*, il a biffé *opina*.
2. « *Cas, casse*, adjectif, qui sonne le cassé. Il est vieux au masculin » (*Académie*, 1718). Littré en cite l'emploi par Régnier et La Fontaine.
3. Avant *qu'on*, Saint-Simon a biffé *d'opiner*.
4. Il l'a pourtant représenté, « souple comme un gant » malgré ses airs de matamore, dans le tome XXXIII, p. 73.
5. Ci-dessus, p. 150 et 155.

ni de signaux ni d'arrêter personne. Seulement il fut agité ce que l'on feroit sur une remontrance, si le Parlement s'en avisoit. Le Garde des sceaux proposa d'aller au Roi, puis de prononcer que le Roi vouloit être obéi, et obéi sur-le-champ. Cela fut approuvé.

Le Parlement en marche à pied pour venir aux Tuileries.

Peu après Desgranges entra, et vint dire à M. le duc d'Orléans que le Parlement étoit en marche à pied, et commençoit à déboucher le Palais[1]. Cette nouvelle rafraîchit fort le sang à la compagnie, plus encore à M. le duc d'Orléans qu'à aucun autre.

Attention du Régent pour le comte de Toulouse et pour les enregistrements.

Desgranges retiré, avec ordre d'avertir quand le Parlement approcheroit, M. le duc d'Orléans dit au Garde des sceaux que, lorsqu'il proposeroit au lit de justice l'affaire des légitimés, il eût soin de le faire en sorte qu'on ne fût pas un moment en suspens sur l'état du comte de Toulouse, parce que, ayant dessein de le rétablir au même instant, il ne convenoit pas qu'il souffrît la moindre flétrissure. Ce soin si marqué, et en de tels termes, frappa un nouveau coup sur l'aîné des deux frères, et j'observai bien que ses partisans en parurent accablés de nouveau. Le Régent fit encore souvenir le Garde des sceaux de ne pas manquer de faire faire les enregistrements au lit de justice, la séance tenant et sous ses yeux, et l'importance de cette dernière consommation, en présence du Roi, fut très remarquée.

Le maréchal de Villars contre son ordinaire

Ensuite le Régent dit, d'un air libre, aux présidents des conseils de rapporter leurs affaires; mais, aucun n'ayant

1. « A onze heures, le Parlement partit à pied, en robes rouges, du Palais, au nombre de cent cinquante-trois, et alla au Louvre par la rue Saint-Honoré. Comme le peuple n'étoit averti de cela, cette marche ne fit aucun effet; le peuple ne suivoit pas » (*Journal de Barbier*, édition Charpentier, tome I, p. 12). Le procès-verbal publié en appendice au *Journal de Buvat*, tome I, p. 519-520, dit que le départ eut lieu vers neuf heures et demie, que les magistrats, précédés des huissiers et suivis des gens du Roi, descendirent l'escalier du mai et marchèrent deux à deux par le quai des Orfèvres, le Pont-neuf, les rues du Roule, Saint-Honoré et Saint-Nicaise.

rapporte très bien une affaire du conseil de guerre. Le Conseil finit ; mouvements, divers colloques.

été averti d'en apporter, quoique l'ordre en eût été donné, tous avoient jugé qu'il ne s'agissoit que de la cassation des arrêts du Parlement, et pas un n'en avoit. Le maréchal de Villars dit qu'il en pouvoit rapporter une, quoiqu'il n'en eût pas les papiers, et en effet il en rendit un compte le plus juste et le plus net que je lui eusse encore entendu rendre d'aucune autre ; car cette fonction n'étoit pas son fort[1]. Je fus infiniment surpris qu'il s'en acquittât de la sorte dans une agitation d'esprit aussi étrange que celle où je le voyois, soit que cette agitation même y contribuât, en réveillant fortement ses idées et sa facilité de parler, soit effort de réflexion et de prudence, pour paroître plus à soi-même. Il ne fut pas même trop court ; mais, quoiqu'[il] rapportât très bien, je crois que peu l'entendirent. On étoit trop fortement occupé de choses plus intéressantes, et chacun fut de son avis sans parler[2].

1. « *Fort* se dit figurément pour signifier l'endroit, la qualité par où une personne excelle le plus : *son fort c'est l'histoire* » (*Académie*, 1718).

2. Le registre du procès-verbal du conseil de régence pour les affaires ressortissant au conseil de guerre (ms. Franç. 23 671, fol. 108 v°) contient, pour le 26 août, le compte-rendu de ce rapport du maréchal de Villars, qui a trait à une affaire très secondaire et même anecdotique. Il est à remarquer que la Vrillière, dont les procès-verbaux sont toujours si sommaires, a, pour cette fois, développé beaucoup son exposé, sans doute pour occuper le temps. D'autre part, en voyant la sévérité de l'arrêt, on peut penser qu'elle est la conséquence, soit de la nervosité des membres du Conseil, — que Saint-Simon va noter, — soit de leur désir de donner une satisfaction complète à un parlement de province, alors qu'on s'apprêtait à tomber si rudement sur celui de Paris. Voici le texte du procès-verbal : « M. le maréchal de Villars, président du conseil de guerre, a rapporté que le sieur Teinturier, conseiller au parlement de Metz, ayant voulu sortir de la ville de Verdun avec un fusil, suivant la permission qu'en ont les conseillers, il fut arrêté par la sentinelle. Comme ils se disputoient, un officier du régiment de Conti, en garnison dans cette ville, qui, quoique de garde, n'avoit pas d'hausse-col, s'approcha, et, ayant tenu quelques mauvais discours à ce conseiller, ils s'échauffèrent de discours en discours, de manière que l'officier donna un soufflet au conseiller,

Ce fut un bonheur pour ceux qui avoient des affaires, de n'être pas rapportés ce jour-là ; peu de rapporteurs peut-être eussent su ce qu'ils auroient dit, et moins encore d'auditeurs. Le Conseil fini de la sorte faute de matière, il se fit un mouvement pour le lever à l'ordinaire. Je m'avançai par-devant M. le prince de Conti sur la table à M. le duc d'Orléans, qui m'entendit, et qui pria la compagnie de demeurer en place. La Vrillière, par son ordre, sortit aux nouvelles; mais rien ne paroissoit encore. Il étoit un peu plus de dix heures. On resta ainsi une bonne demi-heure en place avec assez de silence, chacun avec ses voisins se parlant peu entre soi. Après, l'inquiétude commença à prendre à quelques-uns, qui se levèrent pour aller vers les fenêtres. M. le duc d'Orléans les contint tant qu'il put; mais, Desgranges étant venu dire que le premier président étoit déjà arrivé en carrosse, et que le Parlement s'avançoit assez près, à peine fut-il retiré, que le Conseil se leva par parties, et qu'il n'y eut plus moyen de le retenir. M. le duc d'Orléans se leva enfin lui-même, et tout ce qu'il put fut de défendre tout haut que qui que ce soit sortît sous quelque prétexte que ce pût être, ce qu'il répéta deux ou trois fois ensuite en divers temps.

A peine fûmes-nous levés, que Monsieur le Duc vint à moi, joyeux du succès, et soulagé au dernier point de l'absence des bâtards, et de ce qu'elle avoit permis qu'il eût été parlé de leur affaire à la Régence, ce qui prévenoit les inconvénients à craindre au lit de justice. Je lui dis en peu de mots ce que j'avois remarqué des visages. Je ne voulus pas être longtemps avec lui. Peu après l'avoir

lequel s'étant revanché, l'officier, qui se trouva le plus foible, appela la garde à lui, et, ayant fait maltraiter le conseiller de plusieurs coups jusqu'à lui faire casser son fusil sur le corps, il le fit mener au corps-de-garde, en continuant les mauvais traitements. Comme le Parlement en a voulu prendre connoissance, il a été résolu qu'il en seroit fait justice par le conseil de guerre, que pour cela l'officier seroit cassé, ensuite mis en prison dans la citadelle de Verdun, où il resteroit six ans. » Le maréchal de Villars n'en dit rien dans ses *Mémoires*.

quitté, M. le duc d'Orléans me vint prendre dans la plénitude des mêmes sentiments. Je lui expliquai plus qu'à Monsieur le Duc ce qui m'avoit paru dans la mine et la contenance de chacun, et lui assénai bien celles de son d'Effiat, dont il ne fut point surpris ; il le parut davantage de Bezons, dont il déplora la foiblesse et l'abandon pour d'Effiat, qui, dès avant la mort du Roi, étoit devenu sa boussole[1]. Je demandai au Régent s'il ne craignoit point que les bâtards instrumentassent[2] actuellement avec le Parlement et leurs amis, et ne vinssent même au lit de justice. Sa confiance accoutumée, qui abrégeoit soins, réflexions, inquiétudes, ne lui permit pas d'en avoir le moindre soupçon. Dans la vérité le duc du Maine m'avoit paru si mort, et ses amis du Conseil si déconcertés, que je n'en craignis rien moi-même ; mais, de peur de surprise, j'y voulus préparer et fortifier le Régent.

Je le quittai après, et vis les maréchaux de Villeroy et de Villars assis auprès d'Effiat, se parlant moins que réfléchissant ensemble en gens pris au dépourvu, enragés, mais abattus. Bezons et le maréchal d'Estrées après s'y joignirent ; puis ils se séparèrent, et se rapprochèrent, en sorte que les deux, trois, ou les quatre ensemble ne furent presque point mêlés avec d'autres. Tallard les joignit, non ensemble, mais quelques-uns d'eux par-ci par-là, courtement et à la dérobée ; Huxelles aussi, et le Peletier ; le Garde des sceaux, assez seul, méditant son affaire, souvent avec M. le duc d'Orléans et Monsieur le Duc, quelquefois avec moi, souvent avec la Vrillière, quand il joignoit quelqu'un. Je me promenois cependant lentement et incessamment sans m'attacher à personne, pour essayer que rien ne m'échappât, avec une attention principale

1. Locution figurée déjà rencontrée dans le tome XII, p. 404. Saint-Simon écrit *boussolle*.

2. L'*Académie* ne connaissait ce verbe qu'au sens de faire ou préparer des contrats ou des actes publics, ce qui est bien la signification que Saint-Simon lui donne ici ; nous l'avons déjà trouvé ci-dessus, p. 29.

aux portes. Je me servis de ce long toupillage[1] pour parler aux uns et aux autres, passer continuellement auprès des suspects, pour écumer[2] et interrompre leurs conciliabules; d'Antin, fort seul, souvent joint par le duc de Noailles. Celui-ci avoit repris sa façon du matin, de me suivre toujours des yeux. Il avoit l'air consterné, agité, et une contenance fort embarrassée, lui ordinairement si libre et si maître du tripot[3]. D'Antin me prit à part pour me témoigner son embarras d'assister au lit de justice, par rapport aux bâtards, et me consulter s'il hasarderoit de demander au Régent de l'en dispenser. Sa situation à cet égard me fit juger que cela se pouvoit faire. Il me pria de m'en charger; je ne pus le faire sitôt, parce que le colloque d'Effiat et des siens me parut se forlonger[4], et que je m'en allai vers eux. Je m'y assis même un peu. D'Effiat, d'abordée, ne put s'empêcher de me dire que nous venions d'entendre d'étranges résolutions[5]; qu'il ne savoit qui les avoit conseillées; qu'il prioit Dieu que M. le duc d'Orléans s'en trouvât bien. Je lui répondis que ces résolutions-là étoient assurément fortes et bien grandes; que cela même me faisoit juger qu'il falloit que les raisons qui y avoient déterminé le fussent également; que j'en étois dans la même surprise et dans les mêmes souhaits. Le maréchal de Villeroy poussa des soupirs profonds, et fit quelques exclamations vuides et muettes[6],

1. Action de tournoyer comme une toupie. Ce substantif semble inventé par notre auteur; mais *toupiller*, que nous rencontrerons dans la suite des *Mémoires*, tome XVI de 1873, p. 420, a été employé au moyen âge sous la forme *toupier*, et Littré en cite un exemple de Beaumarchais.

2. Au sens de surprendre, comme au tome II, p. 184.

3. Nous avons déjà rencontré *tripot* dans le tome XXI, p. 318. *Le maître du tripot* est celui qui y commande; Saint-Simon emploie cette locution au figuré.

4. Se prolonger, comme dans le tome XIII, p. 135.

5. *Resolutions* remplace *choses*, biffé.

6. *Muettes* corrige *muet de mots*.

qu'il soutint de secouements de perruque[1]. Villars parla un peu plus, blâma aigrement, mais courtement[2], laissa voir son désespoir sur le duc du Maine; mais il débiaisa[3] sur le Parlement, pour moins montrer sa vraie douleur. Je payai de mines et de gestes; je ne contredis rien; mais je ne dis rien aussi, parce que je ne m'étois pas mis là pour parler ni persuader, mais pour voir et entendre. De tout ce que j'ouïs d'eux, je recueillis que c'étoit gens en désarroi, de cabale non préparée, qui n'espéroient rien du Parlement, aussi peu préparé qu'eux.

D'Antin obtient du Régent de n'assister point au lit de justice.

Je les quittai pour ne rien affecter et fis la commission de d'Antin. Le Régent me dit qu'il lui avoit parlé; qu'il approuvoit son embarras et sa délicatesse; qu'il lui avoit permis de ne venir point au lit de justice, à condition qu'il ne le diroit à personne; qu'il demeureroit dans le cabinet du Conseil, comme devant y aller, et que, pendant le lit de justice, il ne sortiroit point du même cabinet qu'après que toute la séance seroit finie. J'allai après à d'Antin, qui me le redit et qui l'exécuta très bien. En effet, le fils légitime de Mme de Montespan, mêlé de société au point où il l'étoit avec tous les bâtards et bâtardes de sa mère, ne pouvoit honnêtement se trouver à ce lit de justice.

Je parle à Tallard sur le maréchal de Villeroy.

Après je pris Tallard, sur l'inquiétude où je ne laissois pas d'être des soupirs, des exclamations et du désespoir évident du maréchal de Villeroy, ce mot qu'il avoit dit des dispositions du Roi renversées et du malheur de M. du Maine, en plein Conseil et si hors de temps[4]. Je joignois à cela la peur terrible que nous lui savions d'être arrêté[5].

1. « Ce n'étoit plus le temps où... les secouements de perruque passoient pour des raisons », a-t-il dit déjà, en parlant du même Villeroy, dans le tome XIV, p. 17.

2. Voyez les *Mémoires de Villars*, tome IV, p. 115.

3. Mot inventé par Saint-Simon, avec le sens de se détourner sur quelque chose, prendre un biais.

4. Ci-dessus, p. 198.

5. Cette crainte a déjà été mentionnée ci-dessus plusieurs fois, p. 99, 100 et 140.

Tout cela me fit craindre qu'il n'en regardât comme l'avant-coureur la chute du duc du Maine, et que son peu d'esprit et de sens ne lui persuadât qu'il seroit beau d'amplifier au lit de justice le pathos[1] qu'il avoit suffoqué au Conseil, pour se faire un mérite au Parlement et auprès de leur cabale, et un de reconnoissance auprès du public, qui le rendroit peut-être plus difficile à arrêter, au moins plus considérable. Or, un pathos d'un homme dans ses places, au milieu d'un parlement enragé, étoit meilleur à empêcher qu'à hasarder de le laisser faire. Je dis donc à Tallard que, ne pouvant parler là longtemps au maréchal de Villeroy, je le priois de le joindre quand il le pourroit, et de lui dire de ma part que je ne pouvois m'empêcher de me moquer beaucoup de lui de l'inquiétude qu'il avoit témoignée d'être arrêté, ce que je paraphrasai de tout ce qui pouvoit flatter sa vanité personnelle, sans rien dire qui la pût exciter à autre titre, ni conséquemment lui donner du courage, mais seulement de la confiance en l'estime et l'amitié du Régent. J'ajoutai que Son Altesse Royale, en me le racontant, m'avoit parlé de lui d'une manière à lui devoir donner de la honte de ses soupçons, et que, quand je pourrois l'entretenir, je ne m'empêcherois pas de la lui faire toute entière. En effet, il n'y avoit ni sens ni raison à l'arrêter, et par n'en valoir pas la peine, et par les suites du qu'en dira-t-on[2] du monde d'ôter tous les deux hommes distingués à la fois, mis auprès du Roi par le Roi son bisaïeul mourant. Je crus donc qu'il n'étoit que bon de rassurer celui-ci, et par là de lui ôter l'envie de dire quelque sottise au lit de justice, par lui faire sentir qu'il n'en avoit pas besoin pour rendre sa capture plus difficile et que cette sottise le gâteroit

1. Tome XX, p. 20, note 3.

2. Dans les éditions précédentes, on avait cru pouvoir imprimer *les tristes du qu'en dira-t-on*, ce qui est une leçon assez singulière. Sur le manuscrit le mot *suites* corrige un autre mot, et on pourrait aussi bien lire *tristes;* mais l'addition de *du* en interligne ne laisse pas douter de ce qu'a voulu mettre Saint-Simon.

tout à fait, puisqu'il avoit à perdre dans l'estime et la confiance du Régent. Tallard ne me nia point les inquiétudes de son cousin, et glissa sur tout en homme de beaucoup d'esprit, sans me montrer que lui-même crût les inquiétudes fondées ou non. Il me remercia néanmoins beaucoup de mon attention pleine d'amitié, qui lui faisoit grand plaisir, et qui en feroit beaucoup au maréchal de Villeroy dès qu'il pourroit la lui apprendre. Il ne tarda pas à le faire; car, dès la première fois que je le revis après, il me dit que le maréchal de Tallard lui avoit parlé, et me remercia diffusément[1]; mais ce qu'il me conta lors n'est pas du sujet présent[2].

La Vrillière bien courtisan; la Maintenon désolée.

A peine eus-je fait avec Tallard, que la Vrillière, qui me guettoit depuis quelques moments, me prit à part. Il s'étoit aperçu sans doute de ma liaison nouvelle avec Monsieur le Duc, qui n'avoit que trop paru avant et depuis le Conseil fini, outre la visite qu'il lui avoit faite la veille[3] sur la réduction des bâtards au rang de leurs pairies[4]. La Vrillière donc me pria de témoigner à Monsieur le Duc sa satisfaction et sa joie, et de l'assurer de son attachement, parce qu'il n'osoit aller lui parler devant le monde. Jamais compliment ne fut plus de courtisan. La Vrillière étoit tout feu Roi, conséquemment tout bâtard, lié avec eux par la Maintenon, leur ébreneuse[5], qui, pour le dire en passant, tomba bien malade et pleura bien plus longtemps et plus amèrement cette déconfiture de son bel ouvrage qu'elle n'avoit fait la mort du feu Roi, dont sa santé ne fut pas même altérée[6]. La Vrillière avoit

1. Adverbe déjà rencontré dans le tome XIX, p. 225.

2. Il ne semble pas que Saint-Simon soit revenu sur ce qu'il lui « conta lors », et il n'en avait pas dit plus dans la rédaction de *France* 1233.

3. Les mots *la veille* ajoutés en interligne.

4. Ci-dessus, p. 151.

5. Le *Dictionnaire de l'Académie* ne donnait pas ce mot (qui semble inventé par notre auteur), mais seulement *ébrener*, « ôter les matières fécales d'un enfant »; d'où l'on peut déduire le sens d'*ébreneuse*.

6. Voyez tome XXVIII, p. 375-376. — Elle écrivait à Mme de

eu des prises avec Monsieur le Duc sur la Bourgogne, où il avoit eu les ongles rognés[1], de manière qu'il avoit besoin de se raccommoder avec un prince à qui il voyoit prendre un commencement de grand vol. Je m'en acquittai volontiers.

Mouvements dans la pièce du Conseil. Je propose au Régent d'écrire à Mme la duchesse d'Orléans, etc.

Cependant, on s'ennuyoit fort de la lenteur du Parlement, et on envoyoit souvent aux nouvelles. Plusieurs, tentés de sortir, peut-être de jaser, se proposèrent; mais le Régent ne voulut laisser sortir que la Vrillière, et, voyant que le desir de sortir croissoit, il se mit lui-même à la porte. J'eus avec lui plusieurs entretiens sur les remarques des divers personnages, avec Monsieur le Duc, avec le Garde des sceaux. Je fis réitérer plusieurs fois au Régent la défense de sortir. Dans un de ces courts entretiens à l'écart, je lui parlai de la douleur qu'auroit Mme la duchesse d'Orléans, combien il y devoit compatir, et la laisser libre, et qu'il ne devoit avoir rien de plus pressé que de lui écrire une lettre pleine de tendresse. Je lui proposai même de l'écrire sur la table du Conseil, tandis qu'il n'avoit rien à faire; mais il me dit qu'il n'y avoit pas moyen parmi tout ce monde. Il fut assez aisément disposé à compatir à sa peine; mais il m'en parut assez peu touché; néanmoins, il me promit[2] de lui écrire dans la journée, au premier moment de liberté qu'il auroit. J'étois inquiet de ce que faisoient les bâtards; mais je n'osois trop le lui marquer. Il parloit aux uns et aux autres d'un air libre, comme dans une journée ordinaire, et il faut dire

Dangeau le 5 septembre (recueil Geffroy, tome II, p. 391): « Vous avez trop de bontés pour moi pour ne pas prendre quelque part à ma douleur, qui seroit bien moindre si M. le duc du Maine étoit mort. » Mlle d'Aumale (*Souvenirs*, tome I, p. 223) se contente de dire: « Elle fut extrêmement sensible aux malheurs et aux disgrâces de M. le duc du Maine. »

1. « On dit proverbialement *rogner les ongles à quelqu'un*, pour dire lui diminuer, lui retrancher son pouvoir ou ses profits » (*Académie*, 1718).

2. Avant *promit*, Saint-Simon a biffé *permit*, écrit par mégarde.

qu'il fut le seul de tous qui conserva cette sérénité sans l'affecter[1].

Le Parlement arrive aux Tuileries. Attentions sur les sorties du cabinet du Conseil et sur ce qui s'y passe.

Enfin le Parlement arriva, et, comme des enfants, nous voilà tous aux fenêtres. Il venoit en robes rouges, deux à deux, par la grand porte de la cour[2], qu'il croisa[3] pour aller gagner la salle des Ambassadeurs[4], où le premier président, venu en carrosse avec le président Aligre[5], les attendoit; il[6] avoit traversé de la petite cour d'auprès, pour avoir moins de chemin à faire à pied. Tandis que nos deux fenêtres s'entassoient de spectateurs, j'eus soin de ne pas perdre de vue le dedans du cabinet, à cause des conférences et de peur des sorties. Desgranges vint à diverses fois dire à quoi les choses en étoient, sans qu'il y eût de difficultés, moi toujours me promenant et considérant tous avec attention. Soit besoin, soit desir du défendu, quelques-uns demandèrent l'un après l'autre à sortir pour des besoins. Le Régent le permit, à condition du silence et du retour sur-le-champ. Il proposa même à la Vrillière de s'aller précautionner en même temps que le maréchal d'Huxelles et quelques autres suspects, mais en effet pour ne les perdre pas de vue, et il l'entendit et l'exécuta très bien. J'en usai de même avec les maréchaux de Villars et de Tallard, et, ayant vu Effiat

1. Ici notre auteur avait écrit les mots *Enfin le Pl^t arriva,* qu'il a biffés, pour en commencer le paragraphe suivant.

2. C'est ce que dit le procès-verbal : *Journal de Buvat,* tome I, p. 520. Cette grand porte de la cour des Tuileries ouvrait sur la rue Saint-Nicaise.

3. Au sens de traverser en biais, comme dans le tome X, p. 212.

4. Piganiol dit que la « galerie des ambassadeurs » se trouvait au premier étage à la suite du cabinet du Conseil et avait été divisée en plusieurs pièces pendant la minorité de Louis XV pour loger divers officiers. On avait aménagé au rez-de-chaussée une autre salle des ambassadeurs, et c'est là que le Parlement fut reçu.

5. Étienne IV d'Aligre (tome XXVI, p. 13), « le plus imbécile du Parlement » (*ibidem,* p. 32). Le premier président avait un peu de goutte, dit Dangeau.

6. Les mots *les attendoit; il,* oubliés, ont été ajoutés en interligne.

ouvrant la petite porte du Roi[1] pour le maréchal de Villeroy, j'y courus, sous prétexte de lui aider, mais au vrai pour empêcher qu'il ne parlât à la porte et qu'il n'envoyât quelque message aux bâtards. J'y restai même avec Effiat jusqu'à ce que le maréchal de Villeroy fût rentré, pour éviter le même inconvénient à cette autre ouverture de la porte, que je refermai bien après ; et il faut avouer que cette occupation de tête et de corps, d'examen et d'attention continuelle à interrompre, à prévenir, à être en garde sur toute une vaste pièce et un nombre de gens qu'on veut contenir et déranger sans qu'il y paroisse, ne fut pas un petit soin ni une petite fatigue. M. le duc d'Orléans, Monsieur le Duc et la Vrillière en portoient leur part, qui ne diminuoit guères la mienne.

Enfin, le Parlement en place, les pairs arrivés, et les présidents ayant été en deux fois prendre leurs fourrures derrière des paravents disposés dans la pièce voisine[2], Desgranges vint avertir que tout étoit prêt. Il avoit été agité si le Roi dîneroit en attendant, et j'avois obtenu que non, dans la crainte que, entrant aussitôt après au lit de justice, et ayant mangé avant son heure ordinaire, il ne se trouvât mal, qui eût été un grand inconvénient. Dès que Desgranges eut annoncé au Régent qu'il pouvoit se mettre en marche, Son Altesse Royale lui dit de faire avertir le Parlement, pour la députation à recevoir le Roi, au lieu du bout de la pièce des Suisses[3], où elle avoit été réglée, et dit tout haut à la compagnie qu'il falloit aller prendre le Roi.

1. Voyez le plan, ci-dessus, p. 179.

2. Particularité mentionnée aussi dans le procès-verbal : *Journal de Buvat*, p. 320.

3. C'est-à-dire à l'extrémité de la salle des cent-suisses (dont il a été parlé ci-dessus, p. 165, note 1), à l'opposite des appartements du Roi, du côté du vestibule de la tribune de la chapelle. Le Roi s'y rendit par la terrasse ou balcon extérieur qui régnait tout le long du premier étage du palais : voyez ci-après, p. 214, note 4.

On va prendre le Roi. Marche au lit de justice.

A ces paroles, je sentis un trouble de joie du grand spectacle qui s'alloit passer en ma présence, qui m'avertit de redoubler mon attention sur moi. J'avois averti Villars de marcher avec nous[1], et Tallard de se joindre aux maréchaux de France, et de céder à ses anciens, parce qu'en ces occasions les ducs vérifiés n'existent pas[2]. Je tâchai de me munir de la plus forte dose que je pus de sérieux, de gravité, de modestie. Je suivis M. le duc d'Orléans, qui entra chez le Roi par la petite porte, et qui trouva le Roi dans son cabinet. Chemin faisant, le duc d'Albret et quelques autres me firent des compliments très marqués, avec grand desir de découvrir quelque chose. Je payai de politesse, de plaintes de la foule, de l'embarras de mon habit, et je gagnai le cabinet du Roi.

Le Roi sans manteau ni rabat.

Il étoit sans manteau ni rabat, vêtu à son ordinaire. Après que M. le duc d'Orléans eut été quelques moments auprès de lui, il lui demanda s'il lui plaisoit d'aller. Aussitôt on fit faire place. Le peu de courtisans revenus là, faute d'avoir trouvé où se fourrer dans le lieu de la séance, s'écarta, et je fis signe au maréchal de Villars, qui prit lentement le chemin de la porte, le duc de la Force derrière lui, et moi après, qui observai bien de marcher immédiatement avant M. le prince de Conti. Monsieur le Duc le suivoit, et M. le duc d'Orléans après. Derrière lui les huissiers de la chambre du Roi avec leurs masses[3],

1. Parce qu'il était duc et pair.

2. Il a pourtant dit dans le tome XXXII, p. 79 que « la dignité de duc vérifié, en étant une réelle et effective de l'État, avoit, comme telle, plein caractère pour être admise aux affaires de l'État, et ne l'y pouvoit être que dans le rang qui lui appartenoit. »

3. Il y avait seize huissiers de la chambre servant par quartier et portant l'épée au côté. Quand le Roi marchait en cérémonie, deux d'entre eux le précédaient, tenant sur l'épaule deux lourdes masses d'orfèvrerie qu'on conservait dans les coffres de la garde-robe. Chaque fois qu'ils accompagnaient le Roi à un lit de justice, ils touchaient une gratification de cent cinquante livres sur le Trésor royal et une autre de pareille somme sur le produit des amendes du Parlement (*État de la France*).

puis le Roi environné des quatre capitaines des gardes du corps[1], du duc d'Albret grand chambellan, et du maréchal de Villeroy son gouverneur. Derrière, venoit le Garde des sceaux, parce qu'il n'étoit pas enregistré au Parlement[2], puis les maréchaux d'Estrées, Huxelles, Tallard et Bezons, qui ne pouvoient entrer en séance qu'à la suite, et non devant Sa Majesté[3]. Ils étoient suivis de ceux des chevaliers de l'Ordre et des gouverneurs et lieutenants généraux des provinces qu'on avoit avertis pour le cortége du Roi, qui devoient seoir en bas[4], découverts et sans voix, sur le banc des baillis[5]. On prit en cet ordre le chemin de la terrasse jusqu'à la salle des Suisses, au bas de laquelle se trouva la députation du Parlement, de quatre présidents à mortier et de quatre conseillers à l'accoutumée[6].

Tandis qu'ils s'approchèrent du Roi, je dis au duc de la Force et au maréchal de Villars que nous ferions mieux d'aller toujours nous mettre en place, pour éviter l'embarras de l'entrée avec le Roi. Ils me suivirent alors

1. Les ducs de Noailles, Villeroy, Charost, et le marquis d'Harcourt.

2. Sans cela, il aurait précédé le Roi, comme le faisait le chancelier.

3. Comme grands officiers de la couronne.

4. C'est-à-dire, sur les bas siéges et non pas sur les hauts, comme les ducs et les grands officiers.

5. Voyez le plan, ci-après. Les noms de ces personnages ne sont pas au procès-verbal. — Le nom de banc des baillis venait de ce que primitivement il était réservé aux baillis et sénéchaux des provinces, remplacés alors par les gouverneurs.

6. Le procès-verbal du Parlement (*Journal de Buvat*, p. 320) décrit ainsi le cortége : « La cour ayant été avertie par un officier des gardes du corps que le Roi étoit en sa chapelle, ont été députés pour le recevoir et saluer MM. les présidents Potier, d'Aligre, de Lamoignon et Portail, et six de Messieurs les conseillers de la grand chambre, quatre laïques et deux clercs, qui l'ont conduit depuis la porte de la tribune de la chapelle qui donne sur la terrasse, jusqu'à son lit de justice, Messieurs les présidents marchant à ses côtés, Messieurs les conseillers derrière lui, et l'un des huissiers de la cour, faisant la fonction de premier huissier, entre les deux huissiers-massiers du Roi, immédiatement devant sa personne. »

un à un en rang d'ancienneté, marchants en cérémonie. Il n'y avoit que nous trois[1] à pouvoir marcher comme nous fîmes, parce que d'Antin n'y venoit pas[2], le duc de Guiche étoit démis[3], Tallard point pair, et les quatre capitaines des gardes étoient autour du Roi avec le bâton en ces grandes cérémonies. Mais avant d'en dire davantage, je crois à propos de donner le dessin figuré du lit de justice dont la disposition éclaircira d'un coup d'œil ce qui en va être raconté[4].

EXPLICATION

A. Le Roi sur son trône.

B. Marches du trône avec son tapis et ses carreaux.

C. Le grand chambellan couché sur ces carreaux, sur les marches, couvert et opinant.

D. Hauts siéges à droit et à gauche.

E. Petit degré du Roi couvert de la queue de son tapis de pied sans carreaux.

F. Le prévôt de Paris avec son bâton[5], couché sur ces degrés.

1. Parmi les ducs et pairs membres du conseil de régence.

2. On a vu ci-dessus, p. 206, qu'il s'en était fait dispenser.

3. Il avait cédé son duché à son fils Louvigny.

4. Le plan qui va suivre existe aussi dans la première rédaction du récit du lit de justice par notre auteur (vol. *France* 1233); mais il présente quelques différences sans importance, et les lettres d'appel ne sont pas les mêmes. Il contient aussi certaines indications intéressantes qui ne se trouvent pas dans le plan des *Mémoires* : ainsi, derrière les places des ducs, il y a : *Cour du palais des Tuileries ;* de même derrière celles des conseillers du Parlement vis-à-vis des ducs, il y a : *Grande terrasse sur le jardin des Tuileries régnant tout le long du bâtiment, par laquelle le Roi passa tant en venant qu'en retournant.* — Outre la figuration typographique du plan dessiné par notre auteur qui vient ci-après, on trouvera plus loin, à la suite de la page 328, la reproduction phototypique du dessin même qui existe dans le manuscrit; on pourra les comparer avec le plan d'un lit de justice dans la grand chambre du Parlement donné dans notre tome XXV, p. 296.

5. Charles-Denis de Bullion : tomes V, p. 133, et XXV, p. 299.

Séance et pièce du lit de justice dessinée aux Tuileries pour mieux éclairoir ce qu'il s'y passa le vendredi matin 26 août 1718.

Seconde antichambre du Roi où étoit le dais, vide entre le grand cabinet du conseil et la grande antichambre où fut tenu le lit de justice, représentée ici.

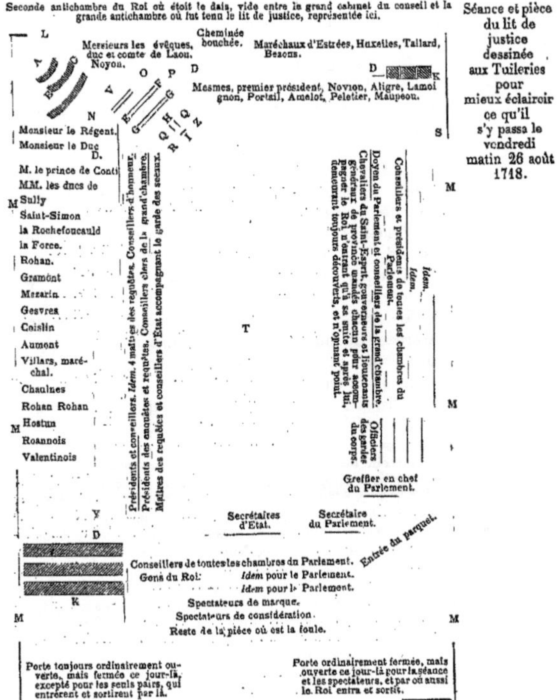

Les ducs de Noailles, de Charost et plusieurs autres entrèrent avec le Roi, et vinrent se mettre en place parmi ceux qui sont marqués ici, et qui y étoient avant l'arrivée du Roi.

G. Les huissiers de la chambre du Roi à genoux, leurs masses de vermeil sur le col.

H. Le Garde des sceaux dans sa chaire à bras sans dos.

I. Un petit bureau devant lui.

K. Marches pour monter aux hauts siéges.

L. Porte d'entrée ordinaire, mais condamnée ce jour-là, par laquelle Messieurs de Troyes et de Fréjus et M. de Torcy virent la séance debout et reculés.

Devant eux, un peu à côté en dedans, le marquis d'Harcourt debout et découvert, avec le bâton de capitaine des gardes[1], sans opiner.

M. Fenêtres à gradins pour les spectateurs; les duchesses de Ventadour et de la Ferté[2], les sous-gouverneurs du Roi, le premier gentilhomme de la chambre et le capitaine des gardes du Régent étoient dans celle de derrière lui.

N. Le maréchal de Villeroy sur un tabouret, comme gouverneur du Roi, couvert et opinant.

O. Le duc de Villeroy, capitaine des gardes en quartier, assis[3], couvert et opinant.

P. Beringhen, premier écuyer, tenant la place du grand écuyer[4], assis, mais découvert, sans opiner.

1. François, marquis d'Harcourt, avait depuis novembre 1715 la survivance de la charge de capitaine des gardes du corps de son père (tome XXIX, p. 256-257), et il le suppléait habituellement à cause de ses incommodités. Il avait prêté serment le 16 juin 1718 comme titulaire de la charge. L'*État de la France* l'indique comme servant au quartier d'octobre, et le duc de Villeroy au quartier de juillet; c'est pour cela que ci-dessous ce dernier va être désigné comme étant en quartier. Le marquis d'Harcourt était le seul des quatre capitaines des gardes du corps qui ne fût pas duc; c'est pour cela qu'il a une place à part en raison de sa charge, n'étant pas de service. Saint-Simon le dira plus loin.

2. La première comme ancienne gouvernante du jeune Roi; la duchesse de la Ferté était sa sœur.

3. Le mot *assis* a été ajouté après coup dans le manuscrit et placé par erreur entre *gardes* et *en quartier*.

4. Le grand écuyer était le prince Charles de Lorraine depuis la mort du comte d'Armagnac; il était absent ou malade.

Ces deux places à cause de l'âge du Roi, ainsi que celle de son gouverneur.

Q. Les hérauts d'armes en cottes[1], etc.

R. Le grand maître ou le maître des cérémonies[2], assis, mais découvert, sans opiner.

S. Entrée des hauts siéges à gauche pour les évêques pairs et les officiers de la couronne.

T. Parquet ou espace vuide au milieu de la séance.

V. Passage de plain pied aux siéges hauts, qui les communique des deux côtés.

Y. Banc redoublé dans les siéges hauts en cas de besoin pour les pairs laïques.

Z. Greffier en chef du Parlement enregistrant les déclarations à la fin.

Je[3] pense qu'il seroit inutile d'entrer dans une explica-

1. Il a été parlé des hérauts d'armes et de leur costume dans le tome XXII, p. 339-340.

2. On a vu plus haut, p. 160, que c'était Desgranges, maître des cérémonies.

3. Le texte de ce paragraphe était très différent dans la première rédaction du volume *France* 1233. Voici cette version primitive : « Il seroit difficile de marquer la séance, ainsi de mémoire et sans les précautions nécessaires pour dessiner, dans la dernière précision ; mais ce que j'ai tâché de représenter suffit pour marquer les séances dans leur ordre. Il y faut prendre garde que M. le duc d'Orléans, petit-fils de France et régent du royaume, non plus que les princes du sang, n'ont aucune différence de séance d'avec les autres pairs de France, de tapis, de carreau, d'élévation, de distance. Ils seoient à la tête du même banc en la manière précise qu'un pair plus ancien sied au-dessus d'un autre pair moins ancien également à côté l'un de l'autre. Et il faut aussi ne pas oublier que les pairs n'y portent que le nom de leurs pairies, ce qui m'a fait écrire ducs de Gramont, de Gesvres, de Rohan-Rohan, d'Hostun et de Roannois, au lieu de Louvigny, de Tresmes, prince de Rohan, Tallard et la Feuillade, qui sont leur noms accoutumés d'ordinaire. Le duc d'Albret, comme grand chambellan, et MM. de Villeroy étoient en service actuel, mais le premier gentilhomme de la chambre d'année, ainsi que les autres, demeurèrent en leur séance de pair, de même que les ducs de Noailles et de Charost, quoique ayant le bâton, mais non en quartier, à la différence du marquis d'Harcourt, dont la fonction pareille le tint près du Roi, mais debout

tion plus détaillée de la séance, et que celle-ci suffit, tant pour la faire entendre[1] qu'éclaircir par le local[2] ce qui va être raconté. J'ai seulement observé d'y nommer les pairs par le nom de leurs pairies, comme il se pratique en prenant leurs voix, et non par celui qu'ils portent d'ordinaire, et sous lesquels ils sont connus dans le monde. Monsieur de Laon étoit Clermont-Chaste, et Monsieur de Noyon Châteauneuf-Rochebonne, mort depuis archevêque de Lyon avec brevet de conservation de rang et d'honneurs[3]. Il n'y eut sur le banc redoublé des pairs laïques que les ducs de la Feuillade et de Valentinois, qui s'y mirent après que le Roi fut arrivé.

J'entre au lit de justice et, allant en place, je confie l'affaire des bâtards à quelques pairs.

Comme le Parlement étoit en place et que le Roi alloit arriver, j'entrai par la même porte[4]. Le passage se trouva assez libre, les officiers des gardes du corps me firent faire place, et au duc de la Force et au maréchal de Villars, qui me suivoient un à un. Je m'arrêtai un moment en ce passage, à l'entrée du parquet, saisi de joie de voir ce grand spectacle, et les moments si précieux s'approcher. J'eu eus besoin aussi, afin de me remettre assez pour

et découvert et sans lui donner séance, le premier écuyer ne l'ayant qu'au lieu du grand écuyer malade, comme le premier gentilhomme de la chambre en année auroit eu celle du grand chambellan en son absence, qui que ce soit autre que les pairs et les officiers de la couronne n'ayant séance et voix délibérative aux hauts sièges, ou les grands officiers nécessaires pour suppléer à l'absence des officiers de la couronne indispensables, lesquels tiennent leur lieu et séance, mais découverts et sans voix, hors que par eux-mêmes ils ne fussent pairs ou revêtus d'autres offices de la couronne. Il faudroit peut-être encore remarquer bien des choses; mais celles-ci suffisent pour l'intelligence nécessaire, et la parenthèse écarteroit trop longtemps du sujet. »

1. Après ce mot, Saint-Simon a ajouté en interligne un *et* inutile.

2. Emploi assez différent de celui rencontré dans notre tome XXXIII, p. 71; ici *local* signifie le lieu lui-même.

3. Louis-Anne de Clermont-Chaste: tome IX, p. 10, et Charles-François de Châteauneuf de Rochebonne: tome XXIII, p. 331.

4. C'est-à-dire, par la porte par laquelle le Roi allait entrer; voyez le plan.

voir distinctement ce que je considérois, et pour reprendre une nouvelle couche de sérieux et de modestie. Je m'attendois bien que je serois attentivement examiné par une Compagnie dont on avoit pris soin de ne me pas faire aimer, et par le spectateur curieux, dans l'attente de ce qui alloit éclore d'un secret si profond, dans une si importante assemblée, mandée si fort à l'instant. De plus, personne n'y pouvoit ignorer que je n'en fusse instruit, du moins par le conseil de régence, dont je sortois. Je ne me trompai pas: sitôt que je parus, tous les yeux s'arrêtèrent sur moi. J'avançai lentement vers le greffier en chef, et, reployant entre les deux bancs, je traversai la largeur de la salle par-devant les gens du Roi, qui me saluèrent d'un air riant, et je montai nos trois marches des siéges hauts, où tous les pairs que je marque, étoient en place, qui se levèrent dès que j'approchai du degré ; je les saluai avec respect du haut de la troisième marche[1]. En m'avançant lentement, je pris la Feuillade par l'épaule, quoique sans liaison avec lui, et lui dis à l'oreille de me bien écouter et de prendre garde à ne pas donner signe de vie ; qu'il alloit entendre une déclaration à l'égard du Parlement, après laquelle il y en auroit deux autres ; qu'enfin nous touchions aux plus heureux moments et les plus inespérés; que les bâtards étoient réduits au simple rang d'ancienneté de leurs pairies, le comte de Toulouse seul rétabli sans conséquence, pas même pour ses enfants. La Feuillade fut un instant sans comprendre, et saisi de joie à ne pouvoir parler. Il se serra contre moi, et comme je le quittois, il me dit: « Mais comment le comte de Toulouse? — Vous le verrez, » lui répondis-je, et passai ; mais, en passant devant le duc d'Aumont, je me souvins de ce beau rendez-vous qu'il avoit pour l'après-dînée ou le lendemain, avec

1. La version première de *France* 1233 ajoute ici : « auprès de laquelle étoient MM. de Valentinois et de la Feuillade, qui y avoient place et qui ne vinrent au haut bout du banc redoublé que pour mieux entendre après que le Roi fut arrivé. »

M. le duc d'Orléans, pour le raccommoder avec le Parlement, et finir galamment tous ces malentendus[1], et je ne pus m'empêcher, en le bien regardant, de lui lâcher un sourire moqueur[2]. Je m'arrêtai entre Monsieur de Metz duc de Coislin et le duc de Tresmes, à qui j'en dis autant. Le premier renifla[3]; l'autre fut ravi, et me le fit répéter d'aise et de surprise. J'en dis autant au duc de Louvigny, qui n'en fut pas si étonné que les autres, mais au moins aussi transporté. Enfin j'arrivai à ma place, entre les ducs de Sully et de la Rochefoucauld. Je les saluai, et nous nous assîmes tout de suite ; je donnai un coup d'œil au spectacle, et tout aussitôt je fis approcher les têtes de mes deux voisins de la mienne, à qui j'annonçai la même chose. Sully y fut sensible au dernier point ; l'autre me demanda sèchement : « Pourquoi l'exception du comte de Toulouse? » J'avois plusieurs raisons de réserve avec lui, et bien que, depuis l'arrêt de préséance que j'avois obtenu sur lui[4], il en eût parfaitement usé à cet égard, je sentois bien que cette préséance lui faisoit mal au cœur. Je me contentai donc de lui répondre que je n'en savois rien, et sur le fait ce que je pus pour le lui faire goûter. Mais, s'il trouvoit ma préséance indigeste[5], il pardonnoit beaucoup moins au comte de Toulouse d'avoir eu sa charge de grand veneur[6]. Son froid fut tel, que je ne pus m'empêcher de lui en demander la cause, et de le faire souvenir de toute l'ardeur qu'il avoit témoignée sur cette même affaire dans nos premières assemblées chez M. de Luxem-

1. Ci-dessus, p. 140.
2. Tout ce qui précède, depuis *en passant*, six lignes plus haut, n'est pas dans la rédaction de *France* 1233.
3. Nous avons eu *renifler* dans le tome III, p. 54, au sens de « témoigner de la répugnance. » Nous verrons plus loin, p. 231, Monsieur de Metz grommeler entre ses dents de n'avoir pas été consulté.
4. Par l'édit de 1711 : tome XXI, p. 193-256.
5. Au sens ordinaire de difficile à digérer, et non plus comme dans le tome XXXI, p. 21.
6. En 1714 : tome XXIV, p. 170-171.

bourg, au temps qu'il avoit la goutte, et dans les autres, dont notre requête contre les bâtards étoit sortie, et dont il alloit, au delà de nos espérances, voir enregistrer les conclusions. Il répondit ce qu'il put, toujours sec et morne ; je ne pris plus la peine de lui parler.

Spectacle du lit de justice.

Assis en place dans un lieu élevé, personne devant moi aux hauts siéges, parce que le banc redoublé pour les pairs qui n'auroient pas eu place sur le nôtre, n'avançoit pas jusqu'au duc de la Force, j'eus moyen de bien considérer tous les assistants. Je le fis aussi de toute l'étendue et de tout le perçant de mes yeux. Une seule chose me contraignit : ce fut de n'oser me fixer à mon gré sur certains objets particuliers ; je craignois le feu et le brillant significatif de mes regards si goûtés[1], et plus je m'apercevois que je rencontrois ceux de presque tout le monde sous les miens, plus j'étois averti de sevrer leur curiosité par ma retenue. J'assenai néanmoins une prunelle étincelante sur le premier président et le grand banc, à l'égard duquel j'étois placé à souhait. Je la promenai sur tout le Parlement ; j'y vis un étonnement, un silence, une consternation auxquels je ne me serois pas attendu, qui me fut de bon augure. Le premier président insolemment abattu, les présidents déconcertés, attentifs à tout considérer, me fournissoient le spectacle le plus agréable. Les simples curieux, parmi lesquels je range tout ce qui n'opine point, ne paroissoient pas moins surpris, mais sans l'égarement des autres, et d'une surprise calme. En un mot, tout sentoit une grande attente, et cherchoit à l'avancer en devinant ceux qui sortoient du Conseil.

Je n'eus guères de loisir en cet examen ; incontinent le Roi arriva. Le brouhaha de cette entrée[2] dans la séance, qui dura jusqu'à ce que Sa Majesté et tout [ce qui] l'accompagnoit fût en place, devint une autre espèce de singularité. Chacun cherchoit à pénétrer le Régent, le Garde

1. Que j'avais tant de goût, tant de plaisir, à lancer.
2. *Entrée* est en interligne au-dessus d'*arrivée*, biffé.

des sceaux et les principaux personnages. La sortie des bâtards du cabinet du Conseil avoit redoublé l'attention ; mais tous ne la savoient pas, et tous alors s'aperçurent de leur absence. La consternation des maréchaux, de leur doyen sur tous dans sa place de gouverneur du Roi, fut évidente. Elle augmenta l'abattement du premier président, qui, ne voyant point là son maître le duc du Maine, jeta un regard affreux sur M. de Sully et sur moi, qui occupions les places des deux frères précisément. En un instant tous les yeux de l'assemblée se posèrent tout à la fois sur nous, et je remarquai que le concentrement[1] et l'air d'attente de quelque chose de grand redoubla sur tous les visages. Celui du Régent avoit un air de majesté douce, mais résolue, qui lui fut tout nouveau, des yeux attentifs, un maintien grave, mais aisé ; Monsieur le Duc, sage, mesuré, mais environné de je ne sais quel brillant qui ornoit toute sa personne, et qu'on sentoit retenu ; M. le prince de Conti, triste, pensif, voyageant peut-être en des espaces éloignées[2]. Je ne pus guères, pendant la séance, les voir qu'à reprises et sous prétexte de regarder le Roi, qui étoit sérieux, majestueux, et en même temps le plus joli qu'il fût possible, grave avec grâce dans tout son maintien, l'air attentif et point du tout ennuyé, représentant très bien et sans aucun embarras.

Maintien de M. le duc d'Orléans, de Monsieur le Duc et de M. le prince de Conti. Maintien du Roi et du Garde des sceaux.

Quand tout fut posé et rassis[3], le Garde des sceaux de-

1. Ici encore *consentrem'*, comme plus haut, p. 199.

2. Quoique, jusqu'au seizième siècle, *espace* ait été souvent regardé comme mot féminin, au dix-septième il était régulièrement masculin, et il y a peut-être inadvertance de Saint-Simon d'avoir mis ici l'adjectif au féminin.

3. Sur le lit de justice du 26 août, on peut voir parmi les récits contemporains, le *Journal de Dangeau,* tome XVII, p. 370-372, la *Gazette de la Régence,* publiée par Éd. de Barthélemy, p. 275 et suivantes, le *Journal de Barbier,* édition Charpentier, tome I, p. 12-13, les *Mémoires du maréchal de Villars,* tome IV, p. 114, *les Correspondants de Balleroy,* tome I, p. 341-343 et 345-346, la *Correspondance de Madame,* recueil Brunet, tome I, p. 453, 455, 460 et 462, le *Mercure* d'août, p. 191-198, la *Gazette de Leyde,* n° 71 et supplément, et

meura quelques minutes dans sa chaire, immobile, regardant en dessous, et ce feu d'esprit qui lui sortoit des yeux sembloit percer toutes les poitrines. Un silence extrême annonçoit éloquemment la crainte, l'attention, le trouble, la curiosité de toutes les diverses attentes. Ce Parlement, qui sous le feu Roi même avoit souvent mandé ce même d'Argenson, et lui avoit, comme lieutenant de police, donné ses ordres debout et découvert à la barre[1]; ce Parlement, qui depuis la Régence avoit déployé sa mauvaise volonté contre lui, jusqu'à donner tout à penser, et qui retenoit encore des prisonniers et des papiers pour lui donner de l'inquiétude[2]; ce premier président, si supérieur à lui, si orgueilleux, si fier de son duc du Maine, si fort en espérance des sceaux; ce Lamoignon qui s'étoit vanté de le faire pendre à sa chambre de justice, où lui-même s'étoit si complètement déshonoré[3], ils le virent revêtu des ornements de la première place de la robe, les présider, les effacer, et, entrant en fonction, les remettre en leur devoir et leur en faire leçon publique et forte, dès la première fois qu'il se trouvoit à leur tête. On voyoit ces vains présidents détourner leurs regards de dessus cet homme qui imposoit si fort à leur morgue, et qui anéantissoit leur arrogance dans le lieu même d'où ils la tiroient, et rendus stupides par les siens, qu'ils ne pouvoient soutenir.

Après que le Garde des sceaux se fut, à la manière des prédicateurs, accoutumé à cet auguste auditoire, il se

Lettres de garde des sceaux.

celle *de Rotterdam*, n° 71. Notre *Gazette* se contenta d'un récit sommaire en vingt lignes et ne fit pas mention de la défense faite au Parlement de s'occuper d'affaires d'État; Buvat ne dit rien du lit de justice dans son *Journal*. Dom H. Leclercq a donné un excellent récit de la séance et de ses préliminaires dans son *Histoire de la Régence*, tome II, p. 161-187. Voyez aussi le registre U 416.

1. Tome XXX, p. 383.

2. Allusion à l'affaire Pommereuil: *ibidem*, p. 382-384, et aussi peut-être à celle du commissaire Cailly, dont les *Mémoires* ne parleront pas.

3. Déjà dit au tome XXXI, p. 84.

découvrit, se leva, monta au Roi, se mit à genoux sur les marches du trône, à côté du milieu des mêmes marches où le grand chambellan étoit couché sur des oreillers, et prit l'ordre du Roi, descendit, se mit dans sa chaire et se couvrit. Il faut dire une fois pour toutes qu'il fit la même cérémonie à chaque commencement d'affaire, et pareillement avant de prendre les opinions sur chacune et après ; qu'au lit de justice lui ou le chancelier ne parlent jamais au Roi autrement, et que, à chaque fois qu'il alla au Roi en celui-ci, le Régent se leva et s'en approcha, pour l'entendre et suggérer les ordres. Remis en place après quelques moments de silence, il ouvrit cette grande scène par un discours. Le procès-verbal de ce lit de justice, fait par le Parlement et imprimé[1], qui est entre

1. Saint-Simon veut parler de la plaquette de trente-deux pages in-4° qui fut imprimée dès 1718 à l'Imprimerie royale sous le titre de *Procès-verbal de ce qui s'est passé au lit de justice tenu par le Roy au château des Tuileries le vendredy 26e jour d'aoust 1718.* Nous avons déjà eu ci-dessus différentes occasions d'y renvoyer, en signalant l'exemplaire qui en existe aux Archives nationales, dans le carton AD†749, août, pièce 57 ; d'autres se trouvent au même dépôt, carton K696, sous le n° 54, avec un exemplaire sortant d'une imprimerie privée, et on en rencontre dans la plupart des bibliothèques. Ce même carton K696 contient, sous les nos 15 à 65, un grand nombre de pièces relatives à ce lit de justice et provenant des papiers du greffier en chef du Parlement Gilbert de Voisins : notes de séance, listes des assistants, texte des discours prononcés, brouillons et projets du procès-verbal, etc. — Chose étrange, les registres du Parlement contiennent deux procès-verbaux du lit de justice, transcrits à la suite l'un de l'autre dans le registre X1A8435, fol. 595 à 606 et 607 à 617. Le premier fut rédigé par les membres du Parlement seuls, ainsi que le note Dangeau au 28 août (p. 373) : « Des commissaires du Parlement travaillèrent chez M. le premier président à rédiger par écrit tout ce qui se passa au lit de justice. » On y trouve d'abord le compte-rendu de la journée depuis le petit matin, la réception de la lettre de cachet, la délibération des chambres, le départ et la marche jusqu'aux Tuileries, puis le récit du lit de justice, conforme quant au fond au procès-verbal imprimé, mais présentant de nombreuses différences de rédaction (par exemple, les noms des assistants et l'ordre de la séance ne sont pas spécifiés). De plus, ce récit est suivi d'une délibération prise par les chambres, le

les mains de tout le monde, me dispensera de rapporter ici les discours du Garde des sceaux, celui du premier président, ceux des gens du Roi, et les différentes pièces qui furent lues et enregistrées. Je me contenterai seulement de quelques observations. Ce premier discours, la lecture des lettres de garde des sceaux et le discours de l'avocat général Blancmesnil qui la suivit, les opinions prises, le prononcé par le Garde des sceaux, l'ordre donné, quelquefois réitéré, d'ouvrir, puis de tenir ouvertes les deux doubles portes, ne surprirent personne, ne servirent que comme de préface à tout le reste, à en aiguiser la curiosité de plus en plus, à mesure que les moments approchoient de la satisfaire.

Discours du Garde des sceaux au Parlement sur sa conduite et ses devoirs.

Ce premier acte fini, le second fut annoncé par le discours du Garde de sceaux, dont la force pénétra tout le Parlement[1]. Une consternation générale se répandit sur tous leurs visages. Presque aucun de tant de membres

lendemain 27 août, pour protester contre tout ce qui s'étoit fait aux Tuileries; nous reviendrons sur ce point plus loin, p. 266. C'est en somme un procès-verbal quasi secret, dont la minute originale, signée du premier président de Mesmes, existe encore dans le carton X^{1B}8900. — A côté de ce procès-verbal privé, le greffier en chef du Parlement en rédigea un autre, d'allure officielle, conforme à ceux qu'on dressait habituellement pour les lits de justice, contenant l'ordre de la séance et les noms des assistants et ne commençant qu'après l'arrivée du Roi. La minute de cette nouvelle rédaction, soumise au Garde des sceaux et portant de nombreuses corrections et additions toutes paraphées de la main de cet officier, existe, signée par lui et non pas par le premier président, dans le même carton X^{1B}8900. C'est ce texte qui fut imprimé et qui seul fait foi; mais cela n'empêcha pas le greffier de faire transcrire les deux sur les registres, quoique cette transcription n'ait eu lieu que plusieurs mois après. Il est curieux qu'Émile Campardon, dans l'appendice du tome I du *Journal de Buvat*, p. 518 et suivantes, et surtout Jules Flammermont dans son recueil des *Remontrances du parlement de Paris*, tome I, p. 107-116, aient donné seulement la version particulière du Parlement, sans même dire qu'il existait une autre rédaction, celle-là officielle et non tendancieuse.

1. Au sujet de la réduction du Parlement à ses fonctions judiciaires; les termes en sont en effet assez durs.

Cassation de ses arrêts.

n'osa parler à son voisin. Je remarquai seulement que l'abbé Pucelle[1], qui, bien que conseiller-clerc, étoit dans les bancs vis-à-vis de moi[2], fut toujours debout toutes les fois que le Garde des sceaux parla, pour mieux entendre. Une douleur amère, et qu'on voyoit pleine de dépit, obscurcit le visage du premier président. La honte et la confusion s'y peignit. Ce que le jargon du Palais appelle le grand banc, pour encenser les mortiers qui l'occupent, baissa la tête à la fois comme par un signal, et, bien que le Garde des sceaux ménageât le ton de sa voix, pour ne la rendre qu'intelligible, il le fit pourtant en telle sorte qu'on ne perdit dans toute l'assemblée aucune de ses paroles, dont aussi n'y en eut-il aucune qui ne portât. Ce fut bien pis à la lecture de la déclaration. Chaque période sembloit redoubler[3] tout à la fois l'attention et la désolation de tous les officiers du Parlement, et ces magistrats si altiers, dont les remontrances superbes ne satisfaisoient pas encore l'orgueil et l'ambition, frappés d'un châtiment si fort et si public, se virent ramenés au vrai de leur état avec cette ignominie, sans être plaints que de leur petite cabale. D'exprimer ce qu'un seul coup d'œil rendit dans ces moments si curieux, c'est ce qu'il est impossible de faire et, si j'eus la satisfaction que rien ne m'échappa, j'ai la douleur de ne le pouvoir rendre. La présence d'esprit de Blancmesnil me surprit au dernier point. Il parla sur chaque chose où son ministère le requit, avec une contenance modeste et sagement embarrassée, sans être moins maître de son discours, aussi délicatement ménagé que s'il eût été préparé[4].

Présence d'esprit et capacité de Blancmesnil, premier avocat général.

Après les opinions, comme le Garde des sceaux eut

1. René, abbé Pucelle : tome XXIX, p. 60.

2. Sur le plan ci-dessus, la place des conseillers-clercs est en effet marquée au bas des bancs des pairs et non vis-à-vis.

3. *Sembloit* corrige *semble* et le verbe *redoubler* a été ajouté en interligne.

4. Ses discours, assez brefs, sont donnés dans les deux procès-verbaux.

prononcé[1], je vis ce prétendu grand banc s'émouvoir. C'étoit le premier président qui vouloit parler, et faire la remontrance qui a paru, pleine de la malice la plus raffinée, d'impudence à l'égard du Régent et d'insolence pour le Roi[2]. Le scélérat trembloit toutefois en la prononçant. Sa voix entrecoupée, la contrainte de ses yeux, le saisissement et le trouble visible de toute sa personne, démentoient ce reste de venin dont il ne put refuser la libation[3] à lui-même et à sa Compagnie. Ce fut là où je savourai, avec tous les délices[4] qu'on ne peut exprimer, le spectacle de ces fiers légistes, qui osent nous refuser le salut, prosternés à genoux, et rendre à nos pieds un hommage au trône, tandis qu'assis et couverts, sur les hauts siéges[5], aux côtés du même trône. Ces situations et ces postures, si grandement disproportionnées, plaident seules avec tout le perçant de l'évidence la cause de ceux qui, véritablement et d'effet, sont *laterales Regis* contre ce *vas electum*[6] du tiers état. Mes yeux fichés, collés sur ces bourgeois superbes, parcouroient tout ce grand banc à genoux ou debout, et les amples replis de ces fourrures ondoyantes à chaque génuflexion longue et redoublée, qui ne finissoit que par le commandement du Roi par la bouche du Garde des sceaux, vil petit-gris[7] qui voudroit

Remontrance envenimée du premier président confondue.

1. Saint-Simon avait d'abord écrit : *estoit sur le point de prononcer*.

2. La harangue du premier président ne semble pas mériter ces épithètes ; il demanda simplement que la cour pût délibérer sur l'arrêt du conseil de régence et les lettres patentes dont il venait d'être fait lecture.

3. « *Libation*, effusion, épanchement, soit de vin, soit d'autre liqueur, que les anciens faisoient autrefois en l'honneur de la divinité » (*Académie*, 1718). Ici, c'est dans le sens figuré d'offrande.

4. Le *Dictionnaire de l'Académie* de 1718 disait déjà que *délices* était du féminin au pluriel ; on voit que notre auteur le met au masculin.

5. Ces quatre mots sont en interligne.

6. Au sens de portion choisie ; allusion au *vas electionis* du neuvième chapitre des Actes des apôtres.

7. « *Petit-gris*, animal gris blanc qui ressemble à un petit lapin, dont la peau sert de fourrure » (*Académie*, 1718).

contrefaire l'hermine en peinture, et ces têtes découvertes et humiliées à la hauteur de nos pieds. La remontrance finie, le Garde des sceaux monta au Roi, puis, sans reprendre aucuns avis[1], se remit en place, jeta les yeux sur le premier président, et prononça : *Le Roi veut être obéi, et obéi sur-le-champ.* Ce grand mot fut un coup de foudre qui atterra présidents et conseillers de la façon la plus marquée. Tous baissèrent la tête, et la plupart furent longtemps sans la relever. Le reste des spectateurs, excepté les maréchaux de France, parurent peu sensibles à cette désolation.

Réduction des bâtards au rang de leurs pairies ; rétablissement uniquement personnel du comte de Toulouse.

Mais ce ne fut rien que ce triomphe ordinaire en comparaison de celui qui l'alloit suivre immédiatement. Le Garde des sceaux ayant, par ce dernier prononcé, terminé ce second acte, il passa au troisième. Lorsqu'il repassa devant moi, venant d'achever de prendre l'avis des pairs sur l'arrêt concernant le Parlement, je l'avois averti de ne prendre point leur avis sur l'affaire qui alloit suivre, et il m'avoit répondu qu'il ne le prendroit pas. C'étoit une précaution que j'avois prise contre la distraction à cet égard. Après quelques moments d'intervalle depuis la dernière prononciation sur le Parlement, le Garde des sceaux remonta au Roi, et, remis en place, y demeura encore quelques instants en silence. Alors tout le monde vit bien que, l'affaire du Parlement étant achevée, il y en alloit avoir une autre. Chacun, en suspens, tâchoit à la prévenir par la pensée. On a su depuis que tout le Parlement s'attendit à la décision du bonnet en notre faveur, et j'expliquerai après pourquoi il n'en fut pas mention[2]. D'autres, avertis par leurs yeux de l'absence des bâtards, jugèrent plus juste qu'il alloit s'agir de quelque chose qui les regardoit ; mais personne ne devina quoi, beaucoup moins toute l'étendue.

Enfin le Garde des sceaux ouvrit la bouche, et dès la première période il annonça la chute d'un des frères et

1. D'après le procès-verbal, M. d'Argenson prit les avis après avoir dit que le Roi voulait être obéi.

2. Ci-après, p. 273.

la conservation de l'autre[1]. L'effet de cette période sur tous les visages est inexprimable. Quelque occupé que je fusse à contenir le mien, je n'en perdis pourtant aucune chose. L'étonnement prévalut aux autres passions. Beaucoup parurent aises, soit équité, soit haine pour le duc du Maine, soit affection pour le comte de Toulouse; plusieurs consternés. Le premier président perdit toute contenance; son visage, si suffisant et si audacieux, fut saisi d'un mouvement convulsif; l'excès seul de sa rage le préserva de l'évanouissement. Ce fut bien pis à la lecture de la déclaration. Chaque mot étoit législatif[2] et portoit une chute nouvelle. L'attention étoit générale, tenoit chacun immobile pour n'en pas perdre un mot, et les yeux sur le greffier qui lisoit. Vers le tiers de cette lecture, le premier président, grinçant le peu de dents[3] qui lui restoient, se laissa tomber le front sur son bâton[4], qu'il tenoit à deux mains, et, en cette singulière posture et si marquée, acheva d'entendre cette lecture si accablante pour lui, si résurrective[5] pour nous. Moi cependant je me

1. Voici la première phrase prononcée par M. d'Argenson : « Le Roi, ayant jugé à propos de rendre aux ducs et pairs le rang et les prérogatives dont ils avoient cessé de jouir, a cru devoir conserver à M. le comte de Toulouse tous les honneurs dont il est en possession, honneurs si justement mérités et dont la durée devroit être indéfinie si le courage, les services rendus à l'État, les vertus du cœur et les talents de l'esprit étoient des titres suffisants pour en perpétuer la jouissance » (*Procès-verbal imprimé*).

2. C'est-à-dire, avait allure de loi; voyez déjà ci-dessus, p. 195.

3. L'édition de 1718 du *Dictionnaire de l'Académie* ne connaissait que *grincer les dents;* les dernières éditions notent qu'on dit aussi *grincer des dents.*

4. Madame écrivait le 30 août (*Correspondance*, recueil Brunet, tome I, p. 453) : « On dit que le premier président a ressenti une telle crainte qu'il est resté pétrifié comme s'il avait vu la tête de Méduse; mais Méduse elle-même ne pouvait être plus en furie que la duchesse du Maine; elle s'emporte en horribles menaces, et on lui a entendu dire publiquement chez elle qu'on trouverait bientôt le moyen de donner au Régent une croquignole telle qu'il mordrait la poussière. »

5. Mot forgé par notre auteur.

mourois de joie; j'en étois à craindre la défaillance ; mon cœur, dilaté à l'excès, ne trouvoit plus d'espace à[1] s'étendre. La violence que je me faisois pour ne rien laisser échapper étoit infinie, et néanmoins ce tourment étoit délicieux. Je comparois les années et les temps de servitude, les jours funestes où, traîné au Parlement en victime, j'y avois servi de triomphe aux bâtards à plusieurs fois, les degrés divers par lesquels ils étoient montés à ce comble sur nos têtes ; je les comparois, dis-je, à ce jour de justice et de règle, à cette chute épouvantable, qui du même coup nous relevoit par la force de ressort. Je repassois, avec le plus puissant charme, ce que j'avois osé annoncer au duc du Maine le jour du scandale du bonnet, sous le despotisme de son père[2]. Mes yeux voyoient enfin l'effet et l'accomplissement de cette menace. Je me devois, je me remerciois[3] de ce que c'étoit par moi qu'elle s'effectuoit. J'en considérois la rayonnante splendeur[4] en présence du Roi et d'une assemblée si auguste. Je triomphois, je me vengeois, je nageois dans ma vengeance ; je jouissois du plein accomplissement des desirs les plus véhéments et les plus continus de toute ma vie. J'étois tenté de ne me plus soucier de rien. Toutefois je ne laissois pas d'entendre cette vivifiante lecture, dont tous les mots résonnoient sur mon cœur comme l'archet sur un instrument, et d'examiner en même temps les impressions différentes qu'elle faisoit sur chacun.

Au premier mot que le Garde des sceaux dit de cette affaire, les yeux des deux évêques pairs[5] rencontrèrent les miens. Jamais je n'ai vu surprise pareille à la leur, ni un

1. Les mots *d'espace à* sont en interligne, au-dessus d'*où*, biffé.

2. Tome XXVI, p. 56-59.

3. Dans le manuscrit des *Mémoires*, il y a clairement *je me devois* ; mais on peut se demander si ce n'est pas une mauvaise graphie : car, dans la rédaction première de *France* 1233, on lit : *Je me disois, je me rendois grâce de ce que*, etc.

4. L'épithète *rayonnante* n'était pas dans la première rédaction.

5. Messieurs de Laon et de Noyon : ci-dessus, p. 218.

transport de joie si marqué. Je n'avois pu les préparer à cause de l'éloignement de nos places, et ils ne purent résister au mouvement qui les saisit subitement. J'avalai par les yeux un délicieux trait de leur joie, et je détournai les miens des leurs, de peur de succomber à ce surcroît, et je n'osai plus les regarder.

Cette lecture achevée, l'autre déclaration en faveur du comte de Toulouse fut commencée tout de suite par le greffier, suivant le commandement que lui en avoit fait le Garde des sceaux en les lui donnant toutes deux ensemble. Elle sembla achever de confondre le premier président et les amis du duc du Maine, par le contraste des deux frères. Celle-ci surprit plus que pas une, et à qui n'étoit pas au fait la différence étoit inintelligible : les amis du comte de Toulouse ravis, les indifférents bien aises de son exception, mais la trouvant sans fondement et sans justice. Je remarquai des mouvements très divers et plus d'aisance à se parler les uns aux autres pendant cette lecture, à laquelle néanmoins on fut très attentif.

Monsieur de Metz et quelques autres pairs mécontents sur le rétablissement du comte de Toulouse.

Les importantes clauses du consentement des princes du sang et de la réquisition des pairs de France réveillèrent l'application générale, et firent lever le nez au premier président de dessus son bâton, qui s'y étoit remis. Quelques pairs même, excités par Monsieur de Metz[1], grommelèrent entre leurs dents, chagrins, à ce qu'ils expliquèrent à leurs confrères voisins, de n'avoir pas été consultés en assemblée générale sur un fait de cette importance, sur lequel néanmoins on les faisoit parler et requérir. Mais quel moyen d'hasarder un secret de cette nature dans une assemblée de pairs de tous âges, pour n'en rien dire de plus, encore moins d'y en discuter les raisons ? Le très peu de ceux qui en furent choqués alléguèrent que ceux de la Régence avoient apparemment répondu pour les autres sans mission, et cette petite jalousie les piquoit peut-être autant que la conservation du rang, etc., du comte de

1. Qui siégeait comme duc de Coislin : ci-dessus, p. 220.

Toulouse. Cela fut apaisé aussitôt que né ; mais rien en ce monde sans quelque contradiction.

Je refuse d'une façon très marquée d'opiner, tant moi que tous les pairs, comme étant parties dans l'affaire des bâtards.

Après que l'avocat[1] général eut parlé, le Garde des sceaux monta au Roi, prit l'avis des princes du sang, puis vint au duc de Sully et à moi. Heureusement j'eus plus de mémoire qu'il n'en eut, ou qu'il n'en voulut avoir[2] : aussi étoit-ce mon affaire. Je lui présentai mon chapeau à bouquet de plume[3] au devant, d'une façon exprès très marquée, en lui disant assez haut : « Non, Monsieur, nous ne pouvons être juges ; nous sommes parties, et nous n'avons qu'à rendre grâces au Roi de la justice qu'il veut bien nous faire. » Il sourit et me fit excuse. Je le repoussai avant que le duc de Sully eût eu loisir d'ouvrir la bouche, et, regardant aussitôt de part et d'autre, je vis avec plaisir que ce refus d'opiner avoit été remarqué de tout le monde. Le Garde des sceaux retourna tout court sur ses pas, et sans prendre l'avis des pairs en place de service, ni des deux évêques pairs, fut aux maréchaux de France, puis descendit au premier président et présidents à mortier, puis alla au reste des bas siéges ; après quoi, remonté au Roi et redescendu en place, il prononça l'arrêt d'enregistrement, et mit le dernier[4] comble à ma joie.

Discours du Régent et de Monsieur le Duc pour demander l'éducation du Roi. Lourde faute

Aussitôt après, Monsieur le Duc se leva, et après avoir fait la révérence au Roi, il oublia de s'asseoir et de se couvrir pour parler, suivant le droit et l'usage non interrompu[5] des pairs de France ; aussi ne nous levâmes-nous pas un. Il fit donc debout et découvert le discours[6] qui a paru imprimé à la suite des discours précédents, et le lut

1. Avant *l'Advocat*, Saint-Simon a biffé *le G. des Sc.*

2. Notre auteur a dit ci-dessus, p. 228, qu'il l'avait averti de ne point prendre l'avis des pairs.

3. A propos de ce chapeau, voyez nos tomes XIX, p. 120, et XXIII, p. 327, note 1.

4. L'adjectif *d^r^* en abrégé a été ajouté en interligne.

5. Les mots *non interrompu* sont en interligne ; plus loin, après *aussy*, Saint-Simon a ajouté après coup un *n^s^* (nous) inutile.

6. *Le discours* aussi en interligne.

peu intelligiblement, parce que l'organe n'étoit pas favorable[1]. Dès qu'il eut fini, M. le duc d'Orléans se leva et commit la même faute. Il dit donc, aussi debout et découvert, que la demande de Monsieur le Duc lui paroissoit juste, et après quelques louanges ajouta que, présentement que M. le duc du Maine se trouvoit en son rang d'ancienneté de pairie, M. le maréchal de Villeroy, son ancien, ne pouvoit plus demeurer sous lui, ce qui étoit une nouvelle et très forte raison, outre celles que Monsieur le Duc avoit alléguées[2]. Cette demande avoit porté au dernier comble l'étonnement de toute l'assemblée, au désespoir du premier président et de ce peu de gens qui, à leur déconcertement, paroissoient s'intéresser au duc du Maine. Le maréchal de Villeroy, sans sourciller, fit toujours mauvaise mine, et les yeux du premier écuyer s'inondèrent souvent de larmes. Je ne pus bien distinguer le maintien de son cousin et ami intime le maréchal d'Huxelles, qui se mit à l'abri des vastes bords de son chapeau enfoncé sur ses yeux[3], et qui d'ailleurs ne branla

d'attention de ces deux princes en parlant. Monsieur le Duc obtient sa demande.

1. La minute originale de ce discours, ou plutôt de cette requête, écrite de la main même du prince sur le recto d'une grande feuille de papier, et remise après la séance au greffier, existe encore dans le carton K 696, sous le numéro 49.

2. Le texte du discours du Régent n'est dans aucun des procès-verbaux. On lit dans un projet rédigé par le greffier (carton K 696, n° 40 bis, folio 12) : « Nota que, n'ayant pu écrire en entier dans le lieu où se tint le lit de justice ce que dit Monseigneur le duc d'Orléans et n'ayant pas cru convenable de former un discours des morceaux détachés que j'avois pu en écrire dans l'assemblée pour le transcrire ici, je demandai son discours à M. le Garde des sceaux, qui me dit que cela étoit inutile, et ainsi je n'ai pu ni l'avoir ni le mettre dans les projets de procès-verbaux, encore moins dans les minutes mêmes. Voici les mots qui sont dans le peu que je pus écrire à mon bureau : « *Sire, Monsieur le duc du Maine étoit prince et il ne l'est plus. Monsieur le Duc est majeur et en état de rendre à Votre Majesté les mêmes devoirs.* » Je fus obligé d'en demeurer là ; mais le discours fut cinq ou six fois plus long. »

3. Le fameux « chapeau clabaud » qui lui cachait toujours le haut du visage : tome XI, p. 42.

pas. Le premier président, assommé de ce dernier coup de foudre, se démonta le visage à vis[1], et je crus un moment son menton tombé sur ses genoux. Cependant le Garde des sceaux ayant dit aux gens du Roi de parler, ils répondirent qu'ils n'avoient pas ouï la proposition de Monsieur le Duc; sur quoi, de main en main, on leur envoya son papier, pendant quoi le Garde des sceaux répéta fort haut ce que le Régent avoit ajouté sur l'ancienneté de pairie du maréchal de Villeroy au-dessus du duc du Maine[2]. Blancmesnil ne fit que jeter les yeux sur le papier de Monsieur le Duc, et parla. Après quoi le Garde des sceaux fut aux voix. Je donnai la mienne assez haut, et dis[3] : « Pour cette affaire-ci, Monsieur, j'y opine de bon cœur à donner la surintendance de l'éducation du Roi à Monsieur le Duc. »

Enregistrements en plein lit de justice de tout.

La prononciation faite, le Garde des sceaux appela le greffier en chef[4], lui ordonna d'apporter ses papiers et son petit bureau près du sien pour faire tout présentement, et tout de suite, et en présence du Roi, tous les enregistrements de tout ce qui venoit d'être lu et ordonné, et les signer. Cela se fit sans difficulté aucune, dans toutes les formes, sous les yeux du Garde des sceaux, qui ne les

1. Locution très expressive, que ne donnent pas les lexiques.

2. Cette particularité n'est pas mentionnée dans le procès-verbal officiel; elle est cependant exacte : il y en a trace dans la rédaction première faite au Parlement. D'autre part, les notes d'audience du greffier (K 696, n° 52) portent : « M. le Garde des sceaux répète ce qu'a dit M. le Régent », et en outre, dans le projet déjà mentionné ci-dessus, p. 233, note 2, on lit la note suivante du greffier : « Voici ce que je trouve dans ma feuille faite aux Tuileries du discours de M. le Garde des sceaux. *Monsieur le duc d'Orléans a dit que dans le temps que Monsieur le duc du Maine..... Monsieur le Duc...... habile à succéder..... Monsieur le duc du Maine d'un rang inférieur pour la duché au duc de Villeroy*, etc. — Si j'avois été ce jour-là bien secouru par le commis qui étoit auprès de moi, j'aurois eu tous ces discours en écrivant chacun alternativement une phrase ou la moitié d'une phrase. Il faut avouer aussi que cette journée ne donnoit pas grande facilité. »

3. Après ce mot, Saint-Simon a biffé un second *assez haut*.

4. Roger-François Gilbert de Voisins : voyez aux Additions et Corrections.

levoit pas de dessus; mais, comme il y avoit cinq ou six pièces à enregistrer[1], cela fut long à faire.

Le Roi très indifférent pour le duc du Maine.

J'avois fort observé le Roi lorsqu'il fut question de son éducation; je ne remarquai en lui aucune sorte d'altération, de changement, pas même de contrainte. C'avoit été le dernier acte du spectacle; il en étoit tout frais lorsque les enregistrements s'écrivirent. Cependant, comme il n'y avoit plus de discours qui occupassent, il se mit à rire avec ceux qui se trouvèrent à portée de lui, à s'amuser de tout, jusqu'à remarquer que le duc de Louvigny, quoique assez éloigné de son trône[2], avoit un habit de velours, à se moquer de la chaleur qu'il en avoit, et tout cela avec grâce. Cette indifférence pour M. du Maine frappa tout le monde et démentit publiquement ce que ses partisans essayèrent de répandre que les yeux lui avoient rougi, mais que, ni au lit de justice ni depuis, il n'en avoit osé rien témoigner. Or,

1. En tout cinq pièces : 1° la nomination de M. d'Argenson comme garde des sceaux; 2° l'arrêt du conseil d'État avec les lettres patentes rendues en conséquence au sujet du droit de remontrances; 3° l'édit réduisant les bâtards au rang de leur pairie; 4° la déclaration conservant le rang personnel du comte de Toulouse; 5° la nomination du duc de Bourbon comme surintendant de l'éducation du Roi. — L'enregistrement ne consistait pas dans la transcription immédiate de la pièce sur les registres, mais simplement dans la mention, signée du greffier en chef et du premier président, sur la minute originale du document, de la formule : « Enregistré en Parlement, ouï le procureur général du Roi, etc. » La transcription dans les registres se faisait beaucoup plus tard, par les soins du greffe. — Il est curieux de remarquer que, dans le registre du Parlement contenant les enregistrements faits du 3 mai au 12 octobre 1718, aujourd'hui aux Archives nationales sous la cote X1A 8720, ces pièces ne figurent pas à leur date; elles sont rejetées à la fin du registre où elles occupent les folios 293 à 297; encore ne s'y trouve-t-il que les numéros 1, 2 et 4 ci-dessus, l'édit de réduction des bâtards et la nomination de Monsieur le Duc n'y figurant pas. La place assignée ainsi à des documents de cette importance et l'omission de deux d'entre eux sont une preuve palpable de la mauvaise volonté et peut-être des arrière-pensées des parlementaires.

2. Il occupait, sous le nom officiel de duc de Gramont, la neuvième place du rang des pairs (voir le plan).

dans la vérité, il eut toujours les yeux secs et sereins[1], et il ne prononça le nom du duc du Maine qu'une seule fois depuis, qui fut l'après-dînée du même jour, qu'il demanda où il alloit[2] d'un air très indifférent, sans en rien dire davantage, ni depuis, ni nommer ses enfants ; aussi ceux-ci ne prenoient guères la peine de le voir, et, quand ils y alloient, c'étoit pour avoir jusqu'en sa présence leur petite cour à part et se divertir entre eux. Pour le duc du Maine, soit politique, soit qu'il crût qu'il n'en étoit pas encore temps, il ne le voyoit que les matins, quelque temps à son lit, et plus du tout de la journée, hors les fonctions d'apparat.

Pendant l'enregistrement je promenois mes yeux doucement de toutes parts, et, si je les contraignis avec constance, je ne pus résister à la tentation de m'en dédommager sur le premier président. Je l'accablai donc à cent reprises, dans la séance, de mes regards assenés et forlongés avec persévérance. L'insulte, le mépris, le dédain, le triomphe, lui furent lancés de mes yeux jusqu'en ses moelles ; souvent il baissoit la vue quand il attrapoit mes regards ; une fois ou deux il fixa le sien sur moi, et je me plus à l'outrager par des sourires dérobés, mais noirs, qui achevèrent de le confondre. Je me baignois dans sa rage et je me délectois à le lui faire sentir. Je me jouois de lui quelquefois avec mes deux voisins, en le leur montrant d'un clin d'œil, quand il pouvoit s'en apercevoir ; en un mot, je m'espaçai sur lui[3] sans ménagement aucun autant qu'il me fut possible.

Levée du lit de justice.

Enfin, les enregistrements achevés, le Roi descendit de son trône et dans les bas siéges par son petit degré, derrière la chaire du Garde des sceaux, suivi du Régent et des deux princes du sang et des seigneurs de sa suite nécessaire. En

1. Écrit *serains*. — 2. *Où il alloit* corrige *où il estoit allé*.

3. Au sens de s'étendre en discours, s'appesantir en critiques et en moqueries sur le compte de quelqu'un, comme dans le tome XXII, p. 320.

même temps, les maréchaux de France descendirent par le bout de leurs hauts siéges, et, tandis que le Roi traversoit le parquet, accompagné de la députation qui avoit été le recevoir, ils passèrent entre les bancs des conseillers vis-à-vis de nous, pour se mettre à la suite du Roi, à la porte de la séance, par laquelle Sa Majesté sortit comme elle y étoit entrée ; en même temps aussi les deux évêques pairs, passant devant le trône, vinrent se mettre à notre tête, et me serrèrent les mains et la tête, en passant devant moi, avec une vive conjouissance[1]. Nous les suivîmes, reployant deux à deux le long de nos bancs, les anciens les premiers, et, descendus des hauts siéges par le degré du bout, nous continuâmes tout droit, et sortîmes par la porte vis-à-vis. Le Parlement se mit après en marche, et sortit par l'autre porte, qui étoit celle par où nous étions entrés séparément et par où le Roi étoit entré et sorti. On nous fit faire place jusqu'au degré. La foule, le monde, le spectacle, resserrèrent nos discours et notre joie ; j'en étois navré. Je gagnai aussitôt mon carrosse, que je trouvai sous ma main, et qui me sortit très heureusement de la cour, en sorte que je n'eus point d'embarras, et que de la séance chez moi je ne mis pas un quart d'heure.

Message étrange que M. le duc d'Orléans m'envoie par le marquis de Biron au sortir du lit de justice.

J'oublie qu'un peu devant que nous sortissions du cabinet du Conseil pour le lit de justice, raisonnant à part, M. le duc d'Orléans, Monsieur le Duc et moi, ils convinrent de se trouver ensemble avec le Garde des sceaux au Palais-Royal au sortir du lit de justice, et me proposèrent d'y aller. J'y résistai un peu ; mais ils le voulurent pour raisonner sur ce qui se seroit passé. Comme je vis qu'il ne s'étoit rien ému ni entrepris, je me crus libre de cette conférence, bien aise aussi de n'ajouter pas cette preuve de plus que j'avois été d'un secret qui n'étoit pas sans envieux. Entrant chez moi sur les deux heures et demie, je

1. Mot déjà relevé dans le tome XIV, p. 259, et que nous retrouverons plus loin, p. 240.

trouvai au bas du degré le duc d'Humières[1], Louville et toute ma famille, jusqu'à ma mère, que la curiosité arrachoit de sa chambre, d'où elle n'étoit pas sortie depuis l'entrée de l'hiver[2]. Nous demeurâmes en bas dans mon appartement, où, en changeant d'habit et de chemise, je répondois à leurs questions empressées, lorsqu'on vint m'annoncer M. de Biron, qui força ma porte, que j'avois défendue pour me reposer un peu en liberté. Biron mit la tête dans mon cabinet, et me pria qu'il me pût dire un mot. Je passai demi-rhabillé dans ma chambre avec lui. Il me dit que M. le duc d'Orléans s'attendoit que j'irois au Palais-Royal tout droit des Tuileries, que je le lui avois promis, et qu'il avoit été surpris de ne m'y point voir; que néanmoins il n'y avoit pas grand mal, et qu'il n'avoit été qu'un moment avec Monsieur le Duc et le Garde des sceaux; que Son Altesse Royale lui avoit ordonné de me venir dire d'aller tout présentement au Palais-Royal pour quelque chose qu'elle desiroit que je fisse. Je demandai à Biron s'il savoit de quoi il s'agissoit. Il me répondit que c'étoit pour aller à Saint-Cloud annoncer de sa part la nouvelle à Mme la duchesse d'Orléans. Ce fut pour moi un coup de foudre. Je disputai avec Biron, qui convint avec moi de la douleur de cette commission, mais qui m'exhorta à ne pas perdre de temps à aller au Palais-Royal, où j'étois attendu avec impatience. Il ajouta que c'étoit une confiance pénible, mais que M. le duc d'Orléans lui avoit dit ne pouvoir prendre qu'en moi, et le lui avoit dit de manière à ne lui pas laisser d'espérance de m'en excuser ni de grâce à le faire avec trop d'obstination[3]. Je rentrai avec lui dans mon cabinet si changé, que Mme de Saint-Simon s'écria, et crut qu'il étoit arrivé quelque chose

1. Louis-François d'Aumont : tome II, p. 177. On a vu aux tomes XIX, p. 33, et XXI, p. 173, sa liaison avec Saint-Simon. Il n'était que duc vérifié, et non pair.

2. Charlotte de l'Aubespine avait alors soixante-dix-sept ans.

3. Et qu'il n'y aurait pas de bonne grâce de ma part à trop résister.

de sinistre. Je leur dis ce que je venois d'apprendre, et, après que Biron eut causé un moment, et m'eut encore pressé d'aller promptement et exhorté à l'obéissance, il s'en alla dîner. Le nôtre étoit servi. Je demeurai un peu à me remettre du premier étourdissement, et je conclus à ne pas opiniâtrer M. le duc d'Orléans par ma lenteur à faire ce qu'il voudroit absolument, en même temps à n'oublier rien pour détourner de moi un message si dur et si pénible. J'avalai du potage et un œuf[1], et m'en allai au Palais-Royal.

Dispute entre M. le duc d'Orléans et moi, qui me force d'aller à Saint-Cloud annoncer à Mme la duchesse d'Orléans la chute de son frère. Interrompue par les conjouissances de l'abbé Dubois et les nouvelles de l'abattement du Parlement. La dispute fortement reprise après, puis raisonnements et ordres sur ce voyage.

Je trouvai M. le duc d'Orléans seul dans son grand cabinet, qui m'attendoit avec impatience, et qui se promenoit à grands pas. Dès que je parus, il vint à moi, et me demanda si je n'avois pas vu Biron. Je lui dis qu'oui, et qu'aussitôt je venois recevoir ses ordres. Il me demanda si Biron ne m'avoit pas dit ce qu'il me vouloit. Je lui dis qu'oui; que, pour lui marquer mon obéissance, j'étois venu dans le moment à six chevaux, pour être prêt à tout ce qu'il voudroit, mais que je croyois qu'il n'y avoit pas bien fait réflexion. Sur cela, l'abbé Dubois[2] entra, qui le félicita du succès de cette grande matinée, qui en prit occasion de l'exhorter à fermeté et à se montrer maître. Je me joignis à ces deux parties de son discours; je louai Son Altesse Royale de l'air dégagé, et néanmoins appliqué et majestueux, qu'il avoit fait paroître, de la netteté, de la justesse, de la précision de ses discours au Conseil, et de tout ce que je crus susceptible de louanges véritables. Je voulois l'encourager pour les suites et le capter pour le mettre bien à son aise avec moi, et m'en avantager pour rompre mon détestable message. L'abbé Dubois s'étendit sur la frayeur du Parlement, sur le peu de satis-

1. C'était vendredi, jour maigre.

2. Dangeau (p. 370) nomme l'abbé comme un des quatre conseillers d'État que le Garde des sceaux avait convoqués en robes pour assister au lit de justice. Dès le lendemain de la séance, il écrivit à ce sujet à Craggs, secrétaire d'État d'Angleterre, une lettre dont on trouvera le texte à notre appendice III.

faction qu'il avoit eu du peuple par les rues, où qui que ce soit ne l'avoit suivi, et où des boutiques il avoit pu entendre des propos très différents de ceux dont il s'étoit flatté. En effet, cela étoit vrai, et la peur saisit tellement quelques membres de la Compagnie, que plusieurs n'osèrent aller jusqu'aux Tuileries, et que ce signalé séditieux de Blamont, président aux Enquêtes, déserta sur le degré des Tuileries, se jeta dans la chapelle, s'y trouva si foible et si mal, qu'il fallut avoir recours au vin des messes à la sacristie, et aux liqueurs spiritueuses[1].

Ces propos de conjouissance finis, l'abbé Dubois se retira, et nous reprîmes ceux qu'ils avoient interrompus. M. le duc d'Orléans me dit qu'il comprenoit bien que j'avois beaucoup de peine à me résoudre d'apprendre à Mme la duchesse d'Orléans une nouvelle aussi affligeante pour elle dans sa manière de penser, mais qu'il m'avouoit qu'il ne pouvoit lui écrire; qu'ils n'étoient point ensemble sur le tour de tendresse[2]; que cette lettre seroit gardée et montrée; qu'il valoit mieux ne s'y pas exposer; que j'avois toujours été le conciliateur entre eux deux, avec une confiance égale là-dessus de part et d'autre, et toujours avec succès; que cela, joint à l'amitié que j'avois pour l'un et pour l'autre, le déterminoit à me prier, pour l'amour de tous les deux, à me charger de la commission.

Je lui répondis, après les compliments et les respects requis, que, de tous les hommes du monde, aucun n'étoit moins propre que moi à cette commission, même à titre singulier ; que j'étois extrêmement sensible et attaché aux droits de ma dignité ; que le rang des bâtards m'avoit toujours été insupportable ; que j'avois sans cesse et ardemment soupiré après ce qu'il venoit d'arriver ; que je l'avois dit cent fois à Mme la duchesse d'Orléans, et plusieurs fois à M. du Maine, du vivant du feu Roi et depuis

1. Aucun récit ne confirme ce détail.

2. *Tour* a ici le sens de « procédé, manière d'agir », que donnait l'*Académie*.

sa mort, et une à Mme la duchesse du Maine, à Paris, la seule fois que je lui eusse parlé[1]; diverses fois encore à M. le comte de Toulouse; que Mme la duchesse d'Orléans ne pouvoit donc ignorer que je ne fusse aujourd'hui au comble de ma joie; que, dans cette situation, c'étoit non pas seulement un grand manquement de respect, mais encore une insulte à moi d'aller lui annoncer une nouvelle qui faisoit tout à la fois sa plus vive douleur et ma joie connue d'elle pour la plus sensible. « Vous avez tort, me répondit M. le duc d'Orléans, et ce n'est pas là raisonner. C'est justement parce que vous avez toujours parlé franchement là-dessus aux bâtards et à Mme d'Orléans elle-même, et que vous vous êtes conduit tête levée à cet égard, que vous êtes plus propre qu'un autre à ce que je vous demande. Vous avez dit là-dessus votre sentiment et votre goût à Mme d'Orléans; elle ne vous en a pas su mauvais gré; au contraire, elle vous l'a su bon de votre franchise et de la netteté de votre procédé, fâchée et très fâchée de la chose en soi, mais non point contre vous. Elle a beaucoup d'amitié pour vous. Elle sait que vous voulez la paix et l'union du ménage; il n'y a personne dont elle le reçoive mieux que de vous, et il n'y a personne de plus propre que vous à le bien faire, vous qui êtes dans tout l'intérieur de la famille, et à qui elle et moi, chacun de notre côté, parlons à cœur ouvert les uns sur les autres. Ne me refusez point cette marque-là d'amitié. Je sens parfaitement combien le message est désagréable; mais, dans les choses importantes, il ne faut pas refuser ses amis. » Je contestai, je protestai; grands verbiages de part et d'autre; bref, nul moyen de m'en défendre. J'eus beau lui dire que cela me brouilleroit avec elle, que le monde trouveroit très étrange que je me chargeasse de cette ambassade; point d'oreilles à tout cela, et empressements si redoublés qu'il fallut céder.

1. Tome XXIX, p. 325-328.

Le voyage conclu[1], je lui demandai ses ordres. Il me dit que le tout ne consistoit qu'à lui dire le fait de sa part, et d'y ajouter précisément que, sans des preuves bien fortes contre son frère, il ne se seroit pas porté à cette extrémité. Je lui dis qu'il devoit s'attendre à tout de la douleur de sa femme, et en trouver tout bon dans ces premiers jours ; lui laisser la liberté de Saint-Cloud, de Bagnolet, de Paris, de Montmartre, de le voir ou de ne le point voir ; se mettre en sa place, et adoucir un si grand coup par toutes les complaisances et les attentions imaginables ; donner lieu et plain champ aux caprices et aux fantaisies, et ne craindre point d'aller trop loin là-dessus. Il y entra avec amitié et compassion pour Mme la duchesse d'Orléans, sentant, et revenant souvent, au travers qu'elle avoit si avant sur sa bâtardise, moi rompant la mesure[2], et disant qu'il n'étoit pas maintenant saison de le trouver mauvais. Je lui demandai aussi de ne point trouver mauvais ni étrange si Mme la duchesse d'Orléans, sachant ce que je lui portois, refusoit de me voir. Il me permit, en ce cas, de n'insister point, et me promit de ne s'en fâcher pas contre elle. Après ces précautions, de la dernière desquelles je méditois de faire usage, je le priai de me dire si, Madame étant à Saint-Cloud, il me chargeoit de la voir ou non. Il me remercia[3] d'y avoir pensé, et me pria de lui rendre compte de sa part de toute sa matinée, et surtout me recommanda de revenir tout droit lui dire comment le tout se seroit passé. Je protestai encore de l'abus qu'il faisoit de mon obéissance, de ma juste répugnance, de mes raisons personnelles et particulières de résistance, des propos du monde auxquels il m'exposoit, et finalement je le quittai comblé de

1. Saint-Simon, qui écrit toujours *exclus* et *inclus*, a écrit ici *conclu* dans son manuscrit.

2. Détournant le propos, et non plus se mettant hors d'atteinte, comme dans le tome XVIII, p. 9.

3. Avant *remercia*, il a biffé *pria*.

ses amitiés et de douleur de ce qu'il exigeoit de la mienne.

Ma prudence confondue par celle d'un page.

Sortant d'avec lui, je trouvai un page de Mme la duchesse d'Orléans[1], tout botté, qui arrivoit de Saint-Cloud. Je le priai d'y retourner sur-le-champ au galop, de dire en arrivant à la duchesse Sforze que j'y arrivois de la part de M. le duc d'Orléans, que je la suppliois que je la trouvasse en descendant de carrosse, et que je la pusse entretenir en particulier avant que je visse Mme la duchesse d'Orléans ni personne. Mon projet étoit de ne voir qu'elle, de la charger du paquet, sous couleur de plus de respect pour Mme la duchesse d'Orléans, de ne la point voir, puisque je m'étois assuré que M. le duc d'Orléans ne trouveroit pas mauvais qu'elle refusât de me voir, et de lui faire trouver bon à mon retour que j'en eusse usé de la sorte. Mais toute ma pauvre prudence fut confondue par celle du page, qui n'en eut pas moins que moi. Il se garda bien d'être porteur de telles nouvelles, qu'il venoit d'apprendre au Palais-Royal, et qui étoient publiques partout. Il se contenta de dire que j'arrivois, envoyé par M. le duc d'Orléans, ne sonna mot à Mme Sforze, et disparut tout aussitôt. C'est ce que j'appris par la suite, et ce que je vis presque aussi clairement en arrivant à Saint-Cloud.

J'y étois allé au petit trot, pour donner loisir au page d'arriver devant moi, et à la duchesse Sforze de me recevoir. Pendant le chemin, je m'applaudissois de mon adresse ; mais je ne laissois pas d'appréhender qu'il faudroit voir Mme la duchesse d'Orléans après Mme Sforze. Je ne pouvois pas m'imaginer que Saint-Cloud fût encore en ignorance des faits principaux de la matinée, et néanmoins j'étois dans une angoisse qui ne se peut exprimer, et qui redoubloit à mesure que j'approchois du terme de ce triste voyage. Je me représentois le désespoir d'une princesse folle de ses frères, au point que, sans les aimer, surtout le duc du Maine, elle n'estimoit sa

Folie de Mme la duchesse d'Orléans sur sa bâtardise.

1. L'*État de la France* nomme six pages de l'écurie de la duchesse, sous l'autorité de son premier écuyer et d'un gouverneur.

propre grandeur qu'en tant qu'elle relevoit et protégeoit la leur, avec laquelle rien n'avoit de proportion dans son esprit et pour laquelle rien n'étoit injuste, qui, accoutumée à une égalité de famille par les intolérables préférences du feu Roi pour ses bâtards sur ses enfants légitimes, considéroit son mariage comme pour le moins égal, et l'état royal de ses frères comme un état naturel, simple, ordinaire, de droit, sans la plus légère idée que cela pût être autrement, et qui regardoit avec compassion dans moi, et avec un mépris amer dans les autres, quiconque imaginoit quelque chose de différent à ce qu'elle pensoit à cet égard ; qui verroit ce colosse monstrueux de grandeur présente et future solennellement abattu[1] par son mari, et qui me verroit venir de sa part sur cette nouvelle, moi qui étois dans sa confidence la plus intime et la plus étroite sur toutes choses, moi dont elle ne pouvoit ignorer l'excès de ma joie de cela même qui feroit sa plus mortelle douleur. S'il est rude d'annoncer de fâcheuses nouvelles aux plus indifférents, combien plus à des personnes en qui l'estime et l'amitié véritable et le respect du rang se trouvent réunis, et quel embarras de plus dans une espèce si singulière ?

Pénétré de ces sentiments douloureux, mon carrosse arrive au fond de la grande cour de Saint-Cloud, et je vois tout le monde aux fenêtres et accourir de toutes parts. Je mets pied à terre, et je demande au premier que je trouve de me mener chez Mme Sforze, dont j'ignorois le logement. On y court : on me dit qu'elle est au salut avec Mme la duchesse d'Orléans, dont l'appartement n'étoit séparé de la chapelle[2] que par un vestibule, à l'entrée duquel j'étois. Je me jette chez la maréchale de Rochefort[3], dont le logement donnoit aussi sur ce vestibule, et

1. Il y a dans le manuscrit *abattue*, au féminin, comme si ce participe se rapportait à *grandeur*.

2. Voyez aux Additions et Corrections.

3. Dame d'honneur de la princesse.

je prie qu'on m'y fasse venir Mme Sforze. Un moment après, on me vint dire qu'on ne savoit ce qu'elle étoit devenue, et que Mme la duchesse d'Orléans, sur mon arrivée, retournoit m'attendre dans son appartement. Un autre tout aussitôt me vint chercher de sa part; puis un second coup sur coup. Je n'avois qu'un cri après la duchesse Sforze, résolu de l'attendre, lorsque incontinent la maréchale de Rochefort arriva, clopinant[1] sur son bâton, que Mme la duchesse d'Orléans envoyoit elle-même pour m'amener chez elle. Grande dispute avec elle, voulant toujours voir Mme Sforze, qui ne se trouvoit point. Je voulus aller chez elle pour m'éloigner et me donner du temps; mais la maréchale inexorable me tiroit par les bras, me demandant toujours les nouvelles que j'apportois. A bout enfin, je lui dis: « Celles que vous savez. — Comment? reprit-elle, c'est que nous ne savons chose au monde, si ce n'est qu'il y a un lit de justice, et nous sommes sur les charbons[2] de savoir pourquoi, et ce qui s'y est passé. » Moi, dans un étonnement extrême, je me fis répéter à quatre fois et jurer par elle qu'il étoit vrai qu'on ne savoit rien dans Saint-Cloud. Je lui dis de quoi il s'agissoit, et à son tour elle pensa tomber à la renverse. J'en fis effort pour n'aller point chez Mme la duchesse d'Orléans; mais jusqu'à six ou sept messages redoublés pendant cette dispute me forcèrent d'aller avec la maréchale, qui me tenoit par le poing, s'épouvantoit du cas, et me plaignoit bien de la scène que j'allois voir ou plutôt faire.

On ignore à Saint-Cloud tout ce qui s'est passé au lit de justice.

J'entrai donc à la fin, mais glacé, dans cet appartement des Goulottes[3] de Mme la duchesse d'Orléans, où ses gens

J'entre chez Mme la duchesse d'Orléans.

1. « *Clopiner*, marcher avec peine et en clochant un peu », disait le *Dictionnaire de l'Académie* de 1718.

2. Voyez aux Additions et Corrections.

3. On appelait les Goulottes, à Saint-Cloud, la partie basse du parc qui se trouvait à l'angle ouest de l'aile du sud du château. Ce nom venait de ce que cette dépression de terrain servait d'écoulement aux eaux du grand parc et qu'on y avait aménagé une série de petites cas-

assemblés me regardèrent avec frayeur par celle qui étoit peinte sur mon visage. En entrant dans la chambre à coucher, la maréchale me laissa. On me dit que Son Altesse Royale étoit dans un salon de marbre qui y tient et est plus bas de trois marches. J'y tournai, et du plus loin que je la vis, je la saluai d'un air tout différent de mon ordinaire. Elle ne s'en aperçut pas d'abord, et me pria de m'approcher, d'un air gai et naturel. Me voyant après arrêté au bas de ces marches: « Mon Dieu! Monsieur, s'écria-t-elle, quel visage vous avez! Que m'apportez-vous? » Voyant que je demeurois sans bouger et sans répondre, elle s'émut davantage en redoublant sa question. Je fis lentement quelques pas vers elle, et à sa troisième question: « Madame, lui dis-je, est-ce que vous ne savez rien? — Non, Monsieur, je ne sais quoi que ce soit au monde qu'un lit de justice, et rien de ce qui s'est passé. — Ah! Madame, interrompis-je en me détournant à demi, je suis donc encore bien plus malheureux que je ne pensois[1] l'être. — Quoi donc, Monsieur? reprit-elle; dites vivement. Qu'y a-t-il donc? » en se levant à son séant d'un canapé sur lequel elle étoit couchée: « Approchez-vous donc; asseoyez-vous. » Je m'approchai, et lui dis que j'étois au désespoir. Elle de plus en plus émue, me dit:

cades en échelons, qui aboutissaient au bassin d'alimentation de la grande cascade. L'appartement de la duchesse d'Orléans occupait une partie du rez-de-chaussée de l'aile du sud, et le salon qui le terminait était un peu en contrebas, comme va le dire Saint-Simon; il ouvrait sur une terrasse extérieure. On n'a que des descriptions très sommaires du château de Saint-Cloud à l'époque de la Régence. Poncet de la Grave lui a consacré le tome III de ses *Mémoires intéressants pour servir à l'histoire de France*; mais ce volume, paru en 1789, donne l'état du château après que Marie-Antoinette l'eût acquis et y eût fait exécuter de nombreux remaniements; il parle peu d'ailleurs du parc et des jardins, et ne cite pas les Goulottes. En termes d'architecture on appelle « goulotte » un petit canal taillé dans des tablettes de marbre ou de pierre placées en pentes, canal interrompu par de petits bassins d'où sortent des jets d'eau. Voyez aux Additions et Corrections.

1. *Pensois* est en interligne, au-dessus de *croyois*, biffé.

« Mais parlez donc ; il vaut mieux apprendre les mauvaises nouvelles par ses amis que par d'autres. » Ce mot me perça le cœur et ne me rendit sensible qu'à la douleur que je lui allois donner. Je m'avançai encore vers elle, et lui dis enfin que M. le duc d'Orléans avoit réduit M. le duc du Maine au rang unique d'ancienneté de sa pairie, et en même temps rétabli M. le comte de Toulouse dans tous les honneurs dont il jouissoit. Je fis en cet endroit une pause d'un moment ; puis j'ajoutai qu'il avoit donné à Monsieur le Duc la surintendance de l'éducation du Roi. Les larmes commencèrent à couler avec abondance. Elle ne me répondit point, ne s'écria point, mais pleura amèrement. Elle me montra un siége, et je m'assis les yeux fichés à terre pendant quelques instants. Ensuite je lui dis que M. le duc d'Orléans, qui m'avoit plutôt forcé que chargé d'une commission si triste, m'avoit expressément ordonné de lui dire qu'il avoit des preuves en main très fortes contre M. du Maine ; que sa considération à elle l'avoit retenu longtemps, mais qu'il n'avoit pu différer davantage. Elle me répondit avec douceur que son frère étoit bien malheureux, et peu après me demanda[1] si je savois son crime et de quelle espèce. Je lui dis que M. le duc d'Orléans ne m'en avoit du tout appris que ce que je venois de lui rendre ; que je n'avois osé le questionner sur une matière de cette nature, voyant qu'il ne m'en disoit pas plus[2].

Un moment après, je lui dis que M. le duc d'Orléans m'avoit expressément chargé de lui témoigner la douleur très vive qu'il ressentoit de la sienne, à quoi j'ajoutai tout ce que le trouble où j'étois me put permettre de m'aviser pour adoucir un compliment si terrible, et, après quelques interstices[3], je lui témoignai ma douleur particulière de la sienne, toute la répugnance que j'avois eue à ce

1. Les mots *me demanda* ont été ajoutés en interligne.
2. Après ce mot Saint-Simon avait écrit *davantage*, qu'il a ensuite biffé.
3. Nous avons déjà eu ce mot, au sens d'intervalle de temps, dans le tome XXIV, p. 219.

triste message, toute la résistance que j'y avois apportée, à quoi elle ne me répondit [que] par des signes et quelques mots obligeants entrecoupés de sanglots. Je finis, suivant l'expresse permission que j'en avois de M. le duc d'Orléans, par lui glisser que j'avois essayé de parer ce coup. Sur quoi elle me dit que, pour le présent, je la voudrois bien dispenser de la reconnoissance. Je repris qu'il étoit trop juste qu'elle ne pensât qu'à sa douleur, et à chercher tout ce qui la pourroit soulager; que tout ce qui y contribueroit seroit bon à M. le duc d'Orléans : le voir, ne le point voir que lorsqu'elle le desireroit; demeurer à Saint-Cloud, aller à Bagnolet ou à Montmartre, d'y demeurer tant qu'il lui plairoit, en un mot tout ce qu'elle desireroit faire; que j'avois charge expresse de la prier de ne se contraindre sur rien et de faire tout ce qu'il lui conviendroit davantage. Là-dessus elle me demanda si je ne savois point ce que M. le duc d'Orléans voudroit sur ses frères, et qu'elle ne les verroit point si cela ne lui convenoit pas. Je répondis que, n'ayant nul ordre à cet égard, c'étoit une marque qu'il trouveroit fort bon qu'elle les vît; qu'à l'égard de M. le comte de Toulouse, conservé en entier, il n'y pouvoit avoir aucune matière à difficulté, et que, pour M. le duc du Maine, je n'y en croyois pas davantage, que je hasarderois même de lui en répondre, s'il en étoit besoin. Elle me parla encore de celui-ci; qu'il falloit qu'il fût bien criminel; qu'elle étoit réduite à le souhaiter. Un redoublement de larmes suivit ces dernières paroles. Je restai quelque temps sur mon siége, n'osant lever les yeux, dans l'état du monde le plus pénible, incertain de demeurer ou de m'en aller. Enfin je lui dis mon embarras; que je croyois néanmoins qu'elle seroit bien aise d'être seule quelque temps avant de me donner ses ordres, mais que le respect me tenoit dans un égal suspens de rester ou de la laisser. Après un peu de silence, elle témoigna[1] qu'elle desiroit ses femmes. Je me levai,

1. Avant *témoigna*, il a biffé *me dit que je luy*.

les lui envoyai et leur dis que, si Son Altesse Royale me demandoit, on me trouveroit chez Madame, chez la duchesse Sforze ou chez la maréchale de Rochefort. Je ne trouvai ni l'une ni l'autre de ces deux dames, et je montai chez Madame.

Je quitte Mme la duchesse d'Orléans et vais chez Madame.

Je vis bien en entrant qu'on s'y attendoit à me voir et qu'on en avoit même impatience. Je fus environné du peu de monde qui étoit dans sa chambre, à qui je ne m'ouvris de rien, tandis qu'on l'avertissoit dans son cabinet, où elle[1] écrivoit, comme elle faisoit presque toujours[2], et me fit entrer dans l'instant. Elle se leva dès que je parus, et me dit avec empressement : « Eh bien! Monsieur, voilà bien des nouvelles? » En même temps ses dames sortirent, et je demeurai seul avec elle. Je lui fis mes excuses de n'être pas venu d'abord chez elle comme le devoir le vouloit, sur ce que M. le duc d'Orléans m'avoit assuré qu'elle trouveroit bon que je commençasse par Mme la duchesse d'Orléans. Elle le trouva très bon en effet, puis me demanda les nouvelles avec grand empressement. Ma surprise fut extrême lorsque je connus enfin qu'elle n'en savoit nulle autre que le lit de justice et chose aucune de ce qui s'y étoit passé. Je lui dis donc l'éducation du Roi donnée à Monsieur le Duc, la réduction des bâtards au rang de leurs pairies, et le rétablissement du comte de Toulouse. La joie se peignit sur son visage, et elle me répondit, avec un grand *Enfin* redoublé, qu'il y avoit longtemps que son fils auroit dû l'avoir fait, mais qu'il étoit trop bon. Je la fis souvenir qu'elle étoit debout; mais par politesse elle y voulut rester. Elle me dit que c'étoit où la folie de Mme du Maine avoit conduit son mari, me parla du procès des princes du sang contre les bâtards, et me conta l'extravagance de Mme du Maine, qui, après l'arrêt intervenu

Menace folle et impudente de la duchesse du Maine au Régent, que j'apprends par Madame.

1. Ce mot *elle* remplace en interligne *Madame qui estoit seule et qui*.

2. Madame, a-t-il dit dans le tome VIII, p. 336-337, « passoit toute la journée... à écrire des volumes de lettres tous les jours de sa vie. »

entre eux, avoit dit en face à M. le duc d'Orléans, en lui montrant ses deux fils[1], qu'elle les élevoit dans le souvenir et dans le desir de venger le tort qu'il leur avoit fait[2]. Après quelques propos de part et d'autre sur la haine, les discours, les mauvais offices et pis encore du duc et de Mme la duchesse du Maine contre M. le duc d'Orléans, Madame me pria de lui conter de fil en aiguille[3] (ce fut son terme) le détail de cette célèbre matinée. Je la fis encore inutilement souvenir qu'elle étoit debout et lui représentai que ce qu'elle desiroit apprendre seroit long à raconter; mais son ardeur de le savoir étoit extrême. M. le duc d'Orléans m'avoit ordonné de lui tout dire, tant ce qui s'étoit passé au Conseil qu'au lit de justice. Je le fis donc à commencer dès le matin. Au bout d'un quart d'heure Madame s'assit, mais avec la plus grande politesse. Je fus près d'une heure avec elle à toujours parler et quelquefois à répondre à quelques questions, elle ravie de l'humiliation du Parlement et de celle des bâtards, et que Monsieur son fils eût enfin montré de la fermeté[4].

1. Le prince de Dombes et le comte d'Eu.

2. Sur la fureur de la duchesse du Maine, Madame écrivait (*Correspondance,* recueil Brunet, tome I, p. 470) : « La petite naine a dit qu'elle avait plus de cœur que son mari, ses fils et son beau-frère, et que, comme une autre Jaël, elle tuerait mon fils de sa main en lui enfonçant un clou dans la tête. Mon fils ne se tracasse en rien de ses menaces : quand je lui dis qu'il doit se tenir sur ses gardes, il se met à rire et il secoue la tête comme si je lui racontais des contes. » Et plus loin (p. 471) : « Mme du Maine a dit tout haut que son mari, son beau-frère et ses fils n'étaient que des laquais, tant ils étaient dépourvus de cœur. Elle n'était qu'une femme; mais elle voulait demander une audience au Régent et lui enfoncer un stylet dans le cœur. »

3. « On dit d'un homme qui a raconté exactement toutes les circonstances d'un fait, qu'*il a raconté toute l'affaire de fil en aiguille* » (*Académie,* 1718).

4. La princesse écrivait le 31 août à une de ses parentes d'Allemagne (*Correspondance,* recueil Brunet, tome I, p. 453-454) : « Mon fils a fait tenir par le Roi un lit de justice. Il a mandé tout le Parlement et lui a formellement enjoint, au nom du Roi, de ne pas se mêler du gouvernement, mais de se renfermer dans ses attributions de rendre la

Mme la duchesse d'Orléans m'envoie chercher chez Madame, qui me prie de revenir après chez elle.

La maréchale de Rochefort fit demander à entrer, et, après des excuses de Mme la duchesse d'Orléans à Madame, elle lui demanda permission de m'emmener, parce [que] Son Altesse Royale me vouloit parler. Madame m'y envoya sur-le-champ, mais en me priant bien fort de revenir chez elle dès que j'aurois fait avec Mme la duchesse d'Orléans. Je descendis donc avec la maréchale. En entrant dans l'appartement de Son Altesse Royale, ses femmes et tous ses gens m'environnèrent pour que je l'empêchasse d'aller à Montmartre, où elle venoit de dire qu'elle s'en alloit. Je les assurai que mon message étoit bien assez fâcheux sans que j'y ajoutasse de moi-même, que Son Altesse Royale n'étoit point dans un état à la contraindre ni à la contredire, que j'avois bien prévu qu'elle voudroit aller à Montmartre, et pris mes précautions là-dessus, que M. le duc d'Orléans trouvoit bon cela et toute autre chose qui seroient[1] au soulagement et à la consolation de Son Altesse Royale, et qu'ainsi je n'en dirois pas une parole.

Lettre de Mme la duchesse d'Orléans, écrite en partie de sa main, en partie

J'avançai, toujours importuné là-dessus, et je trouvai Mme la duchesse d'Orléans sur le même canapé où je l'avois laissée, une écritoire sur ses genoux et la plume à la main. Dès qu'elle me vit, elle me dit qu'elle s'en alloit à Montmartre, puisque je l'avois assurée que M. le duc d'Orléans

justice et juger les procès. On a installé le nouveau garde des sceaux dans sa charge, et, comme l'on sait positivement que le duc du Maine et sa femme excitent le Parlement contre le Roi et contre mon fils, on lui a ôté la surveillance de la personne du Roi et on l'a donnée à Monsieur le Duc; on l'a privé, lui et ses enfants, du droit d'être traités en prince du sang; mais l'on maintient dans tous ses privilèges son frère cadet, qui s'est toujours bien et honorablement conduit. Les gens du Parlement et la duchesse du Maine sont tellement furieux contre mon fils, que j'ai toujours peur qu'ils ne le fassent assassiner. La duchesse tient les propos les plus révoltants; elle a dit à table : « On dit « que je pousse le Parlement à la révolte contre le duc d'Orléans; mais « je le méprise trop pour prendre une si noble vengeance de lui; je saurai bien me venger autrement. » Vous voyez quelle furie est cette femme, et si je n'ai pas raison d'être dans des angoisses continuelles. »

1. Ce verbe est bien au pluriel dans le manuscrit.

de la mienne dictée par elle, singulièrement belle.

le trouvoit bon ; qu'elle lui écrivoit pour lui en demander pourtant la permission, et me lut sa lettre, commencée de six ou sept lignes de grande écriture sur de petit papier[1] ; puis, me regardant avec un air de douceur et d'amitié : « Les larmes me gagnent, me dit-elle ; je vous ai prié de descendre pour me rendre un office : la main ne va pas bien ; je vous prie d'achever d'écrire pour moi ; » et me tendit l'écritoire et sa lettre dessus. Je la pris, et elle m'en dicta le reste, que j'écrivis tout de suite à ce qu'elle avoit écrit. Je fus frappé du dernier étonnement d'une lettre si concise, si expressive des sentiments les plus convenables, des termes si choisis[2], tout enfin dans un ordre et une justesse qu'auroient à peine produite dans le meilleur écrivain les réflexions les plus tranquilles, et cela couler de source parmi le plus violent trouble, l'agitation la plus subite et le plus grand mouvement de toutes les passions, à travers les sanglots et un torrent de larmes. Elle finissoit qu'elle alloit pour quelque temps à Montmartre pleurer le malheur de ses frères et prier Dieu pour sa prospérité. J'aurai regret toute ma vie de ne l'avoir pas transcrite. Tout y étoit si digne, si juste, si compassé[3], que tout y étoit également dans le vrai et dans le devoir, une lettre enfin si parfaitement belle qu'encore que je me souvienne en gros de ce qu'elle contenoit, je n'ose l'écrire de peur de la défigurer[4]. Quel profond dommage que tant d'esprit, de sens, de justesse, qu'un esprit si capable de se posséder dans les moments premiers si peu susceptibles de frein, se

1. Mgr le duc de Guise possède encore aujourd'hui dans ses archives de famille neuf lettres autographes de la duchesse d'Orléans à son mari, peu intéressantes du reste, et toutes écrites entre juillet et septembre 1706. Il est regrettable que celle dont il s'agit ici, et sur laquelle Saint-Simon va donner de si curieux détails, ne nous ait pas été conservée ; mais, comme on va le voir, elle ne fut pas remise au destinataire.

2. Après *choisis*, il a biffé *et si justes*.

3. Réglé, ordonné au compas, comme dans le tome V, p. 256.

4. En 1710 (tome XIX, p. 79) notre auteur a déjà fait un éloge complet du style des lettres de la duchesse d'Orléans.

soit rendu inutile à tout, et pis encore, par cette fureur de bâtardise qui perdit et consuma tout! La lettre écrite, je la lui lus. Elle ne la voulut point fermer, et me pria de la rendre. Je lui dis que je remontois chez Madame, et que, avant partir, je saurois de Son Altesse Royale si elle n'avoit plus rien à m'ordonner.

J'achève avec Madame, que Mme la duchesse d'Orléans envoie prier de descendre chez elle.

Comme j'achevois avec Madame, la duchesse Sforze vint lui parler de la part de Mme la duchesse d'Orléans sur son voyage de Montmartre, pour la prier de garder avec elle Mlle de Valois. La mère et la fille n'étoient pas trop bien ensemble, et celle-ci haïssoit souverainement les bâtards et leur rang. Madame avec bonté approuva tout ce que voudroit Mme la duchesse d'Orléans, plaignant sa douleur. Après cette parenthèse, je repris mon narré. Comme il finissoit, la maréchale de Rochefort revint prier Madame de vouloir bien descendre chez Mme la duchesse d'Orléans, qui, en l'état où elle étoit, ne pouvoit monter, et nous dit qu'elle changeoit d'avis pour Montmartre, et resteroit à Saint-Cloud. La maréchale sortie, je finis et suivis Madame. Je ne voulus point entrer avec elle chez Mme la duchesse d'Orléans pour les laisser plus libres. Mme Sforze en sortit, qui me dit que le voyage étoit encore changé et qu'elle alloit à Paris[1]. Là-dessus je la priai de rendre à Son Altesse Royale la lettre qu'elle m'avoit donnée pour M. le duc d'Orléans, et de savoir si elle n'avoit rien à m'ordonner. Mme Sforze revint aussitôt, me mena chez elle, puis prendre l'air au bord de ce beau bassin qui est devant le degré du château[2]. Nous nous assîmes du côté des Goulottes, où il me fallut encore bien conter. Je n'oubliai pas de me servir de la permission de M. le duc d'Orléans pour lui dire ce que j'avois fait pour sauver le duc du Maine; mais je voulus y ajouter que, voyant l'édu-

J'entretiens la duchesse Sforze.

1. Dans l'Addition à Dangeau (ci-après, p. 335), il avait dit que ce fut Madame qui décida sa belle-fille à aller au Palais-Royal.

2. Probablement le bassin dit du fer-à-cheval, au pied de l'aile sud du château et au bas du bosquet des Goulottes.

cation sans ressource. j'avois voulu la réduction au rang des pairies, et fait faire en même temps le rétablissement du comte de Toulouse. J'appuyai sur ce que j'avois toujours professé nettement à cet égard avec les bâtards, même et surtout avec Mme la duchesse d'Orléans, auxquels je ne tenois pas parole, puisque j'en sauvois un, n'ayant pu empêcher la privation de l'éducation à l'autre, contre mon plus sensible intérêt. Mme Sforze, femme très sûre et fort mon amie, qui avoit ses raisons personnelles de n'aimer ni M. ni Mme du Maine, et n'étoit fâchée que de la douleur de Mme la duchesse d'Orléans, me dit qu'elle vouloit ignorer ce que j'avois fait pour obtenir la réduction du rang, mais qu'elle feroit usage du reste. J'étois attaché d'amitié à Mme la duchesse d'Orléans; elle me témoignoit toute confiance; elle me devoit de la reconnoissance en toutes les façons possibles[1]; je n'étois pas inutile entre elle et M. le duc d'Orléans; je desirois fort demeurer en état de contribuer à leur union et au bien intérieur de la famille. Après de longs propos, je la priai de se charger auprès de Mme la duchesse d'Orléans de ce que je n'attendois point que Madame fût sortie de chez elle pour la voir encore, puisqu'elle alloit à Paris, et je m'en allai droit au Palais-Royal, où je trouvai M. le duc d'Orléans avec Mme la duchesse de Berry. Il me vint trouver dans ce même grand cabinet dès qu'il m'y sut, où je lui rendis compte de tout ce qui s'étoit passé.

Je rends compte de mon voyage à M. le duc d'Orléans.

Il fut ravi de la joie que Madame m'avoit témoignée sur le duc du Maine, et me dit que celle de Mme[2] la duchesse de Lorraine ne seroit pas moindre[3]. Il en venoit

1. Pour la rupture avec Mme d'Argenton, pour le mariage de la duchesse de Berry, etc.

2. Saint-Simon avait d'abord écrit *qu'elle et Me*; il a corrigé *qu'elle* en *que celle*, mais oublie de changer *et* en *de*.

3. Lors du voyage de la duchesse de Lorraine à Paris au début de la présente année 1718, Saint-Simon avait dit (tome XXXIII, p. 70) : « Elle se fit toute à tous avec une attention infinie, excepté pour Mme du Maine, M. du Maine et le cardinal de Bissy, sur lesquels elle

Conversation sur l'imminente arrivée de Mme la duchesse d'Orléans de Saint-Cloud.

de recevoir une lettre toute là-dessus, pour l'en presser, et Madame me venoit de dire qu'elle en avoit une d'elle, toute sur le même sujet. Mais il ne fut pas si content de l'arrivée si prochaine de Mme la duchesse d'Orléans, dont il me parut fort empêtré. Je lui dis, outre la vérité, ce que je crus de plus propre à le toucher, et lui faire valoir son respect, son obéissance, sa soumission à ses sentiments, et toute la douceur et la soumission qu'elle avoit fait paroître dès les premiers moments. Je lui vantai surtout sa lettre, et je n'oubliai pas aussi ce que je lui avois glissé par sa permission, et dit encore à Mme Sforze, sur mon compte, à l'égard des bâtards. Il me demanda conseil s'il la verroit en arrivant. Je lui dis que je croyois qu'il devoit descendre dans son cabinet au moment de son arrivée, faire appeler Mme Sforze, la charger de dire à Mme la duchesse d'Orléans qu'il étoit là pour la voir ou ne la point voir, tout comme elle l'aimeroit mieux, sans nulle contrainte, savoir de ses nouvelles, et faire après tout ce qu'elle voudroit là-dessus; que, s'il la voyoit, il falloit lui faire toutes les amitiés possibles, s'attendre à la froideur, peut-être aux reproches, sûrement aux larmes et aux cris; mais qu'il étoit de l'humanité, de plus, de son devoir d'honnête homme, de souffrir tout cela, en cette occasion, avec toute sorte de douceur et de patience, et, quoi

ne se contraignit pas. » Dès le 30 août, elle écrivait à la marquise d'Aulède (*Correspondance*, publiée par A. de Bonneval, p. 96) : « Je vous suis très obligée des nouvelles que vous m'avez mandées. Je les savois déjà dès hier par un de nos courriers qui est revenu de Paris. Mais vous pouvez bien croire quel plaisir elles m'ont fait; car vous savez qu'il y a longtemps que je desire que le Roi soit hors des pattes de M. du Maine. Dieu soit loué que tout se soit bien passé, et cela redouble encore l'amitié que j'avois déjà pour nos bons Parisiens de voir comme ils ont bien fait en cette occasion, et que le mouvement du Parlement n'a produit, grâces à Dieu ! nulle émeute..... Je crois que le Parlement sera rebuté de suivre dorénavant les conseils de M. et de Mme du Maine. Je crois qu'elle s'est retirée à l'Arsenal dans l'espérance d'en faire tirer tous les canons pour mettre la ville de Paris à feu et à sang; mais je doute qu'elle en soit maîtresse..... »

qu'elle pût dire ou faire, ne l'en traiter que mieux. Je lui inculquai bien cela dans la tête, et, après m'être un peu vengé à lui reprocher l'abus qu'il venoit de faire de moi, je le laissai dans l'attente de cette importune arrivée, et m'en allai me reposer, excédé et poussé à bout, après une telle huitaine, d'une dernière journée si complète en fatigue de corps et d'esprit, et j'entrai chez moi qu'il étoit presque nuit.

Entrevue de M. et de Mme la duchesse d'Orléans arrivant de Saint-Cloud, et de Mme la duchesse de Berry, après avoir vu ses frères qui l'attendoient chez elle.

Je sus après que Mme la duchesse d'Orléans étoit arrivée au Palais-Royal une demi-heure après que j'en fus sorti. Ses frères l'attendoient dans son appartement. Dès qu'elle les aperçut, elle leur demanda s'ils avoient la permission de la voir, et, les yeux secs, leur déclara qu'elle ne les verroit jamais si M. le duc d'Orléans le desiroit. Ensuite ils s'enfermèrent une heure ensemble. Dès qu'ils furent sortis, M. le duc d'Orléans y descendit avec Mme la duchesse de Berry, qui étoit restée pour le soutenir dans cet assaut. Jamais tant de force ni de raison. Elle dit à M. le duc d'Orléans qu'elle sentoit trop l'extrême honneur qu'il lui avoit fait en l'épousant pour que tout autre sentiment ne cédât pas à celui-là[1]. C'étoit la première fois depuis trente ans qu'elle lui parloit de la sorte. Puis, s'attendrissant, elle lui demanda pardon de pleurer le malheur de son frère, qu'elle croyoit très coupable, et qu'elle desiroit tel puisqu'il l'avoit jugé digne d'un si grand châtiment. Là-dessus pleurs, sanglots, cris de la femme, de la fille, du mari même, qui se surpassèrent en cette occasion. Cette triste scène dura une heure. Ensuite Mme la duchesse d'Orléans[2] se mit au lit, et M. le duc d'Orléans et Mme la duchesse [de Berry] remontèrent le degré. Le soulagement alors fut grand de toutes parts[3].

1. Saint-Simon a toujours parlé au contraire de l'orgueil extrême de la duchesse d'Orléans : voyez particulièrement nos tomes XIX, p. 62 et 249-250, XXI, p. 79, XXVI, p. 304, et ci-dessus, p. 244.

2. Les mots *d'Orléans*, oubliés, ont été ajoutés en interligne, et, à la ligne suivante, il a aussi oublié *de Berry*.

3. « Mme la duchesse d'Orléans revint le soir de Saint-Cloud, dit Dangeau, p. 372, et M. le duc d'Orléans chercha fort à la consoler. »

Force et but de Mme la duchesse d'Orléans, qui sort après de toute mesure. Misère de M. le duc d'Orléans. Je demeure brouillé de ce moment avec Mme la duchesse d'Orléans, sans la revoir depuis Saint-Cloud.

Le lendemain et le jour suivant se passèrent en douceur, après lesquels Mme la duchesse d'Orléans, succombant aux efforts qu'elle s'étoit faits, commença d'aller au but qu'elle s'étoit proposé, de savoir les crimes de son frère, puis de tâcher de lui ménager une audience de son mari, espérant tout du face-à-face, enfin de proposer la publication de ses méfaits ou son rétablissement. A mesure qu'elle ne réussissoit pas, chagrins, larmes, aigreurs, emportements, fureurs, et fureurs sans mesure. Elle s'enferma sans vouloir voir le jour ni son fils même, qu'elle aimoit avec passion, et porta les choses au delà de toute sorte de mesure. Elle[1] savoit bien à qui elle avoit affaire. Tout autre que M. le duc d'Orléans, se voyant à bout de complaisance et d'égards, lui eût demandé, une bonne fois et bien ferme, lequel elle aimoit le mieux et de préférence de lui ou de son frère : si lui, qu'elle ne devoit avoir d'autres intérêts que les siens, et ne lui parler jamais de son frère ni de rien qui en approchât, ce qu'il lui défendoit très expressément, et ne pas troubler le repos et l'intelligence de leur union par ce qui ne pouvoit que la rompre; si son frère, qu'elle pouvoit se retirer au lieu qu'il lui marqueroit, et avec la suite et les gens qu'il choisiroit, et compter d'y passer sa vie sans entendre jamais parler de ses frères, non plus que de lui ni de leurs enfants. Avec ce sage et nécessaire compliment, et une conduite soutenue, M. le duc d'Orléans se seroit bien épargné des scènes, des chagrins, des dépits, des importunités, des malaises et des misères, et à Mme la duchesse d'Orléans aussi. Et

1. Tout ce qui va suivre, pendant deux pages, jusqu'à la manchette « Conduite des bâtards », ci-après, p. 259, n'existait pas dans la rédaction primitive de *France* 1233 et y est remplacé par les phrases suivantes : « Elle me fit dire par Mme Sforze, lorsque j'allai savoir de ses nouvelles le lendemain, qu'elle me prioit de ne pas trouver mauvais si elle avoit quelque peine à me voir dans ces premiers jours. J'y entrai à merveilles et dis que j'attendrois ses ordres pour la voir. J'ai voulu raconter tout de suite ce qui la regarde. Revenons maintenant à ses frères et nous finirons par le Parlement. »

chasser sur-le-champ Mme de Châtillon[1], les Saint-Pierre[2] et quelques bas domestiques qui faisoient leur cour à Mme la duchesse d'Orléans de l'entretenir en cette humeur, et qui étoient son conseil là-dessus, pour la gouverner dans tout le reste. Ce n'étoit pas à moi à inspirer une si salutaire conduite à M. le duc d'Orléans. Aussi me gardai-je très soigneusement de lui en laisser apercevoir la plus petite lueur. Je fus d'autant plus réservé à ne lui jamais parler de Mme la duchesse d'Orléans là-dessus, et à laisser tomber tout discours quand il m'en faisoit ses plaintes, qu'ayant dit à Mme Sforze, à Saint-Cloud, que je la priois de dire à Mme la duchesse d'Orléans que je croyois plus respectueux de la laisser ces premiers jours sans l'importuner peut-être, j'attendrois à avoir l'honneur de la voir jusqu'à ce que Son Altesse Royale me fît dire par elle d'y aller[3]. Le lendemain j'allai seulement savoir de ses nouvelles sans entrer. Je vis après Mme Sforze, qui me dit que Son Altesse Royale me prioit de ne pas trouver mauvais, si elle avoit quelque peine à me voir dans ces premiers jours. J'y entrai fort bien, et compris le contraste que faisoit en elle la joie, qu'elle ne pouvoit douter que j'eusse, avec sa douleur. Mais ces quelques jours n'ont point eu de fin, et de ce moment je demeurai brouillé avec elle. J'aurai lieu d'en parler plus d'une fois.

Je vais à l'hôtel de Condé. Tout m'y rit. Mme de Laigle me presse inutilement

Rentrant chez moi de Saint-Cloud, je pensai qu'il falloit aller à l'hôtel de Condé, où j'appris que tout le monde étoit accouru aux compliments. J'y trouvai Madame la Duchesse au lit, qui avoit pris médecine, dont le jour avoit été mal choisi. Je fus reçu à l'hôtel de Condé à peu près

1. Mme de Châtillon était Marie-Rosalie de Brouilly-Piennes (tome II, p. 207), qui n'avait aucune place officielle auprès de la duchesse d'Orléans, mais dont le mari était premier gentilhomme de la chambre du Régent.

2. Saint-Simon a déjà dit (tomes XII, p. 428, et XXVI, p. 304-305) combien M. de Saint-Pierre et sa femme étaient hostiles au duc d'Orléans et en faveur auprès de la duchesse.

3. Phrase incomplète et irrégulière.

comme je l'avois été à Saint-Cloud le jour de la déclaration du mariage de Mme la duchesse de Berry[1]. Telle est la vicissitude de ce monde. Monsieur le Duc m'y prit en particulier; chacun m'y arrêtoit. Ceux que je fréquentois le moins, les plus commensaux de la maison, m'y firent merveilles. Je ne savois plus en quel lieu j'étois. J'y causai longtemps en particulier avec d'Antin, puis avec Torcy, que j'exhortai à voir son ami Valincour, comme je comptois bien faire de mon côté, pour retenir le comte de Toulouse. En sortant je fus pressé par Mme de Laigle[2] de lier avec Madame la Duchesse; mais je n'y voulus point entendre, et je répondis nettement que je l'avois toujours trop été avec Mme la duchesse d'Orléans, et les deux sœurs trop mal ensemble. Bien que Madame la Duchesse n'eût rien su ni voulu savoir de toute cette trame, et qu'elle eût mieux aimé que son frère eût conservé un rang supérieur au nôtre, la haine de Mme la duchesse d'Orléans redoubla pour elle et pour tous les siens au point le plus public et le plus excessif.

de lier avec Madame la Duchesse.

Conduite des bâtards.

Le duc du Maine et le comte de Toulouse, au sortir du cabinet du Conseil, descendirent dans l'appartement du duc du Maine[3], où ils s'enfermèrent avec leurs plus confidents. Ils les surent si bien choisir, que nul n'a su ce qu'il s'y passa. On peut, je crois, sans jugement téméraire, imaginer qu'il s'y proposa bien des choses que la sagesse du comte de Toulouse empêcha moins que le peu d'ordre et de préparation de la cabale, et la prompte venue du Parlement en trouble, qui ne donna pas loisir d'y faire des pratiques. Le cardinal de Polignac y fut toujours avec eux et leurs principaux amis en très petit nombre. Je n'ai jamais compris comment ils ne tentèrent pas de se trouver

1. Tome XIX, p. 288.
2. Marie-Charlotte de Lancy-Raray, marquise de Laigle, dame d'honneur de Madame la Duchesse douairière; elle était très liée avec Saint-Simon : tome IV, p. 33-34.
3. Sur cet appartement, voyez notre tome XXIX, p. 46 et 322-323.

au lit de justice, pour y parler et y faire tous leurs efforts. La foiblesse qu'ils connoissoient si bien dans le Régent, surtout en face, les y devoit convier puissamment; mais la peur extrême, qui fut visible dans le duc du Maine, ne lui permit pas sans doute d'y penser, encore moins de se hasarder à rien[1]. Il avoit vu le Régent si libre dans sa taille[2], qu'il ne douta jamais qu'il ne fût bien préparé à tout; et moins un grand coup, et si secrètement préparé[3], étoit de son génie, plus il redouta tout ce qu'il en ignoroit. Quoi qu'il en soit, le comte de Toulouse n'en sortit pour aller chez lui qu'après cinq heures du soir, où il fit contenance de vouloir s'en aller à la suite de son frère[4]. Ils n'avoient rien su de précis qu'après le lit de justice, et ils avoient eu trois heures à raisonner ensemble depuis.

O et Hautefort détournent le comte de Toulouse de suivre la fortune de son frère. Caractère et propos d'Hautefort à son maître.

La différence mise entre les deux frères combla la douleur de l'aîné et le dépit de sa femme, et les remua plus que tout le reste à persuader au comte de Toulouse de suivre leur fortune. Il témoigna chez lui son penchant à le faire[5]; mais d'O, qui avoit conservé sur son esprit comme dans sa maison une espèce de majordomat[6] d'ancien gouverneur, l'en détourna. Ce n'étoit pas qu'il ne fût fort attaché au duc du Maine; mais il l'étoit plus encore à son intérêt, qui n'étoit pas d'anéantir son maître et de le confiner à la campagne. On sut après que la franchise avec laquelle le chevalier d'Hautefort lui avoit parlé acheva

1. Il avait d'abord écrit *de hasarder rien*; il a ajouté *se* et *à* en interligne.
2. Locution appliquée à d'Antin, ci-dessus, p. 182.
3. *Préparé* corrige *ménagé*.
4. On verra plus loin que les deux frères allèrent à l'hôtel de Toulouse.
5. Le bruit s'en répandit au dehors; car le correspondant de la *Gazette de Leyde* lui écrivait le 29 août (n° 71) : « Le comte de Toulouse s'est démis de la dignité de prince du sang, ne voulant pas en jouir, puisqu'elle a été ôtée au duc du Maine son frère. »
6. Fonction de majordome; ici, c'est le sens figuré de direction ou d'influence supérieure.

de lui faire prendre le bon parti. Le chevalier d'Hautefort étoit son écuyer et lieutenant général de mer[1], frère du premier écuyer de Mme la duchesse de Berry[2], de Surville, qui avoit eu le régiment du Roi, si connu par ses disgrâces, et d'Hautefort, lieutenant général, mort depuis chevalier de l'Ordre, fort fâché avec raison de n'être pas maréchal de France[3]. Hautefort du comte de Toulouse étoit un rustre qui, sans aucune vertu ni philosophie, s'étoit persuadé d'affecter l'une et l'autre pour se faire admirer aux sots, et sa place auprès du comte de Toulouse l'avoit fait arriver à bon marché dans la marine. Il lui dit nettement qu'il étoit la dupe de gens qui ne l'avoient jamais aimé, qui avoient toujours tout fait sans lui, qui s'étoient mis eux et leurs enfants sur sa tête, et dont les entreprises folles les avoient conduits au point où ils se trouvoient; que, quelque douloureuse que lui fût leur chute, elle lui valoit une distinction inouïe et la plus flatteuse; que c'étoit à lui à peser s'il vouloit abandonner et perdre cette même distinction et toutes les fonctions de ses charges, pour suivre une folle et un homme qui en eux-mêmes s'en moqueroient de lui, et s'enterrer tout vif dans Rambouillet avant quarante ans, où, après les premiers jours d'admiration des sots, chacun le laisseroit là et trouveroit son choix ridicule, dont il auroit tout le temps de s'ennuyer et de se repentir; que, pour lui, il lui disoit librement que, ayant tant fait que d'être à lui, il avoit compté être avec un prince du sang, vrai ou d'apparence, non à un particulier, et être avec un amiral auprès de qui il mèneroit dans son métier une vie agréable et considérée; qu'il seroit ravi sur ce pied-là de demeurer

1. Gilles, chevalier d'Hautefort: tome XX, p. 220. Il n'était encore que chef d'escadre et n'eut le grade de lieutenant général qu'en 1722.
2. Gabriel, aussi chevalier d'Hautefort. Saint-Simon en a parlé en dernier lieu dans le tome XXXII, p. 117-118.
3. Louis-Charles d'Hautefort, marquis de Surville (tome II, p. 178), et François-Marie, marquis d'Hautefort (tome III, p. 237).

toute sa vie avec lui ; mais que, pour s'enfouir tout vivant dans Rambouillet, il le prioit de n'y pas compter ; que tout ce qu'il y avoit de bon chez lui pensoit de même, et prendroit son parti les uns après les autres ; que, pour lui, il aimoit mieux le lui dire tout d'un coup. On assure que rien ne donna tant à penser au comte de Toulouse que cette déclaration si prompte. Il se considéra tout seul à Rambouillet, hors d'état et de volonté de rien entreprendre, en risque d'être dégradé comme son frère, pour son refus d'accepter le bénéfice de la déclaration en sa faveur ; tiraillé entre la reconnoissance qu'elle méritoit, même aux yeux du monde, et la dépendance de la fortune et des caprices d'une folle qu'il abhorroit, et d'un frère qu'il n'aimoit ni n'estimoit. Les suites le firent trembler, et il prit son parti de conserver son rang et son état ordinaire[1]. Lui et son frère allèrent le soir au Palais-Royal voir Mme la duchesse d'Orléans, comme je l'ai dit[2], tandis que Mme du Maine et ses enfants se retirèrent à l'hôtel de Toulouse, où ils les trouvèrent au retour. On peut juger de la soirée ; le maréchal de Villeroy, Monsieur de Fréjus[3] et très peu d'autres les y virent. Le lendemain samedi, Mme la duchesse d'Orléans y alla[4] ; nouvelles douleurs, Mme du Maine au lit, immobile comme une statue[5].

1. Dangeau attribue cette détermination aux conseils de la princesse de Conti et même à ceux du duc du Maine (p. 372).

2. Ci-dessus, p. 256.

3. L'évêque de Fréjus, Fleury, n'était pas mentionné dans la rédaction primitive de *France* 1233. Étant donné ses fonctions de précepteur et par conséquent de subordonné de ce chef au duc du Maine, cette visite est assez vraisemblable, quoiqu'il ne fût pas en liaison spéciale avec les légitimés.

4. « M. et Mme du Maine dînèrent chez M. le comte de Toulouse, où Mme la duchesse d'Orléans alla, et l'après-dînée elle emmena M. le comte de Toulouse avec elle à Bagnolet » (*Dangeau*, p. 372, 27 août).

5. Mme de Staal, l'ancienne femme de chambre de la duchesse du Maine, écrit à ce sujet dans ses *Mémoires* (édition Lescure, 1877,

Conversation entre Valincour et moi sur le comte de Toulouse et les bâtards. Il revient aussi me faire les remerciements du comte de Toulouse et m'assurer qu'il s'en tiendra à sa conservation.

Ce même samedi, lendemain du lit de justice, j'envoyai prier Valincour de venir chez moi. Il y vint. Je lui parlai franchement sur le choix que le comte de Toulouse avoit à faire. Je ne lui dissimulai point ce que j'avois voulu parer, et que, n'ayant pu sauver l'éducation, ce que j'avois obtenu sur le rang; que c'étoit moi qui avois imaginé, proposé et fait agréer la déclaration en faveur du comte de Toulouse. Je le fis souvenir que je ne m'étois jamais caché sur le rang des bâtards, et je le priai de parler si fortement à son maître, qu'il ne se perdît pas pour son frère. Valincour convint que j'avois raison, et me pria qu'il pût dire au comte de Toulouse l'obligation qu'il m'avoit. C'étoit bien mon dessein; surtout je le pressai de faire que, dès le lendemain dimanche, le comte de Toulouse se trouvât au conseil de régence, et qu'il se défît de ses hôtes au plus tôt[1]. Valincour en étoit déjà ennuyé. Il revint peu après me faire les remerciements du comte de Toulouse, et me dire que, malgré sa douleur et toutes les persécutions de famille, il demeureroit, et se trouveroit le lendemain au Conseil. Cela me rafraîchit fort le sang[2]; car j'en prévoyois l'affoiblissement et la chute même du parti du duc et de la duchesse du Maine, et la division prochaine des deux frères. Il me laissa entendre que le

p. 170-171) : « L'horreur de cette fuite, ce déménagement précipité, et plus encore l'événement qui y donnoit lieu, me frappèrent l'esprit d'une manière que je n'ai éprouvée en aucune autre occasion. Mme la duchesse du Maine m'envoya à Sceaux pour faire la revue de ses papiers et pour, brûler tout ce qui pourroit être répréhensible. Je m'en acquittai si heureusement, que, lorsqu'ils furent saisis quelque temps après, on n'y trouva rien à redire. Je revins le soir à l'hôtel de Toulouse, et je passai la nuit entière auprès de Mme la duchesse du Maine. Son état ne peut se dépeindre : c'étoit un accablement semblable à l'entière privation de la vie, ou comme un sommeil léthargique dont on ne sort que par des mouvements convulsifs. »

1. C'est-à-dire du duc et de la duchess du Maine.

2. « On dit figurément qu'*une chose rafraîchit le sang*, pour dire qu'elle fait plaisir, qu'elle calme les inquiétudes, qu'elle donne de la tranquillité; il est familier » (*Académie*, 1718). Ci-dessus, p. 201.

séjour de M. et de Mme du Maine à l'hôtel de Toulouse pesoit à tous, et que le lendemain matin dimanche ils s'en iroient à Sceaux, où il trouvoit indécent qu'ils ne fussent pas encore. Je priai Valincour de savoir du comte de Toulouse s'il vouloit compliment ou silence de ma part et de celle de Monsieur le Duc, qui en étoit en peine, qui mouroit d'envie de lui marquer son amitié personnelle, et qui s'étoit adressé à moi pour savoir comment il en devoit user à son égard. Valincour me dit qu'il croyoit que le silence conviendroit mieux d'abord, mais qu'il le demanderoit franchement, de ma part et de celle de Monsieur le Duc, à M. le comte de Toulouse, et qu'il me le feroit savoir. En effet, il m'écrivit dans le soir même que M. le comte de Toulouse sentoit moins sa distinction que le malheur de son frère, auquel même elle le rendoit plus sensible, et qu'il desiroit que Monsieur le Duc et moi ne lui dissions rien. Je le fis savoir à Monsieur le Duc, et je rendis compte à M. le duc d'Orléans de ce que j'avois fait avec Valincour, qui fut très aise du parti que prenoit le comte de Toulouse, lequel alla voir le Régent le samedi au soir. Cela se passa courtement, mais bien, entre eux, à ce que me dit M. le duc d'Orléans. Le lendemain dimanche, M. et Mme du Maine s'en allèrent à Sceaux. Après leur départ, le comte de Toulouse tint le conseil de marine à l'ordinaire, et vint l'après-dînée au conseil de régence avec un air froid, sérieux et concentré[1]. Il y eut des gens surpris et fâchés de l'y voir. Peu s'approchèrent de lui, et, peu après son arrivée, on se mit en place. Dès que je fus assis, je lui dis à l'oreille qu'il étoit servi comme il l'avoit desiré, que je ne lui dirois qu'un seul mot, dont je ne pouvois me passer : que c'étoit, ce jour-là, la première fois que je m'asseoyois au-dessous de lui avec plaisir. Son remerciement tint de sa nature : il fut très froid ; je ne lui

Le comte de Toulouse voit le Régent, vient au Conseil. Le duc et la duchesse du Maine se retirent à Sceaux.

1. Écrit *consentré*, comme *consentrement*, plus haut, p. 199. — Dangeau mentionne la présence du prince au Conseil, mais ne dit rien du départ du duc du Maine pour Sceaux.

parlai plus de tout le Conseil. Ce froid dura quelque temps. Je pense aussi qu'il y crut de la bienséance, et je ne me pressai pas de le réchauffer; mais peu à peu nous revînmes ensemble en notre premier état. Je sus même, par la duchesse Sforze, qu'il blâmoit fort Mme la duchesse d'Orléans de ne me point voir, jusqu'à l'en avoir bien fait pleurer par tout ce que lui et Mme Sforze lui avoient souvent dit là-dessus. Mme la duchesse d'Orléans étoit outrée de ce qu'il étoit demeuré, et n'avoit rien oublié pour l'engager à suivre le sort de son frère et servir la passion du duc du Maine et la rage de la duchesse du Maine. Plusieurs se firent écrire à l'hôtel de Toulouse. M. le comte de Toulouse, comme je l'ai dit, ne voulut recevoir de compliment de personne, ni M. et Mme du Maine. J'étois quitte du mien par Valincour, et, à l'égard du duc et de la duchesse du Maine, je ne crus pas devoir leur donner aucun signe de vie. Je sus depuis qu'ils se prirent fort à moi de ce qui leur étoit arrivé, quoique fort sobres en discours[1]. Je me contentai à leur égard d'avoir préféré le bien de l'État à tout le reste, et, satisfait de moi-même sur ce point principal, je jouis dans toute son étendue du plaisir de notre triomphe, sans me lâcher aussi en propos, et laissai M. du Maine en proie à ses perfidies, et Mme du

Le comte de Toulouse et Mme Sforze blâment fortement et souvent Mme la duchesse d'Orléans de ne me point voir. Elle est outrée qu'il n'ait pas suivi le duc du Maine, qui est fort maltraité par sa femme.

1. Ce qui suit jusqu'à la fin du paragraphe est plus développé dans la rédaction primitive de *France* 1233, où on lit : « Mieux leur eût pris de l'avoir été plus tôt. Cependant Mme du Maine, se plaignant de notre requête, eut l'extravagance de dire qu'il n'y avoit pas jusqu'à cette vermine de ducs qui attaquoit le rang de son mari. Elle n'eût pas cru que, dix-huit mois après, elle l'eût vu succomber sous cette maladie pédiculaire. A leur égard, je me contentai d'avoir préféré le bien de l'État à tout le reste, et, satisfait de moi-même sur ce point principal, je jouis du plaisir de notre triomphe dans toute son étendue, sans me lâcher en propos ni aussi donner aucun signe de vie à M. ni à Mme du Maine, que je laissai en proie à la folie consommée et à la perfidie achevée l'un de l'autre, la femme ou immobile de douleur ou hurlante de rage, et le pauvre mari pleurant journellement comme un veau des reproches sanglants et des injures étranges qu'il avoit sans cesse à essuyer de ses emportements contre lui. »

Maine à ses folies, tantôt immobile de douleur, tantôt hurlante de rage, et son pauvre mari pleurant journellement comme un veau des reproches sanglants et des injures étranges qu'il avoit sans cesse à essuyer de ses emportements contre lui.

Séditieux et clandestin usage de feuilles volantes en registres secrets du Parlement. Le premier président mandé et cruellement traité par la duchesse du Maine.

Le Parlement, retourné à pied des Tuileries au Palais, avec aussi peu de satisfaction par les rues qu'il en avoit eu en venant, y respira de la frayeur et de la honte qu'il avoit essuyée, et tâcha de s'en venger clandestinement, en faisant écrire sur une feuille volante de registres secrets et fugitifs, qu'il n'avoit ni pu ni dû opiner au lit de justice, et sa protestation contre tout ce qui s'y étoit fait[1]. Mme du Maine avoit envoyé chercher le premier président, sitôt qu'il fut rentré chez lui, où on l'attendoit de sa part. Il n'osa désobéir, et s'y en alla. Il fut reçu avec

1. Quoique le *Journal de Barbier* (édition Charpentier, tome I, p. 14) dise que le Parlement s'assembla dès l'après-midi du 26 août, il n'en est point trace dans ses archives, et cela est peu probable. Mais, dès le samedi matin, toutes les chambres se réunirent pour rédiger « à portes fermées » la délibération suivante : « M. le premier président a témoigné à la cour la consternation où il est et la part qu'il prend à la douleur que la Compagnie doit avoir ressentie de la dureté du traitement qu'elle essuya hier, et, tous Messieurs ayant déclaré qu'ils n'ont aucunement opiné au lit de justice, plusieurs d'entre eux ayant assuré qu'ils ont expressément dit qu'ils n'opinoient point, et tous que M. le Garde des sceaux, passant dans les rangs, ne demandoit même point les avis, M. le premier président a ajouté qu'il a entendu un de Messieurs les présidents dire à M. le Garde des sceaux : « Si vous nous demandez notre avis, nous ne sommes point en état de le donner. » A l'instant, la cour, toutes les chambres assemblées, a déclaré d'un vœu commun que, dans les circonstances où elle s'est trouvée le jour d'hier au palais des Tuileries, elle n'a pu, ni dû, ni entendu délibérer en aucune manière que ce soit sur tout ce qui y fut fait et publié en la présence du Roi et par l'exprès commandement que M. le Garde des sceaux en fit en son nom, et qu'elle n'y a eu aucune part. » Cette déclaration fut rédigée comme toutes les minutes d'arrêts et autres sur une feuille volante, qui fut signée du premier président (carton X1B 8900) et transcrite plus tard sur les registres du conseil secret (X1A 8435, fol. 621-622). C'est ce qui a induit Saint-Simon de parler de « feuille volante de registres secrets et fugitifs. »

un torrent d'injures et de reproches, et traité comme le dernier valet qu'on eût surpris en friponnerie ; il n'eut jamais le temps de s'excuser ni de répondre. Elle se prit à lui de n'avoir pas tout empêché et arrêté, et l'accabla de mépris et de duretés les plus cruelles, en sorte qu'après une heure de ce torrent d'horreurs, qu'il lui fallut essuyer, il s'en revint chez lui avec ce surcroît de rage. Nous le sûmes dès le lendemain ; on peut juger si je le plaignis, et dans la vérité il leur étoit trop indignement et abandonnément[1] vendu pour être plaint de personne. Un moins malhonnête homme que lui en seroit crevé[2].

Blamont, président aux Enquêtes, et deux conseillers enlevés et conduits en divers[es] îles du royaume. Mouvements inutiles du Parlement.

Le lendemain du lit de justice, samedi 27[3] août, vingt-sept mousquetaires, commandés par leurs officiers, et partagés en trois détachements, avec un maître des requêtes à chacun, allèrent, avant quatre heures du matin, enlever de leur lit et de leurs maisons Blamont, président aux Enquêtes[4], et les conseillers Saint-Martin[5] et Feydeau de Calende[6]. Leur frayeur fut mortelle, mais leur résistance nulle[7]. Ils furent mis chacun dans un carrosse, qu'on tenoit

1. Adverbe usité au moyen âge, mais que ne donnait plus aucun lexique ; le *Littré* n'a cité que le présent exemple.

2. Les quatorze lignes qui précèdent, depuis *Mme du Maine avoit envoyé*, n'existaient pas dans la rédaction primitive de *France* 1233.

3. Les mots *samedi 27* sont biffés dans le manuscrit de Saint-Simon par une main autre que la sienne, et remplacés en interligne par *lundi 29*. C'est en effet dans la nuit du dimanche au lundi qu'eurent lieu les arrestations dont il va être parlé.

4. Ci-dessus, p. 139. Il demeurait rue des Francs-Bourgeois, au Marais.

5. Armand de Saint-Martin, vieux conseiller de la seconde chambre des Enquêtes, avait été reçu le 21 mars 1687 ; il passa à la grand chambre en 1720 et mourut en 1723. Son logis était à la Vieille-Estrapade.

6. Denis-Joseph Feydeau de Calende (Saint-Simon écrit *Calendes*), troisième fils d'un président de la quatrième chambre des Enquêtes collègue de M. de Blamont, avait été reçu conseiller dans cette même chambre le 27 janvier 1705 ; il mourut sans alliance le 22 février 1722. Il logeait avec son père au Cloître Notre-Dame.

7. Le *Journal de Barbier* raconte cependant que, chez M. de Saint-

tous prêts, et séparément conduits, le premier aux îles d'Hyères, le second à Belle-Isle, le troisième dans l'île d'Oléron[1], sans parler à personne sur la route ni dans le lieu de leur prison, et mortellement effrayés de se voir le Missisipi pour leur plus prochaine terre[2]. On ne trouva rien qui valût chez les deux conseillers, mais infiniment chez Blamont, tant à Paris qu'en sa maison de campagne, où un autre maître des requêtes s'étoit transporté en même temps, en sorte qu'[il] y eut de quoi admirer l'imprudence ou la sécurité d'un homme qui sembloit chercher ce qui lui arriva par ses menées et par l'éclat de sa conduite, à n'avoir pas eu plus de soin à mettre ses papiers à couvert[3].

Cette capture, qui auroit pu se faire avec moins d'appareil, ne fut pas plus tôt sue au Palais que les chambres s'assemblèrent, et résolurent une députation aux femmes des exilés, pour leur témoigner la part que la Compagnie prenoit en leur détention[4], et une autre, la plus nom-

Martin, le portier ne voulut point ouvrir la porte et que les mousquetaires durent l'enfoncer avec des haches qu'ils avaient toutes prêtes. Voyez sur cette arrestation le *Journal de Dangeau*, p. 373, le *Journal de Barbier*, p. 16, celui *de Buvat*, p. 330, la *Gazette de la Régence*, p. 201-283, *les Correspondants de Balleroy*, p. 346-348, etc.

1. Dangeau disait que M. de Saint-Martin avait été dirigé sur l'île de Ré (p. 373); la *Gazette de Leyde* (n° 73) confirme Saint-Simon. Nous n'avons aucun renseignement officiel sur cette arrestation, ni ordres, ni lettres de cachet. Voyez le registre U 446.

2. C'est Saint-Simon qui ajoute cela; il est bien certain que le Régent n'eut jamais l'intention de les déporter à la Louisiane.

3. Barbier (*Journal*, p. 16) confirme cette saisie de papiers; mais c'est tout ce que nous en savons. La maison de campagne du président devait être Blamont, commune de Crégy, près Meaux.

4. Il n'est pas question de ces condoléances dans les délibérations du Parlement, dont on trouvera le texte à l'appendice III; mais la *Gazette de Leyde*, supplément aux nouvelles du 9 septembre, les mentionne : « On ajoute..... que le Parlement avoit envoyé le greffier en chef faire des compliments de la part de tout ce corps aux familles des prisonniers, que chaque chambre avoit député deux conseillers pour en faire autant de leur part en particulier, que chaque conseiller étoit aussi allé les voir. »

breuse qu'il se pourroit, au Roi et au Régent, pour s'en plaindre. Ils furent donc dès le dimanche matin[1] au Palais-Royal, et l'après-dînée aux Tuileries[2]. Leur harangue, prononcée par le premier président, fut pressante, mais en termes très mesurés et très respectueux[3]. La réponse à toutes les deux fut à peu près la même, grave et vague[4]. Le lundi et le mardi le Palais fut fermé, et un avocat, ayant plaidé à la Cour des aides, pensa être chassé de sa Compagnie, qui avoit résolu de cesser ses fonctions[5]. Cependant cette grande résolution, qui alloit à suspendre

1. Il faut lire *lundi*; Saint-Simon continue son erreur de la page 267. Dans le manuscrit original des *Mémoires*, on lit ici sur la marge, de la même écriture que celle des notes du même genre relevées dans nos tomes XXXI, p. 255, XXXIII, p. 80, et ci-dessus, p. 11 : « Le duc de St Simon se trompe ; ces trois magistrats ne furent enlevés que le lundi à 3 heures du matin. »

2. Les gens du Roi vinrent le matin au Palais-Royal pour demander si le Roi voudrait recevoir une députation du Parlement. Elle se rendit aux Tuileries l'après-midi ; elle comprenait tous les présidents à mortier, sauf un, dix conseillers de la grand chambre et six de chacune des chambres des Enquêtes et Requêtes, soixante-treize personnes en tout, dit la *Gazette de Leyde*, n° 72. Voyez ci-après l'appendice IV.

3. Le texte qu'en donne Dangeau, p. 373-375, est conforme à celui des registres du Parlement ; celui de la *Gazette de Leyde*, n° 72, est un peu différent. J. Flammermont l'a publié à nouveau dans ses *Remontrances du Parlement*, tome I, p. 116-118.

4. La réponse du Régent fut simplement d'indiquer l'heure. L'après-midi, le Garde des sceaux répondit aux délégués au nom du Roi : « Les affaires qui attirent au Roi cette députation de son Parlement sont affaires d'État, qui demandent le silence et le secret. Le Roi est obligé de faire respecter son autorité, et la conduite que tiendra son Parlement déterminera les sentiments et les dispositions de Sa Majesté à son égard. » Voyez ci-après l'appendice IV. Le texte donné par Dangeau est un peu différent.

5. Ce fait est confirmé par les registres du Parlement (ci-après, appendice IV), et le *Journal de Barbier*, p. 17-18, note le refus de plaider des avocats, et un mot dur du Régent à leur égard. Mais les archives de la cour des aides n'en portent pas trace. Cette cour ne siégeait jamais le lundi ; or, pour le mardi 30 août, la feuille d'audience existe et elle est même particulièrement chargée, sans qu'il soit mention d'aucun incident (Archives nationales, Z^{1A} 829).

tout cours de justice, qui tendoit à soulever le monde et à essayer un second tome du fameux Broussel, de la dernière minorité, ne put se soutenir. Dès le mercredi le Parlement reprit de lui-même ses ordinaires fonctions[1]; mais il ordonna aux gens du Roi de se trouver tous les matins au Palais-Royal, pour insister sur le rappel de leurs membres[2]. Ce manége, aussi ridicule qu'infructueux, dura jusqu'au 7 septembre[3]. Comme les extrémités sont du goût des François, il se débita que, la cessation[4] de l'exercice de la justice n'ayant pas réussi, le Parlement entreprendroit de ne se point séparer aux vacances, et de continuer à s'assembler après la Notre-Dame de septembre; néanmoins il n'osa l'attenter[5]. Il laissa seulement commission au président qui devoit tenir la chambre des vacations d'aller souvent solliciter auprès du Régent le retour de leurs membres[6]. Ce président vit bien, par l'éloignement des lieux où on sut enfin qu'ils étoient arrivés et détenus sans parler à personne, qu'ils n'étoient pas pour en sortir si tôt, vit le Régent deux ou trois fois, et lui épargna ensuite une importunité inutile[7].

1. Les audiences recommencèrent au Parlement le jeudi 1er septembre (*Journal de Dangeau*, p. 376 et 377; *Journal de Barbier*, p. 17), sur les instances que vint faire le marquis d'Effiat auprès du premier président, dit la *Gazette de la Régence*, p. 284.

2. Les registres du Parlement mentionnent en effet que les gens du Roi allèrent au Palais-Royal les 31 août, 1er, 2, 3 et 4 septembre. Le Régent les reçut le 2 et le 4 et leur donna des réponses dilatoires, mais bienveillantes : voyez les extraits des registres que nous insérons ci-après, à l'appendice IV, et le registre U 416.

3. Le mardi 6, le premier président, le président de Novion et huit conseillers vinrent encore trouver le Régent (*Dangeau*, p. 380); le texte de leurs représentations a été publié par Flammermont, *Remontrances du Parlement*, p. 118-121; voyez notre appendice. Saint-Simon en parlera plus loin, p. 290.

4. *Cessation* est en interligne, au-dessus de *cession*, biffé.

5. Il n'est pas question de cela dans les registres de la cour.

6. Voyez notre appendice IV.

7. M. de Maupeou, qui présidait la chambre des vacations, fit en effet des représentations au Régent les 22 septembre et 21 octobre;

Effet de ce lit de justice* au dehors et au dedans du royaume.

Ainsi finit cette grande affaire, et si importante que le repos de l'État en dépendoit, par le consolidement[1] de l'autorité royale entre les mains du Régent, en empêchant un partage qui ne lui eût bientôt laissé qu'une représentation vaine et vuide, et qui eût attiré toutes sortes de confusions, affaire compliquée dont le succès fut également dû à la diligence et au profond secret, au peu d'arrangement de la cabale qui se formoit, et à la foiblesse de ses principales têtes. L'honneur que cette exécution fit au Régent dans les pays étrangers est incroyable[2]. On commença à s'y rassurer de la crainte de ne pouvoir traiter solidement avec un prince qui sembloit se laisser arracher son pouvoir par des légistes : c'est ainsi que le roi de Sicile s'en expliqua en propres termes à Turin[3], et que les autres puissances ne s'en laissèrent pas moins clairement entendre[4].

Flammermont en a publié le texte, p. 121-123. A la seconde fois, le Régent laissa entendre qu'il était disposé à relâcher deux des prisonniers.

1. Mot déjà rencontré dans le tome XXI, p. 291.

2. Voyez notamment la lettre de Stair au secrétaire d'État Craggs, du 31 août, dans L. Wiesener, *Le Régent, l'abbé Dubois et les Anglais*, tome II, p. 255.

3. Nous n'avons pas trouvé dans les dépêches du marquis de Prye, ambassadeur de France à Turin, de lettre où ce propos fût rapporté (Affaires étrangères, vol. *Turin* 133).

4. L'impression favorable ne fut peut-être pas aussi unanime à l'étranger. En Suisse, les cantons catholiques s'en émurent, si l'on en croit Charles Thormann, membre du Petit conseil de Berne, et un des agents secrets des ambassadeurs de France en Suisse; il écrivait, le 1er décembre 1718, à un autre agent français, le sieur Braconnier, qui envoya l'extrait de sa lettre à Paris : « Je ne lerrai pas à vous mander que les Catholiques, surtout les officiers de Soleure et de Fribourg, ne gardent aucune mesure dans leurs discours sur la disgrâce de M. le duc du Maine; qu'ils en sont outrés et que, dans leur douleur, ils assurent que la chose ne peut rester et que le Régent dans peu, bon gré ou malgré lui, sera obligé de rendre à ce prince ce qu'il lui a ôté sans raison et sans droit. » (Dépôt des affaires étrangères, vol. *Suisse* 275, fol. 198, communication de M. Hyrvoix de Landosle).

Les mots *ce lit de justice* remplacent *cette affaire*.

La consternation du Parlement ne fit pas un moindre effet dans le royaume. Les autres parlements, qui tous avoient été sondés, et dont quelques-uns n'avoient pas voulu se joindre à celui de Paris, s'affermirent dans l'obéissance, et les provinces, séduites par des pratiques et depuis par l'exemple de l'indépendance, n'osèrent plus montrer d'audace. La Bretagne, dont les États assemblés et le parlement se tournoient ouvertement à la révolte, commença par ce coup à rentrer peu à peu dans l'obéissance[1], et, s'il y eut nombre de particuliers entraînés depuis par de folles espérances qui se précipitèrent dans la rébellion, le nombre en fut si médiocre, l'espèce si méprisable, les moyens si nuls, et la terreur et les cris si pitoyables dès qu'ils se virent découverts, qu'il n'y eut qu'à les châtier par les voies ordinaires de la justice, sans aucune sorte d'inconvénient ni de suites à en craindre. Voilà comme la fermeté est le salut des États, et comme une débonnaireté et une facilité qui dégénère en foiblesse, opère le mépris et les attentats, précipite tout en dangers et en ruine, et ne se peut relever que par des coups de force où le bonheur ne préside guères moins que la conduite. J'avois tout appréhendé d'un coup double frappé à la fois sur le Parlement et sur le duc du Maine, et en effet tout en étoit à craindre. Le besoin que, dans cette extrémité d'affaires, le Régent eut de l'union avec Monsieur le Duc, l'opiniâtreté de Monsieur le Duc à ne plus laisser échapper la surintendance de l'éducation du Roi, et qui sentit ses forces en cette occasion après tant de fois que M. le duc d'Orléans lui avoit donné et manqué de paroles[2] les plus positives là-dessus, ces intérêts divers, mais alors réunis de ces deux princes, chacun pour son but, l'emportèrent sur les plus sages considérations. Le favorable succès me combla de joie, et le délicieux fruit du rang que j'en recueillis me fut d'autant plus précieux que ce grand objet

1. Voyez cependant ci-après, p. 290.
2. Il y a *parole* au singulier dans le manuscrit, par inadvertance.

ne me séduisit ni l'esprit ni le cœur, et que je le pus goûter avec toute la paix qu'une[1] conscience pure répand dans l'âme d'un homme de bien qui a sincèrement préféré l'État à soi-même.

Raisons qui me détournèrent de penser alors à l'affaire du bonnet.

Pour achever un morceau si curieux de l'histoire de cette régence, il faut dire pourquoi je ne crus pas à propos de profiter de cette occasion pour le bonnet[2]. Je crus qu'il ne falloit pas surcharger la foiblesse du Régent de tant de choses à la fois et ne pas embarrasser l'affaire si principale de la réduction des bâtards au rang de leurs pairies, dont il falloit presque abandonner l'espérance, si nous ne l'obtenions pas à l'occasion du changement de main de l'éducation ; ne l'embarrasser pas, dis-je, d'une autre affaire si inférieure à celle-là. Je pensai que le bonnet étoit une affaire si ridicule en soi du côté des bonnets, et si entamée, qu'il étoit impossible, que, près ou loin, une chose si juste nous fût refusée, et qu'il étoit même peu décent pour nous de ne l'obtenir que comme une vengeance du Régent dont nous profiterions. Je craignis que le Parlement, outré de l'affront qu'il alloit recevoir, uni avec le duc du Maine enragé de sa chute, et que l'éclat commun resserreroit de plus en plus[3], se portât à des extrémités dont le monde ne manqueroit pas de nous charger, si notre intérêt devenoit une des amertumes de cette Compagnie. Je sentis toute la différence pour la solidité d'un avantage tel que la réduction des bâtards au rang de leurs pairies, qui auroit Monsieur le Duc pour garant, qui, au lieu d'avoir le Parlement pour partie, étoit au contraire conforme à ses usages et à ses règles[4], d'avec un avantage qui, portant directement sur les présidents à mortier, et par leur intrigue sur le Parlement, à qui ils

1. Il avait d'abord écrit *que donne*.

2. Il a annoncé cette explication ci-dessus, p. 228.

3. Il faudrait : et dont l'éclat commun resserrerait *l'union* de plus en plus.

4. C'est la réduction des bâtards au rang de leurs pairies qui était conforme aux usages et aux règles du Parlement.

le feroient accroire, n'auroit de garantie que la durée de la colère et de la fermeté d'un Régent qui ne connoissoit ni l'une ni l'autre, surtout pour les intérêts d'autrui, et qui, suivant son goût, entendroit si volontiers aux prétendus *mezzo-termine*, rapatriages[1], conciliations, qui lui pouvoient être proposés dans la suite, par lesquels le Régent et le Parlement seroient peut-être ravis de sortir d'affaires l'un d'avec l'autre à nos dépens. Ces considérations me firent estimer que l'affaire du bonnet n'étoit pas de saison, et qu'il falloit quelquefois savoir demeurer en souffrance. Je pensai enfin, mais sans être déterminé par cette raison surabondante et assez peu apparente, que le Parlement, touché de cette modération de notre part, sentiroit peut-être enfin l'excès, la nouveauté, l'injustice si évidente de l'usurpation de ses présidents à cet égard, et qui n'intéressoit le corps du Parlement en nulle sorte, l'engageroit à y prendre peu de part si cette affaire venoit à être jugée, comme celle de la préopinion sur les présidents et le premier président le fut en notre faveur en 1664, peut-être même à se porter à nous faire justice comme le parti le plus honorable sur un point si criant, et ôter le mur de séparation et de division d'entre les pairs et le Parlement, par l'inconvénient duquel cette Compagnie n'avoit cessé d'être continuellement flétrie, au lieu du lustre peut-être excessif où son union avec les pairs l'avoit élevée et établie avant ces usurpations[2].

Monsieur le Duc en possession de la

Dès le lendemain du lit de justice, Monsieur le Duc prit possession de la surintendance de l'éducation du Roi

1. Nous avons eu *rapatrier* au sens de réconcilier dans le tome XIV, p. 362. L'*Académie* ne connaissait pas *rapatriage* au sens de raccommodement, mais seulement *rapatriement*; le *Littré*, qui n'a pas relevé le présent exemple de notre auteur, en cite un de Molière et un autre de Voltaire.

2. Dans la première rédaction du volume *France* 1233, cette fin de phrase est ainsi rédigée : « où son union avec les pairs l'avoit mise dans la dernière minorité. » Ici finit ce récit primitif du lit de justice, dont nous avons parlé ci-dessus, p. 26, note 3.

et en fit les fonctions. Il s'établit peu de jours après dans l'appartement que le duc du Maine occupoit aux Tuileries[1]. L'après-dînée du jour du lit de justice, le maréchal de Villeroy, accompagné de Monsieur de Fréjus et de toute l'éducation, alla piaffant[2], quoique enrageant, à l'hôtel de Condé, où les souples respects d'une part, et les faux compliments de l'autre, donnèrent une autre sorte de spectacle[3]. Dès le lendemain, le Roi s'alla promener au Cours, où Monsieur le Duc l'accompagna, au lieu du duc du Maine[4], et entra publiquement en fonction.

surintendance de l'éducation du Roi.

Sage avis de Mme d'Alègre ; mauvaise sécurité du Régent.

Mme d'Alègre ne tarda pas à me venir voir[5]. Elle m'avoua enfin, parmi toutes ses enveloppes ordinaires, ses phrases suspendues et souvent coupées sans les achever, que ses avis si souvent réitérés et si fort hiéroglyphiques[6], n'avoient tendu qu'à m'avertir, et le Régent par moi, de la dangereuse cabale qui se brassoit de longue main, qui se fortifioit tous les jours, et qu'il étoit grand temps d'abattre par le grand coup qui venoit d'être frappé. En même temps elle m'avertit, pour le bien inculquer au Régent, de ne se pas trop reposer sur une exécution si importante ; qu'elle connoissoit les allures des gens à qui

1. Dès l'après-midi du 26 août, on avait travaillé à démeubler l'appartement du duc du Maine, pour laisser la place à Monsieur le Duc (*Dangeau*, p. 372).

2. Le *Dictionnaire de l'Académie* de 1718 disait : « *Piaffe*, faste, ostentation, » et « *Piaffer*, faire piaffe ; il vieillit. » Nous avons déjà rencontré ce verbe dans nos tomes V, p. 362, et XXIX, p. 382, appliqué aussi en ce dernier endroit au maréchal de Villeroy. Le *Littré*, outre un exemple de notre auteur, n'en cite qu'un autre de Buffon parlant du pigeon mâle.

3. Dangeau, en notant cette visite du maréchal, avec le précepteur, les sous-gouverneurs et les gentilshommes de la manche (ce que Saint-Simon appelle *toute l'éducation*), raconte que Monsieur le Duc n'était pas chez lui, mais que le maréchal vit Madame la Duchesse douairière (sœur du duc du Maine) et qu'ils s'attendrirent beaucoup (p. 372).

4. *Ibidem*, et *Gazette*, p. 420.

5. On se rappelle les confidences mystérieuses que cette dame était déjà venu faire à Saint-Simon : tome XXXII, p. 242-245.

6. Saint-Simon écrit *hyérogliphiques*.

il avoit affaire; que, quelque étourdis qu'ils fussent d'un coup auquel ils ne s'attendoient pas de la conduite et de la foiblesse du Régent, ils n'en seroient que plus enragés et plus unis; que ce coup même leur apprenoit à changer leur sécurité, leur lenteur, leur négligence, en mesures plus justes, plus serrées, plus fortes, pour atteindre au grand but qu'ils s'étoient proposé, de profiter de plus en plus des dispositions de l'Espagne, irritée au dernier point du dernier traité avec l'Empereur et les puissances maritimes, et du dépit général qui s'en répandoit par toute la France. Je ne manquai pas d'en rendre un compte exact à M. le duc d'Orléans, et d'y ajouter mes réflexions. Je trouvai un homme si à son aise d'être au lendemain de cette grande crise, si essoufflé encore d'un tour de force aussi[1] contraire à son naturel, qu'il s'y étoit replongé tout à fait, comme un homme qui s'étend dans son lit en arrivant d'une grande course, et qui ne veut pas ouïr parler d'autre chose que de repos. Il me chargea de bien remercier Mme d'Alègre, et m'assura en même temps qu'après une telle touche[2] il n'avoit rien à craindre de personne, sans que je le pusse jamais tirer pour lors d'un si dangereux préjugé. Je fis à Mme d'Alègre plus de compliments que je n'en étois chargé, et je ne craignis pas d'outrepasser ma commission, en la priant fort, de la part du Régent, d'avoir les yeux bien ouverts, et de m'avertir de tout ce qu'elle pourroit soupçonner ou découvrir. J'y joignis les louanges et les flatteries qui pouvoient le plus l'y engager, et notre commerce demeura enseveli dans le même secret dans lequel il l'avoit toujours profondément été.

1. *Aussy* est en interligne, au-dessus de *si* biffé, et plus haut *essoufflé* surcharge le commencement d'un autre mot.

2. « On dit populairement qu'*un homme craint la touche*, pour dire qu'il craint d'être battu, d'être grondé, et, dans ce sens, *touche* se dit figurément des disgrâces, des maladies, des pertes de biens et d'autres accidents fâcheux : *c'est une rude touche, il a eu une terrible touche* ; il est du style familier » (*Académie*, 1718). Nous le retrouverons plus loin, p. 291.

Création personnelle d'un second lieutenant général des galères en faveur du chevalier de Rancé. [*Add. StS. 1539*]

J'obtins en ce temps-ci deux grâces, que je ne puis oublier, parce que je n'en ai point reçu qui m'aient fait tant ni de si sensible plaisir. On a pu voir, dans les commencements de ces *Mémoires*[1], que le saint et fameux abbé de la Trappe avoit été l'homme que j'avois le plus profondément admiré et respecté, et le plus tendrement et réciproquement aimé. Il avoit laissé un frère[2], que je n'avois jamais vu, et avec qui je n'avois jamais eu aucun commerce. Il étoit de bien loin, et en tout genre, le plus ancien officier de toutes les galères; il y avoit acquis de la réputation et l'affection du corps; il en étoit premier chef d'escadre[3], commandant du port de Marseille depuis bien des années[4], et à plus de quatre-vingt-quatre ou cinq ans il avoit toute sa tête et toute sa santé. La fantaisie le prit d'en profiter pour venir faire un tour à Paris, où il n'étoit jamais venu de ma connoissance. Ce fut Monsieur de Troyes, dont il étoit cousin germain de son père, enfants des deux frères[5], qui m'apprit son arrivée. Il s'appeloit le

1. Tome II, p. 14-16; voyez aussi nos tomes V, p. 399-401, et VII, p. 242-243.

2. Henri Bouthillier, dit le chevalier de Rancé, servit d'abord sur terre et était en 1657 enseigne au régiment de Fabert. Il passa ensuite dans la marine, servit comme officier de vaisseau en 1663 et fut nommé capitaine de galère en février 1672; il devint chef d'escadre des galères en mars 1701. Il avait eu une pension de quinze cents livres en septembre 1688, et en mars 1689 la charge de capitaine de port à Marseille, dont il se démit en septembre 1710. Nommé lieutenant-général des galères par commission du 1er septembre 1718, il fut réformé en septembre 1720 à cause de son grand âge, avec la continuation de ses appointements de chef d'escadre et une pension de deux mille livres. Il mourut le 14 mars 1726, âgé de quatre-vingt-dix-neuf ans, dit le *Mercure* d'avril, p. 851; cependant il ne semble avoir que quatre-vingt-cinq ans en 1718, comme le dit Saint-Simon. On a son portrait gravé par Gantrel, et ses états de services sont aux archives de la Marine, carton C7 268, dossier Rancé.

3. Les mots *en* et *pr chef d'escadre* ont été ajoutés en interligne, la phrase primitive étant: *il estoit command^t du port de Marseille.*

4. On a vu ci-dessus, note 2, qu'il avait quitté ces fonctions en 1710.

5. L'ancien évêque de Troyes, François Bouthillier, était fils du

chevalier de Rancé. Je me hâtai de l'aller voir et de le convier à dîner. Il ressembloit tant à Monsieur de la Trappe, que je dirai sans scandale que j'en devins amoureux, et qu'on rioit de voir que je ne pouvois cesser de le regarder. Ses propos ne sentoient le vieillard que par leur sagesse, avec tout l'air et la politesse du monde. Tout à coup j'imaginai de faire pour lui la chose la plus singulière et la plus agréable : jamais il n'y a eu qu'un seul lieutenant général des galères, charge qui se vend, et qu'avoit le marquis de Roye[1]. Je résolus de demander au Régent d'en faire un second en la personne du chevalier de Rancé, à condition qu'après lui sa place ne seroit plus remplie, et que les choses à cet égard reviendroient sur le pied où elles étoient auparavant. J'en parlai à Monsieur de Troyes, à l'insu duquel il n'auroit pas été honnête de m'employer. Il fut charmé de ma pensée, et me promit de m'y seconder. En même temps, je le priai que le secret en demeurât entre nous deux, pour ne pas donner une espérance vaine et un chagrin sûr s'il y avoit un refus que nous ne pussions vaincre. L'amitié, quand elle est forte, rend pathétique : je représentai si bien à M. le duc d'Orléans les services, le mérite, la qualité de frère de Monsieur de la Trappe, le grand âge du chevalier de Rancé, dont l'avancement extraordinaire ne pouvoit faire tort ni servir d'exemple à personne, que, en présence de Monsieur de Troyes, qui m'appuya légèrement, peut-

secrétaire d'État Léon Bouthillier de Chavigny, mort en 1652 et petit-fils de Claude Bouthillier, surintendant des finances en 1633, mort en 1655 ; il a été déjà parlé de l'un et de l'autre dans nos *Mémoires*. Ce Claude avait pour frère cadet Denis Bouthillier, tige de la branche de Rancé, président en la chambre des comptes de Dijon, secrétaire des commandements de Marie de Médicis, conseiller d'État, et depuis 1630 lieutenant général sur le fait de la navigation et du commerce en Picardie, Boulonnais, etc. Ce fut le père de l'abbé et du chevalier de Rancé.

1. Louis de la Rochefoucauld, marquis de Roye, que nous avons vu en 1708 acheter cette charge du bailli de Noailles et épouser la fille de Ducasse en 1704 : tome XI, p. 151 et 334-336.

être parce que je ne lui en laissai pas trop le loisir, j'emportai la création d'un second lieutenant général des galères, sans pouvoir être remplie après le chevalier de Rancé, et dix mille livres d'appointements en outre de ce qu'il en avoit[1]. Je fus transporté de la plus vive joie, qui, contre mon attente, s'augmenta encore par celle du chevalier de Rancé, dont la surprise fut incroyable. On peut juger que je pris soin que l'expédition fût bien libellée[2]. Il passa deux mois à Paris, beaucoup moins que je n'aurois desiré, et il jouit encore de son nouvel état quelques années[3]. Mais, comme les exemples sont dangereux en France, l'âge, l'ancienneté, les services, la naissance du chevalier de Roannois[4], premier chef d'escadre des galères[5], crièrent tant à la mort du chevalier de Rancé,

1. Il y a dans le dossier du chevalier de Rancé aux archives de la Marine diverses pièces sur cette affaire, et notamment une supplique adressée au Régent par lui ou en son nom pour demander le grade de lieutenant général, et voici l'apostille qui y fut mise : « Lui accorder la patente de lieutenant général *sans augmentation d'appointements*. Cette dignité tiendra lieu d'une place de chef d'escadre, en sorte que, lorsqu'il viendra à en vaquer une, elle ne sera point remplacée. — Expédié le 1er septembre 1718. »

2. Le marquis de Roye réclama. Dans le dossier des archives de la Marine dont nous avons parlé dans la note précédente, il y a un mémoire de sa main par lequel il se plaint de se voir donner un égal, et demande en compensation le titre de capitaine général des galères, tel que l'avait eu en 1670 le marquis Centurione, titre que, dit-il, le feu Roi se disposait à lui donner, lorqu'il tomba malade en 1715 ; il consent à n'avoir que ses appointements actuels. Il n'obtint pas complète satisfaction ; mais, par une ordonnance du 18 octobre 1718 (Marine, A¹56), il fut décidé que « tant ledit sieur marquis de Roye, actuellement pourvu de la charge de lieutenant général des galères, que ceux qui en seront pourvus » auraient « le premier rang et le commandement au-dessus des lieutenants généraux qui seront pourvus par commission, en ce qui regarde le service des galères seulement. »

3. Deux ans à peine, puisqu'il fut réformé en septembre 1720.

4. Louis Gouffier, chevalier de Roannois ou Rouannez : tome XII, p. 145.

5. Il ne l'était que du 16 décembre 1715, et on l'appelait alors le comte de Roannois.

qu'il parvint enfin à succéder à sa charge[1], qui néanmoins a fini avec lui[2]. L'autre grâce, voici quelle elle fut.

Folie du duc de Mortemart, qui envoie au Régent la démission de sa charge pour la seconde fois. Je la fais déchirer avec peine et j'obtiens après la survivance de sa charge pour son fils.

On a pu voir, p. [781] et suivantes[3], l'étrange trait du duc de Mortemart à mon égard, à l'occasion de la mort de Mme de Soubise, ce qui fut sur le point d'en arriver, et que M. de Beauvillier lui ordonna de sortir de chez lui dès que j'y entrerois, et de n'y jamais entrer tant que j'y serois : ce qui a duré presque jusqu'à la fin de sa vie, c'est-à-dire plusieurs années, qu'il me demanda de souffrir son gendre chez lui. On a pu voir l'autre trait qu'il me fit, p. [1065][4], dans le salon de Marly, sur notre requête contre d'Antin. Je ne le voyois donc en aucune occasion, quoique ami intime de toute sa famille, même de sa mère. Il s'étoit déjà pris une fois de bec[5] avec le maréchal de Villeroy sur les fonctions de leurs charges. On a vu p. [2095] que le service en manqua plusieurs jours, et qu'il voulut donner la démission de sa charge[6]. Cette disparate[7] avoit éloigné de lui M. le duc d'Orléans. Un peu après l'affaire du chevalier de Rancé, il s'éleva une autre dispute entre le duc de Mortemart et le maréchal de Villeroy, où le premier poussa les choses d'autant

1. Ce ne fut pas à la mort du chevalier de Rancé, mais lors de sa retraite en 1720, que le comte de Roannois obtint sa charge par commission du 3 septembre, aux mêmes conditions pécuniaires et avec la même subordination au lieutenant général en charge. De son côté, le marquis de Roye fit donner peu après (7 décembre 1720) la survivance de sa charge à son fils le marquis de Roucy, depuis duc d'Anville.

2. Dans l'Addition à Dangeau indiquée ci-contre, il avait dit : « cet exemple a servi au chevalier de Roannois, et après lui à un autre, » ce qui était une erreur ; car M. de Roannois n'eut pas de successeur.

3. Saint-Simon a laissé le chiffre en blanc. La page 781 du manuscrit correspond aux pages 81 et suivantes de notre tome XVII.

4. Chiffre encore en blanc, qui se rapporte aux pages 274-275 du tome XX.

5. Locution déjà rencontrée dans le tome XXIII, p. 42.

6. Notre tome XXXII, p. 206-208.

7. Saint-Simon écrit ici *disparatte*, quoique jusqu'à présent il eût toujours mis *disparade* : voyez nos tomes VI, p. 84 et 329, VII, p. 240, XI, p. 112, XII, p. 251, etc.

plus loin qu'il avoit plus de tort, et le maréchal demeura d'autant plus sage qu'il se sentoit toute la raison de son côté[1]. L'affaire portée au Régent, il décida en faveur du maréchal, et blâma d'autant plus l'autre, qu'il l'avoit indisposé par sa première dispute, par sa première démission[2] et par d'autres disputes[3] moins importantes, mais fréquentes, pour des vétilles avec les uns et les autres. Mortemart, piqué d'avoir succombé après l'éclat qu'il avoit fait, peut-être autant d'avoir été tancé plus que Monsieur le Régent n'avoit accoutumé de faire, n'en fit pas à deux fois et lui envoya la démission de sa charge de premier gentilhomme de la chambre, avec une lettre fort peu ménagée. Heureusement c'étoit un jour que je travaillois avec M. le duc d'Orléans, et que j'arrivai comme il venoit de la lire. Je trouvai ce prince en furie, qui d'abordée[4] me conta la chose, et conclut que, pour cette fois, Mortemart seroit pris au mot, et lui délivré de toutes ses impertinences. Tout de suite, en me regardant, il me fit entendre que j'étois venu tout à propos[5]. L'horreur que je sentis de la dépouille de M. de Beauvillier, et de m'en revêtir aux dépens de ses petits-fils, m'inspira la plus nerveuse éloquence. Je représentai au Régent que ce n'étoit pas M. de Mortemart qu'il devoit regarder, mais la mémoire de M. de Beauvillier, et les obligations étroites, importantes, continuelles, qu'il lui avoit à l'égard de Mgr le duc de Bourgogne, lorsqu'il alloit tout gouverner, puis à la mort de ce prince, et précédemment encore[6]

1. Dangeau ne mentionne pas ce nouveau conflit; notre auteur ne erait-il pas confusion avec la seconde des deux disputes dont il a parlé dans le tome XXXII, p. 206 et 207? Voyez plus loin, p. 283, note 3 fin.

2. Les mots *par sa pre démission* ont été ajoutés en interligne.

3. Ce mot *disputes* a été aussi remis en interligne, correction nécessitée par l'addition mentionnée dans la note précédente.

4. Tome XIV, p. 424, et ci-dessus, p. 164.

5. Et qu'il allait lui donner, à lui Saint-Simon, la charge qu'abandonnait Mortemart.

6. Les mots *puis, et, encore* ont été ajoutés en interligne.

lors du mariage de Mme la duchesse de Berry. Je m'espaçai sur ces matières avec la dernière force, et je finis par lui dire qu'il étoit fait et payé, tout régent qu'il étoit, pour souffrir toutes les sottises et tous les égarements du gendre de M. de Beauvillier. Il disputa, me fit sentir encore que l'occasion étoit belle et unique. Mon indignation redoubla, dont la fin fut que la démission fut sur-le-champ mise en pièces. Au sortir du Palais-Royal, j'allai dire à la duchesse de Mortemart[1] la folie que son fils venoit de faire, la peine que j'avois eue à l'en sauver, et le soin extrême qu'elle devoit prendre d'en empêcher une troisième récidive, qui sûrement seroit plus forte que moi, ou se brusqueroit à mon insu, puisque c'étoit le plus grand hasard du monde que celle-ci fût arrivée le même jour et si peu de temps avant que je vinsse travailler avec M. le duc d'Orléans.

Ma dédaigneuse franchise avec le duc de Mortemart.

Le duc de Mortemart, revenu de sa fougue par l'avoir satisfaite, sentit tout le péril où elle[2] l'avoit jeté, et se trouva heureux de n'avoir pas perdu sa charge. Je fus très surpris, trois jours après, de le voir entrer dans ma chambre, où il me fit de grands remerciements. Je lui répondis froidement qu'il ne m'en devoit aucun, parce que je n'avois rien fait pour lui, mais tout par mon tendre, fidèle et reconnoissant souvenir de M. le duc de Beauvillier, dont la famille me seroit toujours infiniment chère, et pour conserver sa charge à ses petits-fils, et je l'exhortai en peu de mots à ne se plus jouer à mettre la patience de M. le duc d'Orléans à de pareilles épreuves. On peut juger que la franchise d'une si sèche réponse abrégea la visite, qui finit froidement, mais poliment, sans que
[*Add. St-S. 1540*] depuis j'aie ouï parler de lui. Le lendemain matin, sa femme, qu'il tenoit étrangement captive, dont la vertu, la piété, l'esprit et la conduite méritoient un tout autre

1. Marie-Anne Colbert, sœur des duchesses de Beauvillier et de Chevreuse.

2. Avant *elle* il a biffé *il s'estoit.*

mari[1], vint chez moi me remercier avec la plus grande effusion de cœur. Je l'assurai que j'étois tellement payé d'avance par tout ce que j'avois reçu de son père, que je ne méritois nul remerciement, mais seulement d'être félicité d'avoir eu occasion de témoigner à sa mémoire le plus tendre et le plus vif attachement, et de la tirer elle-même de la peine de voir passer sa charge en d'autres mains. Je n'ajouterai point ce qu'elle me dit sur l'occasion si aisée de la prendre pour moi, ni ce que ses tantes m'en témoignèrent, car sa belle-mère étoit sa tante aussi[2]. Nous nous embrassâmes de bon cœur, qui fut la fin de la visite et la dernière fois que je la vis; elle mourut bientôt après[3], sans que son mari sentît une si grande perte. J'achèverai[4] tout de suite, pour n'avoir plus à y revenir. La sombre folie du duc de Mortemart m'inquiétoit toujours pour sa charge. On ne pouvoit se flatter qu'elle ne lui causât encore des querelles aussi mal fondées que les dernières, qu'elles ne lui tournassent la tête comme elles avoient déjà fait, et que M. le duc d'Orléans, excédé de lui, ne pût être arrêté, pour s'en défaire, à la difficulté que j'y avois éprouvée. Cela me revint si souvent dans l'esprit, qu'au bout de deux mois je pris ma résolution, sans en parler à personne, de demander à M. le duc d'Orléans

1. Il a déjà insisté dans les tomes XIII, p. 179, et XIX, p. 37, sur l'indignité de la conduite de M. de Mortemart envers sa femme, Marie-Henriette de Beauvillier; voyez aussi l'Addition placée ici.

2. Comme sœur de sa mère.

3. « La duchesse de Mortemart, la jeune, mourut après une longue et cruelle maladie; elle est morte comme une sainte, » disait Dangeau le 3 septembre (p. 378; voyez aussi la *Gazette*, p. 430, qui place le décès au 4, et *Les Correspondants de Balleroy*, p. 348). Elle était extrêmement malade au moins depuis le mois de mars (*Ibidem*, p. 293 et 327, et *Journal de Dangeau*, p. 301, 311, 313, 334), et cette longue maladie, pendant laquelle elle ne put faire à Saint-Simon la visite dont il vient de parler, tend à établir que l'incartade de son mari est celle que Saint-Simon a déjà racontée en décembre 1717 (tome XXXII, p. 207). Voyez ci-dessus, p. 281, note 1.

4. Écrit ici *J'achevray*, comme toujours.

la survivance de sa charge pour son fils qui n'avoit pas sept ans[1]. Par là je ne craignois plus les frasques[2] du père. Il ne pouvoit plus la vendre, et, s'il s'avisoit encore une fois de se piquer et d'envoyer sa démission, il n'y avoit plus à courir après · son fils devenoit le titulaire. Je pris donc cette résolution, et je l'exécutai si bien que j'emportai la survivance[3]. Comblé de joie d'avoir mis en sûreté le petit-fils du duc de Beauvillier pour sa charge, j'allai, au sortir du Palais-Royal, l'apprendre aux duchesses de Beauvillier, de Mortemart et de Chevreuse, chacune chez elles, dont la surprise, la joie et les expressions ne se peuvent rendre. Je dis aux deux premières[4] qu'il étoit très essentiel de bien constater la chose par leur remerciement public. Dès le lendemain, quoiqu'elles n'allassent plus en aucun lieu depuis bien des années, au delà de leur famille et d'un très petit nombre d'amis particuliers, je les accompagnai au Palais-Royal. J'avertis M. le duc d'Orléans, dans son cabinet, qu'elles l'attendoient pour lui faire leur remerciement; il vint aussitôt les trouver. Il se passa le mieux du monde, et la survivance fut expédiée le lendemain. Ce remerciement la rendit publique. Rien au monde ne m'a jamais tant fait de plaisir, et toute cette famille n'a jamais oublié ce service.

Survivances des gouvernements du duc de Charost

Cette survivance en occasionna d'autres, que je mets tout de suite comme elles furent données aussi. Le duc de Charost, mon ami, comme on l'a vu, depuis bien des

1. Louis-Paul de Rochechouart, qu'on appelait le prince de Tonnay-Charente, plus tard duc de Rochechouart : tome XXV, p. 75.

2. Tome IV, p. 73.

3. *Dangeau*, p. 395, 28 septembre. Les lettres patentes, datées du 3 octobre et accompagnées d'un brevet d'assurance de cinq cent mille livres, du 5, sont dans le registre O[1] 62, fol. 222 v° et 224 v°. Les droits de la duchesse de Beauvillier et de divers créanciers sont réservés par le brevet, qui énumère une curieuse série de tractations exécutées sur celui qu'avait obtenu primitivement le duc de Beauvillier, puis son gendre Mortemart.

4. Toutes deux grands mères du jeune bénéficiaire.

années[1], me pria de demander la survivance de sa charge de capitaine des gardes du corps pour son fils[2] ; je lui dis que ce n'étoit pas celle-là qu'il devoit desirer pour lors[3], mais celle de ses gouvernements de Calais et de Doullens[4], et de sa seule lieutenance générale de Picardie, qui est une grâce de quatre-vingt mille livres de rente, et des emplois dont l'importance attireroit après très facilement celle de sa charge[5]. Il me crut, et je l'obtins deux jours après[6]. Là-dessus le duc de la Rochefoucauld eut celle de grand maître de la garde-robe pour son fils[7], le duc de Luxembourg, celle de gouverneur de Normandie pour le sien[8], et le duc de Berwick, arrivé de son commandement de Guyenne depuis deux jours, celle de son

à son fils, de grand maître de la garde-robe, des gouvernements de Normandie et de Limousin aux fils des ducs de la Rochefoucauld, de Luxembourg et de Berwick*, et du pays de Foix au fils de Ségur,

1. Tomes V, p. 175, IX, p. 32, XXVII, p. 54, et ailleurs.

2. Les mots *p^r son fils* ont été ajoutés en interligne. — C'est Paul-François de Béthune, titré alors marquis d'Ancenis : tome XVI, p. 194.

3. La meilleure raison pour laquelle il ne devait pas la désirer, était que son fils l'avait déjà depuis décembre 1715 : tome XXIX, p. 296, note 4.

4. Saint-Simon écrit *Dourlens*. — Il a été parlé des gouvernements de ces deux villes dans nos tomes XVII, p. 171, et XXII, p. 106, et de la lieutenance générale de Picardie à la page 109 de ce dernier volume.

5. Il est curieux de noter qu'en 1715 il avait fait le raisonnement absolument contraire : tome XXIX, p. 296.

6. Dangeau l'annonce le 27 septembre, p. 394. Les lettres de survivance ne sont pas dans le registre du secrétariat de la Maison du Roi, ni dans ceux du Parlement.

7. Alexandre de la Rochefoucauld, titré duc de la Rocheguyon, et que nous avons rencontré dans le tome XXIII, p. 19, sous le nom de comte de Durtal, eut la survivance de cette charge par brevet du 7 novembre, avec un autre brevet d'assurance de cinq cent mille livres (reg. O¹ 62, fol. 249 v° et 251) ; Dangeau enregistre cette grâce dès le 28 septembre (p. 395). Le brevet de retenue du père n'était que de trois cent mille livres ; mais il avait obtenu le 10 octobre qu'il fût augmenté de deux cent mille (O¹ 62, fol. 228 v°).

8. *Dangeau*, p. 395, 28 septembre. C'est Charles-François-Frédéric II, titré alors duc de Montmorency et plus tard duc de Luxembourg : tome XXII, p. 95, note 4, où il a été dit par erreur (sur la foi du *Moréri*) que cette survivance lui fut donnée en 1717.

* Après *Berwick*, Saint-Simon a répété par mégarde *à leurs fils*.

qui épouse une bâtarde non reconnue de M. le duc d'Orléans. La Fare

gouvernement de Limousin pour son fils[1]. La Fare[2] acheta une lieutenance générale de Languedoc du comte du Roure[3], qui obtint son gouvernement du Pont-Saint-Esprit[4] pour son fils en s'en démettant[5], et l'abbé de Vauréal[6] eut

1. Le maréchal de Berwick, qui commandait les troupes rassemblées non loin de la frontière d'Espagne, était revenu à la cour le 26 septembre (*Dangeau*, p. 394). Le *Journal* porte au 29 (p. 396) : « M. le duc d'Orléans fut fort content du compte qu'il lui rendit, puis il dit à ce maréchal : « Ne me parlerez-vous que des affaires du Roi ? Ne me par« lerez-vous point des vôtres ? Ne songez-vous point que vous avez un « gouvernement de province et des enfants ? » Sur cela le maréchal lui demanda la survivance du gouvernement de Limousin pour son fils aîné de son second mariage, et M. le duc d'Orléans la lui donna. » Le bénéficiaire était Jacques Fitz-James, titré duc de Fitz-James, fils aîné du maréchal et de sa seconde femme Anne Bulkeley, né le 15 novembre 1702 ; il fut nommé colonel du régiment de Berwick-Irlandais en février 1719 et mourut le 13 octobre 1721, ayant épousé le 10 avril 1720 une fille du duc de Duras. En réalité, son père se démit en sa faveur de son gouvernement de Limousin (lettres de provisions du 1er octobre 1718, reg. O[1]275, fol. 67 v°) ; mais, nonobstant cette démission, le maréchal reçut le même jour une commission pour conserver ce gouvernement sa vie durant, avec les honneurs et appointements (*ibidem*, fol. 70).

2. Philippe-Charles, marquis de la Fare : tome XXIII, p. 76.

3. Louis-Pierre-Scipion de Grimoard : tome II, p. 136. Dangeau parle de cette vente dès le 3 septembre (p. 378).

4. Il valait à son titulaire environ huit mille livres (notre tome XVI, p. 58).

5. Dangeau précisait que c'était au *second* fils du comte du Roure que passait ce gouvernement. Le fils aîné était ce marquis du Roure mort en 1690, laissant un fils posthume, et dont la femme fut la maîtresse de Monseigneur : notre tome II, p. 136-137. Le nouveau titulaire s'appelait Ange-Urbain de Grimoard, chevalier, puis comte du Roure, né en 1682, d'abord mousquetaire (1699), puis capitaine de cavalerie (1701), colonel d'un régiment d'infanterie de son nom depuis avril 1706, réformé en 1714 et mis à la suite du régiment de Champagne, gouverneur du Pont-Saint-Esprit en 1718, brigadier le 1er février 1719, mort le 8 avril 1751. M. de la Fare payait cent mille francs et laissait à M. du Roure les appointements de sa lieutenance générale ; mais ce marché n'était autorisé que sous la condition de se démettre purement et simplement du gouvernement du Pont-Saint-Esprit en faveur de son fils.

6. Louis-Guy Guérapin, abbé de Vauréal, né en 1690, fut reçu docteur en théologie en 1714 et devint vicaire général du cardinal de Bissy

permission d'acheter de l'évêque de Saint-Omer[1] la charge de maître de l'oratoire, qui n'a point de fonctions, mais les entrées de la chambre, et cinq ou six mille [livres] d'appointements[2]. Je ne ferois pas mention de cette dernière bagatelle, sans la singulière et fort étrange fortune que ce Vauréal a fait depuis[3]. C'est un grand drôle[4] d'esprit et d'intrigue, d'effronterie sans pareille, grand et fort bien

lieutenant général de Languedoc et l'abbé de Vauréal maître de l'oratoire; gouvernement* de Douay à d'Estaing.

à Meaux; maître de l'oratoire du Roi en août 1718, il reçut l'abbaye de Molesmes en 1723, puis celle de Jouy. En avril 1732, l'évêque de Rennes le Tonnellier de Breteuil étant mort, l'abbé de Vauréal lui succéda dans cet évêché et aussi dans sa charge de maître de la chapelle-musique. Très estimé du cardinal de Fleury, le nouvel évêque fut envoyé ambassadeur à Madrid en 1740, et le roi d'Espagne lui donna la grandesse lorsque finit sa mission. Membre de l'Académie française en 1749, Mgr de Vauréal se démit de son évêché en 1758 et mourut à Magny, près de Nevers, le 17 juin 1760, à soixante-dix ans.

1. François de Valbelle de Tourves, docteur de Sorbonne, d'abord aumônier du Roi, doyen du chapitre de Saint-Omer et grand vicaire de son cousin l'évêque de cette ville, lui succéda dans son évêché et dans sa charge de maître de l'oratoire en novembre 1708, mais ne fut sacré que le 6 avril 1710. Il avait reçu en 1705 l'abbaye de Poutron au diocèse d'Angers. Il donna sa démission de maître de l'oratoire en août 1718, et mourut le 17 novembre 1727, à soixante-quatre ans. Dangeau parle de la vente de sa charge le 1er septembre (p. 377); on croyait qu'il en demandait cent mille francs.

2. Cette charge (notre tome VIII, p. 170) avait été créée en 1523 par François Ier, avec juridiction sur les chapelains et clercs de l'oratoire royal, distincts de ceux de la chapelle; depuis Henri IV, les fonctions de ces ecclésiastiques ayant été supprimées, la charge de maître de l'oratoire n'était plus qu'un titre; elle jouissait de douze cent livres d'appointements et de trois mille six cents livres pour la bouche à cour (Oroux, *Histoire ecclésiastique de la cour de France*, tome II, p. 17, 65-66 et 516-517). — La nomination de l'abbé de Vauréal, du 14 août 1718, avec un brevet d'assurance de cinquante mille livres, du 15, est dans le registre O[1] 62, fol. 167 v° et 169.

3. Il y a bien *fait* dans le manuscrit, suivant l'habitude de Saint-Simon, qui fait allusion à la mission de l'évêque à Madrid et surtout à sa nomination comme grand d'Espagne.

4. Écrit *drosle*. Mot déjà rencontré dans nos tomes X, p. 7, et XI, p. 243.

* Avant *gouvernemt*, il a biffé *survivance du*, et après *Douay* il a aussi biffé *au fils*.

Mme la duchesse d'Orléans, qui s'étoit tenue enfermée depuis le lit de justice, revoit le monde et joue.

fait, et qui en sait user avec peu de contrainte[1], riche et de la lie du peuple, qui, à la faveur du petit collet, voulut s'accrocher à la cour; son nom est Guérapin[2], et son état franc galopin[3]. Ségur, maître de la garde-robe de M. le duc d'Orléans[4], et qui depuis a bien poussé sa fortune, épousa la bâtarde non reconnue de M. le duc d'Orléans[5] et de la comédienne Desmares[6]; ce prince lui donna de

1. Mathieu Marais (*Journal*, tome III, p. 171 et 345) raconte une aventure galante qui lui arriva avec Mme de Poitiers; voyez aussi Charles Giraud, *La Maréchale de Villars*, p. 264-272.

2. Le premier qu'on connaisse est Antoine Guérapin, maître ordinaire de la Chambre des comptes et conseiller d'État, mort en 1677 et qui était grand-père de l'abbé. Selon le *Journal des guerres civiles* de Du Buisson-Aubenay, édition de la Société de l'histoire de Paris, tome I, p. 242, il était originaire de Brienne en Champagne et avait commencé par être petit clerc chez des gens d'affaires. C'est pour celui-là que la terre de Vauréal, en Brie, avait été érigée en baronnie en janvier 1656.

3. *Franc* est en interligne au-dessus de p^r (premier), biffé. — Galopin, au sens de petit garçon de cuisine, petit vaurien, a déjà passé dans le tome XIII, p. 292.

4. Henri-François, comte de Ségur (tome IX, p. 5) ne fut maître de la garde-robe du Régent qu'en juin 1719 à la place de Nocé (*Dangeau*, tome XVIII, p. 64).

5. Philippe-Angélique, dite Mlle de Froissy. Saint-Simon a déjà parlé de ce mariage dans nos tomes IX, p. 5, et XV, p. 343. Il fut célébré le 12 septembre dans la chapelle de la Visitation de Saint-Denis.

6. Christine-Antoinette-Charlotte, fille de Nicolas Desmares, frère de Mlle Champmeslé, et d'Anne d'Ennebaut, tous deux comédiens entretenus par le Roi en Danemark, naquit à Copenhague en 1682, et monta sur la scène dès 1690; elle joua les soubrettes jusqu'en 1698, époque à laquelle elle remplaça la Champmeslé à la Comédie française pour les rôles d'amoureuses. Jusqu'en 1721, elle partagea avec la Duclos le sceptre tragique; elle quitta alors le théâtre et se retira à Saint-Germain-en-Laye, où elle mourut le 12 septembre 1753; elle avait épousé le fils du comédien Poisson. Outre le Régent, on lui attribue plusieurs amants. (É. Campardon, *Les Comédiens du Roi de la troupe française*, p. 69-85; *Mémoires de Mathieu Marais*, tome III, p. 36; *Correspondance de Madame*, recueil Brunet, tomes I, p. 260 et 321, et II, p. 67; *Mémoires du duc de Luynes*, tome XIII, p. 65; *Mémoires du marquis d'Argenson*, éd. Janet, tome I, p. 30-31; *Mélanges historiques de M. de Boisjourdain*, 1807, tome I, p. 209; de Lescure, *Les Maîtresses du Régent*, p. 7-24.)

l'argent, et la survivance du gouvernement du pays de Foix[1] qu'avoit son père, qui étoit lieutenant général et grand croix de Saint-Louis[2]. Il avoit acheté ce gouvernement du maréchal de Tallard, à qui le feu Roi l'avoit donné à vendre[3]. Il avoit perdu une jambe à la guerre, et étoit encore, à près de quatre-vingts ans, beau et bien fait[4]. C'est ce mousquetaire qui jouoit si bien du luth, dont on a vu en son lieu l'aventure avec l'abbesse de la Joye, sœur du duc de Beauvillier[5]. Ces différentes grâces, arrivées lors de la survivance du fils du duc de Mortemart, m'ont emporté trop loin. Rétrogradons maintenant deux bons mois; on y verra des choses plus importantes. Il y faut pourtant ajouter le[6] gouvernement de Douay au marquis d'Estaing, lieutenant général[7], qui avoit servi en Italie et en Espagne sous M. le duc d'Orléans, et qu'il aimoit et estimoit fort avec raison[8], qui vaquoit par la mort du vieux Pomereu, lieutenant général, ancien capitaine aux gardes[9], frère du feu conseiller d'État et au conseil royal des finan-

1. Deux cent mille francs, dit Dangeau (p. 382), avec la survivance du gouvernement du pays de Foix et de la lieutenance générale de Brie qu'avait son père; voyez *Les Correspondants de Balleroy*, p. 350-351, et les *Mémoires du duc de Luynes*, tome XI, p. 170-171.

2. Henri-Joseph, marquis de Ségur: tome I, p. 279.

3. En 1701 : tome IX, p. 2.

4. Il n'avait pas quatre-vingts ans en 1717, mais seulement cinquante-six, étant mort en 1737 à soixante-seize ans.

5. L'histoire, qui se passa en 1688, a été racontée dans le tome IX, p. 2-4.

6. Notre auteur avait d'abord écrit *la survivance du g[t] de Douay au fils du m[is] d'Estaing*; il a modifié en biffant les mots inutiles et en corrigeant *la* en *le*; même correction dans la manchette

7. François III, comte d'Estaing : tome XIII, p. 43.

8. *Dangeau*, p. 385, 19 septembre. Ce gouvernement était promis depuis longtemps à M. d'Estaing (*Dangeau*, tome XVI, p. 511).

9. Alexandre-Jacques de Pomereu : tome XIX, p. 372, où il a été dit par erreur qu'il mourut le 29 septembre; il faut lire 18 ou 19. Nous avons dit à cet endroit qu'il n'avait jamais été lieutenant général. Le bruit de sa mort avait déjà couru en avril 1717 (*Dangeau*, tome XVII, p. 55). — Il écrit ici *Pomereux*.

ces[1]. Dernière bagatelle : Mme la duchesse d'Orléans, qui s'étoit tenue sous clef[2] depuis le lit de justice, s'en ennuya enfin, et rouvrit ses portes et son jeu à l'ordinaire[3]. Retournons maintenant sur nos pas.

Efforts du duc du Maine inutiles pour obtenir de voir M. le duc d'Orléans et se justifier*.

La fermentation se cachoit, mais subsistoit toujours ; M. du Maine, fort abandonné à Sceaux, où il avoit déclaré qu'il ne vouloit voir personne, protestoit qu'il ne se sentoit coupable de rien. Mme la duchesse d'Orléans l'y alloit voir. Ils faisoient tous leurs efforts pour lui obtenir une audience de M. le duc d'Orléans, dans laquelle il prétendoit se justifier, et ces efforts furent inutiles[4].

Députation du Parlement au Régent sur ses membres prisonniers. Le parlement de Bretagne écrit** en leur faveur au Régent. Le parlement de Bretagne

Le parlement de Bretagne écrivit au Régent pour lui demander la liberté des trois prisonniers du parlement de Paris, et en même temps à ce parlement pour lui rendre compte de cet office, et pour louer et approuver toute la conduite du parlement de Paris[5]. Celui-ci, en même temps, députa au Régent le premier président et huit conseillers pour lui demander la liberté de leurs trois

1. Auguste-Robert de Pomereu : tome IV, p. 16. — Tout ce qui précède, depuis *qui vacquoit,* a été ajouté en interligne.

2. Locution déjà rencontrée au figuré dans le tome XXII, p. 199.

3. La princesse était allée à Montmartre le 7 septembre, et en revint le 13 sur la nouvelle d'une grande fièvre du Régent ; le 15 elle assiste à une représentation d'opéra comique dans la loge de Madame, et le 18 on recommence à jouer chez elle (*Dangeau,* p. 380, 383, 384 et 385).

4. Le prince était rentré à Sceaux le 29 août, et dès le 1er septembre le bruit courait qu'il allait incessamment obtenir une audience du Régent ; mais en fait celui-ci s'y refusait absolument, malgré les instances de la duchesse d'Orléans, qui, le 4 septembre, était allée dîner à Sceaux chez son frère (*Dangeau,* p. 375 et 377-379).

5. Ce fut le mercredi 7 septembre que le premier président fit part au parlement de Paris du message de celui de Bretagne ; voyez ci-après la fin de notre appendice IV, p. 371. Les magistrats de Rennes adressèrent au Régent, non pas une lettre, mais de véritables remontrances ; on en trouvera le texte dans notre appendice V, ainsi que celui de la lettre adressée au parlement de Paris.

* Toute la première phrase de cette manchette a été ajoutée après coup.

** Après *écrit* Saint-Simon a biffé *là-dessus.*

confrères. Il leur répondit que la conduite qu'auroit désormais le Parlement régleroit la sienne à l'égard des prisonniers, et mortifia beaucoup par cette réponse des gens qui s'étoient tout promis de cette démarche vers le Régent sans aller au Roi, et de la facilité de M. le duc d'Orléans, dont ils avoient tant et si longuement abusé[1]. Il ne fit aucune réponse au parlement de Bretagne, et trouva son interposition et sa lettre au parlement de Paris fort impertinente et séditieuse. Le parlement de Paris, abattu de ce qui s'étoit passé au lit de justice, de la prison de trois de ses membres et de la réponse qu'il venoit de recevoir sur leur liberté, n'osa répondre au parlement de Bretagne qu'en termes fort mesurés et après avoir montré sa réponse au Régent[2]. Ce qui s'étoit passé à Paris avoit influé sur la Bretagne. De plus, à ce qu'il s'y méditoit, il n'étoit pas temps de rien témoigner. Le feu s'y entretenoit avec art et mesure. Ce fut pour cela qu'il lui fallut donner quelque pâture par ces lettres du parlement de Bretagne dont on vient de parler. Leur mauvais succès et la réponse du parlement de Paris au parlement de Bretagne, qui se sentoit si fort de la touche[3] que le parlement de Paris avoit reçue, et dont il étoit encore dans le premier étourdissement, fit sentir à la Bretagne la nécessité d'amuser la cour par une déférence qui n'altéroit point ses sourdes mesures. Ainsi les États nommèrent les députés que la cour avoit choisis pour apporter à l'ordinaire leurs cahiers à Paris, en finissant leurs séances[4]. Ils avoient précédemment

écrit à celui de Paris, qui lui répond. Le Régent demeure ferme. Menées en Bretagne.

[*Add. St S. 1541*]

1. Il a été parlé déjà de cette entrevue, ci-dessus, p. 270, et note 4.

2. Cette dernière partie de la phrase, depuis *et après avoir*, a été ajoutée après coup en interligne et sur la marge. C'est Dangeau qui donne cette particularité (p. 382); voir aussi une lettre insérée dans *les Correspondants de Balleroy*, p. 362-363; mais il n'en est pas fait mention dans les registres du Parlement. Nous donnons le texte de cette réponse dans notre appendice V.

3. Ci-dessus, p. 276.

4. C'est Dangeau qui dit cela (p. 386), en donnant les noms des quatre députés. Cette tenue des États de Bretagne à Dinan, du 1er juillet

obtenu qu'une députation par chaque diocèse s'y pût assembler entre deux tenues d'États, pour l'exécution de ce qui y étoit ordonné[1]. Cela étoit tout nouveau. Le spécieux de préparer et d'abréger les matières pour les États suivants, avoit surpris la facilité du Régent. L'occupation présentée n'étoit pas celle qu'on s'y proposoit ; le dessein, comme les suites ne le firent que trop évidemment reconnoître, étoit de s'organiser entre eux, d'accroître le nombre pour remuer, embarquer, se fournir de moyens de soutenir des troubles, choisir les chefs et les affidés de chaque diocèse, de concerter leurs mesures pour conduire les États au but qu'ils se proposoient, en fascinant la multitude du bien public, de la restitution de leurs anciens priviléges, de la facilité des conjonctures[2]. C'est ce qui causa tant de bruit et tant de prétentions aux États qui suivirent, et qui, enfin reconnu, porta le Régent à supprimer ces nouvelles et si dangereuses députations diocésaines qui s'assembloient, tant qu'il leur plaisoit, d'une tenue d'États à l'autre, et qui s'entre-communiquoient et s'entendoient secrètement. Le coup frappé par le lit de justice opéra sans bruit cette suppression et termina les États de même[3]. Mais le mal que ces députations diocé-

au 23 septembre 1718, avait été fort mouvementée ; les incidents s'y étaient succédés, augmentés encore par la raideur et le peu d'habileté du maréchal de Montesquiou. M. B. Pocquet en a tracé le récit abrégé dans son *Histoire de Bretagne*, tome VI, p. 18-32.

1. C'était ce qu'on appelait les bureaux diocésains, chargés d'assurer, dans l'intervalle des sessions d'États, le recouvrement des taxes que la province « abonnait » (*Histoire de Bretagne*, p. 22). Leur création datait des États de 1715.

2. Du moins disait-on cela à la cour ; il ne semble pas cependant que les bureaux diocésains fussent sortis, du moins ouvertement, de leur rôle financier. Le maréchal de Montesquiou, très autoritaire et très partial, les considérait comme les foyers de la résistance aux volontés de la cour.

3. La vigueur montrée par le Régent au lit de justice et l'arrestation des trois membres du parlement de Paris eurent certainement une influence calmante sur les États de Dinan ; dès le début de septembre, on constate un affaiblissement très marqué de leur opposition.

saines avoient fait subsistoit avec le dépit de ne pouvoir user de la même et si grande et commode facilité pour le pousser à leur gré. Ce fut à y revenir par d'autres voies et plus couvertes qu'il fallut travailler, et c'étoit l'embarras où se trouvèrent alors les secrets conducteurs de ces sourdes pratiques. Ils les continuèrent donc comme ils purent par les connoissances, les liaisons et les mesures que ces députations diocésaines leur avoient donné lieu de prendre, et la conjoncture présente qui demandoit une surface soumise et paisible ne leur permit pas d'agir autrement pour un temps.

Le Régent, entraîné, maintient très mal à propos Montaran, trésorier des États de Bretagne, qui le vouloient faire compter et lui ôter cet emploi.

Le gouvernement fit aussi une grande faute, et pour des intérêts particuliers, à laquelle je m'opposai vainement, par la déplorable facilité et sécurité du Régent. La province entière étoit mécontente de Montaran, son trésorier[1], et le vouloit ôter, et dans ce mécontentement il n'entroit rien qui eût trait à aucune autre chose qu'à un détail pécuniaire entièrement domestique et entièrement étranger aux intérêts politiques ou pécuniaires du Roi, ni à aucune forme publique. Montaran, qui étoit fort riche, regardoit avec raison son emploi comme sa fortune par les énormes profits qui y étoient ou attachés ou tirés[2]. Sa magnificence et son attention à obliger de sa bourse les gens de la cour, et beaucoup encore de son crédit, lui acquirent la protection des dames et de beaucoup de gens considérables ; il se trouvoit de plus soutenu par son frère, capitaine aux gardes, estimé dans son métier, fort gros et fort honnête joueur, et par là mêlé depuis longtemps avec le meilleur et le plus grand monde[3]. Par ces appuis, le trésorier se maintint contre les cris de toute la province, qui alléguoit avec raison qu'il étoit inouï, chez les particuliers, que, par autorité supérieure, un tréso-

1. Ci-dessus, p. 12.
2. Ou qui en étoient tirés; ellipse très forte, dont on a déjà eu des exemples.
3. Il a été nommé aussi ci-dessus, p. 12.

rier empêchât son maître de le faire compter avec lui et de le renvoyer quand il le vouloit; que cette liberté commune à tout le monde étoit la moindre chose qu'elle pût espérer, en faveur du moins de tout ce qu'elle payoit au Roi sans murmure, qui ne tendoit qu'à voir clair en ses affaires et en pouvoir charger qui bon lui sembleroit. Ces raisons étoient vraiment sans réplique; mais le crédit de Montaran l'emporta[1]. Il n'est pas croyable à quel point[2] la province en fut aigrie et l'usage qu'en surent tirer les instruments des menées, même envers les plus éloignés d'avoir connoissance, ni part encore moins à ce qui se tramoit.

Le comte Stanhope passe trois semaines à Paris, revenant d'Espagne en Angleterre. Riche flotte d'Amérique arrivée à Cadix.

Milord Stanhope arriva de Madrid à Paris au commencement de septembre, peu content, comme on l'a pu voir, du voyage qu'un ministre d'Angleterre aussi accrédité que lui avoit pris la peine d'y faire[3], où la flotte d'Amérique, très richement chargée, venoit d'arriver à Cadix[4]. Ce ministre demeura trois semaines à Paris, où, conduit par l'abbé Dubois, vendu à l'Angleterre, il vit souvent M. le duc d'Orléans, et s'en retourna reprendre sa place dans le conseil secret du roi son maître[5].

Les conseils sur leur fin,

Cet abbé, plus puissant que jamais auprès du sien, n'y

1. Les États avaient décidé de lui rembourser sa charge pour se débarrasser de lui. Ils insistèrent tellement que le Régent les autorisa à contracter un emprunt de douze cent cinquante mille livres pour effectuer ce remboursement (*Histoire de Bretagne*, p. 24). Mais néanmoins, sous divers prétextes, Montaran resta en fonctions jusqu'en 1720.

2. Ces trois mots, oubliés, ont été ajoutés en interligne.

3. On a vu dans le précédent volume (p. 233, 237-238, 245, 274-276) son passage à Paris, allant à Madrid, et ses négociations dans ce pays, qu'il quitta à la veille du jour où fut connu en Espagne le désastre du cap Passaro. Dangeau annonce son retour à Paris le 9 septembre (p. 381).

4. Le prince de Cellamare apprit cette nouvelle le 7 septembre (*Dangeau*, p. 380); la flottille était arrivée à Cadix le 16 août (*Gazette de Leyde*, nº 73, correspondance de Madrid).

5. Dangeau note son départ de Paris le 26 septembre (p. 394), mais ne dit rien d'audiences du Régent.

perdoit pas son temps pour sa fortune. Conseiller d'État et entré dans le conseil des affaires étrangères, dont il ne lui laissoit que la plus grossière écorce, ne le satisfaisoit pas. Cette légère écorce le gênoit; il lui importoit, pour son but du chapeau, que l'Angleterre et l'Empereur le vissent maître unique, et sans fantômes de compagnons, de toutes les affaires étrangères[1]. Law ne se trouvoit guères moins gêné du conseil des finances. Celui de la guerre étoit devenu une pétaudière[2], et, dès qu'il étoit intérieurement résolu de laisser de plus en plus tomber le peu qu'il restoit de marine, le conseil qui en portoit le nom étoit fort vuide et très inutile. Celui des affaires du dedans du royaume ne tenoit qu'à un bouton[3] par sa matière et par le peu de compte que M. le duc d'Orléans faisoit de d'Antin. Enfin, celui de conscience ne pouvoit plus subsister, comme on le verra tout à l'heure[4]. En général, ces conseils avoient été fort mal arrangés dès le commencement, par les menées du duc de Noailles, qui n'oublia rien pour confondre et mêler leurs fonctions, et les commettre ensemble pour les rendre ridicules et importuns, pour les détruire et se faire premier ministre[5].

par l'intérêt de l'abbé Dubois et de Law. [Add. StS. 1542]

1. On trouve dans le volume *France* 1233 du Dépôt des affaires étrangères, fol. 143 (minute), 146 et 150 (mise au net), un mémoire adressé au Régent sur l'utilité de la suppression du conseil des affaires étrangères et du rétablissement de la charge de secrétaire d'État. Ce mémoire, écrit vraisemblablement à la fin d'août ou au début de septembre 1718, semble être de Dubois, ou du moins rédigé sous son inspiration. — Le bruit de la suppression de tous les conseils courait dès le début du mois, et, le Régent les ayant tous mis en congé le 4, on jugea que c'était une mesure préparatoire (*Dangeau*, p. 378, 379 et 381).

2. Mot déjà rencontré dans le tome III, p. 102.

3. Saint-Simon a déjà employé cette locution (tome VII, p. 107), au sens figuré de n'avoir guère de solidité.

4. Par suite du mandement du cardinal de Noailles : ci-après, p. 298.

5. Accusation portée contre le duc de Noailles dès le début de la Régence et presque en mêmes termes : tome XXIX, p. 53.

S'il ne réussit pas à le devenir, il réussit du moins à énerver les conseils et à frayer le chemin à l'abbé Dubois pour s'en défaire, et arriver ainsi au but qu'il s'étoit proposé vainement pour lui-même.

M. le duc d'Orléans m'en parla avec dégoût, et me témoigna qu'il les vouloit casser. Dubois et Law y avoient trop d'intérêt et le tenoient de trop près et de trop court pour espérer de l'empêcher[1]. Je me contentai de lui dire que faire et défaire étoit un grand inconvénient dans le gouvernement, et qui n'attiroit pas le respect ni la confiance du dedans ni du dehors, et je lui reprochai en détail les fautes qu'il avoit voulu faire dans la manière de leur établissement, et celles où, à leur égard, il s'étoit sans cesse laissé entraîner depuis. Je lui représentai le dégoût qu'il alloit gratuitement donner à ceux qui les composoient, et la considération de les avoir lui-même proposés et fait passer au Parlement le jour qu'il y prit la solennelle possession de la Régence[2]. Enfin, je le priai de réfléchir sur tout ce qu'il avoit eu la foiblesse de fourrer dans le conseil de régence, où par conséquent il ne se pouvoit plus rien traiter d'important, et que, dénué de ce nombre de conseils dont les affaires s'y référoient, excepté l'important étranger et certains coups de finance[3], et destitué[4] de ce groupe de personnes de tous états qui les composoient, celui de régence tomberoit dans un vuide qui mécontenteroit tout le monde, et dans un mépris qui montreroit trop à découvert qu'il vouloit gouverner tout

1. Pour que je pusse espérer.

2. Tome XXIX, p. 32-33. On a vu dans le tome XXXIII, p. 27 et 52, que, dès le début de la présente année, le Parlement se plaignait des conseils et demandait leur suppression par mesure d'économie et pour accélérer l'expédition des affaires.

3. C'est-à-dire : excepté ce qu'il y avait de plus important dans les affaires étrangères et certaines décisions financières qui demandaient du secret et de la promptitude, comme l'établissement de la banque de Law et la réforme des monnaies, par exemple.

4. Le participe *destitué* a été ajouté en interligne.

seul de son cabinet. Le défaut des personnes faciles et foibles est de tout craindre et tout ménager au point de se laisser acculer, et, sortis du danger, se croire invulnérables et tomber tout à coup dans l'autre extrémité, si l'intérêt de ceux à qui cette même foiblesse les livre le demande et les y pousse. C'est ce qui arriva au Régent, que Dubois et Law, d'intelligence ensemble, entraînèrent[1].

Appel du cardinal de Noailles, etc. de la constitution Unigenitus. Il se démet de sa place de chef du conseil de conscience.

Le cardinal de Noailles, arrêté par le P. de la Tour, général de l'Oratoire, qui eut après tout lieu de se repentir d'une prudence dont les vues étoient droites, mais trop courtes avec tout son bon esprit, le cardinal de Noailles, dis-je, avoit fait, malgré ses vrais amis, ceux de la vérité, et qui voyoient le plus clair, la faute capitale de n'avoir pas déclaré son appel de la constitution *Unigenitus*, lors de celui des quatre célèbres évêques, en pleine Sorbonne avec elle, et en ce même temps que tant d'universités et de grands corps réguliers et séculiers firent publiquement le leur[2]. Je lui exposai chez moi toutes les raisons importantes, pressantes, évidentes de déclarer son appel en si bonne compagnie, qui l'auroit augmentée encore d'un grand nombre, à l'appui de son nom, et qui, selon les apparences, eût emporté celui du parlement de Paris et de quelques autres; mes exhortations furent vaines, et ceux qui aimoient l'Église et l'État, et qui voyoient les suites d'un délai si pernicieux, en gémirent. Il faut ici se souvenir de la conversation que j'eus là-dessus alors avec M. le duc d'Orléans, dans sa petite loge de l'Opéra, enfermés tête à tête, lieu étrange à traiter d'affaires pareilles, qui est rapporté p. [1]895 et suivantes[3].

1. On va voir tous les conseils cassés quelques jours plus tard : ci-après, p. 299.

2. En 1717, lorsqu'il a parlé de l'appel de la Sorbonne et de celui des quatre évêques de Mirepoix, Senez, Montpellier et Boulogne, il a blâmé la faute du cardinal de Noailles de retarder le sien, malgré les insistances que lui, Saint-Simon, lui en faisait; mais il n'avait pas dit que ce fût sur le conseil du P. de la Tour (notre tome XXXI, p. 146-149).

3. Même tome, p. 151-169.

L'intérêt de l'abbé Dubois pour son chapeau l'avoit changé, et son maître, qui ne traitoit cette affaire qu'en politique, se laissa entraîner à la sienne et à la cabale intérieure que les chefs de la Constitution avoient su se faire auprès de lui [1], et plus que par elle, par le duc de Noailles qui vendit son oncle à sa fortune, je ne dirai pas ses sentiments premiers [2], l'Église et l'État; il a fait toutes ses preuves qu'il ne [se] soucie guères ni de l'une ni de l'autre. Toutes ces choses ont été expliquées au même lieu indiqué. Les affaires s'étant depuis continuellement aigries par l'intérêt des chefs de la Constitution en France, malgré Rome qui leur résistoit, le cardinal de Noailles sentit enfin la faute énorme qu'il avoit faite, et crut ne pouvoir plus trouver d'abri que par la déclaration de son appel. Il en rendit compte au Régent, bien résolu à cette fois de ne se plus laisser gagner, et se démit en même temps de sa place de chef du conseil de conscience [3], qui de ce moment ne s'assembla plus à l'archevêché, mais chez l'archevêque de Bordeaux qui y étoit en second [4]. L'appel du cardinal de Noailles fut donc rendu public dès le lendemain, 23 septembre [5]. Il fut incontinent suivi

1. Après ce mot, Saint-Simon a biffé : *et dont il a esté parlé au mesme lieu*, les mots *au mesme* corrigeant en interligne *en son*. Dans le tome XXXI, p. 169, il avait dit : « Le Régent fut si bien veillé, relayé, tourmenté qu'ils l'emballèrent; d'Effiat, le premier président et les autres l'emportèrent. »

2. Au sens d'anciens.

3. Dangeau enregistre cette nouvelle le vendredi 23 septembre (p. 388) ; mais Saint-Simon a mis en note sur son exemplaire du *Journal* : « Ceci s'étoit passé le vendredi 16 septembre 1718. » Cependant M. de Balleroy, en annonçant cette démission à sa femme (*Les Correspondants de Balleroy*, p. 357), la place aussi au 23. L'acte du cardinal fut déterminé par la nouvelle bulle *Pastoralis officii*, affichée à Rome le 8 septembre, et par laquelle Clément XI appliquait les censures ecclésiastiques à tous ceux qui n'adhéreraient pas à la constitution *Unigenitus*.

4. *Journal de Dangeau*, p. 388 et 392.

5. C'est seulement le 24 septembre que le cardinal fit paraître le mandement par lequel il publiait l'appel interjeté par lui dès le

de celui du chapitre de Notre-Dame[1], de presque tous les curés de Paris[2] et du grand nombre du reste du diocèse[3], de plusieurs communautés séculières et régulières[4], et d'une foule immense d'ecclésiastiques particuliers, aux acclamations générales et publiques, avec tout le bruit et le fracas qu'on peut se représenter[5].

Tous les conseils particuliers

Cet éclat donna le dernier coup aux conseils. Celui de conscience ne s'assembla qu'une fois chez l'archevêque

3 avril 1717 et qu'il n'avait pas rendu public; le texte latin de cet appel fut publié en même temps, et les deux pièces furent imprimées à part; le *Mercure* de septembre les reproduisit, p. 169-198.

1. On trouvera aux Archives nationales, LL 232[2], les minutes des délibérations du chapitre, dont les conclusions furent imprimées. Parmi les chanoines présents, un seul, l'abbé de Mondebise, refusa d'adhérer à l'appel, et deux autres, Legendre et Perrochel, qui étaient absents, se joignirent à lui et firent signifier par huissier leur opposition. L'archevêque avait prévenu le doyen dès le 21 septembre, et c'est le vendredi 23 que se tint la séance du chapitre; Dangeau (p. 388-389) en a donné un bon résumé, et l'abbé Legendre n'a pas manqué dans ses *Mémoires* (p. 353-355) de relater l'incident et de justifier sa conduite.

2. Les curés de Sainte-Madeleine et de Sainte-Croix en la cité, de Saint-Sauveur, de Notre-Dame-de-Bonne-Nouvelle, de Saint-Merry, de Saint-Sulpice et de Saint-Nicolas-du-Chardonnet, refusèrent d'adhérer. On imprima le discours que M. Hideux, curé des Saints-Innocents et doyen des curés, adressa au cardinal en lui présentant l'adhésion de la grande majorité du clergé parisien.

3. La faculté de théologie de la Sorbonne s'unit aussi à l'acte d'appel, et plusieurs évêques firent de même.

4. Notamment presque tous les chapitres séculiers comme Saint-Germain l'Auxerrois, Saint-Honoré, le Saint-Sépulcre, etc., et parmi les réguliers l'abbaye de Saint-Denis, qui fit imprimer son adhésion.

5. Le *Catalogue des imprimés de la Bibliothèque nationale*, tome V, p. 144 et suivantes, contient l'indication d'un grand nombre de pièces imprimées alors sur cette affaire. On peut voir aussi le *Journal de Buvat*, p. 333-336, *les Correspondants de Balleroy*, p. 363 et suivantes, la *Gazette de Leyde*, n°s 79 et 80, et Extraordinaires 78 et 79, et celle *de Rotterdam*, n°s 83 à 85, qui donnèrent le mandement du cardinal et les conclusions du chapitre. Notre *Gazette* ne souffla mot de l'affaire. Voyez Dom H. Leclercq, *Histoire de la Régence*, tome II, p. 49-50.

cassés. L'abbé Dubois fait secrétaire d'État des affaires étrangères, et le Blanc secrétaire d'État de la guerre. Brancas et le premier écuyer conservent leurs départements, plusieurs des conseils leurs appointements. Canillac entre au conseil de régence; la Vrillière a la feuille

de Bordeaux, et fut cassé[1]. Sa chute précipita celle des autres; le Régent envoya à chacun de leurs chefs une lettre du Roi pour les remercier[2], et fit en même temps l'abbé Dubois secrétaire d'État des affaires étrangères, et le Blanc secrétaire d'État de la guerre[3]; j'eus grand part au choix de ce dernier, qui étoit du conseil de guerre dès son établissement à la mort du Roi, en sorte que la forme du gouvernement de ce prince, que le Régent avoit voulu détruire à sa mort, dut, trois ans après, son rétablissement au même Régent; tant il est vrai qu'il n'est en ce monde que bas et petit intérêt particulier, et que tout est cercle et période[4]. Il y eut pourtant des gens qui, tout d'abord[5], se sauvèrent du naufrage: le premier écuyer demeura chargé des ponts, chaussées, grands chemins, pavés de Paris, et y acquit toujours beaucoup d'honneur, et le marquis de Brancas des haras, qu'il laissa achever de ruiner. Ils conservèrent leurs appointements avec quelque augmentation. Ils étoient du conseil du dedans

1. *Dangeau*, p. 392.

2. Les minutes de ces lettres et de celles qui furent adressées aux membres qui conservaient des fonctions se trouvent aux Affaires étrangères, vol. *France* 1233, fol. 168-225.

3. C'est le 24 septembre qu'on sut cette nouvelle dans le public (*Dangeau*, p. 392-393; *les Correspondants de Balleroy*, p. 360-361). Il y a dans le volume *France* 1233, fol. 157, 158 et 162, un projet d'édit pour le rétablissement des secrétaires d'État et les minutes des commissions de Dubois et de le Blanc, et ces pièces portent la date du 18. La Vrillière fut chargé des expéditions (*Dangeau*, p. 394), et une copie des commissions de Dubois et de le Blanc est dans le ms. Clairambault 664, fol. 663 et 671. Pour la suppression des conseils, il semble qu'elle se fit par la simple expression de la volonté du Régent, sans qu'aucun acte officiel soit intervenu. Voyez Dom Leclercq, *Histoire de la Régence*, tome II, p. 203-207 et 221-225.

4. Dès le 25 septembre, l'abbé Dubois fit part de sa nomination à son ami Law, et écrivit à son nouveau collègue la Vrillière, alors à sa terre de Châteauneuf-sur-Loire, une lettre courtoise dans laquelle il lui détaille toute la nouvelle organisation (vol. *France* 1233, fol. 165 et 166); on trouvera à l'appendice VI le texte de cette dernière.

5. Les mots *tout d'abord* ont été ajoutés en interligne.

du royaume. Asfeld demeura de même chargé des fortifications et des ingénieurs, et le détail de la cavalerie et des dragons fut laissé au comte d'Évreux et à Coigny, leurs colonels généraux[1]. On laissa à plusieurs conseillers réformés des conseils leurs appointements. Canillac refusa les siens[2]. Il vouloit mieux et l'obtint bientôt; il conduisit M. le duc d'Orléans à le prier de vouloir bien entrer dans le conseil de régence, et Canillac, pour cette fois, voulut bien être complaisant[3].

des bénéfices; le comte d'Évreux, Coigny, Biron, Asfeld demeurent comme ils étoient.

Admirable mandement publié par le cardinal de Noailles sur son appel de la Constitution.

Le cardinal de Noailles publia un mandement sur son appel, qui fut applaudi comme un chef-d'œuvre en tout genre[4]. Quoique fort gros, il n'étoit que la première partie du total en attendant la seconde[5]. Je n'en dirai pas davantage pour ne pas enfreindre la loi que je me suis faite de ne point entrer ici dans l'affaire de la Constitution par les raisons que j'en ai alléguées. Il fit grand bruit et grand effet. Ce cardinal vit toujours M. le duc d'Orléans[6].

Fêtes données à Chantilly à Mme la duchesse de Berry. [Add. StS. 1543]

Monsieur le Duc, qui vouloit plaire à M. le duc d'Orléans, dont il étoit extrêmement content depuis le dernier lit de justice, voulut donner une fête à Mme la duchesse de Berry, qu'il convia d'aller passer quelques jours à

1. Saint-Simon prend tout cela à Dangeau, p. 393-394.

2. Sous prétexte qu'il n'était pas juste qu'il fût payé pour un emploi qui n'existait plus : *Dangeau*, p. 395 ; *les Correspondants de Balleroy*, p. 367-368.

3. Il entra à la Régence dès le 6 octobre : *Dangeau*, p. 399.

4. On a dit plus haut, p. 298, note 5, que le cardinal avait accompagné son appel d'un court mandement. Saint-Simon veut parler ici de celui qu'il publia quelques jours plus tard (3 octobre), pour expliquer et justifier sa conduite : *Dangeau*, p. 400, 8 octobre. Il y en a une analyse dans *les Correspondants de Balleroy*, p. 366-367, et le supplément de la *Gazette de Leyde* du 18 octobre en donne le texte; mais il est assez court.

5. C'est une allusion à l'Instruction pastorale que le cardinal adressera en janvier 1719 au clergé de son diocèse sur la constitution *Unigenitus*.

6. Dangeau mentionne une visite le 28 septembre et une longue audience le 14 octobre (p. 395 et 403).

Chantilly[1]. Ce voyage dura dix jours[2], et chaque jour eut différentes fêtes. La profusion, le bon goût, la galanterie, la magnificence, les inventions, l'art, l'agrément des diverses surprises s'y disputèrent à l'envi[3]. Mme la duchesse de Berry y fut accompagnée de toute sa cour. Elle ne fit pas grâce d'une ligne de toute sa grandeur, qui eut lieu d'être satisfaite de tous les honneurs et de tous les respects qu'elle y reçut. Elle y eut, sans y déroger en rien, toute sorte de politesse pour Monsieur le Duc et pour Madame la Duchesse douairière. A l'égard de l'épouse de Monsieur le Duc, elle affecta une hauteur dédaigneuse, et partit de Chantilly sans lui avoir dit un seul mot[4]. Elle ne lui pardonna jamais d'avoir fait rompre le mariage du prince de Conti avec Mademoiselle sa sœur, comme je l'ai raconté p. [1336][5]. Lassay, qui depuis bien des années étoit chez Madame la Duchesse la mère ce que Rions étoit devenu chez Mme la duchesse de Berry, fut chargé de lui faire particulièrement les honneurs de Chantilly : il tenoit une table particulière pour lui ; il y avoit une calèche et des relais pour eux deux, et cette attention fut marquée jusqu'au plus plaisant ridicule[6]. Il pensa y arriver une

1. Ces deux mots sont en interligne.

2. Saint-Simon lit mal Dangeau (p. 386, 394 et 397). La princesse n'alla à Chantilly que le dimanche 26 septembre ; elle devait n'y rester que trois jours, mais elle prolongea jusqu'au dimanche 2 octobre (*Gazette de Rotterdam*, n° 85 et 86).

3. *Gazette de Leyde*, n°s 79 et 80 ; *Gazette de Rotterdam*, n° 86 ; *Mercure* d'octobre, p. 151-155.

4. La princesse, plutôt laide, était très délaissée par son mari : voyez un passage des *Correspondants de Balleroy*, p. 360. La duchesse de Lorraine écrivait la même année à Mme d'Aulède (*Correspondance*, p. 100) : « Monsieur le Duc se consolera aisément si Madame sa femme vient à mourir ; car, entre nous, ce ne sera pas une grande perte, tant par sa figure que par sa bonne conduite. »

5. Cette page du manuscrit, dont le chiffre est resté en blanc, correspond aux pages 31 et suivantes de notre tome XXIV.

6. Saint-Simon est seul à raconter cette particularité, de même que l'anecdote du tigre échappé.

aventure tragique au milieu de tant de somptueux plaisirs. Monsieur le Duc avoit de l'autre côté du canal une très belle ménagerie, remplie en très grande quantité des oiseaux et des bêtes les plus rares. Un grand et fort beau tigre s'échappa et courut les jardins de ce même côté de la ménagerie, tandis que les musiciens et les comédiens, hommes et femmes, s'y promenoient. On peut juger de leur effroi et de l'inquiétude de toute cette cour rassemblée. Le maître du tigre accourut, le rapprocha, et le remena adroitement dans sa loge, sans qu'il eût fait aucun autre mal à personne que la plus grande peur.

Le frère du roi de Portugal incognito à Paris.

Pendant ces superbes fêtes, et qui eurent tout le gracieux qui leur manque si ordinairement, arriva d'Hollande à Paris, incognito, le frère du roi de Portugal[1], qui avoit fait avec réputation les deux dernières campagnes en Hongrie, et descendit chez l'ambassadeur du roi son frère[2]. L'accueil qu'on lui fit fut nul jusqu'au scandale. Aussi séjourna-t-il ici le moins qu'il put[3], quoique mal avec le roi de Portugal, auprès duquel il ne voulut pas retourner. Cette raison fit que le Régent ne se soucia pas de s'en contraindre ni d'en importuner le Roi. Paris, les étrangers, le Portugal même, ne laissèrent pas d'en être fort choqués; mais[4] le prince ni l'ambassadeur n'en témoignèrent pas la moindre chose, je crois par un air de mépris et de grandeur qui fut fort approuvé.

Mariage du roi Jacques d'Angleterre, dit le chevalier de Saint-Georges.

Le chevalier de Saint-Georges, pressé enfin de se marier pour avoir postérité, et maintenir par là l'espérance du parti qui lui restoit en Angleterre, et son malheureux sort l'empêchant de trouver une alliance proportionnée à ce

1. Emmanuel de Portugal, que nous avons vu en 1716 passer par Paris, avant d'aller à la campagne de Hongrie : tome XXX, p. 99-100.

2. Dangeau mentionne sa présence à Paris le 26 septembre (p. 394).

3. Il y séjourna au contraire plusieurs mois, et c'est seulement en janvier 1719 qu'il prit le parti de retourner à Vienne, comme on le verra dans la suite des *Mémoires*, tome XVI de 1873, p. 190.

4. Tout ce qui suit, jusqu'à la fin du paragraphe, a été ajouté en interligne.

avec une Sobieska, qui, en allant le trouver avec la princesse sa mère, est arrêtée à Inspruck par ordre de l'Empereur. Tyrannie étendue à cet égard. [*Add. St-S. 1544*]

qu'il auroit dû être en effet comme il l'étoit de droit, conclut son mariage avec la fille du prince Jacques Sobieski[1] et de la sœur de l'impératrice épouse de l'empereur Léopold, de la duchesse de Parme mère de la reine d'Espagne, et de l'électeur palatin[2]. Le prince Jacques étoit fils aîné du fameux Jean Sobieski, roi de Pologne, et de [Marie-Casimire][3] de la Grange, fille du cardinal d'Arquien[4]. Il étoit chevalier de la Toison d'or et gouverneur de Styrie[5], et demeuroit à Ohlau, en Silésie[6], où il avoit de grands biens. Il donna six cent mille [livres] de dot, et le Pape neuf cent mille livres, avec quatre-vingt mille livres de pension, et des meubles[7]. L'épouse, mariée par procureur, partit d'Ohlau le 12 septembre, accompagnée de sa mère, pour aller à Rome; mais, arrivées à Inspruck, elles furent arrêtées toutes deux par ordre de l'Empereur, qui, pour mieux et plus bassement faire sa cour au roi Georges, ôta en même temps au prince Jacques la pension qu'il lui donnoit, lui envoya ordre de sortir

[*Add. St-S. 1545*]

1. Marie-Clémentine Sobieska, dont il a déjà été parlé dans le tome XII, p. 448. Elle n'était que la troisième des filles du prince.

2. La mère de la princesse était Hedwige-Élisabeth-Amélie de Bavière-Neubourg (tome III, p. 305), sœur de Charles-Philippe, électeur palatin, de l'impératrice Éléonore-Madeleine-Thérèse, de Dorothée-Sophie, duchesse de Parme, et de nombreux autres frères et sœurs.

3. Ces prénoms sont restés en blanc dans le manuscrit.

4. Il a été question de cette reine de Pologne, de son mari et de son père dès notre tome I, p. 303.

5. La Styrie est située entre l'Autriche, la Hongrie, la Carniole et la Carinthie et avait pour capitale Gratz. L'empereur Joseph lui avait donné ce gouvernement en 1707.

6. Saint-Simon orthographie *Olaw* le nom de cette ville, et Dangeau dit *Ollo*. C'est Ohlau, petite ville sur la rivière du même nom, à quelques lieues sud-est de Breslau.

7. La *Gazette de Leyde*, n° 92, et celle *de Rotterdam*, n° 104, confirment que le Pape avait l'intention de faire au Prétendant, à l'occasion de son mariage, une pension annuelle de trente-six mille écus romains. Saint-Simon prend ces renseignements à Dangeau, p. 396-397; ils sont confirmés par *les Correspondants de la marquise de Balleroy*, p. 366.

de ses États[1], et défendit au duc de Modène d'accomplir le mariage signé entre le prince de Modène, son fils[2], et une autre fille du prince Jacques Sobieski[3]. C'étoit pousser la persécution bien loin et d'une manière que toute l'Europe, même en Angleterre, trouva bien peu honorable, pour en parler modestement, et dont le Pape fut indigné[4].

1. *Dangeau*, p. 409, 413, 416, 419 et 425. On a peu de renseignements sur la négociation de ce mariage et sur l'arrestation de la princesse. Ces événements ont fait l'objet d'un récit de M. Wodzinski dans la *Nouvelle Revue* du 1er juillet 1893, peut-être plus romanesque qu'historique. On trouvera dans notre appendice VII des extraits de gazettes étrangères, et plus spécialement de celle *de Leyde*, qui relatent tous les bruits qui coururent à ce sujet. Ce qui semble certain, c'est que la princesse, partie d'Ohlau en Silésie avec sa mère, au milieu de septembre, sans avoir été mariée par procureur, comme on le crut, passa par Prague et Augsbourg pour gagner par le Tyrol Ferrare, où devait se célébrer le mariage. Mais l'empereur Charles VI, averti, envoya ordre d'arrêter les voyageuses; elles le furent en effet à Inspruck, tandis que le Prétendant attendait à Bologne l'annonce de leur approche. La mère et la fille furent mises dans un couvent de la ville; la mère en sortit bientôt; mais Marie-Clémentine, ayant refusé de renoncer au mariage projeté, vit prolonger son internement. Nous verrons dans le prochain volume qu'elle réussit à s'évader à la fin d'avril 1719 et à gagner Bologne, puis Rome, où elle attendit que son fiancé revînt d'Espagne, où il guerroyait alors; le mariage ne fut célébré que le 3 septembre 1719.

2. Les mots *son fils* ont été ajoutés en interligne. — Il s'agit de François-Marie d'Este (tome XVII, p. 93), qui épousera en 1720 Mlle de Valois fille du Régent.

3. Le mot *Prince* est en interligne au-dessus de *Roy*, biffé. — Il étoit en effet question du mariage de ce prince avec Marie-Casimire Sobieska, fille aînée du prince Jacques, née le 20 janvier 1695, morte sans alliance le 28 mai 1723, et aussi de celui du duc de Guastalla, Joseph-Marie de Gonzague, avec la seconde fille, Marie-Charlotte Sobieska, née le 15 novembre 1697, qui épousa successivement le prince de Turenne le 20 septembre 1723, et le 1er avril 1724 son frère le prince de Bouillon, et qui mourut le 9 mai 1740. Ces deux projets ne reçurent pas d'exécution, par l'opposition de l'Empereur. Voyez notre appendice VII.

4. Il écrivit à l'Empereur à ce sujet (*Gazette de France*, p. 551 et 561), mais sans succès.

Foiblesse étrange du Régent pour le traitement du duc* du Maine.

L'évêque de Viviers[1], député des États de Languedoc, n'avoit point fait sa harangue au prince de Dombes, gouverneur de cette province en survivance, qui avoit été absent. Viviers étoit frère de Chambonas, qui étoit à M. du Maine, et sa femme dame d'honneur de Mme du Maine[2]. Embarrassé du traitement depuis leur chute au dernier lit de justice, il demanda au Régent comment il lui plaisoit qu'il en usât. Le Régent lui dit d'en user à l'ordinaire: tellement que le prélat le traita d'Altesse Sérénissime[3]. M. le duc d'Orléans, parfaitement sans fiel comme la colombe, croyoit que les autres étoient comme lui. Il ne tenoit pourtant qu'à lui de bien savoir à quoi s'en tenir sur le duc du Maine; mais il ne pouvoit ni faire de mal à ceux qu'il savoit être le plus ses ennemis, ni soutenir celui qu'il n'avoit pu s'empêcher de leur faire. Sa nature, de plus, n'étoit pas d'être conséquent en rien. Il se flattoit de regagner, et par cette foiblesse il augmentoit le courage et l'audace, et ne réussissoit qu'à perdre davantage avec amis et ennemis, sans qu'aucune expérience pût l'en corriger.

[Add. S^tS. 1546]

Autres gens des conseils récompensés. [Add. S^tS. 1547]

Canillac avoit gagné huit mille livres de rente en refusant ses appointements du conseil des affaires étrangères, et obtenu une place dans la régence[4]. Sur cet exemple, tous les gens de quelque considération qui avoient eu des places dans les conseils en tirèrent pied ou aile[5]. L'arche-

1. Martin de Ratabon, que nous avons vu succéder en 1713 à M. de Chambonas : tome XXIII, p. 356-357.

2. Le comte de Chambonas était capitaine des gardes du duc du Maine, et sa femme était bien dame d'honneur : tome X, p. 99. Mais Saint-Simon fait erreur : M. de Chambonas était frère de l'évêque de Viviers mort en 1713 (tome XXIII, p. 280), et non pas de l'évêque actuel.

3. *Dangeau*, p. 398.

4. *Obtenu* est en interligne. — Ci-dessus, p. 301.

5. « On dit *tirer pied ou aile d'une chose*, pour dire en tirer quelque profit de manière ou d'autre » (*Académie*, 1718).

* Les mots *le traitement du duc* sont en interligne, au-dessus de *M.*

vêque de Bordeaux eut les économats[1] et conserva ses appointements; Bonrepaus garda aussi les siens, et eut un brevet de conseiller d'État d'épée; Biron continua à se mêler du détail de l'infanterie, avec dix mille livres d'appointements pour cela, outre ceux du conseil de guerre qu'on lui laissa; Cheverny entra au conseil des parties comme conseiller d'État d'épée surnuméraire, en attendant vacance, et eut les appointements de ce conseil, outre ceux qu'il avoit pour celui des affaires étrangères[2], et la Vrillière eut l'expédition[3] de tous les bénéfices[4], qui, sous le feu Roi, s'expédioient par le secrétaire d'État qui se trouvoit en mois. Je[5] ne parle point des diverses formes que prirent ceux du conseil des finances. [*Add. S^t^S. 1548*]

Bonamour et sept membres du parlement de Bretagne exilés, puis quatre autres encore.

Bonamour, gentilhomme de Bretagne, qui avoit été exilé, puis rappelé[6], fut exilé de nouveau avec sept membres du parlement de la même province, dont les menées ne purent être si cachées qu'elles ne fussent découvertes[7]; quatre autres le furent encore bientôt après[8].

Mme la duchesse d'Orléans à l'Opéra. Curiosité sur les tapis. [*Add. S^t^S. 1549*]

Mme la duchesse d'Orléans, malgré sa douleur sur l'état du duc du Maine, alla à l'Opéra dans la petite loge de M. le duc d'Orléans, parce qu'elle n'alloit jamais dans la grande loge qu'avec Madame. La raison en est que Madame y a un tapis et que Mme la duchesse d'Orléans

1. Voyez aux Additions et Corrections.
2. Dangeau annonce toutes ces nominations les 6, 8, 9, 10, 13 et 15 octobre : p. 399, 400, 401 et 403. Le brevet de M. de Bonrepaus est dans le registre O¹ 62, fol. 231 v°.
3. Avant *l'expédition*, Saint-Simon a biffé *la feuille p^r les bénéfices*.
4. Il a annoncé cela en manchette ci-dessus. p. 300.
5. Cette dernière phrase a été ajoutée à la fin du paragraphe et sur la marge.
6. Tomes XXXII, p. 335, et XXXIII, p. 17 et 92.
7. *Dangeau*, p. 401, 11 octobre.
8. Ce dernier membre de phrase a été ajouté après coup à la fin du paragraphe, parce que Saint-Simon n'a trouvé la mention de ces nouveaux exils que le 17 novembre sur le *Journal de Dangeau*, p. 418. M. B. Pocquet a donné les noms de tous ces exilés dans son *Histoire de Bretagne*, tome VI, p. 33.

n'y en peut avoir[1]. On voit donc que jusqu'alors le tapis étoit réservé aux seuls fils de France. Les princesses du sang en ont depuis franchi le saut à leurs tribunes dans les églises de Paris; mais elles n'ont encore osé en mettre à leurs loges aux spectacles. On n'en comprend pas bien la différence, si ce n'est qu'elles vont seules aux églises, et qu'aux spectacles elles mènent des dames qui seroient avec elles sur le tapis, à moins que les princesses du sang fussent seules sur le banc de devant, ce qu'elles n'ont encore osé faire; mais l'expédient qu'elles y ont trouvé est de n'aller plus aux loges ordinaires, et d'en louer à l'année de petites, reculées sur le théâtre, où elles ne paroissent point en spectacle. Ainsi, tapis et non tapis est évité, et c'est la solution de l'enlèvement que fit Madame la Duchesse la mère, avec la violence qu'on a vue en son lieu, de la petite loge qu'avoit la maréchale d'Estrées[2].

Mort du maréchal-duc d'Harcourt et de l'abbé de Louvois. [*Add. St-S. 1550*]

Le maréchal d'Harcourt mourut enfin le 19 octobre, n'ayant que cinquante-cinq ans[3]. Plusieurs apoplexies redoublées l'avoient réduit à ne pouvoir articuler une syllabe, à marquer avec une baguette les lettres d'un grand alphabet placé devant lui, qu'un secrétaire, toujours au guet, écrivoit à mesure et réduisoit en mots, et à toutes les impatiences et les désespoirs imaginables[4]. Il ne voyoit plus depuis longtemps que sa plus étroite famille et deux ou trois amis intimes. Telle fut la terrible fin d'un homme

1. C'est la copie de l'article du 12 octobre du *Dangeau*, p. 401-402. Ce qui va suivre reproduit aussi textuellement l'Addition que Saint-Simon avait fait à cette occasion sur le *Journal* et que nous indiquons ci-contre.

2. Incident raconté dans notre tome XXXIII, p. 12-13, mais sans en dire alors la raison cachée.

3. *Dangeau*, p. 403 et 405; *Gazette*, p. 516; *Mercure* de novembre, p. 115-119. Il avait soixante-trois ans, et non cinquante-cinq, étant né le 2 avril 1654.

4. Saint-Simon a déjà parlé de ses apoplexies répétées : tomes XXIX, p. 75, et XXX, p. 102. Il allait chaque année faire une et même deux saisons à Bourbon, mais sans grand succès : *Dangeau*, tome XVII, p. 72, 153, 354.

si fait exprès pour les affaires et les premières places par son esprit et sa capacité, et autant encore par son art, et si propre encore par la délicatesse, la douceur et l'agrément de son esprit et de ses manières à faire les délices de la société[1]. Il a été si souvent mention de lui dans ces *Mémoires*, que je n'en dirai pas davantage. Il laissa peu de bien, et tiroit du Roi plus de soixante mille livres de rente, dont rien de susceptible de passer à son fils aîné[2], et il avoit plusieurs enfants[3]. L'abbé de Louvois le suivit de fort près ; il mourut de la taille[4]. Ce[5] fut dommage : un homme d'esprit, savant, aimable[6], que les jésuites empêchèrent d'être placé, et qui eût été un très digne évêque, et qui auroit honoré et paré l'épiscopat[7].

1. Son portrait a été fait à plusieurs reprises dans les *Mémoires* : tomes X, p. 29-32, XI, p. 52-58, et XVII, p. 397-398.

2. Ce revenu se composait en effet de ses appointements de maréchal de France, de ceux de gouverneur de Tournay qui lui avaient été laissés, de ceux de membre du conseil de régence et de trois mille écus de pension (*Dangeau*, p. 405). Le fils aîné est François, marquis d'Harcourt : tome XXIX, p. 257.

3. Outre cet aîné, il lui restait trois fils et trois filles.

4. Camille le Tellier, abbé de Louvois (tome XIX, p. 47) mourut en effet le 5 novembre, à la suite de l'opération de la taille par Mareschal ; il étoit âgé de quarante-trois ans et six mois et fut enterré auprès de son père et de sa mère dans l'église des Capucines (*Dangeau*, p. 411-414 ; *Gazette*, p. 530 ; *Journal de Buvat*, p. 334 ; Germain Brice, *Description de Paris*, édition 1752, tome I, p. 357). Son inventaire après décès est dans le ms. Nouv. acq. franç. 3337, et sa correspondance, de 1695 à 1708, forme les manuscrits Français 19185 et 20052 de la Bibliothèque nationale. Il légua à la bibliothèque du Roi plus de trois cents volumes de papiers venant du chancelier le Tellier et de l'archevêque de Reims, dont on fit faire l'inventaire par le sieur de Targny (reg. O[1] 63, fol. 161). Largillière avait fait son portrait en 1697, qui fut gravé par L. Roullet, et on en connaît un autre par Rigaud (1707), gravé par J. Audran. L'abbé J. Gillet a publié sa biographie en 1884.

5. La phrase qui va suivre a été ajoutée après coup à la fin du paragraphe et sur la marge du manuscrit.

6. Voyez son éloge par de Boze dans l'*Histoire de l'Académie des Inscriptions*, tome V, p. 369-374.

7. « Écrit en lettres rouges chez les jésuites », comme il a été dit

Conseillers d'État pointilleux et moqués. [Add. SᵗS. 1551 et 1552]

Les conseillers d'État, de jour en jour devenus plus pointilleux par la tolérance de leurs prétentions, dont on n'avoit jamais ouï parler avant la difficulté que fit la Houssaye d'être en troisième après le comte du Luc au traité de Baden[1], qui mit le dernier sceau à la paix d'Utrecht, se plaignirent amèrement de ce que deux conseillers d'État commissaires généraux des finances depuis l'extinction des conseils, venus rapporter en manteau court des affaires de finances au conseil de régence, y avoient eu place au bout de la table, et y avoient opiné les derniers. M. le duc d'Orléans les amusa et s'amusa d'eux, et ces Messieurs n'y gagnèrent rien que de faire rire[2].

Königsegg ambassadeur de l'Empereur à Paris.

Le comte de Königsegg, ambassadeur de l'Empereur, fit une entrée magnifique[3]. Il se mêla fort avec la bonne compagnie, fit belle, mais sage dépense, et, tant par la manière de traiter les affaires que par sa conduite dans le monde et l'agrément de la société, il se fit fort estimer et compter. Il n'a pas moins acquis de réputation à la tête des armées impériales[4].

Époque singulière de l'entier

Je ne rapporterois pas la bagatelle suivante, si elle n'étoit l'époque du silence entier, qui fut depuis elle reli-

dans le tome XIX, p. 48, il n'avait pu obtenir la charge de maître de la chapelle à la mort de son oncle l'archevêque de Reims et avait toujours été écarté de l'épiscopat. On l'a vu refuser l'évêché de Clermont en 1717 : tome XXXII, p. 214-215.

1. Tome XXIV, p. 202-203. On a vu des difficultés de préséance déjà soulevées par eux aux conseils de la régence : tomes XXIX, p. 100-104 et 110, et XXXI, p. 56-57 et 80.

2. Dangeau a noté cette mesquine réclamation aux 17 et 22 octobre (p. 404 et 406), et c'est à ce propos que Saint-Simon a fait les deux courtes Additions indiquées ci-contre.

3. Le dimanche 23 octobre : *Dangeau*, p. 407. Les gazettes en donnèrent des descriptions détaillées (*Gazette de France*, p. 515-516; *Gazette de Leyde*, nº 97 ; *Gazette de Rotterdam*, nº 87 ; *Mercure* d'octobre, p. 162-164), et une relation en fut imprimée spécialement : Bibliothèque nationale, Lb³⁸, nº 137.

4. En 1735, il commanda l'armée impériale en Italie.

gieusement gardé au conseil de régence, sur l'affaire de la Constitution, dont on y parloit souvent par rapport aux querelles des évêques constitutionnaires dans leurs diocèses et avec les parlements, et dont on ne dit plus un seul mot depuis ; car, pour du fond de l'affaire, il y avoit longtemps qu'elle ne se traitoit plus que dans le cabinet du Régent. Les chefs de la Constitution avoient raison d'éviter le grand jour dans une matière devenue toute de manége et de la plus étrange tyrannie de leur part, où leur fortune et l'amour de la domination en avoit tant[1], et la religion nulle, qui n'en étoit que le voile, jusque-là que Rome, contente de l'obéissance qu'elle avoit emportée, étoit outrée de tout ce qui se passoit en France, qui, à son égard, n'étoit plus bon qu'à des éclaircissements de ses entreprises, des lois de l'Église, des pratiques de tous les temps, et à ventiler[2] et rendre odieuse la puissance arbitraire et infaillible que cette cour se vouloit arroger.

silence de tout ce qui eut trait à la Constitution au conseil de régence.

J'ai parlé en son lieu d'Aubigny, parent factice de Mme de Maintenon, de sa découverte par Godet, évêque de Chartres, de sa promotion à l'évêché de Noyon, puis à l'archevêché de Rouen[3], homme sincèrement de bien et d'honneur, mais ignorantissime[4], grossier, entêté, excrément de séminaire[5], fanatique sur la Constitution, et accoutumé par l'autorité de Mme de Maintenon à toutes sortes de violences dans son diocèse, qu'il n'avoit cessé de désoler, farci d'ailleurs de toutes les plus misérables minu- [*Add. St-S. 1553*]

1. Avait tant de part.
2. Verbe déjà rencontré, au sens de discuter, dans nos tomes VI, p. 67, et XXX, p. 177.
3. Claude-Maur d'Aubigny : tomes VIII, p. 77-79, et XV, p. 326.
4. Superlatif que ne donnaient pas les dictionnaires.
5. Dans le tome XXXI, p. 76, Saint-Simon a déjà appelé les ducs d'Estrées et Mazarin *excréments de la nature humaine*, et il a employé l'expression d'*excrément de séminaire* à propos de l'évêque de la Rochelle Champflour (Addition à Dangeau n° 984, dans notre tome XX, p. 383). On se rappelle le même mot dans La Fontaine, *Le lion et le moucheron*. L'*Académie* en admettait l'emploi au figuré.

ties de Saint-Sulpice, la moindre contravention desquelles étoit à son égard crime sans rémission. La mort du Roi, et la chute de l'autorité qui lui donnoit celle de faire tout ce qu'il vouloit, ne put le rendre plus traitable, et ne fit que lui procurer des dégoûts sans le corriger dans ses entreprises. Il en fit une très violente contre des curés fort estimés, qu'il poursuivit à son officialité, par laquelle il les fit interdire. Ils se pourvurent à la chambre des vacations du parlement de Rouen, qui cassa l'interdiction, et les renvoya à leurs fonctions ; elle tança l'official et mit l'archevêque en furie [1]. Il accourut à Paris pour faire casser l'arrêt et réprimander la chambre des vacations qui l'avoit rendu. Le Garde des sceaux, plein de son ancien chrême [2] et aussi ardent que lui sur la matière, quoique bien mesuré, parce qu'il avoit bien de l'esprit, lui promit tout et ne douta pas d'emporter l'affaire d'emblée.

J'ignorois parfaitement l'affaire, lorsque, arrivant au Palais-Royal, le mardi 23 octobre, pour travailler avec M. le duc d'Orléans avant le conseil de régence qui se devoit tenir immédiatement après, je trouvai en descendant de carrosse l'archevêque de Rouen, qui attendoit le sien, tout agité et tout bouffi, si occupé qu'il ne me dit mot, à moi qui étois [3] fort de sa connoissance, et bien avec lui depuis

1. L'affaire ne se présentait pas tout à fait comme la raconte notre auteur. L'archevêque de Rouen avait publié le 10 septembre un mandement prescrivant l'acceptation obligatoire de la constitution *Unigenitus*, et formulant des peines canoniques contre les non-acceptants (*Catalogue des imprimés de la Bibliothèque nationale*, tome V, *Histoire religieuse*, p. 113). Le 13 octobre, la chambre des vacations du parlement de Rouen cassa ce mandement comme abusif en ce qu'il imposait la bulle comme règle de foi, contrairement à la déclaration royale du 7 octobre 1717 (voyez ci-après, p. 315, note 5, l'extrait de la *Gazette de Leyde*). De là, colère de l'archevêque et appel au conseil du Roi.

2. Saint-Simon a dit ses liaisons avec les jésuites et les constitutionnaires : tome XXXIII, p. 39.

3. Le manuscrit porte *qui estoit* à la troisième personne

qu'il avoit été mon évêque à Noyon[1]. Je passai mon chemin après l'avoir salué assez inutilement, dans la distraction où il étoit. Cela me fit soupçonner qu'il avoit quelque affaire pressante, dont il venoit apparemment de parler au Régent, et conséquemment qu'il s'agissoit de quelque vexation sur la Constitution.

Je contai, en arrivant, ma rencontre à M. le duc d'Orléans, et lui demandai si ce prélat l'avoit vu, et s'il savoit ce qui l'occupoit si fort. Il me dit qu'il sortoit d'avec lui; qu'il étoit en effet fort en colère contre la chambre des vacations du parlement de Rouen, qui avoit reçu l'appel comme d'abus d'une interdiction de curés, qu'elle avoit cassée; que l'archevêque en demandoit justice, et qu'on en alloit parler tout à l'heure au conseil de régence. A la façon, quoique en deux mots, dont M. le duc d'Orléans m'en parla, je le vis prévenu pour l'archevêque; que le Garde des sceaux l'en avoit entretenu, et que la cassation de l'arrêt et la réprimande à la chambre qui l'avoit rendu alloit passer d'emblée. Je ne dis mot; mais j'abrégeai mon travail et m'en allai du Palais-Royal descendre chez Monsieur le Duc aux Tuileries, à qui je dis ce que je venois de voir et d'apprendre, et qu'il ne falloit pas laisser passer cette affaire sans y voir clair. Il fut du même sentiment, et me dit qu'il en parleroit à quelques-uns du Conseil, avant qu'on prît places. Je montai où il se tenoit pour les voir arriver. Je parlai au comte de Toulouse, qui pensa de même, et à plusieurs autres, que je mis de mon côté. Le duc de la Force, grand constitutionnaire de politique et de parti, voulut me résister. Je lui parlai ferme et net, et lui dis que, ne voulant que voir clair dans une affaire, et empêcher qu'elle ne fût étranglée, sans demander qu'on fût pour une partie ou pour l'autre, j'avois droit, justice et raison d'exiger qu'il fût de cet avis. Il eut peur de moi, et me promit d'en être.

1. Les terres sur lesquelles était assis le duché de Saint-Simon appartenaient au diocèse de Noyon.

M. le duc d'Orléans et tout le monde arrivé et en place, il dit à la compagnie que, avant d'entamer aucune affaire, M. le Garde des sceaux avoit à rendre compte d'une qui étoit provisoire. et qui regardoit M. l'archevêque de Rouen, et tout de suite, se tournant au Garde des sceaux, lui fit signe de parler. Argenson rapporta l'affaire avec tout l'art et toute la force qu'il y put mettre, pour l'archevêque, sans dire un seul mot des raisons des curés, et conclut, comme je l'avois prévu, à la cassation de l'arrêt, confirmation de la sentence de l'official de Rouen, tancement[1] au moins des curés, et réprimande à la chambre qui avoit rendu l'arrêt. Dès qu'il eut cessé de parler, M. le duc d'Orléans dit : « Monsieur de Canillac, » qui voulut opiner, et qui étoit le dernier du Conseil. Je l'interrompis à l'instant, et, me tournant au Régent, je lui dis que M. le Garde des sceaux avoit parfaitement rapporté toutes les raisons de M. l'archevêque de Rouen. Je m'étendis un peu en louange sur la netteté et l'éloquence du rapport; mais j'ajoutai que, étant aussi parfaitement instruits des raisons de l'archevêque, nous ne l'étions point du tout de celles des curés, par conséquent de celles de l'arrêt dont il s'agissoit, dont M. le Garde des sceaux ne nous avoit pas dit un mot; que bonnes ou mauvaises, il falloit bien que la chambre des vacations du parlement de Rouen en eût eu pour rendre l'arrêt dont la plainte nous étoit portée; qu'instruits d'un côté, point du tout de l'autre, nous n'étions pas en état de porter un jugement; que par cette raison il me sembloit que ce n'étoit pas sur l'arrêt, dont nous ignorions les raisons, que nous pouvions opiner; mais seulement, si Son Altesse Royale l'avoit agréable, s'il étoit à propos, comme je le croyois, de demander à la chambre des vacations du parlement de Rouen les motifs qu'elle avoit eus de le rendre, pour nous mettre en état, par cette instruction, d'opiner en connoissance de cause sur la cassation ou la manuten-

1. Mot que ne donne aucun lexique; le *Littré* ne cite que le présent exemple.

tion[1] de cet arrêt. Je vis tout le Conseil dresser les oreilles[2] tandis que je parlois, et le Garde des sceaux se secouer comme un homme fort mécontent.

Mon avis frappa M. le duc d'Orléans, si bien qu'il dit que j'avois raison et qu'il n'y avoit qu'à opiner là-dessus. Il demanda l'avis à Canillac, puis aux autres : tous furent de mon avis, jusqu'à d'Effiat et à Monsieur de Troyes, qui n'osèrent montrer la corde[3], voyant bien que cela passeroit tout de suite. Le Garde des sceaux même se contenta de faire le plongeon[4] au lieu d'opiner. Quand ce fut à M. le duc d'Orléans : « Cela passe, dit-il, de toutes les voix. » Puis, se tournant au Garde des sceaux : « Monsieur, lui dit-il, demandez les motifs de son arrêt à la chambre des vacations du parlement de Rouen[5]. » Au

1. On a déjà rencontré ce mot au sens de gestion dans le tome XXXIII, p. 106, et nous avons dit alors que l'*Académie* ne lui donnait que le sens de maintien, conservation en son entier ; c'est bien celui que ce mot a ici.

2. L'*Académie* de 1718 ne donnait pas la locution *dresser les oreilles*, comme un chien qui fait effort pour écouter, au sens de porter attention.

3. Tome VIII, p. 265.

4. Même sens que ci-dessus, p. 84.

5. Le correspondant de la *Gazette de Leyde* écrivait de Paris le 31 octobre (nº 89, supplément) : « Les évêques constitutionnaires avoient espéré de faire casser l'arrêt du parlement de Rouen qui supprime le dernier mandement de l'archevêque de cette ville ; mais ils n'avoient pu y réussir, parce que l'arrêt donne pour motif de cette suppression que le mandement veut qu'on regarde la Constitution comme règle de foi, ce qui est directement contraire à la déclaration du Roi du 7 octobre 1717 ; que cependant, pour donner quelque satisfaction auxdits évêques, on avoit envoyé un ordre du Conseil qui suspendoit et l'arrêt et le mandement, et on avoit nommé des commissaires pour examiner les motifs de l'arrêt, savoir le duc de Villeroy, le duc de Saint-Simon, le duc d'Antin et le marquis de Torcy. » Et le 4 novembre (nº 90) : « L'archevêque de Rouen arriva ici, il y a quelques jours, et, ayant eu audience de M. le duc Régent, il lui fit de grandes plaintes sur les procédures du parlement de Rouen contre lui et le mandement qu'il avoit fait publier au sujet de la constitution *Unigenitus* ; mais S. A. R. lui répondit que, s'il avoit obéi aux ordres contenus dans la déclaration du Roi, le parle-

lieu de répondre, Argenson fit une pirouette sur son siége, puis dit tout bas au duc de la Force, qui me le rendit après : « Monsieur, il n'y a plus moyen de parler ici de rien qui touche à la Constitution ; aussi vous promets-je bien qu'on n'y en parlera plus. » Il tint exactement parole, et oncques depuis il n'y en [a] été parlé, pas même de cette affaire commencée [1]. Mais, assez longtemps après, Pontcarré, premier président du parlement de Rouen, qui étoit de mes amis [2], m'apprit, à ma grande surprise, qu'ils savoient [3] tous dans leur Compagnie qu'ils m'avoient l'obligation d'avoir sauvé leur arrêt ; qu'il avoit tenu [4], et qu'il avoit fait mettre dans leurs registres ce que j'avois fait pour eux au conseil de régence [5].

ment de Rouen ne l'auroit inquiété en aucune manière. » Voici d'ailleurs ce qui fut inscrit sur le registre du conseil de régence, au 23 octobre (ms. Franç. 23666, fol. 91 v°) : « M. le Garde des sceaux a rapporté l'arrêt rendu au parlement de Rouen au sujet du mandement de l'archevêque de cette ville, et la requête de l'archevêque pour que cet arrêt soit cassé comme étant contre toutes les règles et dans la forme et dans le fonds, suivant les moyens qu'il en a allégués. Il a été décidé de donner un arrêt qui ordonneroit que le parlement rapporteroit ses motifs, toutes choses cependant demeurant en état. » Le parlement de Rouen s'empressa de transmettre ses motifs et les fit même imprimer (Bibliothèque nationale, Ld⁴ 1078) ; l'archevêque de son côté publia une réponse (*ibidem*, 1079).

1. Dans l'Addition indiquée ci-contre, il avait dit que les motifs ne furent même pas demandés, ce qui est une erreur, puisqu'ils furent imprimés. L'affaire fut enterrée, quoique, dans *les Correspondants de Balleroy*, p. 376-377, à propos du mémoire de l'archevêque, il soit dit que le conseil de régence s'en occupa encore à la fin de novembre ; il n'y en a pas trace dans les procès-verbaux.

2. Pierre-Nicolas Camus de Pontcarré : tome X, p. 200. Il a déjà été dit dans le tome XIII, p. 207, que ce magistrat était lié avec les Saint-Simon.

3. Les mots *qu'ils sçavoient* corrigent *que c'estoit*.

4. Que l'arrêt avait tenu, avait eu son effet.

5. M. Vernier, archiviste du département de la Seine inférieure, a bien voulu vérifier dans les registres du parlement de Rouen si l'assertion de Saint-Simon était exacte relativement à cette mention de son intervention que le premier président Pontcarré aurait fait inscrire sur

Retour des conseillers du parlement de Paris exilés, non du président Blamont. Faux-sauniers nombreux excités. Mézières avec des troupes est envoyé contre eux. [Add. StS. 1554]

M. le duc d'Orléans accorda la liberté de revenir aux deux conseillers du parlement de Paris ; mais il ne voulut pas ouïr parler du président Blamont, qui s'étoit distingué en sédition [1]. Il s'en fomentoit beaucoup dans le royaume par le moyen des faux-sauniers [2]. Ces gens, qui ne songeoient qu'à leur profit dans ce dangereux négoce, grossirent peu à peu. Il y avoit longtemps que ceux qui méditoient des troubles les avoient pratiqués ; mais ces espèces de troupes se grossirent et se disciplinèrent à tel point qu'on [ne] put enfin se fermer assez les yeux pour n'y pas apercevoir des troupes qui se rendoient redoutables par leur valeur et par leur conduite, qui s'attiroient les peuples en ne prenant rien sur eux, qui en étoient favorisés par l'utilité d'acheter d'eux du sel à bon marché, qui s'en irritoient encore plus contre la gabelle et les autres impôts, enfin, que ces faux-sauniers, répandus par tout le royaume et marchant souvent en grosses troupes qui battoient tout ce qui s'opposoit à eux, étoient des gens devenus dangereux, qui avoient des chefs avec eux et des conducteurs inconnus, qui, par ces chefs, les faisoient mouvoir, animoient les peuples et leur présentoient une protection toute prête. Le mépris d'eux, qu'on n'avoit pu ôter au Régent, se changea enfin en inquiétude trop juste, mais trop tardive, et l'obligea à prendre des mesures pour arrêter un désordre fomenté par des vues fort criminelles. Il y avoit plus de cinq mille de ces faux-sauniers qui faisoient le faux-saunage haut à la main, en Champagne et en Picardie. Mézières [3], lieutenant général et

ces registres Sa recherche a été infructueuse. Il est probable que notre auteur s'est leurré d'un compliment en l'air du magistrat.

1. Dangeau annonce le 19 novembre le retour de MM. Feydeau de Calende et de Saint-Martin, à la suite d'une audience du premier président (p. 410 et 419). Ce ne fut qu'en janvier 1719 que le président de Blamont obtint de pouvoir revenir dans une de ses terres : suite de nos *Mémoires*, tome XVI, de 1873, p. 144 et 191.

2. Voyez ci-dessus, p. 1-2.

3. Eugène-Marie de Béthisy, marquis de Mézières : tome XIV, p. 349.

gouverneur d'Amiens, fut envoyé contre eux avec des troupes pour les dissiper[1].

Le duc du Maine achète une maison à Paris.

Quoique le duc du Maine n'eût rien moins qu'aucune des qualités du fameux amiral de Coligny, qui, trois jours avant l'affaire de Meaux, fut trouvé, par celui que la cour envoya chez lui examiner ce qu'il s'y passoit, seul et sans armes, dans sa maison de Châtillon-sur-Loing, taillant ses arbres dans son jardin[2]; M. du Maine, dis-je, prit ce temps précisément pour faire le marché d'une maison que Mme la princesse de Conti avoit fait bâtir, et de deux ou trois voisines, qu'il acheta six cent mille livres avec ce qu'il y fallut ajouter, dont il fit l'hôtel du Maine, au bout de la rue de Bourbon[3], l'Arsenal n'ayant paru à

1. Saint-Simon prend ces indications à Dangeau (p. 410), sauf les réflexions sur la connexion qu'il pouvait y avoir entre ces rassemblements de vagabonds et de mendiants et la conspiration qui se projetait. Leur nombre donna en effet quelques craintes au gouvernement, et le Roi rendit le 10 novembre une ordonnance qui leur enjoignait de se disperser et prescrivait les mesures à prendre contre eux; elle fut complétée par un arrêt du Conseil du 18; ces deux pièces furent publiées dans la *Gazette de Rotterdam*, nos 109 et 114. *Les Correspondants de la marquise de Balleroy* donnèrent de curieux détails sur ces rassemblements et sur leurs pratiques: p. 372, 374-375, 377 et 384-385; voyez aussi le *Journal de Dangeau*, p. 410, 412, 424 et 439, celui *de Barbier*, tome I, p. 20-21, la *Gazette de la Régence*, publiée par Édouard de Barthélemy, p. 290-291, la *Gazette de Leyde*, nos 94 et 97, et celle *de Rotterdam*, nos 99, 100, 110. Il y eut plusieurs rencontres entre des bandes armées et les troupes royales, et on dut adjoindre à M. de Mézières le maréchal de camp Capy. Leur chef s'appelait Colincry selon Dangeau, Colmery selon Balleroy. Nous verrons dans la suite des *Mémoires*, tome XVI de 1873, p. 177, que, en janvier 1719, on finit par en venir à bout.

2. D'après l'allusion à « l'affaire de Meaux, » cette anecdote se placerait en 1567; mais elle ne se trouve ni dans Brantôme ni dans Agrippa d'Aubigné, ni dans les *Mémoires de Castelnau*, et le comte Jules Delaborde ne l'a pas rappelée dans les trois volumes qu'il a consacrés à *Gaspard de Coligny*.

3. Nous avons déjà parlé de cet hôtel par anticipation dans le tome XXIX, p. 325, note 4. Dangeau note les négociations pour cet achat en octobre-novembre (p. 410-411, 412-417); mais ne parle pas de la conclusion définitive.

Mme la duchesse du Maine qu'une maison propre à y aller seulement faire quelques soupers.

Meudon donné à Mme la duchesse de Berry. Rions en a d'elle le gouvernement. Du Mont, qui l'avoit, en conserve les appointements.

Le Roi étant fort jeune et avec beaucoup de belles maisons, et Mme la duchesse de Berry veuve et sans enfants, elle eut envie d'avoir Meudon, et l'obtint de M. le duc d'Orléans en échange du château d'Amboise, qu'elle avoit pour habitation par son contrat de mariage. Cette espèce de présent ne laissa pas de faire du bruit; elle en donna le gouvernement à Rions, et du Mont, qui l'avoit, ne laissa pas de conserver les mêmes appointements qu'il en avoit[1].

Chauvelin, longtemps garde des sceaux si puissant et chassé, devient président à mortier,

Chauvelin, avocat général depuis la mort de son frère aîné[2], acheta la charge de président à mortier de le Bailleul, qui ne la faisoit point, et qui d'ailleurs la déshonoroit par sa vie et sa conduite[3], et vendit la sienne à Gilbert de Voisins, maître des requêtes du conseil des finances[4]. Je ne marquerois pas cette bagatelle, si ce même

1. La déclaration qui accorda la jouissance de Meudon à la duchesse n'est que du 11 décembre, et est insérée dans le registre O[1] 62, fol. 277 v°; nous en donnons le texte ci-après, aux Additions et Corrections. Voyez aussi *Dangeau*, p. 411, aux 30 et 31 octobre; *Gazette de Rotterdam*, n° 101; *Gazette de Leyde*, n° 90. Nous n'avons pas trouvé les provisions de la charge de gouverneur pour M. de Rions. Mais, après la mort de la duchesse de Berry, Rions fut dépouillé et du Mont rétabli dans ses fonctions (suite des *Mémoires*, tome XVI de 1873, p. 290).

2. On a vu cette succession en 1715 : tome XXVI, p. 255.

3. Nicolas-Louis II le Bailleul (tome XXIII, p. 45), qui avait succédé à son père en 1714 : tome XXIV, p. 239. Il avait dit alors qu'il était déjà fort décrié, et qu'il ressembla à son père, « excepté l'honneur et la vertu. »

4. Pierre Gilbert de Voisins : tome XXIX, p. 66. M. le Bailleul céda sa charge pour six cent cinquante mille francs, et M. Gilbert de Voisins paya quatre cent mille celle d'avocat général : *Dangeau*, p. 415. Leur réception au Parlement eut lieu le lundi 5 décembre; il fallut au nouvel avocat général des lettres de dispense de parenté à cause de son père, président aux Enquêtes, de son frère greffier en chef, et d'autres parents ou alliés qu'il comptait dans la compagnie (Archives nationales, reg. U 362).

Gilbert avocat général et l'abbé Bignon bibliothécaire du Roi.

Chauvelin n'étoit devenu depuis le jouet de la fortune, qui, après l'avoir élevé tout à coup au plus haut point, le précipita au plus bas[1]. Gilbert, déjà fort estimé, acquit une grande réputation dans la place d'avocat général[2]. L'abbé Bignon eut la bibliothèque du Roi, qu'avoit l'abbé de Louvois, avec le même brevet de retenue de douze mille livres[3].

Nangis veut se défaire

Pezé[4], parent du maréchal de Tessé, et fort proche de

1. Déjà dit bien souvent, et en dernier lieu dans le tome XXXIII, p. 14.

2. Il la quitta en 1737 pour devenir conseiller d'État.

3. Jean-Paul, abbé Bignon, dont notre auteur a déjà parlé en détail : tomes VI, p. 274, et VIII, p. 72-76. Cette place lui avait été assurée le jour même de la mort de l'abbé de Louvois, dit Dangeau, avec le même brevet de retenue de quarante mille écus (p. 413 et 418, 5 et 18 novembre ; *Mercure* du mois, p. 176-177) ; mais les provisions d' « intendant de la librairie, garde du cabinet des médailles et de la bibliothèque du Roi » ne lui furent délivrées que le 15 septembre 1719 (reg. O[1] 63, fol. 253). Saint-Simon aura lu à tort dans Dangeau quatre mille écus, puisqu'il écrit douze mille livres ; mais il se trompe ; car le brevet de retenue du 15 septembre est de cent vingt six mille livres (*ibidem*, fol. 254 v°). On profita du changement de titulaire pour faire un récolement général de la bibliothèque, tant livres imprimés et manuscrits que planches, estampes, médailles, pierres gravées et autres raretés ; les sieurs de Boze, secrétaire de l'Académie des inscriptions et belles-lettres, et de Fourmont, professeur de langue arabique, en furent chargés (*ibidem*, fol. 259 v°). Le journal de l'administration de l'abbé Bignon de 1724 à 1736, écrit par l'abbé Jourdain, a été publié en 1893 par H. Omont dans les *Mémoires de la Société de l'histoire de Paris*.

4. Hubert de Courtarvel, chevalier puis marquis de Pezé, d'abord page de la duchesse de Bourgogne, débuta comme aide-de-camp de Tessé en 1701, et fit campagne en Italie, d'abord comme aide-major de dragons (mai 1702), puis comme capitaine (février 1703). En février 1707, il acheta une enseigne aux gardes françaises, passa sous-lieutenant dès le 6 mars suivant, et devint sous-aide-major du régiment le 23 novembre de la même année. Il servit en Flandre de 1708 à 1711 et s'y distingua, étant passé à une lieutenance en février 1709. Il acheta une compagnie aux gardes en décembre 1711 et servit alors sur le Rhin. Fait gentilhomme de la manche du jeune Roi le 1er avril 1716, il reçut le 10 août 1719 le gouvernement du château de la Muette et

la feue maréchale de la Motte[1], rapidement devenu capitaine aux gardes et gentilhomme de la manche du Roi, étoit un homme de beaucoup d'esprit et de talents. Il savoit cheminer, et avoit une grande ambition. Le Roi paroissoit avoir pour lui une bonté particulière, qu'il savoit grossir et faire valoir. Il sut que Nangis à qui le régiment du Roi ne donnoit plus le même crédit, ni les mêmes privances sous un roi enfant, en avoit traité avec le duc de Richelieu, et que le marché s'étoit rompu[2]. Pezé qui comptoit bien faire grand usage de ce régiment quand le Roi auroit plus d'âge, employa le duc d'Humières auprès de moi pour en avoir l'agrément[3]. Je l'obtins ; mais, quand Pezé voulut traiter avec Nangis, il trouva un homme de travers[4], qui se fâcha qu'il en eût demandé l'agrément

du régiment du Roi. J'en obtiens l'agrément pour Pezé, et aussitôt Nangis ne veut plus vendre.

la capitainerie du Bois-de-Boulogne. Il devint colonel-lieutenant du régiment du Roi-infanterie par commission du 16 décembre 1719, obtint le grade de brigadier en juin 1720, prit le titre de marquis de Pezé en se mariant, le 22 novembre 1722, avec une Beringhen, et reçut à cette occasion le gouvernement de Rennes et celui du château de Madrid près Paris. Promu maréchal de camp le 24 avril 1727, il alla en Italie faire comme maréchal général des logis les campagnes de 1733 et de 1734. Nommé lieutenant général en août 1734, il reçut une grave blessure à la bataille de Guastalla le 19 septembre, et le Roi le nomma chevalier du Saint-Esprit pour sa belle conduite le 18 octobre ; mais il mourut des suites de sa blessure le 23 novembre 1734, âgé de cinquante-quatre ans. Dans la suite des *Mémoires,* Saint-Simon fera de lui un éloge complet. Ses papiers sont aujourd'hui conservés dans la famille d'Hunolstein.

1. La parenté avec Tessé était très éloignée ; nous n'avons pu la retrouver. Lorsque Saint-Simon répétera tout ceci avec plus de détails dans la suite des *Mémoires* (tome XVI de 1873, p. 359-362), il fera allusion à des rapports de galanterie entre Tessé et la mère de Pezé. Quant à la maréchale de la Motte-Houdancourt, elle était cousine germaine de son grand-père, leurs deux mères étant sœurs, filles du baron de Saint-Gelais.

2. C'est en 1715 que cette affaire s'était traitée, et notre auteur l'a racontée alors : tome XXIX, p. 116.

3. La mère du duc d'Humières était fille de la maréchale de la Motte, et celui-ci, par conséquent, cousin de Pezé.

4. Locution déjà rencontrée dans le tome XV, p. 368.

avant d'avoir commencé par savoir s'il le lui vouloit vendre, et n'en voulut jamais ouïr parler, disant qu'il vouloit garder le régiment[1]. Ce procédé parut tout à fait ridicule. Pezé, outré, me pria de le représenter à M. le duc d'Orléans; je le fis, mais le Régent n'eut pas la force d'imposer, et Nangis ne me l'a jamais pardonné, dont je ne me souciai guères. La suite fera voir que la mauvaise humeur de Nangis ne tendoit qu'à rançonner le Régent dans cette affaire[2].

Le duc de Saint-Aignan, ambassadeur en Espagne, reçoit ordre du Régent de revenir. Je lui assure à son insu une place en arrivant au conseil de régence. Berwick accepte de servir contre l'Espagne; Asfeld s'en excuse.

Tout tournoit à la rupture avec l'Espagne. Le duc de Saint-Aignan y étoit devenu odieux au cardinal Alberoni, et y étoit sur un pied fort triste. Il eut ordre de revenir[3]. Comme ce n'étoit pas par sa faute que les affaires s'y brouilloient, j'obtins de M. le duc d'Orléans de le faire entrer en arrivant au conseil de régence, sans que M. de Saint-Aignan y eût songé[4]. Le duc de Berwick, en retournant à son commandement de Guyenne, s'engagea au Régent d'accepter le commandement de l'armée qui devoit agir contre le roi d'Espagne sur cette frontière en cas de rupture. Il avoit la grandesse et la Toison; son fils aîné, établi avec l'une et l'autre en Espagne, y avoit épousé la sœur du duc de Veragua non marié et sans enfants[5]; elle étoit dame du palais de la reine, et lui gentilhomme de la chambre du roi[6]; son père lui avoit cédé les duchés de Liria et de Xerica dont il avoit eu le don avec la grandesse, après la bataille qu'il gagna contre les Impériaux et les Anglois à Almanza[7]. On fut étonné que, avec tant de

1. *Journal de Dangeau*, p. 416.
2. Suite des *Mémoires*, tome XVI, p. 359 et suivantes.
3. Lettres de rappel du 11 octobre (vol. *Espagne* 285); Dangeau note cette nouvelle à la fin d'octobre : p. 411 et 414.
4. *Ibidem*, p. 419.
5. Il a déjà parlé de cet établissement, et du mariage de Jacques-François Fitz-James avec Catherine-Ventura de Portugal y Ayala dans les tomes IX, p. 176-177, et XIX, p. 378.
6. Ils avaient eu ces charges à la suite de leur mariage célébré le 31 décembre 1716.
7. Tome XIV, p. 434-435.

liens qui devoient l'attacher au roi d'Espagne, il eût accepté un emploi pour lequel il n'étoit pas l'unique, et qui lui attira pour toujours l'indignation de Leurs Majestés Catholiques[1], dont, quoi qu'on ait pu faire depuis, elles n'ont jamais pu revenir, et qui nuisit fort pendant assez longtemps au duc de Liria son fils, quoiqu'il servît dans l'armée d'Espagne opposée à celle de son père. M. le duc d'Orléans aussi n'oublia jamais ce service du duc de Berwick. Il estimoit fort Asfeld[2], et Berwick, qui l'estimoit et l'aimoit beaucoup aussi, le desiroit dans son armée. M. le duc d'Orléans en parla à Asfeld, dont la délicatesse fut plus grande. « Monseigneur, répondit-il au Régent, je suis François, je vous dois tout, je n'attends rien que de vous; mais, » prenant sa Toison dans sa main et la lui montrant, « que voulez-vous que je fasse de ceci, que je tiens du roi d'Espagne, avec la permission du Roi, si je sers contre l'Espagne, et qui est le plus grand honneur que j'aie pu recevoir? » Il paraphrasa si bien sa répugnance, et l'adoucit de tant d'attachement pour M. le duc d'Orléans, qu'il fut dispensé de servir contre l'Espagne, en promettant d'aller à Bordeaux avant que le maréchal en partît pour l'armée, si la rupture arrivoit, et de s'y tenir pour avoir soin d'amasser et de faire voiturer à l'armée tout ce qu'il seroit nécessaire, sans néanmoins de sa personne sortir de Bordeaux. Cela fut par la suite exécuté de la sorte. Asfeld y servit très utilement, et sa délicatesse fut généralement applaudie en France [et] en Espagne; le Régent ne l'en aima pas moins et l'en estima davantage, et le roi d'Espagne lui en sut beaucoup de gré[3]. Je voyois

[Add. SᵗS. 1555]

1. Dans l'Addition ci-contre, il avait fortement excusé Berwick.

2. Qui avait commandé si longtemps en Espagne.

3. Ce n'est point dans Dangeau que notre auteur prend le refus d'Asfeld; mais le *Journal* mentionne la désignation de Berwick, et son départ dès le 17 novembre (p. 414, 417, 418 et 420). Le Régent ne lui en voulut pas de son refus; car il obtint l'érection de sa terre de Jouy en marquisat sous le nom d'Asfeld en avril 1719, avec des considérants extrêmement élogieux où sont énumérés tous ses services (reg. O¹ 63, fol. 97-106).

ces dispositions avec regret[1], et j'en parlois souvent à M. le duc d'Orléans, qui tâchoit de me persuader que ce n'étoit que des semblants pour amener l'Espagne à entrer enfin dans les propositions de paix qui lui étoient faites, et lui-même se le figura ainsi fort longtemps[2]. Nancré arriva d'Espagne en admiration d'Alberoni[3] : aussi[4] ne valoient-ils pas mieux l'un que l'autre.

6 000# de pension à Mlle d'Espinoy; autant à Mlle de Melun; 4000 à Meuse;

Mlle d'Espinoy et Mlle de Melun, sa sœur[5], qui étoient pauvres, obtinrent chacune six mille [livres] de pension du Roi ; Meuse[6] en eut quatre mille, et Béthune, fils de la sœur de la feue reine de Pologne[7], autant : c'étoient deux

1. Les gazettes étrangères parlent des préparatifs militaires de la France et notent les bruits qui couraient; voyez notamment la *Gazette de Leyde*, nos 92 à 95, et celle *de Rotterdam*, nos 101, 103, 107. On écrivait à cette dernière de Paris le 7 novembre : « On continue toujours ici à faire des préparatifs de guerre pour le printemps prochain. On se dispose même à former deux armées, l'une pour la Catalogne et l'autre pour la Biscaye. La première, sous les ordres du maréchal de Berwick, ira faire le siège de Girone, et l'autre, sous les ordres du maréchal de Bezons, ira faire celui de Fontarabie. Ces deux maréchaux de France auront chacun sous eux quatre lieutenants généraux et les autres officiers à proportion. On a même nommé les intendants...... Quoique toutes ces dispositions soient déjà faites et paroissent très sérieuses, les plus sensés sont pourtant persuadés que cette guerre ne sera que comminatoire et que, entre ci et le printemps, il arrivera des choses qui feront changer le système. »

2. C'était en effet l'opinion commune : voyez le passage de la *Gazette de Rotterdam* reproduit dans la note précédente.

3. Le marquis de Nancré arriva à Paris le 29 novembre, dit Dangeau (p. 423), qui écrivait dans son *Journal* quelques jours auparavant (p. 420) : « M. de Nancré, dans toutes ses dépêches, a toujours loué le cardinal Alberoni; M. de Saint-Aignan et lui n'étoient pas de même avis là-dessus. »

4. Cette fin de phrase a été ajoutée après coup dans le blanc resté à la fin du paragraphe, et sur la marge.

5. Marie-Marguerite-Françoise de Melun, demoiselle d'Espinoy (tome IV, p. 320), et Anne-Julie, demoiselle de Melun (tome V, p. 334).

6. Henri-Louis de Choiseul, marquis de Meuse : tome XXIII, p. 69.

7. Louis-Marie-Victoire, comte de Béthune (tome XV, p. 151), fils de Marie-Louise de la Grange d'Arquien, sœur de la reine Marie-Casimire nommée ci-dessus, p. 304.

hommes de grande qualité, aussi fort mal dans leurs affaires; et le marquis de la Vère[1], qui étoit officier général de beaucoup de réputation en Espagne, dont il avoit quitté le service à l'occasion de l'affaire du régiment des gardes wallonnes, dont il a été parlé en son temps[2], eut aussi une pension de dix mille livres[3]. Il avoit été fait lieutenant général en arrivant[4]; il étoit frère du prince de Chimay, lequel étoit grand d'Espagne et chevalier de la Toison d'or[5], et qui depuis a été mon gendre[6]. Méliand, depuis conseiller d'État à mon instante prière[7], eut aussi six mille livres de pension[8], en mariant sa fille unique, très riche, au fils aîné du Garde des sceaux[9]. Verthamon,

autant à Béthune le Polonois; 6 000 à Méliand, maître des requêtes, en mariant sa fille unique au fils aîné du Garde des sceaux; 10 000 au marquis de la Vère, frère du prince

1. Alexandre-Gabriel-Joseph de Hénin d'Alsace : tome XXIV, p. 94.
2. En 1716 : tome XXX, p. 35-36.
3. Dangeau mentionne toutes ces pensions aux 25, 28, 29 novembre et 2 décembre (p. 421, 423 et 424); elles se payaient en billets de la banque de Law.
4. Non pas en arrivant, mais dès décembre 1709, et c'est à ce titre qu'il figure dans le tome IV de la *Chronologie militaire* de Pinard, p. 641.
5. Charles-Louis-Antoine de Hénin d'Alsace : tome VII, p. 338.
6. Déjà dit dans le tome XIV, p. 393; nous ne verrons ce mariage se faire qu'en 1722.
7. Antoine-François Méliand : tome XIII, p. 397, qui devint conseiller d'État en février 1721, comme il sera raconté dans la suite des *Mémoires*, tome XVII de 1873, p. 213.
8. Dangeau annonce cette grâce le 1er décembre (p. 423); voyez aussi *les Correspondants de Balleroy*, p. 378.
9. René-Louis de Voyer, marquis d'Argenson, le futur secrétaire d'État des affaires étrangères (tome XX, p. 327), épousa le 30 novembre 1718 Marie-Madeleine-Françoise Méliand, née le 24 janvier 1704. Dangeau parle de ce mariage, p. 410 et 423, et il y a des détails très curieux dans *les Correspondants de Balleroy*, p. 373, 378-379 et 381. Cette union ne fut pas heureuse, à cause des divergences de caractère entre les deux époux, et peut-être de difficultés d'argent. Le marquis d'Argenson a parlé à trois reprises de ce désaccord dans ses *Mémoires*, édition Rathery, tomes I, p. 160-161 et 178-182, et IV, p. 28-30. Ils finirent par se séparer vers 1732, et Mme d'Argenson se fit bâtir aux Champs-Elysées une petite maison qu'elle appela Croquanville; ce fut là qu'elle dut mourir, le 20 juin 1782. Son testament, du 28 août 1781, est dans le registre Y 76 des Archives nationales, fol. 3.

de Chimay; 8000 à Verthamon, premier président du Grand Conseil.

premier président du Grand Conseil[1], fort riche, en obtint une de huit mille livres, contre laquelle on cria fort, et non sans raison[2].

La banque de Law fut déclarée royale le 4 décembre[3], pour lui donner plus de crédit et d'autorité : le dernier sans doute ; pour le crédit, elle y en perdit[4].

Mme la duchesse de Berry en reine à l'Opéra une seule fois ; elle donne audience de cérémonie à l'ambassadeur de Venise sur une estrade de

Mme la duchesse de Berry hasarda une chose jusqu'alors sans exemple, et qui fut si mal reçue, qu'elle n'osa plus la réitérer. Elle fut à l'Opéra dans l'amphithéâtre, dont on ôta plusieurs bancs ; elle s'y plaça sur une estrade, dans un fauteuil, au milieu de sa maison et de trente dames, dont les places étoient séparées du reste de l'amphithéâtre par une barrière. Ce qui parut de plus étonnant, c'est qu'elle y parut autorisée par la présence de Madame et de M. le duc d'Orléans, qui étoient en public

1. Michel-François de Verthamon : tome IV, p. 3.

2. Dangeau (p. 424) mentionne la faveur, sans réflexions ; dans *les Correspondants de Balleroy*, p. 398, il est dit que cette pension était pour décider Verthamon à se défaire de sa charge en faveur de M. le Blanc, mais que la Chambre des comptes ne voulut pas l'enregistrer. Notre auteur a déjà parlé de la richesse et de l'avarice de Verthamon dans le tome XXIX, p. 348.

3. « M. le Garde des sceaux a rapporté un projet de déclaration qui rend la banque générale banque royale » (Procès-verbaux du conseil de régence, 4 décembre : ms. Franç. 23673, fol. 107 ; voyez aussi *Dangeau*, p. 424). La déclaration conforme fut envoyée au Parlement, le 12, pour être enregistrée ; mais la cour, vu l'importance de l'affaire, nomma des commissaires pour l'examiner. Ceux-ci eurent plusieurs réunions et en rendirent compte le 16, et la cour prit ce jour l'arrêté suivant : « Le Roi sera très humblement supplié, eu égard aux inconvénients qui peuvent naître, tant de la conversion de la banque générale en banque royale que de l'exécution d'une partie des articles dont sont composées les susdites lettres,... de vouloir bien, pour le bien de ses affaires, faire chercher d'autres expédients plus proportionnés à sa majesté royale et d'une plus facile exécution. » La suite de l'affaire viendra dans le prochain volume : tome XVI de 1873, p. 148, où sera raconté le refus du Parlement.

4. En septembre 1718, le bruit avait couru à l'étranger que Saint-Simon allait être déclaré chef de la banque de Law (*Gazette de Leyde*, n° 73).

dans la grand loge du Palais-Royal[1]. Le Roi dans Paris fit paroître l'entreprise encore plus hardie. Elle en fit une autre qui ne le fut pas moins, mais qui fit tant de bruit, ainsi que la précédente, qu'elle n'osa y retourner. Elle s'avisa de donner audience publique de cérémonie à un ambassadeur de Venise dans un fauteuil placé sur une estrade de trois marches, quoi que Mme de Saint-Simon pût lui représenter. La surprise des dames assises et debout venues à cette audience fut extrême, et telle que plusieurs vouloient s'en retourner, qu'on eut peine à retenir. L'ambassadeur, étonné, s'arrêta à cette vue étrange, et demeura quelques moments incertain. Il approcha néanmoins, comme prenant son audience, pour éviter l'éclat; mais après sa dernière révérence et quelques moments de silence, il tourna le dos et s'en alla sans avoir fait son compliment. Au sortir de Luxembourg, il fit grand bruit, et le jour même tous les ambassadeurs protestèrent contre cette entreprise, et protestèrent encore[2] qu'aucun ambassadeur ne se présenteroit plus chez Mme la duchesse de Berry qu'ils ne fussent assurés, avec certitude, que cette entreprise ne se réitéreroit plus. Ils s'abstinrent tous de la voir, et ne s'apaisèrent qu'avec peine et au bout d'assez longtemps, sur les assurances les plus fortes qu'[on] put leur donner que pareille chose n'arriveroit jamais[3]. On

trois marches. Force plaintes, et n'y retourne plus. [*Add. S^tS.* 1556]

1. C'est le 7 décembre que la duchesse fit cette incartade; notre auteur paraphrase l'article de Dangeau, p. 425, à propos duquel il a fait l'Addition indiquée ci-contre. M. d'Argenson, dont nous venons de voir le mariage, écrivait à sa tante la marquise de Balleroy, dès le 8 : « Mme de Berry ne va plus à l'Opéra aujourd'hui qu'au centre de l'amphithéâtre sur un fauteuil élevé et des princesses sur les banquettes à ses pieds » (*Les Correspondants de Balleroy*, p. 386).

2. Le mot *encore* a été ajouté après coup.

3. Pour cette dernière anecdote, Saint-Simon reproduit la fin de l'Addition au *Journal de Dangeau* que nous avons indiquée plus haut; car le *Journal* ne dit rien de cette audience, qui n'a certainement pas été concomitante à l'affaire de l'Opéra. Dans l'Addition, notre auteur avait parlé d' « un ambassadeur »; dans les *Mémoires*, il précise « de

remarquera en passant que jamais reine de France n'a donné d'audience en cérémonie sur une estrade, pas même sur un simple tapis de pied.

Venise ». Nous ne trouvons de mention de l'incident que dans les *Mémoires de Duclos*, édition Michaud et Poujoulat, p. 544, et dans les *Pièces intéressantes et peu connues* de J.-A. de la Place, tome I, p. 136-137, qui tous deux ont copié Saint-Simon. En l'absence d'aucun renseignement précis, il est difficile de donner quelque confirmation à l'anecdote. Il faut cependant remarquer qu'il n'y avait alors en France, d'après l'*Almanach royal*, aucun envoyé de Venise. Ceci, rapproché de ce que l'Addition à Dangeau ne spécifie pas, peut faire penser que Saint-Simon a mis « Venise » à tout hasard.

FAC-SIMILÉ DU PLAN DU LIT DE JUSTICE DU 26 AOUT 1718.
(Ci-dessus, p. 213.)

APPENDICE

PREMIÈRE PARTIE

ADDITIONS DE SAINT-SIMON

AU *JOURNAL DE DANGEAU*

1535. *Excès des faux-sauniers.*

(Page 1.)

14 mai 1718. — Ce fut une inondation de faux-sauniers armés, organisés, divisés par troupes qui s'entendoient toutes les unes avec les autres. Le voisinage de Paris en fut rempli, et il y eut lieu de penser que le faux-saunage n'étoit pas leur principal métier ni le but de leurs menées, mais le masque, et ce qui arriva depuis confirma ce plus que soupçon ; mais dans l'entre-deux on eut le temps de dissiper cette dangereuse milice.

1536. *Le marquis de Saint-Nectaire ou Senneterre.*

(Page 15.)

27 février 1720. — Saint-Nectaire étoit un homme de beaucoup d'esprit et de monde, d'assez de lecture, et distingué à la guerre par sa valeur et par ses talents ; d'ailleurs l'homme le plus avare, le plus ambitieux, le plus délié, le plus allant à ses fins, et qui, avec une profession apparente de délicatesse, en avoit le moins sur les moyens de parvenir, et le plus d'art pour y arriver sous mille couvertures. Il avoit assez d'amis distingués qui lui faisoient honneur, mais qui, l'ayant enfin reconnu dans ces temps-ci de la Régence, commencèrent à s'en défier, puis l'abandonnèrent tous. Il étoit l'ami le plus intime de Mme de Pléneuf, pour en parler modestement, et initié dans tous les secrets de cette infernale famille. Il eut seul celui de demeurer étroitement lié avec Mme de Prye dans tous les temps jusqu'à sa mort, et pour ceci si fort

une avec sa mère. Il en tira tout ce qu'il voulut, et il se peut dire que cette position fut le comble de l'industrie. Il eut l'Ordre par elle en 1724, substitué la veille à un autre qui fut effacé et qui ne l'eut que quatre ans depuis[1]. Saint-Nectaire, depuis la chute de ces femmes, hors de portée de tout, et reconnu, s'est livré à son avarice, à sa campagne, à la solitude et à l'obscurité. Ce sont gens de qualité distinguée, de même maison que le feu maréchal de la Ferté et de branches peu éloignées. Il est très riche, point marié, et sa sœur, qui n'avoit rien alors, avait épousé Villacerf.

1537. *Visite de la duchesse du Maine au Régent.*

(Page 19.)

20 août 1718. — A ce qui éclata bientôt après, on peut voir quelle put être cette justification de Mme du Maine que son mari n'osa hasarder, et dans quel esprit elle fut faite. Le jugement du conseil de régence entre les princes du sang et les bâtards, que toutes les menées de M. et de Mme du Maine n'avoient pû empêcher, avoit ulcéré l'un et l'autre à n'en jamais revenir. Tous les adoucissements que M. le duc d'Orléans y avoit mis de son absolue puissance dans le moment même, ne leur avoient paru qu'une preuve de crainte et de foiblesse, et qu'une raison de plus d'en profiter. Ils s'estimoient en trop beau chemin pour ne pas pousser leur pointe. Tout rioit à leurs projets : cette noblesse séduite, la Bretagne, le parlement de Paris au point où ils le vouloient contre le Régent, l'Espagne, la révolte des esprits contre la Quadruple alliance et contre l'administration des finances. Il ne s'agissoit donc que d'endormir, en attendant les moyens prochains d'une exécution si flatteuse à la vengeance et à l'ambition. Ce fut aussi à répandre ces dangereux pavots, mais si nécessaires pour gagner un temps si cher et non encore imminent, que le rang, le sexe, l'esprit, l'éloquence, l'adresse et l'audace de Mme la duchesse du Maine lui parurent devoir être employés. Elle sortit de l'audience contente de leur effet, et le Régent plus content qu'elle de lui avoir persuadé de l'être.

1538. *Le lit de justice du 26 août 1718.*

(Pages 22 et suivantes.)

23 août 1718. — Ce bruit de lit de justice étoit plutôt fondé sur la nécessité que les uns en voyoient et la crainte qu'en avoient les autres, que sur aucune sorte de notion, et, pour en dire la vérité, l'opinion générale qui avoit prévalu de la foiblesse du Régent, par sa conduite sur tout ce qui se passoit depuis longtemps et à Paris et en Bretagne,

1. C'est peut-être notre auteur, qui ne fut chevalier de l'Ordre qu'en 1728.

regardoit un lit de justice comme une entreprise à laquelle il n'oseroit jamais se commettre, au point où il avoit laissé monter l'audace, les liaisons et les entreprises. La lecture des Mémoires du cardinal de Retz, de ceux de Joly et de ceux de Mme de Motteville avoit tourné toutes les têtes. Ces livres étoient si à la mode, qu'il n'y avoit ni hommes ni femmes de tous états qui ne les eût continuellement entre les mains. L'ambition, le desir de nouveautés, l'adresse des entrepreneurs qui leur donnoit cette vogue, faisoit espérer à la plupart le plaisir et l'honneur de figurer et d'arriver, et persuadoit qu'on ne manquoit non plus de personnages que dans la minorité de Louis XIV. On croyoit trouver le cardinal Mazarin dans Law, étranger comme lui, et la Fronde dans M. et Mme du Maine et leur parti. La foiblesse de la Reine mère et de M. le duc d'Orléans étoient comparées, avec la différence de la qualité de mère et de celle de cousin germain du grand-père du roi ; la division et les intérêts différents des ministres de leurs conseils paroissoient les mêmes. Enfin le maréchal de Villeroy se donnoit pour un Beaufort, avec l'avantage de plus de sa place auprès du Roi et dans le Parlement, sur lequel on ne comptoit pas moins que sur celui de la dernière minorité ; on imaginoit plusieurs Broussel, et on avoit un premier président tout à la dévotion de la Fronde moderne. La paix au dehors, dont l'autre minorité ne jouissoit pas, devenoit un autre avantage à des gens qui comptoient d'opposer au Régent le roi d'Espagne, irrité contre lui, avec les droits de sa naissance, et les manéges de la Ligue contre Henri III n'étoient pas oubliés. Pour en dire la vérité, tout tendoit à l'extrême, et il étoit temps que le Régent se réveillât d'un assoupissement qui enhardissoit ses ennemis à tout oser et à tout faire, qui jetoit ses serviteurs dans l'abattement et dans l'impossibilité de tout bien, et qui l'avoit conduit lui-même, avec l'État qu'il gouvernoit, l'un sur le bord du précipice, l'autre à la veille de la plus grande confusion. M. le duc d'Orléans, sans avoir eu l'horrible vice ni les mignons de Henri III, se trouvoit comme lui trahi dans le plus intérieur de son conseil et de son domestique ; cette trahison lui plaisoit, parce qu'elle alloit à le porter à ne rien faire, tantôt par crainte, tantôt par mépris, tantôt par politique ; et cet engourdissement lui étoit si agréable, parce qu'il étoit conforme à son humeur et à son goût, qu'il en regardoit les conseillers comme des gens sages, éclairés, modérés, que l'intérêt particulier n'offusquoit point, et qui voyoient les choses telles qu'elles étoient, tandis qu'il étoit importuné des avis qui alloient à lui découvrir sa situation dans le vrai, et qui lui en proposoient les remèdes. Il considéroit ceux-ci comme des gens vifs, qui précipitoient tout, qui grossissoient tout, qui vouloient tirer sur le temps pour satisfaire leurs aversions, leur ambition, leurs passions différentes. Il se tenoit en garde contre eux ; il s'applaudissoit de n'être pas leur dupe. Tantôt il se moquoit d'eux ; souvent il leur faisoit accroire que, goûtant leurs raisons, il alloit agir et sortir de sa léthargie, puis les amusoit et tiroit de long, et s'en divertissoit après avec les autres. Quelquefois il leur répondoit sèchement, et, quand ils le pressoient trop, il leur laissoit entrevoir ses soupçons. Il y avoit très longtemps que le duc de Saint-Simon, le plus ancien, le plus attaché et le plus libre sans mesure avec lui de tous ses serviteurs, et qui avoit à tant de titres le plus de droit de l'être, s'étoit aperçu de la façon d'être de M. le duc d'Orléans là-dessus. Il l'avoit averti dès les premiers mouvements du Parlement, des bâtards, de ce qui avoit pris le nom de noblesse; il avoit redoublé dès qu'il en avoit vu la cadence et l'harmonie, et lui en avoit fait sentir tous les desseins et toutes les suites, et combien il étoit aisé d'y remédier dans ces commencements et difficile après, surtout pour un homme de son humeur. Mais Saint-Simon n'étoit pas l'homme qu'il lui falloit là-dessus : quelque accoutumé qu'il fût à une entière confiance en lui et à se bien trouver de ses conseils dans les temps les plus critiques de sa vie, quelque bonne opinion qu'il eût de sa vérité et de sa probité, dont il a souvent rendu lui-même de grands témoignages, il étoit en garde contre ce qu'il appeloit vivacité en lui et contre l'amour de sa dignité si attaquée par le rang des bâtards, par les nouvelles idées de cette noblesse, et par les démêlés du bonnet, etc. avec le Parlement. Saint-Simon, qui le sentit incontinent, le lui dit, et ajouta que, content d'avoir fait son devoir comme citoyen et comme son serviteur, il ne lui en parleroit pas davantage. Il lui tint exactement parole, et pendant près d'un an n'en ouvrit jamais aucun propos, et se contenta d'effleurer foiblement, quand il ne pouvoit éviter, lorsqu'on en parloit en sa présence devant M. le duc d'Orléans. Le retour de l'abbé Dubois, dont la fortune ne s'accommodoit pas de la diminution de son maître, dans le fort de ces conjonctures, la frayeur que prit Law que le Parlement ne lui mît la main sur le collet et de se voir abandonné, la crainte du Garde des sceaux pour sa place, fort haï du Parlement tandis qu'il avoit la police, firent une réunion à laquelle Law attira Monsieur le Duc, si grandement intéressé dans son Système, et qui se proposa de saisir la conjoncture pour culbuter M. du Maine, satisfaire sa haine et occuper sa place auprès du Roi. Ce concert de différents intérêts qui aboutissoient au même, forma un effort qui entraîna le Régent et lui fit voir tout à coup son danger et son unique remède, et le persuada qu'il n'y avoit plus un moment à perdre. Dubois et Law l'investirent contre ceux dont il n'avoit que trop goûté et suivi les dangereux avis, et tout fut si promptement résolu que personne n'en eut aucun soupçon. L'histoire de tout ceci, des mesures qui furent prises, des disputes qu'il y eut entre les cinq ou six personnes de cette première confidence sur ce qu'on devoit faire, toutes les obscures curiosités du peu de jours si vifs, si occupés, si cachés, qui s'écoulèrent jusqu'à l'exécution, ce qui se passa sur le point de l'exécution et dans l'exécution même, ce qui la suivit immédiatement, feroient un petit volume qui, quelque intéressant qu'il fût, ne peut trouver sa place dans ces courtes Notes, où il se faut contenter d'une légère notion des choses les plus singulières. Saint-Simon fut le premier mandé par le Régent et le plus immédiatement admis dans le secret, dès que tout eut été résolu entre les deux princes, l'abbé Dubois, Law et le Garde des sceaux, qui tout de suite dressa les déclarations qui parurent au lit de justice. M. le duc d'Orléans expliqua tout tête à tête à M. de Saint-Simon, qui fut bien étonné d'un tel changement de ce prince et de trouver tant de choses résolues. A son tour, M. le duc d'Orléans le fut bien davantage lorsqu'il l'entendit s'écrier contre la culbute de M. du Maine. Il savoit tout ce qui s'étoit passé entre eux sur l'affaire du bonnet, et la passion qu'avoit Saint-Simon de voir les bâtards réduits à leur rang de pairie, ce qu'il ne pouvoit espérer tant que M. du Maine demeureroit surintendant de l'éducation du Roi. Les raisons donc qu'il lui allégua d'y laisser M. du Maine et de ne pas toucher à son rang, le convainquirent plus aisément de sa bouche que de tout autre; mais les engagements étoient pris avec Monsieur le Duc, et ce fut à lui que le Régent le renvoya et le pria de tâcher à le persuader. Mais persuade-t-on personne contre des intérêts si chers ? Trois longues conversations y furent inutiles; Saint-Simon se rabattit à la quatrième à sauver le comte de Toulouse, et il eut des peines infinies à y faire consentir Monsieur le Duc, qui se plaignoit qu'il étoit plus difficile que M. le duc d'Orléans. La défiance qu'eut ce prince du duc d'Aumont, ci-devant ambassadeur de France en Angleterre et premier gentilhomme de la chambre en année, l'obligea de lui cacher tout, et de ne se servir que de Fontanieu, garde-meubles de la couronne, qui, instruit par Saint-Simon (et ce fut une scène singulière), fit si secrètement dresser le lit de justice, qu'il n'y eut qu'à le poser tout fait et presque sans aucun bruit, tellement que le Roi ni personne dans son appartement n'en entendit rien, et que, lorque le premier valet de chambre sortit de la chambre du Roi pour s'habiller, il demeura tout étonné, et le maréchal de Villeroy bien davantage, auquel il l'alla apprendre, qui dormoit encore dans la chambre du Roi, et qui se trouva étrangement déconcerté. M. du Maine, qui couchoit au-dessous, n'en fut averti qu'à cinq heures du matin par Contades, major du régiment des gardes, qui, en revenant de poster les troupes, avoit ordre de le lui aller dire, parce qu'un moment après il eût pu entendre le bruit de le poser. M. du Maine, bien plus en peine encore que le maréchal, n'osa branler ni rien mander à Mme du Maine. En allant aux Tuileries, Saint-Simon passa chez Valincour, secrétaire de M. le comte de Toulouse et dans toute sa confiance, à qui il fit promettre le secret par serment; puis lui dit d'aller de sa part avertir son maître que, sans pouvoir s'ouvrir de ce qui s'alloit passer, il pouvoit être assuré sur sa parole qu'il ne recevroit ni diminution ni déplaisir pour soi, mais qu'il lui conseilloit d'être très mesuré et très sage. Ce fut un avis qui, dans l'incertitude extrême où il étoit déjà, le mit à l'aise et dont il profita. Il ne se peut rien ajouter à la surprise, à l'étonnement, à la consternation qui parut au Conseil sur tous les visages et surtout sur celui de tout le Parlement au lit de justice, où le premier président parut mort. Personne du Conseil ne savoit rien de ce qui s'alloit faire que les deux princes, le Garde des sceaux, la Vrillière, parce qu'il avoit fallu signer les déclarations, en même temps qu'elles furent scellées dans une petite chambre haute des Tuileries, un moment avant le Conseil, Saint-Simon et le duc de la Force, à qui l'abbé Dubois l'avoit fait confier la veille. Le Régent se posséda et parla merveilleusement bien en expliquant au Conseil ce qui s'alloit faire et les raisons qui l'y avoient forcé. Le Garde des sceaux lut les diverses déclarations, puis parla peu ; ensuite Monsieur le Duc en deux mots pour demander la place de M. du Maine auprès du Roi, et, quand ce fut à prendre les avis, le Régent, cette fois unique, commença à rebours et les prit exprès par la tête, c'est-à-dire : les princes du sang, le Garde des sceaux, le duc de Saint-Simon, puis tous les autres, toujours en descendant. Le duc de Saint-Simon, premier opinant après les princes du sang et le Garde des sceaux, s'étendit peu, approuva, et finit par dire que l'intérêt qui le rendoit partie contre le rang de M. du Maine et par le droit de celui des pairs, et par la requête qu'il avoit signée là-dessus avec eux, l'empêchoit d'y pouvoir opiner, et le réduisoit ainsi que ses confrères au très humble remerciement de la justice qui leur étoit rendue à tous. Les autres pairs l'imitèrent en ce point, et peu de tout ce qui étoit dans le Conseil parla ; mais tous approuvèrent les déclarations, quelques-uns par n'oser pas s'y opposer inutilement. En levant le Conseil, on marcha tout de suite au lit de justice. D'Antin s'approcha du Régent, et le supplia de trouver bon qu'il n'y assistât point. Il l'obtint, et il voulut demeurer enfermé seul dans le cabinet du Conseil jusqu'à la fin du lit de justice, pour n'être pas soupçonné d'avoir pu donner aucun avis de ce qui avoit été résolu. Il étoit fils de Mme de Montespan, et cette conduite fut approuvée. Les deux bâtards, après quelques allées et venues avant le Conseil, où ils s'étoient rendus comme les autres princes du sang et pairs en manteau pour le lit de justice, étoient sortis un moment avant qu'on s'assît au Conseil, et ils étoient descendus chez M. du Maine, où Mme du Maine et leurs plus intimes les vinrent trouver. Ils y demeurèrent enfermés jusqu'à la fin du lit de justice. Le premier président, âme damnée de M. et de Mme du Maine, y arriva plus mort que vif, et fut indignement traité par elle pour n'avoir pas fait ce qui étoit au-dessus de ses forces et de son pouvoir. Cette rage se renferma dans cet intrinsèque. Ils ne voulurent y admettre personne de longtemps, et parurent obéir sans plainte et sans réplique. Ce qui se méditoit, et que cette chute ne ralentit pas, ne demandoit pas une conduite moins mesurée. Il est pourtant vrai que la différence du traitement des deux frères y mit la division, qu'ils cachèrent avec tout le soin possible, mais qui alla à la dernière amertume, quelque injuste qu'elle fût et quoi que le comte de Toulouse pût faire, et alors et encore plus dans les suites, où il devint si nécessaire à son frère et à sa famille ; jamais il n'y eut entre eux que le besoin pour lien, et à l'extérieur de la bienséance, encore même assez médiocre. Le maréchal de Villeroy, qui ne cacha pas son désespoir, mais dont le fond alors n'étoit pas connu, s'excusa par toutes les bassesses du plus vil courtisan au Palais-Royal et à l'hôtel de Condé. L'évêque de Fréjus, qui n'entroit en rien dans ces intrigues, et qui ne songeoit qu'à se maintenir et à se dévouer le Roi, s'en tint partout au silence et à la bienséance.

M. de Saint-Simon, qui autrefois avoit raccommodé M. et Mme la duchesse d'Orléans, et qui depuis étoit demeuré le lien entre eux deux et dans leur plus intime amitié et confiance, fut chargé de lui aller apprendre, et à Madame, ce qui se venoit de se passer, à Saint-Cloud où elles étoient, et ne put se dépêtrer de Biron, qui le vint chercher au sortir du lit de justice. Il le put encore moins du Régent, à qui il représenta vainement que de tous les hommes du monde il étoit le moins propre à une commission qui mettroit le poignard dans le cœur à Mme la duchesse d'Orléans, qui le croiroit ravi de joie. Le débat fut vif et long; il fallut obéir. Rien n'égala la douleur de Mme la duchesse d'Orléans, qui n'avoit encore rien su ni qui que ce soit qui fût à Saint-Cloud; rien n'égala aussi l'esprit, la sagesse, le respect avec lesquels elle se fit violence, non plus que tout ce dont Saint-Simon fut chargé d'amitiés pour elle. L'entretien fut long et à reprises pour la laisser à elle-même. Elle l'envoya chercher chez Madame pour lui dicter la fin d'une lettre à M. le duc d'Orléans, dont elle avoit écrit le commencement et que les larmes l'empêchèrent d'achever de sa main. Il n'est point de choses obligeantes et confidentes qu'elle ne dit à Saint-Simon, et il y a lieu de croire qu'elle fut contente de la manière dont il s'étoit acquitté d'une si fâcheuse commission, puisqu'elle ne s'en est jamais plainte. Madame vint chez elle, qui lui persuada d'aller au Palais-Royal. Saint-Simon rendit sa lettre à la duchesse Sforze, sa plus intime confidente, pour la lui remettre puisqu'elle alloit à Paris; lui conta comme il s'étoit opposé et jusqu'à quel point à la chute de M. du Maine, parce que M. le duc d'Orléans le lui avoit permis, la pria de le dire à Mme la duchesse d'Orléans, et que, pour lui marquer plus de respect et de mesure, il ne la verroit que quand elle le manderoit. Quelqu'un lui tourna la tête à Paris. Elle ne fit rien dire à Saint-Simon. Mme Sforze lui en remontra l'injustice et quelque chose de plus; M. le comte de Toulouse lui en parla très fortement, ce que Saint-Simon n'a su que longtemps depuis. Lui, se trouva fort blessé de cette conduite, et ils en sont demeurés brouillés depuis. Longtemps après, elle a voulu le rapprocher d'elle sans qu'il y ait voulu entendre, et encore aussi inutilement depuis la mort de M. le duc d'Orléans, deux autres fois.

L'étourdissement public fut extrême; personne n'avoit cru le Régent capable de ce tour de force et de l'exécuter si secrètement et si bien, et en effet il y excella à se posséder à souhait, et à n'oublier aucune des mesures et toutes chacune en leur moment. Mais la consternation fut entière, au mépris des cris et des murmures auxquels le Régent s'étoit bien attendu et à la hauteur sage mais inflexible avec laquelle leurs soumissions et leurs pathétiques remontrances furent répandues, et avec un air d'ailleurs d'aisance et de liberté d'esprit qui les accabla d'autant plus, qu'ils s'étoient le moins attendus que ce prince fût capable de grands coups, et moins encore, de les soutenir sans en laisser apercevoir le poids. Ce qu'il y eut de surprenant fut le silence, la tranquillité et l'égalité du Roi dans le cours de cette longue matinée et de toute cette journée, et toujours depuis sur ce qui s'étoit passé, et avec lesquels il reçut ce que le Régent lui en dit en deux mots à l'oreille et à la dérobée, en entrant au Conseil.

1539. *M. de Rancé fait second lieutenant général des galères.*

(Page 277.)

31 août 1718. — Rancé, le plus ancien de toutes les galères en tout genre et de bien loin, et qui y avoit acquis toute la réputation dont ce service peut être susceptible, étoit cousin germain du secrétaire d'État Chavigny, père de l'évêque de Troyes qui se trouvoit dans le conseil de régence, et frère du feu réformateur si célèbre de la Trappe, l'homme du monde que le duc de Saint-Simon avoit le plus profondément admiré et respecté, et le plus tendrement et réciproquement aimé, malgré toutes leurs disproportions d'âges et autres infinies. Troyes et Saint-Simon s'unirent donc pour obtenir à Rancé une distinction d'autant plus grande qu'elle étoit inouïe dans les galères, et que, n'en déplaise à ce qu'en dit Dangeau, elle fut expliquée et bornée sans conséquence à Rancé seul. Il est vrai que, longtemps après la mort de M. le duc d'Orléans et la sienne, cet exemple a servi au chevalier de Roannois et après lui à un autre, et que cela a produit par l'événement ce que Dangeau explique ici.

1540. *La duchesse de Mortemart, née Beauvillier.*

(Page 283.)

3 septembre 1718. — Il se peut dire sans rien exagérer qu'il n'y eut peut-être rien de plus accompli en tout, ni de plus malheureux, que la vie et la mort de cette duchesse de Mortemart, par qui fondit dans cette famille, la grandesse, la charge, le gouvernement et presque tous les biens du duc de Beauvillier, son père, dont on a vu ce que le gendre a fait.

1541. *Menées séditieuses en Bretagne.*

(Page 291.)

22 septembre 1718. — Ce qui s'étoit passé à Paris avoit influé en Bretagne; de plus, à ce qui s'y méditoit, il n'étoit pas temps de rien témoigner. Le feu s'y entretenoit avec art et mesure, et ce fut pour cela qu'il lui fallut donner quelque pâture par les lettres que le parle-

ment de Bretagne écrivit au parlement de Paris et en même temps au Régent sur les exilés de ce dernier corps; mais la touche que ce dernier venoit de recevoir et dont il étoit encore dans l'étourdissement, l'ayant rendu mesuré en cette occasion sur sa réponse, celui de Bretagne en demeura là. Cette province se trouvoit encore embarrassée dans la continuation des menées qui s'y brassoient et auxquelles la facilité du Régent avoit donné lieu. Les États avoient précédemment demandé la permission qu'une députation par diocèse se pût assembler dans chacun, entre deux tenues d'États, pour l'exécution de ce qui y étoit ordonné. Cela étoit tout nouveau et avoit le spécieux de préparer et d'abréger les matières pour les États suivants. Cette occupation n'étoit pas celle qu'on s'y proposoit; le dessein, comme les suites le firent connoître avec évidence, étoit de s'organiser entre eux, d'accroître le nombre pour remuer, pour embarquer et pour soutenir des troubles; de choisir les chefs et les affidés de chaque diocèse, et de prendre leurs mesures pour conduire les États au but qu'ils se proposoient, en fascinant la multitude du bien public, de la restitution de leurs anciens privilèges et de la facilité des conjonctures. C'est ce qui causa tant de bruit et tant de prétentions aux États qui suivirent, et qui, enfin reconnu, porta le Régent à supprimer ces dangereuses et nouvelles députations diocésaines d'une tenue d'États à l'autre. L'événement du lit de justice fit réussir cette suppression sans bruit, et terminer les États en douceur; mais le mal qu'avoient fait ces députations subsistoit avec le dépit de n'avoir plus la même facilité de le pousser plus loin. C'étoit donc à y revenir par d'autres voies et plus couvertes, qu'il falloit travailler, et c'étoit l'embarras où se trouvoient alors les conducteurs secrets de ces sourdes menées. Ils les continuèrent donc comme ils purent, par les connoissances, les liaisons et les mesures que ces députations diocésaines leur avoient donné lieu de prendre, et la conjoncture présente, qui demandoit une surface soumise et paisible, ne leur permit pas d'agir autrement pour un temps. Le gouvernement fit aussi une grande faute, et pour des intérêts particuliers: la province entière étoit mécontente de Montaran, son trésorier, et le vouloit ôter; c'étoit un homme fort riche, et qui avec raison regardoit cet emploi comme sa fortune, par les profits énormes qui en sont les suites. Sa magnificence et son attention à obliger de sa bourse et de son crédit les gens de la cour et les dames, lui donnèrent une protection qu'appuya la considération de son frère, capitaine aux gardes fort estimé dans son métier, fort gros et fort honnête joueur, et par là, mêlé de tout temps avec le meilleur et le plus grand monde. Par ces appuis, le trésorier se soutint contre les cris de la province, qui alléguoit avec raison qu'il étoit inouï, chez les particuliers, qu'un trésorier empêchât son maître de le faire compter avec lui et de le renvoyer par autorité supérieure, et que c'étoit la moindre chose qu'elle pût espérer de tout ce qu'elle payoit au Roi sans murmure, que la liberté de voir clair en ses affaires, et de pouvoir en charger qui elle vouloit. Ces raisons étoient sans réplique; mais le crédit de

Montaran l'emporta, et il n'est pas croyable à quel point la province en fut aigrie et l'usage qu'en surent tirer les instruments des menées, même envers les plus éloignés d'avoir ni connoissance, ni part encore moins, à ce qui se brassoit.

1542. *Suppression des divers conseils.*

(Pages 294-295.)

24 septembre 1718. — L'établissement des différents conseils devoit être tout autre, lorsque, dans leur exécution, la facilité de M. le duc d'Orléans les laissa corrompre par des intérêts particuliers qui dans la suite les rendirent par degrés embarrassants, finalement ridicules. L'expliquer feroit une histoire curieuse à la vérité, mais non pas de simples Notes. Il suffira de remarquer ici que la destruction du conseil des affaires étrangères pour l'intérêt de l'abbé Dubois, et par le dégoût qu'avoit donné de soi le maréchal d'Huxelles, et celle du conseil des affaires ecclésiastiques par la démission et l'appel du cardinal de Noailles, entraîna celle de ce qui en restoit d'autres. Les plus considérables de ceux qui les composoient avoient déjà passé dans celui de régence, devenu encore plus ridicule que pas un de ceux qu'on supprimoit, et les divers départements particuliers laissés à ceux qui en avoient, et les appointements à presque tous ceux qui en étoient, les consolèrent de la suppression. L'expédition des affaires revint alors naturellement à la forme qu'on avoit voulu détruire. Tout est cercle et période. Les places de secrétaires d'État ressuscitèrent ; l'abbé Dubois y avoit l'intérêt le plus sensible en se saisissant lui tout seul des affaires étrangères et se mettant entre les mains les moyens et le secret de son chapeau. Il en fallut un pour la guerre. Le Blanc, porté par l'expérience qu'il avoit acquise en son intendance de Flandre, d'où il étoit entré dans le conseil de guerre à sa formation, et celle que placé là il avoit eu occasion d'y joindre, en fut jugé le plus capable et avec raison.

1543. *Séjour de la duchesse de Berry à Chantilly.*

(Page 301.)

27 septembre 1718. — Il ne se peut rien ajouter à la magnificence et aux honneurs avec lesquels Mme la duchesse de Berry fut reçue et traitée à Chantilly, à la diversité, à la continuité, à la galanterie, à l'agrément, à l'invention des fêtes qui lui furent données, ni à la hauteur et à la sécheresse avec lesquelles elle les reçut, à la contrainte, à l'ennui qu'elle y sut répandre, et à ce qu'on peut appeler les mauvais traitements les plus marqués, les plus outrés, et les plus continués qu'elle s'attacha de faire à la jeune Duchesse, à qui elle ne parla jamais, et à qui elle n'avoit pu pardonner ce qu'on a vu en son temps qui s'étoit passé au double mariage d'elle et de Mme la princesse de Conti.

1544. *Mariage du Prétendant d'Angleterre.*

(Pages 303-304.)

30 septembre 1718. — Il se peut dire que ce malheureux prince épousa qui il put pour vivre et pour se procurer une postérité dont les espérances maintinssent ce qui lui restoit de parti en Angleterre. Ce mariage, traversé dans l'exécution, ne fut pas heureux dans la suite, si ce n'est par la naissance de deux princes dont on dit beaucoup de bien, et qui ont perdu leur mère en 1735.

1545. *La princesse Sobieska arrêtée à Inspruck.*

(Page 304.)

25 octobre 1718. — Cet arrêt à Inspruck de l'épouse future du roi Jacques, et cette colère de l'Empereur de son mariage, fut une complaisance qu'il crut ne pouvoir refuser au roi Georges, à l'union et à l'amitié personnelle dans laquelle ils étoient pour lors. Cette chicane fut soutenue quelque temps.

1546. *Faiblesse naturelle du Régent.*

(Page 306.)

4 octobre 1718. — Le Régent ne pouvoit, ni faire du mal à ceux qu'il soupçonnoit le plus, ni soutenir celui qu'il n'avoit pu s'empêcher de leur faire. Sa nature, de plus, n'étoit pas d'être conséquent; il espéroit regagner, et par cette foiblesse, il augmentoit le courage et l'audace, et ne réussissoit qu'à perdre davantage avec amis et ennemis.

1547. *Le marquis de Canillac entre au conseil de régence.*

(Page 306.)

6 octobre 1718. — Canillac, indigné de n'être pas au moins, à la suppression des conseils, admis dans celui de régence, comme dès auparavant y avoient été les présidents et les vice-présidents, refusa la continuation de ses appointements, et parvint après à entrer au conseil de régence, qui lui valut huit mille livres de rente plus que la conservation des appointements qu'il avoit refusés. Tous les gens de considération de ces conseils en tirèrent pied ou aile, chacun à sa façon.

1548. *M. de Cheverny nommé au conseil des parties.*

(Page 307.)

15 octobre 1718. — La gasconnade de Dangeau n'est pas mauvaise. Il étoit conseiller d'État d'épée, quoique hors d'âge à la mort du Roi et en liaison avec tous les gens les moins bien avec M. le duc d'Orléans,

et lui-même à aucune portée de lui; il fut fort fâché de n'être de rien et de voir tant d'autres de quelque chose. A qui persuadera-t-il que Cheverny aimât mieux six mille livres pour juger des formes de procédures au conseil des parties, que vingt mille livres et l'entrée au conseil de régence, en quelque misère que ce conseil fût tombé?

1549. *Le tapis de pied est réservé en lieu public aux seuls fils de France.*

(Page 307.)

12 octobre 1718. — On voit que jusqu'alors le tapis en lieu public étoit réservé aux fils de France. Les princes du sang en ont franchi le saut à leurs tribunes et dans les églises de Paris. Ils n'ont pas encore été jusqu'à en mettre à leurs loges au spectacle; on n'en comprend pas bien la différence, si ce n'est qu'ils vont seuls aux églises, et qu'aux loges les princesses sont avec des dames qui seroient avec elles sur le tapis, à moins que les princesses fussent seules au banc de devant, ce qu'elles n'ont pas encore proposé aux dames; mais l'expédient qu'elles y trouvent est de n'aller plus aux loges ordinaires et d'en avoir une fois pour toutes de petites à elles, plus reculées sur le théâtre, et où elles ne paroissent point en spectacle. Ainsi le tapis ou non tapis est évité, et voilà la solution de l'enlèvement que fit Madame la Duchesse à la maréchale d'Estrées de sa petite loge, avec violence, comme on l'a vu ci-dessus.

1550. *Dernières années du maréchal d'Harcourt.*

(Page 308.)

19 octobre 1718. — M. d'Harcourt, après plusieurs apoplexies qui l'avoient réduit à un état fort triste, en eut une près de deux ans avant sa mort, qui lui ôta entièrement l'usage de la parole, et qui le réduisit à marquer avec un bâton les lettres du grand alphabet placé devant lui, et à toutes les impatiences et les désespoirs imaginables, ne voulant plus voir que sa plus étroite famille et deux ou trois amis intimes. Quel état sans être vieux, avec beaucoup d'esprit, d'art et d'ambition, un goût et un agrément infini pour la société, une fortune complète, et toute la tête suffisante pour le sentir!

1551 et 1552. *Prétentions des conseillers d'État.*

(Page 310.)

17 octobre 1718. — Toujours plaintes et prétentions des conseillers d'État, et toujours *mezzo termine.*

22 octobre 1718. — A tant de plaintes les conseillers d'État ne gagnèrent rien que des propos et des gazes claires de *mezzo termine.*

1553. *Affaire de l'archevêque de Rouen contre le parlement de cette ville à propos de la Constitution.*

(Page 311.)

24 octobre 1718. — Ces plaintes d'Aubigné, archevêque de Rouen, furent l'époque et le terme qui firent cesser de plus dire un seul mot au conseil de régence de tout ce qui pût avoir trait à la Constitution. Ce prélat, parent factice de Mme de Maintenon, et comme tel fait évêque de Noyon, puis archevêque de Rouen, et le premier évêque-pair translaté à qui le rang et les honneurs de la pairie aient été conservés, et qui en a fait la planche pour les autres, étoit un très homme de bien et d'honneur, mais doué de toute la crasse, de toute la grossièreté, de toute l'ignorance, et de toutes les minuties de Saint-Sulpice dont il avoit enté la fureur sur celle des jésuites à l'égard de Rome en général et de la Constitution en particulier. Il désoloit son diocèse, et venoit d'attaquer des curés sur la Constitution avec une indiscrétion si démesurée, qu'elle donna prise à l'appel comme d'abus, et aux défenses qui lui furent faites par arrêt de la chambre des vacations du parlement de Rouen. Le voilà arrivé à Paris qui crie que tout est perdu, qui ameute les furieux de son parti, et qui demande cassation de cet arrêt et justice contre l'audace de ceux qui l'ont rendu. Argenson, garde des sceaux, aussi emporté que lui sur ces matières, à qui il avoit tant d'obligation, ne se voulut pas fier du rapport au secrétaire d'État de la province, et le fit lui-même avec étendue et avec tout l'art qu'il y put mettre pour éblouir et pour emporter d'emblée tout ce que le prélat desiroit. Dès qu'il eut achevé, M. le duc d'Orléans nomma Canillac, comme le dernier, pour prendre sa voix ; mais à l'instant, le duc de Saint-Simon supplia le Régent de lui permettre de dire un mot avant que personne ouvrît son avis, qui étoit une licence plutôt qu'une liberté qu'on ne prenoit pas, et tout de suite, loua la netteté et l'éloquence du rapport qu'on venoit d'entendre ; mais il dit qu'il ne voyoit pas cependant que le Conseil fût en état d'opiner sur cette affaire, puisque le Garde des sceaux n'avoit expliqué que les raisons de l'archevêque, qu'il avoit parfaitement mises dans leur jour, mais qu'il n'avoit pas dit un mot de celles que le parlement de Rouen pouvoit avoir eues de rendre l'arrêt qu'il s'agissoit de casser ; qu'il sembloit que cette compagnie ne devoit pas être de pire condition qu'un particulier, qu'on se feroit un grand scrupule de condamner sans l'avoir ni entendu ni même appelé pour l'être ; qu'en user ainsi étoit agir directement contre la lettre et l'esprit des lois, et s'exposer à rendre un jugement téméraire, et qu'on auroit peut-être lieu de réformer sur la plainte et les raisons ; que cette considération méritoit bien d'être pesée pour que le Conseil décidât présentement s'il étoit en état de juger avant que de procéder à le faire, et que c'étoit, à ce qu'il lui paroissoit, cette question sur laquelle il

étoit à propos préalablement d'opiner. Tout ce discours ne fut pas prononcé sans que le Garde des sceaux ne donnât des signes d'impatience, sans toutefois oser interrompre; mais il tâcha de répondre comme un homme en colère que le dépit fait parler. Saint-Simon répliqua en deux mots, toujours tombant sur la chose et ménageant le Garde des sceaux, parce que lui-même, malgré sa colère, avoit fort pris garde à ses paroles à son égard; mais il passa d'acclamation à opiner sur le préalable. On y opina donc l'un après l'autre en rang, et plus des trois quarts des voix furent que l'affaire n'étoit instruite et entendue que d'une part et point de l'autre, et que, avant de passer outre au jugement, il falloit demander au parlement les motifs de l'arrêt. Le Garde des sceaux fit le plongeon au lieu d'opiner, puis se tournant au duc de la Force qui étoit auprès de lui : « Pardieu ! Monsieur, lui dit-il en frappant sur la table, il n'y a plus moyen de parler ici de Constitution ; aussi n'y en faut-il plus parler et n'y en parlera-t-on plus. » Il tint parole, et oncques depuis n'y en fut-il question. Pour cette affaire, les motifs ne furent point demandés; apparemment qu'on s'en défia et qu'on les crut trop bons, et on laissa l'arrêt subsister et s'exécuter dans toute son étendue, ce qui rendit un peu de calme au diocèse et contint l'archevêque sur ce qu'il ne pouvoit tirer du judiciaire.

1554. *Mesures prises contre le faux-saunage.*

(Page 317)

29 octobre 1718. — Ces faux-sauniers grossissoient sans cesse, et le gouvernement commençoit à bien sentir que le faux-saunage, quoique effectif, n'étoit que le prétexte d'autres desseins; c'est ce qui fit prendre sur eux des précautions véritables.

1555. *Le maréchal de Berwick accepte de commander l'armée française contre l'Espagne.*

(Page 323.)

13 janvier 1719. — Bauffremont fut loué à bon marché de sa délicatesse, qui regarda moins l'Espagne et sa Toison que les gens d'ici avec qui il étoit lié. Asfeld, si longtemps depuis maréchal de France, en montra une et plus hardie et plus pure. Il avoit eu la Toison pour la réduction de Majorque, après avoir servi toute la guerre de 1701 en Espagne, et presque toujours en chef, avec grande distinction. Il s'y étoit fait connoître du duc de Berwick, qui y avoit glorieusement commandé les armées, duquel il étoit devenu ami intime, et l'étoit toujours demeuré. Choisi pour servir sous lui de premier lieutenant général contre l'Espagne, il témoigna franchement au Régent sa répugnance, en offrant toutefois de la lui sacrifier, et il s'en expliqua si sagement que M. le duc d'Orléans ne lui en sut aucun mauvais gré, et trouva bon qu'il demeurât à Bordeaux pour commander en Guyenne, et avoir

le soin de tenir l'armée fournie de ses besoins. Pour le duc de Berwick, il fut à plaindre ; c'étoit le seul maréchal de France qui pût être chargé de cette guerre. La bataille d'Almanza gagnée par lui la veille que M. le duc d'Orléans joignit son armée, étoit restée tout entière sur le cœur de ce prince, quoique le général eût été forcé à ne le pouvoir attendre, mais ce qui étoit véritable par la considération des suites, se montroit autrement, puisqu'il avoit attaqué et marché à l'ennemi. Il n'avoit point de fonds de bien que la terre de son duché, qu'il devoit presque entière, et la mort de son fils unique sans enfants achevoit de le ruiner et sa nombreuse famille. Nulle ressource dans le Régent qu'il achevoit de s'aliéner sans retour par un refus, qui le jetoit dans tout l'embarras de chercher un général et qui pouvoit servir d'un dangereux exemple, et dont le contraire lui acquéroit l'amitié et la reconnoissance de ce prince en acceptant. Il crut que celle de sa Toison, de sa grandesse, du riche établissement de son fils aîné en Espagne pouvoient céder à des considérations si fortes, et qu'elles le devoient même à ses serments prêtés en France pour les premières dignités de ce royaume. Le monde malin et curieux n'en jugea pas de même, et l'Espagne ne lui a jamais pardonné, ni même à son fils aîné qu'en apparence, quelque innocent qu'il en ait été.

1556. *La duchesse de Berry en reine à l'Opéra.*

(Pages 327-328.)

7 décembre 1718. — Cette espèce de trône à l'Opéra parut fort extraordinaire, et fut trouvé d'autant plus mauvais que le Roi étoit à Paris. On fut surtout scandalisé de ce que Madame, fille de France comme Mme la duchesse de Berry et sa grand'mère, l'autorisoit par sa présence publique et M. le duc d'Orléans avec elle. Il est pourtant vrai que Mme la duchesse de Berry n'y retourna plus. Elle hasardoit ainsi des tentatives qu'elle n'osoit plus réitérer, dont une en ce même genre : ce fut de donner audience publique et de cérémonie à un ambassadeur sur une estrade de trois marches. Les dames assises et debout, très surprises, pensèrent s'en aller. L'ambassadeur, étonné, demeura un moment incertain ; il prit néanmoins son audience pour éviter l'éclat de tourner le dos sans avoir fait son compliment ; mais, au sortir de l'audience, il fit grand bruit, et le jour même tous les ambassadeurs déclarèrent qu'ils protestoient contre cette entreprise, et qu'aucun ne se présenteroit plus au Luxembourg qu'ils ne fussent assurés avec certitude que cela ne seroit jamais réitéré. Ils le furent en effet, et toutefois ils furent apaisés avec peine, et Mme la duchesse de Berry n'osa plus y retourner. Elle passa une fois tout le long du palais et du jardin des Tuileries, le Roi y étant, ses timbales sonnantes, et ne l'osa plus entreprendre depuis dans Paris, où cela fut trouvé avec raison extrêmement mauvais.

APPENDICE

SECONDE PARTIE

I

DÉLIBÉRATIONS DU PARLEMENT

Juin, juillet, août 1718[1].

Pour éclairer le récit sommaire fait par Saint-Simon, d'après Dangeau, des résistances du parlement de Paris aux graves mesures financières prises par le Régent à l'instigation de Law, nous croyons devoir donner de nombreux extraits des registres de la Compagnie qui relatent les incidents divers de ce conflit. Ils sont tirés du registre du conseil secret du Parlement où sont consignées les délibérations des chambres assemblées en réunions plénières (Archives nationales, X^{1A} 8435, fol. 367 v° à 389). L'ensemble de ces textes officiels complètera les mentions trop abrégées du *Journal de Dangeau*, qui a été, pour ces affaires, jusqu'à la veille du lit de justice du 26 août, la source unique de notre auteur.

« Du jeudi 2e juin 1718, du matin.

« Ce jour, toutes les chambres assemblées,..... sur ce qui a été dit par un grand nombre de Messieurs qu'il se publioit depuis hier en cette ville un édit concernant les monnoies, qui paroissoit important et dont la cour n'avoit eu aucune connoissance, la matière mise en délibération,

« La cour a arrêté qu'il seroit nommé des commissaires, pour, après qu'ils auront conféré ensemble sur cette matière, en être délibéré par ladite cour toutes les chambres assemblées, et à l'instant M. le président d'Aligre a nommé pour commissaires MM. Lenain, le Musnier, Dreux, Robert, Chassepot, de la Porte, de Paris, Bourgoin, de la Guillaumie, le Boistel, Feydeau, Lucas, Jacquier et Lefebvre de la Malmaison..... »

« Du mardi 14e juin 1718, du matin.

« Ce jour, toutes les chambres assemblées, après le rapport fait par Messieurs les commissaires nommés le 2e du présent mois, au sujet du nouvel édit concernant une refonte générale des monnoies, le prix des

1. Ci-dessus, p. 3 et suivantes.

espèces et les billets de l'État, de la conférence qu'ils avoient tenue le jour d'hier à ce sujet et de l'utilité dont il pourroit être de conférer sur une affaire aussi délicate et aussi importante avec les députés des autres compagnies, ainsi qu'il a été pratiqué en plusieurs occasions, la matière mise en délibération,

« La cour, toutes lesdites chambres assemblées, a ordonné qu'assemblée des députés de la cour sera faite dès cet après-midi en la Chambre de Saint-Louis, à laquelle seront appelés les députés de la Chambre des comptes, de la Cour des aides et de la Cour des monnoies, pour conférer ensemble au sujet du nouvel édit, et que, quand même les députés des autres compagnies ne pourroient être assemblés aujourd'hui, Messieurs les députés de la cour ne laisseront pas de s'assembler pour prendre les avis par écrit des six corps des marchands et de six des plus notables banquiers de cette ville, sur l'utilité ou le préjudice que peut apporter au public l'exécution de l'édit, lesquels seront mandés à cet effet.

« Et à l'instant Maître Guy Nouet, l'un des secrétaires de la cour, a été chargé d'aller vers lesdites compagnies pour leur faire part de l'arrêté de la cour, et de dire aux députés des Monnoies d'apporter l'édit qui n'a point encore été apporté à la cour.

« Et ont été nommés pour assister à l'assemblée à la Chambre de Saint-Louis, avec M. le premier président et M. le président Portail, sept de Messieurs de la grand chambre, savoir : MM. Lenain, doyen, le Musnier, Dreux, Robert, Chassepot, de la Porte et de Paris, et sept de Messieurs des Enquêtes et Requêtes du palais, un de chacune desdites chambres, savoir : MM. Bourgoin, de la Guillaumie, le Boistel, Feydeau, Lucas, Jacquier et Lefebvre.

« Et sur les onze heures Maître Guy Nouet est revenu, lequel a dit, toutes les chambres assemblées, qu'ayant été suivant les ordres de la cour à la Chambre des comptes lui faire part de l'arrêté de la Compagnie, et ladite Chambre ayant répondu, après ses remerciements des témoignages d'estime que la cour lui donnoit, qu'elle concourroit toujours volontiers aux bonnes intentions de la cour, mais qu'il falloit, pour une affaire de cette espèce, assembler les deux semestres, ce qui ne pouvoit se faire que demain mercredi 15e de ce mois, et pour quoi ils alloient donner les ordres nécessaires et feroient incontinent savoir à la cour le résultat de leur assemblée, il avoit cru de son devoir de venir rendre compte à la cour de cette réponse, avant que d'aller vers les autres compagnies demander des députés pour cet après-midi.

« Sur quoi il lui a été ordonné d'aller à la Cour des aides et à celle des monnoies avertir pour l'assemblée de la Chambre de Saint-Louis pour demain 15e du mois, trois heures de relevée. »

« Du mardi 14e juin 1718, de relevée,
en la grand chambre de Saint-Louis.

« Ce jour, Messieurs les députés de la cour nommés ce matin pour assister à l'assemblée de la Chambre de Saint-Louis dessus nommés assemblés sur les trois heures de relevée, ont été appelés en ladite chambre les gardes des six corps des marchands, lesquels ont été chargés d'apporter demain par écrit en la cour les avis de leur communauté au sujet de l'utilité que peut apporter au commerce l'extinction des billets de l'État qu'on a paru vouloir procurer par le nouvel édit des monnoies du mois de mai dernier, et du préjudice que peut porter le surhaussement desdites monnoies porté par ledit édit.

« Ensuite ont été appelés six des plus notables banquiers de cette ville, savoir : les deux frères le Couteulx, Antoine Moura, Masson, Thelusson, Tourlon, lesquels, interrogés l'un après l'autre sur le même sujet, ont unanimement répondu que le préjudice que l'exécution de cet édit porteroit étoit sans comparaison plus grand que l'utilité qu'on pouvoit tirer de l'extinction la plus exacte des billets de l'État, par la ruine totale du commerce, l'avantage présent que le surhaussement des monnoies donnoit aux autres états sur la France, et les suites fâcheuses qu'il auroit dans l'intérieur du royaume, et ont au surplus supplié Messieurs les députés, s'ils desiroient qu'ils donnassent un avis par écrit, de leur permettre de se retirer pour le concerter ensemble, et ont promis de l'apporter demain matin avant dix heures, ce qui leur a été accordé. »

« Du mercredi 15e juin 1718, du matin.

« Ce jour, sur les dix heures et demie du matin, Maître [ ] Richer, greffier en chef de la Chambre des comptes, a demandé à parler à la cour, et, entré au premier barreau du côté de la cheminée, debout et couvert, après que M. le premier président lui a dit de le faire, a dit ces propres termes : « Messieurs, je viens pour rendre réponse au mes-« sage que la cour a bien voulu envoyer faire à la Chambre le jour « d'hier. La Chambre a arrêté de députer incessamment à M. le Régent « pour lui rendre compte de l'invitation du Parlement, lui demander « si le Roi aura pour agréable qu'il y ait une assemblée en la Chambre « de Saint-Louis, et qu'il sera supplié de vouloir bien envoyer à la « Compagnie l'édit concernant les monnoies. » A quoi il a ajouté que l'intention de la Chambre étoit de se conformer aux résolutions de la cour.

« Sur quoi il lui a été dit de se retirer quelque temps au greffe de la cour, et que l'on le rappelleroit. Et peu de temps après rappelé et debout au barreau, M. le premier président lui a dit que la cour attend ce que la Cour des aides et celle des monnoies lui manderont ; qu'après qu'on aura entendu leur réponse, on assemblera toutes les chambres, et que, si la cour juge qu'il y ait quelque chose à faire savoir à la Chambre, on y envoiera.

« Quelque temps après est venu un officier du greffe de la Cour des monnoies, lequel passé au même barreau, debout et découvert, a dit : « La Cour des monnoies ayant reçu ordre du Roi de ne se point trouver « à l'assemblée à laquelle le Parlement l'a convoquée, m'envoie, Mes-« sieurs, vous prier de la dispenser et de recevoir ses excuses. »

« Et ensuite on a averti le greffier civil de la cour que Maître [Benoît-Gabriel] Olivier le jeune, reçu en survivance de la charge de greffier en chef de la Cour des aides, demandoit à lui parler, lequel sorti et rentré a rapporté que ledit Maître Olivier lui avoit dit que Messieurs de la Cour des aides l'avoient chargé de lui dire que, n'ayant pu finir leur délibération ce matin, ils l'avoient remise à vendredi prochain 17e de ce mois.

« Sur quoi, toutes les chambres ayant été assemblées, M. le premier président a fait récit de ce qui se passa hier en l'assemblée de Messieurs les députés de la cour tenue en la Chambre de Saint-Louis, et a ajouté que les gardes des six corps des marchands avoient apporté ce matin l'avis de leur communauté et les six banquiers le leur, lesquels ont été déposés au greffe.

« M. le premier président a aussi récité à la Compagnie ce que la Chambre des comptes, la Cour des aides et celle des monnoies avoient envoyé dire à la cour le matin.

« Sur quoi, la matière mise en délibération,

« La cour, en dispensant la Cour des monnoies d'envoyer cette fois des députés à la Chambre de Saint-Louis, attendu les circonstances particulières, a continué la présente assemblée à vendredi matin, à cause de la fête de demain, et a cependant ordonné qu'un secrétaire de la cour ira de sa part dire à la Chambre des comptes et à la Cour des aides la continuation de l'assemblée des chambres et les priera de faire savoir vendredi matin le plus tôt qu'ils le pourront les difficultés qui se pourroient trouver à l'assemblée de la Chambre de Saint-Louis. »

« Du vendredi 17e juin 1718, du matin.

« Ce jour, M. Jean-Étienne Ysabeau, l'un des secrétaires de la cour, a rendu compte à la cour qu'en exécution de l'ordre qui lui avoit été donné mercredi dernier 15e de ce mois, il avoit été, aussitôt après l'avoir reçu, à la Chambre des comptes, où il n'avoit trouvé qu'un officier du greffe, qui lui avoit dit que la Chambre étoit levée, et de là à la Cour des aides, où il avoit appris d'un des greffiers en chef qu'elle étoit aussi levée, ce qui l'avoit obligé d'aller, suivant l'ordre qu'il en avoit reçu, chez le sieur président de Paris, lequel préside à la Chambre des comptes pour l'absence du sieur de Nicolay, premier président d'icelle; auquel ayant dit ce dont il étoit chargé pour la Chambre, il lui auroit répondu que la Chambre étoit sensible comme elle le devoit à l'honneur que le Parlement lui faisoit, et qu'il lui rendroit compte de ce qu'il venoit de lui dire; qu'ayant été de là chez le sieur premier président de la Cour des aides, il auroit reçu la même réponse, à peu près dans les mêmes termes; ce qu'il a été chargé de dire à Messieurs séant en la Tournelle et aux chambres des Enquêtes et Requêtes.

« Et peu après l'audience donnée aux bas sièges, Messieurs étant encore à la buvette, avertis que Maître Richer, greffier en chef de la

Chambre des comptes, demandoit à parler à la cour, sont revenus en la grand chambre, et, ayant pris leurs places, il a été mandé, passé au premier barreau, debout et couvert, après que M. le premier président lui a dit de le faire, a dit : « Messieurs, j'ai ordre de la Chambre de « dire à la cour que M. le duc d'Orléans a donné heure à la Chambre « aujourd'hui, onze heures du matin, pour l'entendre au sujet de l'édit « des monnoies, conformément à l'arrêté de la Chambre de mercredi « dernier 15e de ce mois. J'ai ordre de plus de dire à la cour que la « Chambre a toute intention de se conformer aux dispositions de la cour « pour le bien public. »

« Ensuite retiré au greffe et rappelé peu de temps après, M. le premier président lui a dit : « Nous n'avons quant à présent à vous char« ger de rien pour la Chambre, » et lui a marqué que la cour étoit satisfaite des intentions que la Chambre lui faisoit connoître.

« Peu de temps après, est venu Maître Robert, l'un des greffiers en chef de la Cour des aides, lequel a passé au barreau et dit qu'il étoit envoyé à la cour par la Cour des aides pour dire ce qui ensuit : « La « Cour des aides ne peut quant à présent envoyer ses deputés en la « Chambre de Saint-Louis, attendu la lettre de cachet du Roi qu'elle « vient de recevoir ; mais l'affaire dont il s'agit lui paroît d'une si grande « importance pour le service du Roi, pour l'État et tout le public qu'elle « a résolu d'en faire ses très humbles remontrances à Sa Majesté et de « concourir dans toutes les occasions avec le Parlement. » Sur quoi, M. le premier président lui a répondu que la cour ne doute point des bonnes intentions de la Cour des aides et que les chambres vont être assemblées pour leur en faire part.

« Lui retiré, toutes les chambres ont été assemblées et, après que M. le premier président a eu fait récit de ce qui avoit été dit à la cour de la part de la Chambre des comptes et de la Cour des aides, il a été délibéré sur ce qui étoit à faire, et la cour, eu égard aux raisons qui ont empêché jusqu'à présent lesdites deux compagnies d'envoyer des députés en la Chambre de Saint-Louis et pour autres bonnes causes à elles connues, a arrêté que, sans insister davantage sur cette assemblée, Messieurs les députés nommés pour la Chambre de Saint-Louis confèreront entre eux en la Tournelle dès ce moment et ouvriront les avis donnés par écrit par les six corps des marchands et par six notables banquiers de cette ville, pour, sur le rapport qui en sera fait ce jourd'hui trois heures de relevée en la cour, toutes les chambres assemblées, être par elles ordonné ce que de raison. »

« Du vendredi 17e juin 1718, onze heures et demie du matin, en la Tournelle.

« Ce jour, Messieurs les députés de la cour assemblés à la Chambre de la Tournelle, ont été ouverts les avis des six corps des marchands et des six notables banquiers de cette ville au sujet de l'utilité ou préjudice que pourroit apporter au public l'exécution du nouvel édit des monnoies, et Messieurs les députés ont conféré ensemble sur ce projet jusques à une heure de relevée. »

« Du vendredi 17e juin 1718, de relevée.

« Ce jour, sur les trois heures et demie de relevée, toutes les chambres ayant été assemblées suivant l'arrêté de ce matin, lecture a été faite de l'avis des six corps des marchands, ainsi qu'il suit : « Les six corps des « marchands de cette ville de Paris, auxquels la cour a fait l'honneur « de demander leur avis touchant l'édit du mois de mai dernier concer- « nant l'augmentation des espèces, etc., estiment que, quoique cette « augmentation cause dans le commerce un grand dérangement, « l'extinction des billets de l'État est néanmoins plus avantageuse, en « les bâtonnant aux hôtels des monnoies en présence des porteurs. »

Lecture a été aussi faite de l'avis des six banquiers, ainsi qu'il suit : « Toutes les nouveautés sur les monnoies causent une interruption « dans le commerce. Celle-ci, outre cette interruption, cause un déran- « gement général et une perte très considérable par la grande diffé- « rence de la valeur de l'espèce courante à sa valeur intrinsèque. « D'ailleurs l'appréhension que le commerce aura des diminutions « dont l'expérience du passé nous menace ôtera totalement la confiance « dans le royaume et avec l'étranger, et nous estimons que, regardant « tout le royaume en général, la diminution de perte sur les billets de « l'État n'a pas de proportion avec le dommage que le commerce en « général souffrira par l'augmentation. »

Et ensuite, après le récit fait par Messieurs les députés de leurs réflexions et des propositions faites entre eux ce matin en la chambre de la Tournelle, la matière mise en délibération,

« La cour, toutes les chambres assemblées, a arrêté que, avant toutes choses, les gens du Roi seront mandés et chargés d'aller vers M. le duc d'Orléans régent du royaume le prier au nom de la cour de faire en sorte que, par l'autorité du Roi, la nouvelle fabrication et distribution des espèces soit suspendue aux hôtels des monnoies jusques à ce que le nouvel édit ait été envoyé, délibéré et registré en la cour, si faire se doit.

« ... Et à l'instant les gens du Roi mandés ont été chargés de l'exécution de cet arrêté. »

« Du samedi 18e juin 1718, de relevée.

« Ce jour... toutes les chambres assemblées,... M. le premier président a commencé par dire à la Compagnie que Maître Richer, greffier de la Chambre des comptes, chargé de parler de sa part à la cour, l'avoit trouvée levée ce matin, qu'étant venu chez lui et lui ayant dit ce dont il étoit chargé, il avoit cru pouvoir le dispenser de revenir cet après-midi en la cour, et s'étoit chargé de lui faire part de ce qu'il avoit à lui dire, qui étoit que la Chambre lui avoit ordonné de venir assurer le Parlement qu'elle sera toujours disposée à seconder son zèle pour le service du Roi et le bien de l'État, mais qu'elle croit ne devoir pas envoyer quant à présent ses députés en la Chambre de Saint-Louis.

« Et à l'instant, les gens du Roi mandés, Messire Guillaume de Lamoignon portant la parole, ont dit : « Messieurs, nous nous « sommes acquittés de la commission dont la cour nous avoit chargés. « Nous fûmes hier au Palais-Royal et nous vîmes M. le duc d'Orléans, « à qui nous fîmes entendre l'arrêté de la cour. Comme il nous a remis « à ce matin pour nous rendre réponse, nous y sommes retournés à « l'heure indiquée. Quelque vivacité qu'il nous ait témoigné sur les « démarches de la Compagnie, il s'est servi plusieurs fois en parlant « d'elle de termes d'estime et d'amitié. Il nous a chargé de lui dire « que, si elle jugeoit à propos de faire au Roi des remontrances sur le « dernier édit concernant les monnoies, quoiqu'il crût qu'elles ne « fussent pas dans le cas, le Roi seroit néanmoins toujours très disposé « à les recevoir ; qu'il se croyoit obligé de maintenir l'autorité royale, « et qu'il étoit entièrement impossible d'accorder la surséance demandée « par la cour. » Et se sont retirés.

Après quoi, la cour ayant ordonné qu'ils seroient rappelés pour conclure sur l'affaire qui fait la matière de la présente délibération, les gens du Roi,..... rentrés en la cour, ont requis qu'il soit fait incessamment au Roi de très humbles remontrances sur le sujet de l'édit concernant les monnoies, et, au cas que la cour juge à propos d'insister sur la surséance, que nouvelles supplications soient faites à M. le duc d'Orléans, dans lesquelles, en l'assurant de la droiture des intentions de la cour dans toutes les démarches qu'elle a faites, de sa fidélité au Roi et de son attachement pour l'autorité royale, on lui représentera les inconvénients de la refonte des monnoies.

Ensuite, eux retirés, la matière mise en délibération, la cour, etc. (*Le texte de cet arrêté a été publié en 1888 par J. Flammermont,* Remontrances du parlement de Paris au XVIIIe siècle, *tome I, p. 69*).

« Du lundi 20e juin 1718, du matin.

« Ce jour,... toutes les chambres ayant été assemblées, M. le premier président a dit que, le jour d'hier, Messieurs les députés de la cour s'étant rendus chez lui, avec les gens du Roi, ils avoient été ensemble au Palais-Royal, suivant les ordres de la cour, pour faire à Monsieur le Régent de nouvelles instances pour la surséance déjà demandée par le ministère des gens du Roi ; qu'après être descendus de leurs carrosses, ils étoient montés dans l'appartement à droite et entrés dans la pièce qui donne sur le jardin, où le capitaine des gardes du corps et le secrétaire des commandements de M. le duc d'Orléans étoient venus prendre Messieurs les députés et les avoient conduits à l'appartement de M. le duc d'Orléans, lequel ils avoient trouvé en son cabinet d'été avec M. le Garde des sceaux, le sieur de la Vrillière, secrétaire d'État, et quelques officiers de sa maison ; qu'après l'avoir salué, il lui dit :

(Le texte des représentations et celui de la réponse du Régent a été donné par J. Flammermont dans l'ouvrage indiqué ci-dessus, p. 70-74.)

« Qu'ensuite Messieurs les députés se retirèrent et furent reconduits en la manière ordinaire. Qu'ayant rassemblé ce dont chacun d'eux se souvenoit des paroles de M. le duc d'Orléans, ils avoient écrit sa réponse, qui depuis lui a même été montrée et par lui approuvée, en sorte que la Compagnie peut être sûre que ce qui vient de lui être lu sont les propres paroles de M. le Régent.

« M. le premier président a ensuite prié la Compagnie de l'excuser si elle ne trouvoit pas ce qu'il avoit dit à M. le duc d'Orléans tel qu'il auroit pu être, s'il avoit eu plus de temps pour travailler. Sur quoi il a été remercié de toute la Compagnie de l'exactitude, de la solidité et de la netteté avec laquelle il a parlé presque sur le champ sur des matières aussi importantes, et il a été ordonné que son discours seroit inséré dans les registres de la cour.

« Après quoi les gens du Roi ayant été mandés pour avoir leur avis dans les circonstances présentes ils ont fait un discours à la Compagnie, et ensuite a été rendu au sujet du nouvel édit des monnoies l'arrêt qui suit :

(Cet arrêt, qui décidait des remontrances au Roi et interdisait par provision la mise en circulation des nouvelles espèces, a été imprimé dans l'ouvrage de Flammermont, p. 74-75.)

« Du mardi 21e juin 1718, du matin.

« Ce jour... les gens du Roi sont entrés et, Messire Guillaume de Lamoignon, l'un des avocats dudit seigneur, portant la parole, ont dit : « Messieurs, nous avons reçu ordre du Roi d'apporter à la cour « cet arrêt du Conseil, » lequel ils ont voulu présenter à la cour.

« Sur quoi... toutes les chambres ont été assemblées, et, peu de temps après, les gens du Roi mandés ont dit qu'ils allèrent hier au Palais-Royal et qu'ils eurent l'honneur de voir M. le duc d'Orléans, à qui ils firent entendre l'arrêt de la cour ; qu'il ne leur rendit aucune réponse ; que ce matin ils ont reçu une lettre de cachet portant ordre d'apporter un arrêt du conseil d'État.

« A quoi leur a été dit par M. le premier président qu'il a ordre de la cour de leur dire qu'ils savent que le Roi fait connoître ses volontés à son parlement par lettres patentes et non par simples arrêts du Conseil, et le respect avec lequel la cour reçoit toujours les commandements du Roi revêtus de son sceau et des marques anciennes et ordinaires de son autorité.

« Il leur a ensuite demandé quelle diligence ils ont fait pour l'impression de l'arrêt du jour d'hier et l'exécution d'icelui. A quoi ils ont répondu qu'ils l'avoient envoyé à l'imprimeur suivant l'usage ordinaire et les ordres de la cour, mais qu'ils avoient appris que l'impression en avoit été arrêtée par autorité supérieure; et se sont retirés, emportant l'arrêt du Conseil qu'ils avoient à la main et que la cour n'a pas voulu recevoir.

« ... Et sur ce qu'avoient dit les gens du Roi concernant l'impression et l'exécution de l'arrêt du jour d'hier, la matière mise en délibération, la cour, toutes les chambres assemblées, a arrêté et ordonné que l'arrêt rendu en icelle le jour d'hier 20e de ce mois sera affiché dans le Palais aux lieux convenables et accoutumés, qu'il en sera fait incessamment par les commis du greffe de ladite cour copies en aussi grand nombre qu'il sera nécessaire, qui seront signées par le greffier civil; que les gens du Roi seront chargés d'en envoyer dans le jour au Châtelet et bailliage du Palais pour y être lues, publiées et registrées, et le plus tôt que faire se pourra aux autres bailliages et sénéchaussées du ressort...

« Et a été au surplus déclaré qu'il demeuroit *in mente curiæ* que la présente assemblée étoit continuée pour toutes les occurences de l'affaire dont il s'agit et jusques à son entière consommation, sans néanmoins que le service du public et l'exercice de la justice demeurent suspendus. Et sera ce dernier article des arrêtés de la cour tenu secret et non communiqué. »

« Du mercredi 22e juin 1718, du matin.

« Ce jour, sur les neuf heures et demie du matin, toutes les chambres ayant été assemblées, les gens du Roi mandés ont dit: « Messieurs, « pour rendre compte à la cour de ce que nous avons fait pour l'exécu« tion de l'arrêt d'hier, nous lui dirons que nous restâmes au Palais « jusqu'après une heure sonnée pour attendre les expéditions de l'arrêt « de lundi dernier qu'il falloit envoyer dans les bailliages, et de celui « d'hier qui nous autorisoit à faire afficher celui de lundi, nous ne « pûmes avoir que quatre placards de l'arrêté de lundi... A notre retour, « nous commençâmes nos diligences pour l'exécution de l'arrêt; mais, « avant que nous en eussions les expéditions, nous fûmes arrêtés par « une lettre de cachet du Roi à nous adressée, qui nous faisoit défenses « de passer outre sous peine de désobéissance. Nous allâmes sur le « champ au Palais-Royal et nous fîmes les instances les plus vives « auprès de M. le duc d'Orléans pour faire révoquer cet ordre. Nous « lui fîmes entendre que l'intention de la Compagnie n'étoit qu'en « faveur du bien public et du service du Roi. Il nous répondit qu'il « étoit résolu de maintenir l'autorité royale et que la Compagnie ne « devoit avoir d'autre objet que les remontrances résolues par l'arrêt « de lundi dernier. Sur cela nous demandâmes si le Roi auroit les « remontrances pour agréables et quel jour il voudroit recevoir la « Compagnie. Il nous dit que le Roi seroit toujours disposé à les rece« voir et a indiqué jour à lundi prochain onze heures du matin, per« suadé que la Compagnie ne se portera à aucunes démarches qui

« engageroient le Roi à en faire de contraires qui pourroient troubler « les vues de paix et de bien public si desirables. »

« Après quoi, eux retirés, la matière mise en délibération, la cour, pour continuer de se tenir dans les termes de la conduite la plus mesurée, et pour éviter les inconvénients qui pourroient suivre des démarches qui sembleroient les plus nécessaires en cette occasion, a arrêté que, suivant la proposition faite par les gens du Roi de la part de M. le duc d'Orléans, les remontrances ordonnée par l'arrêt de la cour de lundi dernier 20e de ce mois seront faites au Roi tant de vive voix que par écrit lundi 27e de ce mois à onze heures du matin, lesquelles seront premièrement lues en la cour, toutes les chambres assemblées... »

« Du samedi 25e juin 1718, du matin.

« Ce jour... toutes les chambres ayant été assemblées, M. le premier président a dit à la cour que, au préjudice des espérances qui avoient été données mercredi dernier que l'état des choses ne changeroit point jusques aux remontrances, dès le même mercredi, il avoit été fait aux deux commis au greffe des deux chambres des requêtes du Palais une signification pour les chambres mêmes d'un arrêt du Conseil portant évocation à la personne du Roi de tous les procès dépendant de l'exécution de l'édit du mois de mai concernant les monnoies et les billets de l'État; que, étant prêt d'assembler ce matin à ce sujet, les gens du Roi lui avoient fait dire qu'ils desiroient entrer en la cour...

« Et à l'instant les gens du Roi mandés sont entrés et, Messire Guillaume de Lamoignon... portant la parole, ont dit :

« Messieurs, mercredi dernier en sortant du Palais, nous apprîmes « qu'on publioit dans Paris un arrêt du Conseil, portant évocation au « Roi et à son Conseil de toutes les contestations concernant l'exécu- « tion du dernier édit sur les monnoies. Nous allâmes sur le champ au « Palais-Royal, et nous fîmes tous nos efforts auprès de M. le duc « d'Orléans pour faire révoquer cet arrêt, ou du moins pour empêcher « qu'il ne fût publié ou signifié. Nous ne pûmes rien obtenir. Il nous « fut dit que les ordres étoient donnés. La cour est informée de ce qui « se passa l'après-dînée.

« Ce matin, étant au parquet, nous avons reçu des lettres patentes « pour l'exécution de cet arrêt, avec ordre de les apporter incessamment « à la cour; pour y satisfaire, nous les apportons avec la lettre de cachet.

« Nous n'avons pas beaucoup de réflexions à faire sur ces lettres. La « cour en conçoit aisément les conséquences, et, puisqu'elle s'est « portée à faire des remontrances sur le dernier édit des monnoies, « il paroît qu'elle ne peut se dispenser d'en faire de nouvelles sur ces « lettres. Il dépendra de sa prudence ou de les joindre à celles qu'elle « doit faire lundi prochain, ou de les faire séparément... »

« Et se sont retirés, laissant sur le bureau la lettre de cachet, les lettres patentes et l'arrêt du Conseil attaché sous le contre-scel...

« La matière mise en délibération, la cour, toutes les chambres assemblées, a arrêté qu'il sera inséré dans les remontrances ordonnées le 20e de ce mois, et qui seront faites lundi prochain au Roi, conformément à la proposition de M. le duc d'Orléans rapportée à la cour par les gens du Roi mercredi dernier, un article sur les lettres patentes apportées ce matin à la cour... »

Le lundi 27, toutes les chambres se rassemblèrent le matin pour entendre la lecture des remontrances, dont elles approuvèrent la teneur et dont elles décidèrent l'insertion dans les registres (XIA 8435, fol. 398-405); elles sont imprimées dans l'ouvrage de Flammermont, p. 77-84.

« Du mardi 28e juin 1718, du matin.

« Ce jour... toutes les chambres ayant été assemblées, M. le premier président a dit qu'hier, Messieurs les présidents et Messieurs les députés de la cour s'étant assemblés en sa maison, ils en étoient partis avec les gens du Roi avant onze heures pour aller faire de vive voix et présenter au Roi par écrit les remontrances ordonnées..., trois de Messieurs les présidents avec lui dans son carrosse, plusieurs de Messieurs dans ses autres carrosses et dans les leurs, et ses gentilshommes et secrétaires dans un des carrosses de la suite; qu'étant descendus au fond de la cour des suisses, ils avoient été introduits dans la salle des ambassadeurs en la manière ordinaire; que, peu de temps après, le sieur de Dreux, grand maître des cérémonies, et le sieur comte de Maurepas, secrétaire d'État, étoient venus les avertir que le Roi étoit prêt à les recevoir, et les avoient conduits au milieu d'un très grand nombre de personnes en la chambre du trône, où ils avoient trouvé le Roi assis dans son fauteuil, ayant d'un côté son garde des sceaux et de l'autre le maréchal duc de Villeroy son gouverneur, accompagné de M. le duc d'Orléans régent du royaume, des princes de son sang, princes légitimés, ducs, pairs et grands officiers de la couronne, officiers de sa maison et autres personnes, dont la chambre étoit remplie; qu'après s'être approchés du Roi avec les marques de respect dues à sa personne, que le Roi avoit reçues avec l'air de bonté et les grâces qui accompagnent toutes ses actions, il lui avoit fait de vive voix les remontrances que la cour avoit marqué approuver le jour d'hier, et lui en avoit ensuite présenté un exemplaire en la forme usitée en pareil cas; que le Roi a dit: « J'ai bien voulu « entendre les remontrances de mon Parlement. Mon garde des sceaux « vous dira mes volontés »; que M. le Garde des sceaux, prenant la parole, avoit dit: « Le Roi a reçu les remontrances que son Parlement « lui a données par écrit. Sa Majesté les fera examiner et fera savoir « incessamment à son Parlement ses intentions; » que Messieurs les députés s'étoient ensuite retirés, après de profondes révérences, et, ayant été reconduits en la manière ordinaire par le sieur marquis de Dreux, grand maître, et le sieur Desgranges, maître des cérémonies, et le comte de Maurepas, secrétaire d'État, ils s'étoient retirés en leurs logis... »

Les députés du Parlement furent convoqués le samedi 2 juillet pour recevoir la réponse du Roi; elle fut communiquée aux chambres le lundi 4 et insérée dans les registres (fol. 413-415). J. Flammermont l'a publiée, p. 85-87.

« Du lundi 4e juillet 1718, du matin.

« . . . .

M. le premier président a dit que c'étoit à la Compagnie à voir à présent ce qui étoit à faire pour le service du Roi et le bien public, et à l'instant, la matière mise en délibération, la cour, toutes les chambres assemblées, a arrêté qu'elle se rassemblera vendredi prochain pour la même affaire,... qu'il sera donné à chacune des chambres une copie de la réponse faite au nom du Roi aux remontrances de la Compagnie, et une aux gens du Roi, pour, après les réflexions que l'importance de la matière pourra leur fournir, être entendus en leurs conclusions... »

Le vendredi 8 juillet la cour décida de faire d' « itératives remontrances » sur le même sujet. Elle fit demander le 12 le jour qui conviendrait au Roi; le Régent indiqua le lundi 18. Mais ce jour-là, dans la matinée, les gens du Roi vinrent dire à la cour

« ... que, la veille, Monsieur le Régent leur avoit mandé de se trouver au Palais-Royal à six heures; qu'ils s'y étoient rendus et que, après avoir attendu quelque temps, Monsieur le Régent étoit revenu du conseil de régence; qu'il les avoit chargés de dire à la Compagnie que le Roi avoit compté recevoir les remontrances en ce jour, mais que des affaires qui étoient survenues l'obligeoient de les remettre; que, le reste de la semaine étant destiné à des affaires particulières, il avoit d'abord remis au lundi suivant, mais que, considérant que c'étoit un jour de fête, il remettoit au mardi et indiquoit l'heure à onze heures et demie du matin, estimant que cette heure conviendroit mieux à la Compagnie... »

Les « itératives remontrances » eurent lieu le mardi 26 juillet; le texte en a été donné dans l'ouvrage de Flammermont, p. 88-105. En attendant la réponse que le Roi devait envoyer, la cour convoqua le prévôt des marchands pour avoir des renseignements sur les rentes de l'hôtel de ville.

« Du mardi 9 août 1718, du matin.

« La cour avertie que les prévôt des marchands et échevins de la Ville, ensemble le substitut du procureur général du Roi au bureau de ladite ville, les greffier et receveur d'icelle, étoient au parquet des huissiers et attendoient les ordres de la cour, ils ont été mandés, et, eux entrés, debout au premier barreau du côté du greffe, M. le premier président leur a dit que la cour les a mandés pour savoir d'eux s'il a été fait un état des anciennes rentes constituées sur l'hôtel de cette ville qui n'ont point encore été converties.

« A quoi le prévôt des marchands a répondu que cet état avoit été commencé depuis quelques jours; que, malgré la difficulté qu'il y auroit à le rendre parfait, tant parce que pour soixante-dix parties des rentes qui restent à présent il y en avoit autrefois cent cinquante, que par le dérangement que la mort de quelques payeurs et les autres changements auront pu causer dans les registres et mémoires, il espéroit néanmoins l'avoir avant qu'il fût longtemps dans une grande exactitude; qu'il avoit à la main le calcul qui en a déjà été fait sur dix parties des rentes; qu'à compter sur le même pied pour les autres parties et eu égard à l'augmentation que doivent produire certaines portions de rentes qui ne sont pas encore suffisamment connues, il croit que les cinquante mille livres de rentes dont on lui a dit que l'édit de création a été apporté le jour d'hier à la cour, seront, ou précisément ou avec bien peu de mécompte, ce qu'il faudra pour asseoir ce qui reste à convertir.

« Après quoi et quelques autres questions que M. le premier président a cru devoir faire, il les a chargés, suivant les ordres et au nom de la cour, d'aller vers M. le duc d'Orléans régent du royaume pour obtenir un fonds suffisant pour acquitter l'excédent du courant des rentes par-dessus le fonds déjà assigné et l'assignation du total sur les fermes du Roi dont l'adjudication fut remise hier à la quinzaine...

« Le prévôt des marchands a répondu qu'ils exécuteroient les ordres de la cour avec tout le zèle dont ils étoient capables...

« Ensuite M. le premier président leur a ordonné au nom de la cour de venir le mercredi 17e de ce mois en icelle rendre compte des diligences qu'ils auront faites et de leur effet; à quoi ils ont dit qu'ils obéiroient, et se sont retirés. »

Le 11 août, dans l'après-midi, la cour ordonna l'enregistrement de l'édit portant création de cinquante mille livres de rente au denier vingt-cinq pour servir à consommer les conversions des anciennes rentes.

« Du vendredi 12 août 1718, du matin.

« Ce jour, toutes les chambres assemblées, continuant ses délibérations au sujet des réponses qu'il a plu au Roi faire rendre en sa présence le 21 février de la présente année aux remontrances que ladite cour avoit eu l'honneur de lui faire le 26e jour de janvier précédent, après avoir vu l'article desdites réponses concernant le dépôt des deniers royaux entre les mains d'officiers comptables ayant serment en justice, ensemble l'article contenant que le Roi n'a rien tant à cœur que l'observation des anciennes et des nouvelles ordonnances, vu aussi lesdites ordonnances sur le fait du maniement des deniers royaux, édits de création d'offices de finances, lettres patentes du Roi des 2 et 20 mai 1716, registrées en la cour les 4 et 23 du même mois, portant établissement d'une banque et règlement d'icelle, ordonnances, édits, déclarations et arrêts concernant les étrangers, la matière mise en délibération.

« La cour... a ordonné et ordonne, etc. »

Le texte de ce célèbre arrêt, dirigé contre Law, et dont Saint-Simon a donné dans ses Mémoires une version modifiée, a été publié par J. Flammermont, *Remontrances du parlement de Paris*, tome I, p. 106-107.

« Du mercredi 17 août 1718, du matin.

« Ce jour..., toutes les chambres ayant été assemblées..., M. le premier président a dit qu'il étoit averti que les prévôt des marchands et échevins de la ville de Paris étoient prêts à rendre compte à la cour de ce dont elle les avoit chargés le mardi 9 de ce mois.

« Iceux mandés,... le prévôt des marchands a dit qu'ils ont exécuté les ordres de la cour et ont fait auprès de M. le duc d'Orléans les instances dont ils ont été chargés; que M. le duc d'Orléans a répondu d'une manière à faire croire qu'il y aura égard, en disant qu'on lui parloit d'affaires qu'il avoit plus à cœur que la cour et eux-mêmes ne pouvoient les avoir... Il a ajouté, par rapport à l'édit de création de cinquante mille livres de rentes,... que, par le travail qui a pu être fait jusques à présent pour savoir ce qui reste de contrats à convertir sur quatre-vingts parties de rentes de cent cinquante dont le total des rentes étoit composé avant la dernière conversion, on pouvoit estimer que les cinquante mille livres de rentes nouvellement créées non seulement n'excèderoient pas ce qui reste à convertir, mais même ne suffiroient pas pour l'asseoir.

« M. le premier président les a chargés... de mettre par devers la cour au 1er décembre prochain un état tant des rentes qui restent à convertir que de celles qui pourront rester audit jour. Le prévôt des marchands a répondu qu'il étoit difficile d'assurer qu'on pût l'avoir dans la dernière précision, que cependant on l'auroit le plus exactement qu'il seroit possible, et se sont retirés.

« Du jeudi 18 août 1718, du matin.

« Ce jour, la cour, toutes les chambres assemblées, délibérant sur l'exécution de l'arrêt rendu en icelle... le 12e de ce mois concernant le dépôt des deniers royaux et autres objets à ce appartenant, la matière mise en délibération, a ordonné et ordonne que, les gens du Roi mandés, les huis seront présentement ouverts, toutes les chambres restant assemblées, pour être la publication dudit arrêt faite en présence desdits gens du Roi l'audience tenant,

« Et à l'instant, lesdits gens du Roi mandés et les huis ouverts, la lecture et publication dudit arrêt a été faite par le greffier civil de la cour en son bureau, debout et couvert.

« Après quoi, l'audience retirée et les huis fermés, les gens du Roi retirés au parquet, ladite cour, toutes les chambres assemblées, continuant la susdite délibération, a ordonné que ledit arrêt sera imprimé et que copies d'icelui signées du greffier d'icelle cour seront envoyées dans la matinée au bailliage du Palais et au Châtelet de Paris, pour y être ledit arrêt lu, publié et enregistré dans le jour et exécuté selon sa forme et teneur, et que copies collationnées d'icelui seront incessamment envoyées aux bailliages et sénéchaussées du ressort... »

A la suite de l'audience du 20 août est transcrit dans le registre X1A 8435 (fol. 585-588) l'arrêt du conseil d'État du 21, dont il a été parlé ci-dessus, p. 18, note 2, et qui ne fut en réalité enregistré que dans le lit de justice du 26 août.

« Du lundi 22e août 1718, du matin.

« ... La cour... a arrêté et ordonné que les gens du Roi seront chargés d'aller vers M. le duc d'Orléans régent du royaume, pour lui représenter que le Roi n'est point obéi ; qu'après avoir, outre la voie de la Chambre de justice, ouvert, dès l'an passé, quatre débouchés pour des sommes qui excèdent la moitié de ce qui a été répandu de billets d'État dans le public, on a néanmoins appris, par les réponses faites le 2 juillet dernier aux remontrances de la cour du 27 juin, qu'il n'y en a pas pour cinquante millions de brûlés, et le prier de vouloir bien faire donner un état au vrai de ce qui a pu être supprimé...

« Et à l'instant, les gens du Roi mandés, M. le premier président leur a dit le susdit arrêté et les a chargés de représenter le peu de proportion qu'il y a de la somme à laquelle se monte le total des billets d'État qui ont été brulés, avec celle que devroient avoir produit les débouchés de toute espèce qui ont été ouverts, et de rendre compte vendredi prochain à la cour de la commission qu'ils en reçoivent. »

Ce fut justement le vendredi 26 août que le Régent tint le lit de justice qui devait briser la résistance du Parlement.

II

LE RÉCIT DU LIT DE JUSTICE.

(Première rédaction).

Ainsi qu'il a été dit ci-dessus dans la note 3 de la page 26, le long récit du lit de justice dans nos *Mémoires* (p. 27-274) a pour origine une première rédaction, plus rapprochée des événements, qui est conservée au Dépôt des affaires étrangères dans le volume *France* 1233. Il est inutile de revenir ici sur les indications données dans cette note. Voici le début du premier récit, qui, pour les raisons expliquées, est assez différent du texte des *Mémoires*.

« *Lit de justice du 26 août 1718.*

« Pour note.

« Le Parlement, étant en cette agitation contre le Régent et le barrant en tout tête levée, donna prise par l'emportement de sa conduite tant sur le fonds que sur la forme : sur le fonds, parce qu'il est incompétent des matières d'État, et encore de celles des monnoies depuis que la cour qui en porte le nom est devenue supérieure et en possession d'enregistrer ce qui concerne cette matière ; sur la forme, par opposer son autorité à celle du Roi et ses arrêts à des édits. La peur qu'il fit à Law et celle que les roués conçurent pour eux-mêmes de mouvements si impétueux, donna lieu à réveiller le Régent de son insensibilité et à sortir par nécessité de son naturel, qui faisoit tout l'appui des démarches de cette compagnie et des gens principaux qui l'agitoient de derrière le rideau.

« Un incident bien léger fut la cause originelle de tout l'effet que produisit cette trop longue lutte. Le duc de la Force, réduit au néant de tous points, aspiroit de toutes ses forces à ce qu'il avoit dédaigné, je veux dire au conseil de régence, qui même dans la misère où il étoit tombé lui paroissoit une réhabilitation nécessaire. Il ne cessoit donc d'aiguillonner le Régent par des mémoires contre le Parlement, et le Régent, fatigué du Parlement, avoit marqué à ce duc sa satisfaction et en même temps sa surprise de le voir presque le seul qui ne craignît point le Parlement. M. de la Force saisit la conjoncture si bien, qu'à l'appui de Law, devant lequel à l'occasion de quelque chose de finance il voulut travailler exprès avec le Régent, ce prince lui dit qu'il le feroit entrer à la Régence, lorsqu'il y seroit question des choses du Parlement, pour se fortifier de sa voix, de ses recherches et de ses mémoires. Alors

M. de la Force songea à s'assurer de moi, et eut recours pour cela au même genre d'expédient qui l'avoit tiré du bas étage d'où, jusqu'à la fin du feu Roi, son nom ni sa dignité n'avoient pu le relever.

« J'avois demandé à S. A. R. pour Lancelot, notre secrétaire, un fonds qui assurât son état et le nôtre contre les cueillettes annuelles qui se faisoient souvent parmi nous avec peu de succès[1] ; mais l'exécution demeuroit depuis longtemps en arrière. M. de la Force qui le savoit, entreprit cette affaire. Il vanta Lancelot au Régent ; il lui donna l'honneur des recherches qu'il avoit fait faire par lui, et vint à bout en effet de ce qui le regardoit. Il y avoit déjà quelque temps que les assiduités, pour ne rien dire de pis, de M. de la Force recommençoient auprès de moi. Mes manières sèches ne l'éconduisirent point ; il crut pouvoir effacer le passé auprès de moi par l'affaire de Lancelot, et, s'il n'y réussit pas, il parvint au moins par là à se faire souffrir, et à me faire une confidence de son entrée à la Régence qui m'ôta le moyen de l'en exclure, mais qui ne put me déterminer à l'y servir[2]. Il ne cessoit cependant de presser M. le duc d'Orléans contre le Parlement, et, à la faveur de cette matière, il arracha quelque sorte d'engagement de continuer d'entrer à la Régence s'il y étoit une fois admis .S. A. R., flottant entre sa foiblesse et son inaction naturelle et les cris de ses roués et les raisons pressantes d'arrêter les démarches du Parlement, m'en témoignoit souvent sa peine, dans le peu que je le voyois. Je lui répondois en glissant, et dans la vérité j'avois si peu d'espérance qu'il fût pour prendre, moins encore pours soutenir, une résolution convenable, et si outré d'ailleurs de la vieille affaire du bonnet et de toute sa conduite tant particulière que de gouvernement, que je ne daignois entrer en rien. Pressé enfin, je lui dis froidement que c'étoit à lui à sonder ce dont il se sentoit capable, qu'il pouvoit se souvenir de tout ce que je lui avois conseillé avant et depuis sa régence sur le Parlement, que d'autres conseils, intéressés pour s'agrandir en les balançant l'un par l'autre, avoient prévalu sur les miens, qu'il me croyoit si prévenu contre le Parlement à cause du bonnet que j'évitois de lui parler de cette Compagnie, mais que ma prophétie arrivoit, et que de maître qu'il avoit été longtemps de la réprimer par un seul froncement de sourcil, sa débonnaireté et sa mollesse l'avoient conduit en ce détroit ou de se laisser ôter par degrés la souveraine autorité de la régence, ou d'être forcé de la revendiquer par des coups si violents qu'ils ne seroient pas trop sûrs, et en même temps fort difficiles ; que plus il tarderoit et pis ce seroit, et que c'étoit à lui à y bien penser en lui-même

1. Il a été parlé de l'avocat Lancelot comme secrétaire des ducs et pairs dans l'appendice IV de notre tome XXX, et un exemple des « ceuillettes » ou collectes pour les honoraires du secrétaire et les frais est mentionné dans le même appendice, p. 422, à la séance du 27 décembre.

2. Le récit des *Mémoires* n'a pas reproduit ces détails et n'a rien dit de cette question du secrétaire des pairs.

pour voir à quoi il se détermineroit, et, s'il vouloit ravoir son autorité, à ne pas tomber dans une plus grande foiblesse, et incomparablement plus dangereuse, par commencer sans pouvoir ou vouloir achever. Un discours si fort et si rare en ma bouche sur le Parlement, lâché d'un air de négligence et de douceur qui marquoit combien peu je le croyois capable de se relever, eut tout l'effet que je m'en étois sur le champ proposé. Il parut plus vif, plus inquiet, plus déterminé. M. de la Force excita Fagon, et le Garde des sceaux suivit le torrent dans la crainte que son peu d'union avec Law ne le fît passer pour parlementaire[1].

« Un autre événement acheva de précipiter les choses. L'arrêt du Parlement qui portoit sur Law et qui n'avoit point été publié, fut suivi quatre jours après d'un second qui ordonnoit que celui-là le seroit et qui nommoit d'autres commissaires que le procureur général pour informer d'office. On sut qu'il y avoit beaucoup de témoins ouïs secrétement, et que le Parlement instrumentoit en cachette pour se mettre en état d'envoyer quérir Law un matin par des huissiers ayant décret et ajournement en main et de le faire pendre en trois heures de temps dans l'enclos du Palais. Sur ces avis qui suivirent de près la publication de l'arrêt susdit, M. de la Force et Fagon furent trouver, le vendredi matin 19 août, S. A. R. et le pressèrent tant qu'il leur ordonna de se trouver tous deux dans la journée chez moi avec Law pour aviser ensemble à ce qu'il falloit faire. Ils y vinrent en effet, sans que j'en eusse été averti que par eux. La fermeté de Law y fut ébranlée jusqu'aux larmes échappées, et nos raisonnements ne nous satisfirent point d'abord, parce qu'il étoit question de force et que nous ne comptions pas sur celle du Régent. Le sauf-conduit dont Law étoit muni n'auroit pas arrêté le Parlement un moment. De casser ses arrêts, point d'enregistrement à en espérer ; de lui signifier ces cassations, foiblesse que le Parlement mépriseroit et qui le convieroit d'aller plus en avant. Embarras donc de tous côtés. Cependant Law, plus mort que vif, ne savoit que dire, beaucoup moins que devenir. Son état pressant me parut le premier à assurer. S'il eût été pris, son affaire eût été faite avant que les voies de négociations, qui auroient été les premières suggérées et suivies, eussent fait place aux autres, sûrement avant qu'on eût eu le loisir de se rendre à mieux et d'enfoncer le Palais avec le régiment des gardes, moyen critique en telle cause et pourtant unique, fâcheux au dernier point, même en réussissant, épouvantable si au lieu de Law on n'eût eu que le cadavre avec sa corde. Je conseillai donc à Law de se retirer dès lors même dans la chambre de Nancré au Palais-Royal, alors en Espagne, et je lui rendis la vie par ce conseil, qu'il exécuta. Il y avoit bien moyen de le mettre en sûreté chez lui, ou en le faisant loger à la Banque ; mais je crus que le Palais-Royal, ayant plus d'éclat, engageroit aussi le Régent davantage et nous four-

1. Il a dit au contraire dans les *Mémoires* que le Garde des sceaux d'Argenson était très lié avec Law.

niroit un véhicule assuré et nécessaire par la facilité que Law y auroit de lui parler et de le pousser à toute heure. Cela conclu, le lit de justice fut par moi proposé, etc. ».

Depuis cette phrase les Mémoires reproduisent le récit primitif, sinon textuellement, du moins à peu près identiquement et avec des différences de rédaction très peu importantes comme il a été dit dans la note 3 de la page 26.

III

LETTRE DE L'ABBÉ DUBOIS

au ministre anglais Craggs sur le lit de justice[1].

« Paris, le 27 août 1718.

« ... M. le Régent, après être venu à bout de la cabale qui s'est longtemps opposée au traité, a essuyé d'autres grandes traverses dans le Parlement, peut-être par les intrigues des mêmes auteurs domestiques et étrangers.

« Le Parlement avoit porté ses entreprises si loin, qu'il s'étoit arrogé l'autorité de défendre tout ce qui étoit ordonné au nom du Roi pour le maniement des finances et le gouvernement de l'État. La patience de S. A. R., poussée à bout, a enfin éclaté. Le tribunal souverain de l'autorité royale en France est le lit de justice du Roi, c'est-à-dire quand le Roi, séant dans le Parlement, où il appelle les princes du sang, les pairs du royaume, les maréchaux de France, les conseillers d'État, les gouverneurs de province, les chevaliers de l'Ordre et les grands officiers de la couronne, explique ses volontés et les fait recevoir par le Parlement. Cette compagnie ayant eu la témérité de faire publier des arrêts dans Paris contre les édits et déclarations faits pendant la Régence pour l'administration des affaires publiques, S. A. R. a fait tenir au Roi son lit de justice dans son palais, avec tout l'appareil ci-dessus marqué, où le Parlement a eu ordre de se rendre et où tout ce qui a été fait par ledit Parlement contre l'autorité royale jusqu'à ce jour, a été cassé sans nulle opposition. M. le duc du Maine, à qui le rang de prince du sang et la préséance au-dessus de tous les pairs du royaume avoient été accordés, en a été privé, pour n'avoir plus dorénavant que le rang de la pairie qu'il possédera, et il a été dépouillé de la place de surintendant de l'éducation du Roi, qui a été donnée au duc de Bourbon, premier prince du sang; ce qui a été exécuté avec toute la dignité et tout l'applaudissement qu'un si grand coup d'autorité pouvoit avoir. Cette démarche, qui étoit nécessaire pour arrêter le progrès des cabales, a eu tout le succès qu'on pouvoit desirer, et, comme elle est conforme aux idées que j'ai toujours remarquées en vous, et qu'elle ne peut qu'affermir l'autorité de S. A. R., je suis persuadé que Sa Majesté Britannique, qui s'y intéresse avec tant de bonté, l'apprendra avec joie, et je vous supplie, Monsieur, de lui en rendre compte et de lui présenter les résolutions qui y ont été prises, dont je vous envoie un exemplaire... »

1. Ci-dessus, p. 239. — Dépôt des Affaires étrangères, vol. *Angleterre* 321, fol. 204.

IV

ARRESTATION DE TROIS MEMBRES DU PARLEMENT[1].

Extraits des registres de la cour[2].

Du lundi 29e jour d'août 1718, du matin.

Ce jour la cour est entrée avant cinq heures du matin pour vaquer au jugement de plusieurs procès par écrit, et, pendant le rapport d'iceux, sont venues successivement nouvelles en la cour de l'enlèvement fait cette nuit par des mousquetaires de trois de Messieurs de la Compagnie, savoir : de M. Nicolas-Remy Frizon, président en la quatrième chambre des enquêtes, dont le beau-fils a dit à M. le premier président que, des mousquetaires s'étant emparés de sa maison, à ce qu'ils ont dit, par ordre du Roi, on lui avoit fait mettre une perruque de crin noir et on l'avoit fait monter dans un carrosse, dans lequel on l'avoit emmené, et on avoit pareillement enlevé ses papiers. M. Henry Feydeau, conseiller en la troisième chambre des enquêtes a dit la même chose de M. Denis Feydeau, son cousin, conseiller en la quatrième, logeant en la même maison que lui, et on a appris pareillement l'enlèvement de M. Armand de Saint-Martin, conseiller en la seconde des enquêtes, par M. René Mérault, son gendre, conseiller en la quatrième, avec cette circonstance que la porte avoit été enfoncée à coups de hache. Sur quoi la Tournelle ayant été mandée, M. le premier président a récité ce qu'on venoit d'apprendre et a proposé l'assemblée de toutes les chambres, ce qui ayant été unanimement approuvé, toutes les chambres ont été assemblées.

... M. le premier président ayant fait le récit des nouvelles venues en la cour ce matin et des exemples de ce qui s'est fait en conjonctures approchantes de celle où la cour se trouve, il a dit qu'il savoit que les gens du Roi, instruits de ce qui s'est passé, étoient au parquet depuis longtemps; qu'il leur avoit fait donner copie d'un billet qu'il a reçue de la femme de M. Frizon, et a proposé de les mander pour les entendre avant de délibérer. Ce qui ayant été approuvé, les gens du Roi mandés et entrés, M. le premier président leur a dit : « Vous ne doutez pas du « sujet pour lequel la cour vous a mandés. Vous êtes instruits de « l'enlèvement qui a été fait cette nuit de plusieurs de Messieurs de « la Compagnie, et vous pouvez juger de la consternation que doivent « produire de pareilles duretés ajoutées à celles que la cour en corps « essuya vendredi dernier, et du pernicieux exemple de la violation de « la liberté des suffrages en la personne de magistrats, en qui nous

1. Ci-dessus, p. 269.
2. Archives nationales, X1A 8435, fol. 625 et suivants.

« n'avons connu de tout temps qu'une grande application à l'exercice « de leurs charges et une droiture entière dans leur avis pour le bien « de la justice et le service du Roi. »

Les gens du Roi, Me Guillaume de Lamoignon portant la parole, ont dit : « Messieurs, la cour ne doute point de la surprise avec laquelle « nous avons appris la nouvelle qui fait le sujet de l'assemblée, et de « la douleur dont nous sommes pénétrés ; mais il ne faut pas s'arrêter « ici à expliquer nos sentiments. En pareilles occasions, l'ordre est « d'envoyer un notaire ou secrétaire de la cour au logis de ceux de « Messieurs qui ont été arrêtés ou exilés, pour s'informer de la vérité « des bruits qui se répandent. Que si la cour estimoit la nouvelle assez « certaine pour en délibérer, elle ne peut, ce semble, prendre d'autre « parti que celui d'intercéder auprès du Roi et de lui faire de très « humbles supplications pour le rétablissement de ceux de Messieurs « qui ont été arrêtés. » Et se sont retirés.

M. le premier président ayant dit ensuite qu'il ne croyoit pas qu'il fût question d'approfondir une nouvelle dont on étoit instruit par le beau-fils et par une lettre de la femme de M. Frizon, par un de Messieurs, gendre de M. de Saint-Martin, et par un autre de Messieurs, cousin de M. Feydeau et actuellement logeant en la même maison, la matière mise en délibération, commençant par Messieurs les présidents de la cour,

La cour, toutes les chambres assemblées, a arrêté et ordonné que les gens du Roi seront charger d'aller à l'instant demander au Roi l'heure à laquelle il lui plaira recevoir les très humbles remontrances de son Parlement, et qu'elle demeurera assemblée jusques à leur retour.

Et à l'instant, les gens du Roi mandés et entrés, M. le premier président les a chargés des ordres de la cour, et, sur ce qu'ils ont demandé en se retirant si la cour avoit délibéré aller vers le Roi en corps ou par députés, il a été arrêté que ce seroit par députés. Et eux derechef mandés, M. le premier président leur a dit que la cour, qui n'agit que pour le bien, iroit vers le Roi par députés, et les a derechef chargés de demander l'heure au plus tôt que faire se pourroit.

Après quoi, ils se sont retirés, et toutes les chambres sont restées assemblées pour attendre la réponse.

Et sur les onze heures les gens du Roi sont entrés en la cour et ont dit que le Roi attendra les députés de la cour aujourd'hui à trois heures de relevée, et se sont retirés.

Après quoi la députation a été réglée de dix de Messieurs de la grand chambre et de six de chacune des chambres des Enquêtes et des Requêtes, et l'assemblée indiquée à deux heures de relevée pour toutes les occurrences d'une affaire de cette espèce.

Du lundi 29e août 1718, de relevée.

Ce jour toutes les chambres ayant été assemblées sur les deux heures de relevée suivant l'arrêté de ce matin, sont partis avec M. le premier président tous Messieurs les présidents de la cour présents, M. le président d'Aligre étant resté seul pour présider à la compagnie, et dix de Messieurs les conseillers de la grand chambre et six de chacune des chambres des Enquêtes et Requêtes, avec les gens du Roi, pour aller au palais des Tuileries faire au Roi les remontrances arrêtées ce matin sur l'enlèvement de MM. Frizon, de Saint-Martin et Feydeau.

Et sur les quatre heures et demie étant revenus en la cour, M. le premier président a dit qu'il prioit la cour d'excuser si elle trouvoit que le peu de temps qu'il avoit eu pour se préparer à parler au Roi ne lui eût pas permis de s'expliquer aussi convenablement à la dignité de la Compagnie et à l'importance de la matière qu'il l'auroit desiré, et a ajouté que, après avoir été reçus à l'ordinaire et avoir rendu au Roi les respects accoutumés, il avoit eu l'honneur de lui dire :

[*Suit la harangue dont le texte est publié dans le* Journal de Dangeau.]

M. le premier président a été remercié de la manière forte et respectueuse dont il avoit exprimé les instances de la cour et la justice de ses plaintes, et ensuite il a ajouté que le Roi lui avoit dit avec toutes les grâces qui se peuvent imaginer en un prince de son âge : « Monsieur, je viens d'entendre ce que mon Parlement a cru devoir me représenter, » et qu'ensuite le sieur d'Argenson, garde des sceaux, avoit dit :

« Les affaires qui attirent au Roi cette députation de son Parlement « sont affaires d'État, qui demandent le silence et le secret. Le Roi « est obligé de faire respecter son autorité, et la conduite que tiendra « son Parlement déterminera les sentiments et les dispositions de Sa « Majesté à son égard. »

Qu'après cela Messieurs les députés s'étoient retirés, conduits en la manière accoutumée aux précédentes députations.

Après ce récit, la matière mise en délibération, un de Messieurs les présidents ayant proposé de mander les gens du Roi, ce qui a été approuvé d'un vœu commun, ils ont été mandés, et, entrés, M. le premier président leur a dit : « Vous devez avoir entendu ce que la cour « a fait dire au Roi et la réponse qui lui a été faite. La cour veut avoir « votre avis sur ce qu'elle a à faire dans les circonstances où elle se « trouve. »

Ils ont répondu, Me Guillaume de Lamoignon portant la parole : « Messieurs, la réponse du Roi nous fait connoître que son courroux « n'est point encore apaisé. C'est pourquoi nous croyons que le prin« cipal objet de l'attention de la cour dans les circonstances présentes « doit être de le fléchir. Nous sommes persuadés qu'elle lui donnera « dans tous les temps des marques de son attachement et de sa fidélité, « et qu'elle ne laissera échapper aucune occasion de réitérer ses « instances pour le retour de ceux de Messieurs qui ont été enlevés « cette nuit. Quant à nous, nous offrirons toujours à la cour nos très « humbles services, heureux de pouvoir contribuer avec elle au bien « public, au maintien de l'honneur et de la dignité de la Compagnie,

« et au soulagement de ceux de nos confrères dont l'état fait le sujet de « notre douleur. »

Eux retirés, la matière mise en délibération,

La cour, toutes les chambres assemblées, a arrêté que les gens du Roi seront chargés d'employer leur ministère à de nouvelles instances pour la liberté de ceux de Messieurs qui ont été enlevés, et de rendre mercredi matin compte de ce qu'ils auront fait, la cour demeurant cependant assemblée *pour cette seule affaire.*

Les gens du Roi mandés, M. le premier président leur a dit l'arrêté de la cour. Ils ont répondu : « Nous exécuterons avec tout le zèle dont « nous sommes capables les ordres de la cour. Nous ferons les instances « les plus vives auprès de M. le Régent, et nous tâcherons de répondre « à la confiance que la cour veut bien nous témoigner. » Et la cour s'est levée.

Le mardi 30e jour d'août 1718, la cour n'a point entré suivant l'arrêté du jour d'hier, et n'a été rien fait au Palais, la cour ne pouvant vaquer à aucune affaire dans le temps présent, et les avocats ayant refusé de plaider à aucun des autres tribunaux, quoiqu'ils y eussent été appelés, sinon un rayé du tableau, lequel ayant pris un défaut à la cour des aides, où furent appelées inutilement quarante-huit affaires, le défaut fut rabattu, parce qu'on articula qu'il ne pouvoit plaider.

Du mercredi 31e août 1718, du matin.

Ce jour toutes les chambres ayant été assemblées sur les dix heures du matin, les gens du Roi mandés et entrés ont dit à la cour, Me Guillaume de Lamoignon portant la parole : « Messieurs, aussitôt que la « Compagnie fût séparée avant hier, nous crûmes ne devoir pas perdre « un moment pour aller trouver M. le Régent. Nous attendîmes « quelque temps au Palais-Royal qu'il fût de retour du conseil de « régence ; après quoi, nous eûmes l'honneur de le voir. Nous fîmes « auprès de lui les instances les plus vives ; nous employâmes les sup- « plications les plus empressées. Il ne nous répondit autre chose, sinon « qu'il s'agissoit d'affaires d'État qui devoient être secrètes. Nous y « retournâmes encore hier ; il nous fit la même réponse, et nous dit « qu'il avoit encore des éclaircissements à prendre sur ceux de Messieurs « qu'il avoit fait arrêter. Il nous a encore ajouté, ainsi que le Roi avoit « dit à Messieurs les députés de la Compagnie, que Sa Majesté règle- « roit sa conduite à l'égard de son Parlement sur celle que son Parle- « ment tiendroit. Ces paroles nous donnent d'autant plus d'espérance « que nous ne doutons pas que la Compagnie ne prenne dans cette « occasion les partis les plus convenables.

« Nous aurions souhaité que le succès de la commission dont la cour « nous a chargés eût répondu à notre zèle et à nos vœux. Que si la « cour veut bien nous permettre de lui expliquer nos sentiments, nous

« osons lui représenter l'état de plusieurs familles qui languissent dans « l'attente des jugements qui doivent assurer leurs fortunes, et la sup- « plier de considérer combien sont précieux les moments qui lui restent « pour rendre ces jugements. Nous comprenons à la vérité par nous- « mêmes que l'accablement et l'excès de douleur sont un grand obstacle « au travail ; mais le bien du public, qui conduit toujours les démarches « de la Compagnie, ne doit-il pas la déterminer en faveur de celui des « particuliers et l'engager de procurer aux sujets du Roi la justice qui « leur est due.

« Cependant il faut continuer les sollicitations et les instances pour « des magistrats si dignes de votre amitié et de vos soins. Nous con- « tinuons toujours d'offrir nos services à la Compagnie, et nous n'avons « rien tant à cœur que de diminuer leurs peines par les nôtres. »

..... M. le premier président leur a dit la satisfaction que la cour recevoit de leurs démarches ; que, persuadée que le Roi et M. le duc d'Orléans régent auroient plus d'égard encore à sa docilité qu'à toutes les instances, elle reprendroit l'exercice de la justice, que sa douleur l'avoit forcée d'interrompre, et cependant les chargeoit de continuer à travailler par toutes les voies possibles pour obtenir une grâce si juste en elle-même.....

Du samedi 3e septembre 1718, du matin[1].

Ce jour, sur les dix heures du matin toutes les chambres ont été assemblées, et les gens du Roi mandés, Me Guillaume de Lamoignon portant la parole, ont dit à la cour : « Messieurs, nous ne pûmes voir « M. le Régent mercredi dernier, parce qu'il étoit allé passer la journée « au château de Saint-Cloud. Nous le vîmes avant-hier sur le midi. Il « étoit déjà instruit de la délibération du mercredi. Il commença par « nous dire qu'il étoit très content de ce que la cour s'étoit portée à « continuer de travailler aux affaires particulières. Nous lui fîmes toutes « les instances possibles.

« Nous y retournâmes encore hier. Après avoir employé les suppli- « cations les plus vives, il nous dit qu'il souhaitoit regagner l'amitié du « Parlement et qu'il nous chargeoit de le dire à la Compagnie, mais « qu'il ne pouvoit encore faire revenir ceux de Messieurs qui avoient « été arrêtés, et qu'il n'avoit pas encore pris tout à fait les éclaircisse- « ments qu'il desiroit.

« La cour voit par ces réponses que, quoique M. le Régent n'ait pas « encore accordé à ses prières le retour de ses magistrats, cependant « il paroît beaucoup mieux disposé en sa faveur qu'il ne l'étoit il y a « quelque temps. C'est ce qui nous donne lieu d'espérer que, en con- « tinuant de tenir la conduite qui a changé ses sentiments envers la « Compagnie, il se laissera enfin toucher par ses supplications... »

1. Même registre, fol. 646.

Eux retirés, M. le premier président a dit à la cour : « Messieurs, « par ce que vous venez d'entendre vous voyez que les gens du Roi « ont employé tout le zèle possible pour obtenir la justice que nous « demandons, et le commencement des effets que l'extrême réserve « dont la cour a voulu user dans une rencontre où toute autre voie « n'eût pu que porter les choses aux plus violentes extrémités. Il y a « un si grand changement dans ces réponses, que nous pouvons nous « flatter qu'en continuant nous obtiendrons la liberté de nos con- « frères. »

Sur quoi, la matière mise en délibération, il a été arrêté que les gens du Roi continueront leurs instances auprès de M. le duc d'Orléans pour la liberté de Messieurs, et en rendront compte lundi prochain dans l'assemblée de toutes les chambres...

Du lundi 5e septembre 1718, du matin.

Ce jour,... toutes les chambres ont été assemblées sur les dix heures du matin, et les gens du Roi mandés... ont dit à la cour : « Nous « allâmes avant-hier au Palais-Royal en sortant du Palais; mais à peine « pûmes-nous parler à M. le duc d'Orléans ; il sortoit de son apparte- « ment pour aller rendre visite à Mme la duchesse douairière d'Orléans, « qui venoit d'arriver de Saint-Cloud.

« Nous y retournâmes hier. M. le duc d'Orléans nous dit qu'il « étoit satisfait de plus en plus de la conduite que tenoit la Compa- « gnie, et qu'il chercheroit toujours à lui donner des marques de « sa bienveillance. Il nous l'a même répété plusieurs fois en pré- « sence de différentes personnes qui étoient alors dans sa chambre; « mais il nous a ajouté qu'il ne pouvoit encore lui rendre ses magis- « trats.

« Quoique nos instances n'aient pu obtenir leur retour, néan- « moins la satisfaction que M. le duc d'Orléans témoigne de la « conduite de la Compagnie, et les paroles obligeantes qu'il nous « a chargés de lui porter de sa part, soutiennent toujours nos espé- « rances, et nous avons tout lieu d'être persuadés que, en conti- « nuant les mêmes démarches que la cour a faites jusques ici, ce « prince ne pourra résister encore longtemps à ses supplications, et « que nous ressentirons bientôt les effets d'une clémence qui lui est « si naturelle. »

Les gens du Roi retirés, la matière mise en délibération, il a été arrêté que, pour ne rien négliger avant la vacation du Parlement dans une occasion aussi extraordinaire, M. le premier président, avec M. le président Potier, quatre de Messieurs de la grand chambre, trois de Messieurs des Enquêtes et un de Messieurs des Requêtes du palais, iront vers M. le duc d'Orléans pour lui demander la liberté de ceux de Messieurs de la Compagnie qui ont été enlevés.....

Du mercredi 7e septembre 1718, du matin[1].

Ce jour,... toutes les chambres ayant été assemblées,... M. le premier président a dit qu'il avoit assemblé la compagnie sur deux différents sujets, dont le premier étoit pour lui rendre compte de la députation faite le jour d'hier à M. le duc d'Orléans pour la liberté de Messieurs qui ont été enlevés lundi dernier; que, s'étant hier rendu au Palais-Royal avec M. le président Potier, Messieurs les députés de la cour et les gens du Roi, ils y furent reçus en la manière ordinaire et introduits dans le cabinet de M. le duc d'Orléans, auquel il parla en ces termes:

[*Le texte de ses représentations a été publié par J. Flammermont,* Remontrances du parlement de Paris, *tome I, p. 118-121.*]

Que M. le duc d'Orléans répondit en substance que le Roi distingueroit toujours la Compagnie des particuliers et règleroit les effets de sa volonté pour le Parlement selon la conduite que le Parlement tiendra; que c'étoit à peu près les termes dont il s'étoit servi, et que lui premier président lui ayant encore demandé en sortant s'il n'y avoit donc rien à espérer, M. le duc d'Orléans lui avoit dit: « Il n'y a pas moyen; cela n'est pas mûr. »

. . . .

La cour, toutes les chambres assemblées, pour ne rien négliger en cette occasion, a arrêté que Messieurs chargés de tenir la chambre des vacations emploieront leurs offices auprès de M. le duc d'Orléans et renouvelleront les instances de la cour en la manière qu'ils croiront la plus convenable et la plus efficace....

M. le premier président a dit ensuite que l'autre objet pour lequel il a convoqué l'assemblée est une chose qui lui a paru intéresser toute la Compagnie et dont le greffier civil va lui rendre compte.

Sur quoi le greffier civil de la cour a dit que, le jour d'hier, il lui fut remis par son portier un paquet dont l'adresse est: « A Messieurs, « Messieurs tenant la cour de Parlement, à Paris », apporté en son logis par un homme inconnu. Et dans le même moment il a mis ès mains de M. le premier président ledit paquet, cacheté de cire rouge, portant empreintes autour des armoiries de France couronnées d'une couronne fermée des paroles qui marquoient que c'étoit le sceau du parlement de Bretagne. Lequel paquet, ouvert par M. le premier président, s'est trouvé contenir une lettre dudit parlement signée « L. M. Picquet, greffier en chef », ensemble une copie des remontrances envoyées au Roi par ladite cour de parlement pour la liberté de ceux de Messieurs de la cour qui ont été enlevés le lundi 29e du mois dernier, et une autre copie d'une lettre dudit parlement au sieur d'Argenson, garde des sceaux, à l'occasion desdites remontrances.

Lesquelles lettres et remontrances lues, la matière mise en délibération, après que tous Messieurs ont marqué combien ils étoient touchés

1. Même registre, fol. 684.

d'une démarche de cette nature dans une occasion aussi pressante pour la Compagnie, la cour a arrêté que lesdites lettres et remontrances seront insérées dans les registres et qu'il sera fait audit parlement une réponse pleine de sentiments de reconnoissance et de fraternité tels que la conduite honorable qu'il a tenue en cette occasion doit perpétuer dans la Compagnie. Et sera ladite lettre adressée par M. le premier président, dont copie signée du greffier de la cour sera envoyée audit parlement.

[*Suit la copie des trois pièces mentionnées ci-dessus et de la réponse du parlement de Paris; on en trouvera le texte à l'appendice qui va suivre.*]

V

LETTRES ET REMONTRANCES DU PARLEMENT DE BRETAGNE[1].

Lettre au parlement de Paris.

« A Rennes, le 3 septembre 1718[2].

« Messieurs.

« Le zèle que vous avez toujours fait paroître pour le service du Roi et le bien de l'État est trop éclatant pour que le public ne soit pas persuadé de vos bonnes intentions. Nous avons cependant appris avec bien de la douleur ce qui est arrivé à quelqu'uns de vos membres, qui viennent d'éprouver la disgrâce de Sa Majesté. Nous ne pouvons vous donner des marques plus vives de l'intérêt que nous prenons à ce qui vous regarde qu'en faisant au Roi de très humbles, très soumises et très respectueuses remontrances pour obtenir la liberté de vos confrères. Comme nous n'avons tous pour objet que le service de Sa Majesté et le bien de l'État, nous vous assurons d'une parfaite intelligence, si nécessaire afin d'y concourir, et d'une attention à nous conformer aux sages délibérations dont vous voudrez bien nous faire part.

« Nous sommes avec une ardeur fidèle et sincère,

« Messieurs

« Vos très chers frères et bons amis

« Les gens tenant la cour de parlement de Bretagne.

« (Signé) : L. M. Picquet, greffier en chef. »

Remontrances envoyées au Roi par Messieurs tenant le parlement de Bretagne.

« Au Roi.

« Sire

« Les remontrances que le parlement de Paris s'est cru obligé de faire à Votre Majesté ayant été rendues publiques, il nous avoit paru que cette cour avoit si clairement établi le devoir du Parlement de se mouvoir en pareil cas que nous ne pouvons croire que ses démarches aient pu déplaire à Votre Majesté, puisqu'elles nous paroissent fondées

1. Ci-dessus, p. 290.

2. Copies insérées dans les registres du parlement de Paris, Archives nationales, X1A 8435, fol. 688 v° à 692. Le texte des remontrances parut dans la *Gazette de Leyde*, supplément au n° 76 du 23 septembre.

sur les ordonnances des rois vos prédécesseurs, qui non seulement les permettoient aux parlements, mais les y obligeoient en leurs honneur et conscience.

« Le premier devoir d'un officier de vos parlements, Sire, est de s'instruire à fond des ordonnances de nos rois. Il y trouve des preuves certaines des services rendus par les parlements à cette couronne : des provinces réunies au domaine, des grands peu soumis rangés à leur devoir, de respectueuses remontrances sur des dons excessifs extorqués de la bonté de quelqu'uns de nos rois, de généreuses oppositions à des aliénations pour des causes légères, démarches toujours tolérées et presque toujours approuvées dans la suite.

« Il n'y a pas un siècle que tous les bons François étoient persuadés que la liberté des officiers du Parlement et la régularité de leurs procédures n'avoient guères moins contribué que la valeur de la nation à la splendeur de la monarchie et à la grandeur de ses rois.

« Un officier ne s'enrichit de ces connoissances que pour le service du Roi et le bien de l'État; sa vue la plus intéressée est de s'acquérir quelque estime de la part du prince et quelque réputation dans le public. Il sait en même temps par les principes de la morale qu'il ne lui est pas permis de refuser ses connoissances au corps dont il est membre ni d'opiner contre ce qu'il pense. En cet état, il croit voir son devoir écrit dans les ordonnances de son souverain ; il dit qu'il croit en sa conscience; il semble qu'il ne peut être coupable, parce qu'il est éclairé, zélé et sincère.

« Permettez-nous, Sire, de dire à Votre Majesté que nous avons été sensiblement touchés de voir les effets rigoureux de votre mécontentement tombés sur quelques membres du parlement de Paris. A quelles extrémités serons-nous réduits, si, dans les occasions qui peuvent se présenter chaque jour, nous nous trouvons pressés par le devoir qui nous est prescrit par les ordonnances, et retenus par la crainte des sinistres interprétations, capables de nous attirer votre indignation?

« Nous avons cru jusques ici ne pouvoir ni faillir ni déplaire en nous attachant scrupuleusement à vos ordonnances. Elles sont nos règles, Sire, parce qu'elles sont l'ouvrage de l'autorité royale, à laquelle nous avons juré obéissance. Ne permettez pas, Sire, qu'elles deviennent pour ainsi dire l'écueil de notre soumission.

« Nous avons trouvé sur nos registres qu'en 1652 le feu Roi votre bisaïeul, de glorieuse mémoire, voulut bien recevoir favorablement les très respectueuses instances de notre compagnie sur la liberté d'un conseiller du parlement de Paris retenu par ordre du Roi. Nous osons nous flatter, Sire, que Votre Majesté ne désapprouvera pas ce qui n'a pas déplu à ce grand roi.

« Henri second, qui a formé notre compagnie, nous ayant donné le parlement de Paris pour modèle, a autorisé entre cette compagnie et la nôtre une communication qui nous oblige de nous intéresser à ses disgrâces aussi bien qu'à ses avantages.

« Nous osons donc, Sire, implorer la clémence de Votre Majesté, vertu qui a toujours si heureusement distingué les rois des François des autres princes de l'univers, et nous la supplions de vouloir bien rendre à cette compagnie des officiers qui ont toujours rempli avec tant de dignité les devoirs de la justice et donné des marques de leur zèle pour le bien de votre État.

« Nous croyons que Votre Majesté ne les a pas jugés assez coupables pour être punis par la rigueur des lois, étant persuadés que, suivant les privilèges ordinaires des officiers des parlements d'être jugés dans leur tribunal, elle eût bien voulu laisser le soin de la punition à cette compagnie, qui ne manqueroit pas de marquer à Votre Majesté, par un sévère châtiment, l'attachement qu'elle a pour son service.

« Ce sont là, Sire, les très humbles et très respectueuses remontrances qu'ont cru devoir faire à Votre Majesté [les gens tenant votre parlement de Bretagne]. »

Lettre de Messieurs tenant le parlement de Bretagne
à M. le Garde des sceaux.

« Monseigneur

« Ce seroit manquer à des devoirs indispensables de ne vous pas faire part des sentiments de notre Compagnie sur ce qui s'est passé au parlement de Paris. Le mécontentement que Sa Majesté vient de faire paroître contre quelques-uns de ses membres en les éloignant de leur corps, nous a pénétrés d'une douleur trop vive pour ne pas implorer sa clémence en leur faveur. La fraternité qui rend nos intérêts communs et le zèle que nous avons toujours reconnus dans ces magistrats pour le bien de la justice, ont été le motif de la lettre que nous avons pris la liberté d'écrire au Roi pour le supplier d'user envers eux de sa bonté royale. Nous l'avons adressée à M. de la Vrillière, secrétaire d'État de la province, pour la présenter à Sa Majesté. Nous n'avons pas eu l'honneur d'écrire à Son Altesse Royale, parce que, la regardant comme le dépositaire de l'autorité royale, la lettre que nous avons pris la liberté d'écrire au Roi lui fera connoître les sentiments de la Compagnie. Nous vous supplions de vouloir bien l'appuyer de vos bons offices.

« Nous sommes, etc. »

Lettre de la cour de parlement [de Paris] au parlement de Bretagne.

« A Paris le 7e septembre 1718.

« Messieurs.

« Nous sommes également touchés de la justice que vous rendez à la pureté de nos intentions et de la part que vous voulez bien prendre aux malheurs qui nous arrivent.

« La dignité et la fermeté de vos sages remontrances, qui d'ailleurs ne s'écartent en rien de la soumission et du profond respect que nous devons tous au Roi, peignent le caractère de véritables magistrats, tels que vous êtes, qui sentent jusques où doit nous porter l'attachement pour notre souverain et pour l'observation des lois qu'il nous a imposées, auxquelles notre honneur et nos serments nous lient.

« Nous n'oublierons jamais que, dans cette occasion-ci, la disgrâce de nos confrères vous a paru le sujet d'une affliction commune, et que notre douleur est devenue la vôtre.

« Nous avons tous les mêmes vues pour le service du Roi, pour le soulagement de ses peuples et pour la tranquillité publique ; nous agirons certainement toujours les uns et les autres dans cet esprit.

« Soyez persuadés que nous rechercherons de notre part avec empressement les occasions de vous prouver que nous sommes avec une ardeur fidèle et sincère,

« Messieurs,

« Vos très chers frères et bons amis.

« Les gens tenant la cour de parlement a Paris.

« (Signé) : Gilbert. »

VI

L'ABBÉ DUBOIS A M. DE LA VRILLIÈRE[1].

« A Paris le 25 de septembre 1718.

« Monsieur

« Son Altesse Royale vient de m'honorer d'un emploi qui m'approche trop de vous pour n'avoir pas impatience de vous témoigner la joie que j'ai d'être dorénavant obligé par mon devoir à une correspondance à laquelle mon inclination m'a toujours porté. M. le Blanc et moi venons de prêter serment entre les mains du Roi pour exercer par commission les fonctions de secrétaires d'État. Son Altesse Royale a réglé les départements des cinq secrétaires d'État : elle vous a laissé celui dont vous jouissiez, dans lequel sont compris tous les pays d'État et la feuille. M. le comte de Maurepas continue d'avoir la Maison du Roi et Paris avec un nombre considérable de généralités. M. d'Armenonville aura la marine. M. le Blanc aura la guerre, avec des commissions particulières à M. de Reynold pour le détail des Suisses, à M. le marquis de Biron pour le détail de l'infanterie, à M. de Puységur pour les routes et les départements des troupes, à M. d'Asfeld pour la direction des fortifications ; M. le comte d'Évreux fera par sa charge le détail de la cavalerie et M. de Coigny celui des dragons. Je suis chargé des pays étrangers. M. le Blanc ni moi n'avons aucune généralité, de sorte que celles des départements de M. Voysin et de M. de Torcy seront partagées entre vous trois, suivant que vous en conviendrez entre vous à votre retour. Le conseil de conscience est séparé, et il ne restera du conseil du dedans du royaume que la commission à Monsieur le Premier des ponts et chaussées, turcies, levées et pavé de Paris, et à M. le marquis de Brancas des haras. Voilà, Monsieur, la plus grande partie de votre projet suivie ; mais ce qui vous est plus sensible que toute autre chose, c'est qu'il y a toute apparence que ce nouvel arrangement sera utile à l'État et à Son Altesse Royale, ce qui combleroit votre ambition et la mienne.....

« Je souhaite, Monsieur, que l'air de la campagne vous dédommage des fatigues continuelles que vous essuyez depuis longtemps. Je vous supplie de vouloir me permettre de faire par votre canal à M. le comte de Maurepas le compliment que je lui dois dans cette occasion, et d'être persuadé de l'attachement particulier avec lequel j'ai l'honneur d'être, etc. »

1. Ci-dessus, p. 300. — Dépôt des affaires étrangères vol. *France* 1233, fol. 166. La Vrillière était alors en villégiature à son château de Châteauneuf-sur-Loire.

VII

LE MARIAGE DU PRÉTENDANT ET L'ARRESTATION DE LA PRINCESSE SOBIESKA[1].

(Extraits des gazettes étrangères.)

De Vienne, 24 septembre 1718. — « Il court un bruit que le mariage qui, à ce qu'on dit, étoit sur le tapis depuis environ huit ans entre le Prétendant et la fille du prince Jacques Sobieski aura son effet, et que cette princesse devoit partir le 13 de ce mois d'Ohlau en Silésie avec la princesse sa mère, pour aller par le Tyrol sur la frontière d'Italie s'aboucher avec ce Prétendant » (*Nouvelles extraordinaires de divers endroits* ou *Gazette de Leyde*, n° 80).

« On écrit d'Augsbourg du 28 [septembre] que la princesse Hedwige-Élisabeth-Amélie, née princesse de Neubourg et épouse du prince Jacques Sobieski, y étoit arrivée le 26 avec la princesse sa fille, qu'elle alloit conduire jusque sur les frontières d'Italie, où elle devoit être reçue par le comte de Mar, pour la mener au Prétendant qui devoit l'épouser; qu'on disoit que cette princesse lui portoit en mariage un duché en Pologne, qu'on estime neuf cent mille florins d'Allemagne; que ce mariage avoit été notifié à l'Empereur par un gentilhomme de la princesse épouse du prince Sobieski, et que ses deux autres filles étoient aussi promises, savoir l'une au prince héréditaire de Modène, et l'autre au duc de Guastalla » (*Gazette de Leyde*, n° 80, supplément).

De Vienne, 28 septembre. — « Il n'y a plus aucun lieu de douter du mariage de la troisième fille du prince Sobieski avec le Prétendant, quoiqu'on dise que l'Empereur s'y soit fortement opposé, puisque ses parents ont fait savoir de Prague à Sa Majesté Impériale qu'elle étoit déjà en chemin vers l'Italie pour aller consommer ce mariage. Il court même un bruit que le Prétendant a fiancé à Prague cette princesse par procuration. Cependant on dit que le général de Saint-Saphorin a reçu ordre de l'Empereur de dépêcher des exprès à Augsbourg et en diverses autres villes par où cette princesse doit passer, pour l'arrêter; mais il y a apparence que ce sera trop tard et qu'elle est déjà fort loin » (*Gazette de Leyde*, n° 81).

« Quelques avis de Vienne du 28 [septembre] portent que la prin-

1. Ci-dessus, p. 303-305.

cesse Sobieski, sachant que le mariage de la princesse sa fille avec le Prétendant ne seroit pas agréable à l'Empereur, ne lui en avoit donné avis qu'après avoir conduit sa fille hors des terres de la domination de Sa Majesté Impériale, afin de n'en être pas empêchée; que ce fut à son départ d'Augsbourg qu'elle dépêcha à Sa Majesté Impériale un gentilhomme et deux religieux pour lui notifier ce mariage, avec ordre même de faire de petites journées, afin que, à leur arrivée à Vienne, elle fût en Italie ou bien proche » (*Gazette de Leyde*, nº 81, supplément).

« Quelques avis de Vienne du 5 [octobre] disent que la régence d'Inspruck, capitale du Tyrol, y avoit fait mettre aux arrêts la princesse Sobieski, jusqu'à ce qu'elle eût reçu là-dessus de nouveaux ordres de la cour de Vienne; qu'on disoit qu'un lord anglois avoit fiancé ou épousé par procuration du Prétendant la jeune princesse Sobieski, sa fille, dans la maison du comte de Castel, et qu'on assuroit aussi que l'Empereur avoit dessein de supprimer la pension qu'il faisoit au prince Sobieski pour lui mieux témoigner son ressentiment de ce mariage » (*Gazette de Leyde*, nº 83, supplément).

De Londres, 18 octobre. — « On assure que l'Empereur a fait signifier au prince Sobieski qu'il ait à sortir incessamment de ses États (ce prince faisant sa résidence ordinaire à Oblau en Silésie), et cela parce qu'il a conclu le mariage d'une de ses filles avec le Prétendant, sans en avoir donné auparavant connoissance à Sa Majesté Impériale » (*Gazette de Leyde*, nº 85).

« Quelques avis de Vienne du 12 [octobre] disent que le courrier que l'Empereur avoit dépêché le 27 du mois dernier pour tâcher d'arrêter à Inspruck ou à Mantoue la princesse Sobieski qui alloit épouser le Prétendant, n'avoit pu l'atteindre; mais qu'on assuroit que Sa Majesté Impériale avoit envoyé ordre au prince Jacques Sobieski, père de cette princesse, de se retirer de ses États pour avoir conclu ce mariage à son insu; qu'on disoit que cette princesse avoit trouvé le moyen de traverser le Tyrol travestie en religieuse; qu'elle étoit même arrivée sur la frontière d'Italie; que c'étoit à Piombino, place qui appartient aux Espagnols, que son mariage avec le Prétendant devoit se consommer, et que le Pape faisoit préparer en diligence Castel-Gandolfe, pour y recevoir ces nouveaux mariés, qui y feroient quelque temps leur résidence » (*Gazette de Leyde*, nº 85, supplément).

De Bologne, 10 octobre. — « Samedi au soir le Prétendant arriva ici incognito d'Urbin, accompagné du duc de Mar, du duc de Perth, de Mylord Ormond et de plusieurs autres personnes de distinction. Il alla prendre son logement à l'hôtel de Belloni,... et il fait état de rester ici jusqu'à ce qu'il ait reçu nouvelles que la princesse Sobieski, sa fiancée, soit arrivée à Ferrare, où leur mariage doit se consommer le 13 de ce mois dans le palais du marquis Onofaro Bevilage, et le lendemain ces nouveaux mariés partiront pour se rendre à Rome » (*Gazette de Leyde*, nº 86; comparez *Gazette de France*, p. 526-527, et *Gazette de Rotterdam*, nº 95).

De Ferrare, 12 octobre. — « On attend ici demain au soir le chevalier de Saint-Georges et la princesse Sobieski sa future épouse. On croit qu'ils se marieront aussitôt qu'ils seront arrivés, et que le confesseur de la princesse fera la cérémonie du mariage » (*Gazette de Rotterdam*, nº 95; voyez celle *de Leyde*, nº 86, supplément, et le nº 88, de Rome).

De Vienne, 15 octobre. — « Il court un bruit que la princesse Sobieski a été arrêtée à Inspruck, selon l'ordre que la régence en avoit reçu de l'Empereur, et que Sa Majesté Impériale saura bien empêcher la consommation de son mariage avec le Prétendant, quoiqu'elle ait été fiancée ou épousée par procuration à Augsbourg. On confirme que l'Empereur est si mécontent de ce que le prince Jacques Sobieski a conclu à son insu, que Sa Majesté Impériale a supprimé la pension de cinquante mille florins qu'elle lui faisoit, et l'on apprend que le duc de Modène, dont le fils héréditaire devoit épouser une autre des princesses Sobieski, en témoigne aussi tant de ressentiment, qu'il a rompu la négociation de ce mariage » (*Gazette de Leyde*, nº 86; voyez celle *de Rotterdam*, nºs 101 et 104).

De Bologne, 18 octobre. — « Le Prétendant se tient encore ici, et on ne sauroit exprimer la mortification que lui et tous ceux de sa suite ont conçue de la fâcheuse nouvelle qu'ils ont eue par un exprès que la princesse Sobieski a été arrêtée dans le Tyrol, selon les ordres qu'en avoit reçus de l'Empereur le gouverneur de ce pays-là » (*Gazette de Leyde*, nº 88).

De Vienne, 26 octobre. — « Il n'y a rien de plus certain que la princesse Sobieski, qui alloit épouser le Prétendant en Italie, a été arrêtée dans le Tyrol avec la princesse sa mère, et on ne confirme pas qu'elle ait été mariée par procuration à Augsbourg, comme on l'avoit publié. L'Empereur, qui a envoyé un gentilhomme silésien nommé Brahma au prince Jacques Sobieski, dont il est grand favori, pour faire rompre cette affaire, a aussi envoyé ordre à Inspruck d'envoyer ici les deux princesses, et on ne doute pas que Sa Majesté n'ait soin de marier avantageusement celle qui étoit destinée pour le Prétendant » (*Ibidem*, nº 89).

De Bologne, 25 octobre. — « Le Prétendant a dépêché un exprès à la cour de Vienne, avec une lettre par laquelle il prie instamment l'Empereur de vouloir donner ses ordres pour faire relâcher la princesse Sobieski sa fiancée,... et il a résolu d'attendre ici le retour de cet exprès avec la réponse de Sa Majesté Impériale sur sa demande » (*Ibidem*, nº 90).

De Vienne, 2 novembre. — « Il est venu un exprès dépêché de Bologne par le Prétendant, apparemment pour solliciter la liberté de la princesse Sobieski,... mais on ne croit pourtant pas qu'il l'obtienne » (*Gazette de Leyde*, n° 91).

De Rome, 29 octobre. — « Le Pape a écrit une lettre à l'Empereur, par laquelle il l'exhorte en des termes fort pressants à donner ses ordres pour faire mettre en liberté la jeune princesse Sobieski » (*Ibidem*, n° 92; voyez la *Gazette de France*, p. 551 et 561).

De Vienne, 5 novembre. — « Il court un bruit que la jeune princesse Sobieski fut amenée ici le 2 de ce mois dans le couvent des religieuses de Saint-Laurent; mais cela n'est pourtant pas encore fort certain. Quoi qu'il en soit, les partisans du Prétendant disent que, si cette princesse se faisoit religieuse, il pourroit bien obtenir la dispense du Pape pour en épouser une autre, et que, si on vouloit la marier à un autre, il n'est pas du pouvoir de Clément XI d'accorder une dispense pour cela » (*Gazette de Leyde*, n° 92; voyez la *Gazette de Rotterdam*, n° 105).

De Vienne, 12 novembre. — « Le bruit qui s'étoit répandu ici que la jeune princesse Sobieski avoit été amenée ici dans le couvent des religieuses de Saint-Laurent ne s'est pas confirmé » (*Gazette de Leyde*, n° 93).

De Vienne, 12 novembre. — « On ignore encore si l'Empereur a répondu à la lettre que le Prétendant lui a écrite de sa propre main; mais, comme il prie en des termes fort civils Sa Majesté Impériale de vouloir donner ses ordres pour faire mettre en liberté la jeune princesse Sobieski, ajoutant que, en cas qu'on ne veuille pas lui accorder cette faveur, il se mariera avec une autre, quand même elle seroit de moindre qualité, pour tâcher de se procurer lignée, on juge par là qu'il n'est pas marié par procuration avec la princesse Sobieski » (*Ibidem*, n° 94).

Les nouvelles de Bologne du 8 [novembre] portent que [le Prétendant] n'avoit aucunes autres nouvelles de la princesse Sobieski, sa prétendue fiancée, sinon qu'elle étoit toujours aux arrêts dans un couvent de religieuses à Inspruck, à l'entour duquel on avoit mis bonne garde de soldats pour empêcher qu'elle n'en sortît, jusqu'à ce qu'il fût venu de nouveaux ordres de l'Empereur » (*Ibidem*, n° 94, supplément).

De Vienne, 19 novembre. — « Le prince Jacques Sobieski est venu ici incognito, pour prier l'Empereur de permettre le mariage de la princesse sa fille avec le Prétendant, et pour lui demander aussi la continuation de ses bonnes grâces; mais on dit que Sa Majesté Impériale lui a déclaré que le seul moyen de les conserver étoit de rompre entièrement ce mariage, et qu'elle ne consentiroit jamais que cette princesse, qui est sa cousine germaine, épousât le Prétendant. Cependant les mariages des deux autres princesses Sobieski demeurent aussi accrochés » (*Ibidem*, nº 96).

De Rome, 19 novembre. — « Lundi dernier le Prétendant arriva ici de Bologne et alla descendre à l'hôtel du cardinal Gualterio; il se rendit peu après au Quirinal, où il eut une longue audience du Pape » (*Ibidem*, nº 98; *Gazette de Rotterdam*, nº 113; *Gazette de France*, p. 584).

« Quelques avis de Rome portent que, comme il n'y avoit plus aucune apparence que le mariage projeté du Prétendant avec la jeune princesse Sobieski pût se faire, on parloit de le marier avec la fille du comte de Caraffa, qui a un revenu annuel de trente mille écus » (*Gazette de Leyde*, nº 98, supplément).

De Vienne, 30 novembre. — « On ne confirme pas que le prince Jacques Sobieski ait été en cette cour comme on l'avoit publié; mais il n'y a pourtant rien de plus certain que ce prince a fait prier l'Empereur de relâcher la princesse sa fille, qui est aux arrêts à Inspruck, et de consentir à son mariage avec le Prétendant, ce que Sa Majesté Impériale a absolument refusé, alléguant que, le Prétendant ayant envoyé le duc d'Ormond à Madrid et y faisant demander retraite pour soi-même, il ne seroit pas raisonnable qu'elle permît qu'il épousât sa proche parente, surtout dans un temps où il se jetoit entre les bras de son ennemi déclaré, et qu'il étoit bien plus naturel que le prince Jacques se désistât d'une telle alliance, d'autant plus que cette princesse n'avoit pas été mariée par procureur. On assure que le prince Jacques Sobieski s'est rendu à ces raisons, et l'on ajoute qu'on pourroit bien trouver un autre parti plus avantageux à cette jeune princesse » (*Ibidem*, nº 99).

[Il n'est plus question de la princesse dans les gazettes jusqu'à son évasion, en avril 1719.]

ADDITIONS ET CORRECTIONS

Page 4, note 5. D'après une ordonnance royale de 1625 les six corps de marchands étaient dans l'ordre de préséance : drapiers. épiciers, merciers, pelletiers, bonnetiers et orfèvres. Voici l'extrait du registre des Délibérations des six corps de marchands (Archives nationales, KK 1341, p. 401-403), au sujet des nouvelles espèces monétaires : « Du 14 juin 1718. — Messieurs les six corps, deux gardes de chacun, se sont assemblés suivant les avertissements qui leur ont été envoyés. Étant revêtus de leurs robes, ils sont partis pour se rendre dans la salle de Saint-Louis, au Palais, sur ce que M. Ysabeau, secrétaire de la cour, avoit dit à M. Ternière, l'un de Messieurs, que Nosseigneurs du Parlement desiroient qu'ils se trouvassent dans ladite salle de Saint-Louis sur les trois heures. Où étant, mesdits sieurs les six corps ont été appelés dans ladite chambre, où Mgr le premier président leur auroit demandé, la chambre assemblée, leurs avis touchant l'édit du mois de mai dernier concernant la fabrication de nouvelles espèces, et l'augmentation des anciennes espèces avec faculté de les porter aux hôtels des monnoies avec les deux cinquièmes en sus de billets de l'État. Mondit seigneur le premier président auroit aussi demandé quelle étoit la balance entre les billets de l'État et l'argent, et le tort que cela pourroit faire dans tout le commerce, tant du dedans que du dehors du royaume. Sur quoi, M. de Serre, grand garde, portant la parole, a dit qu'il ne pouvoit répondre dans le moment à ce que la cour lui faisoit l'honneur de lui demander qu'après que chacun desdits corps en auroit conféré en leurs bureaux. Ce qui a été fait aussitôt que Messieurs ont été de retour, et sur le résultat des compagnies qui sera fait rapporté au bureau pour en faire un seul extrait, qui sera par eux présenté au Parlement demain sept heures précises du matin. Et ont signé : Duverger, Lacombe, Mettra, Auvray, Marqueix, Alexandre, Eddenos, Pijart, Piquelet, de Serre et Desplasses. » — « Du 15 juin 1718. — Suivant la délibération ci-dessus du jour d'hier, Messieurs des six corps, deux gardes de chacun, après avoir amplement discuté sur les résultats des assemblées de Messieurs les anciens de leurs corps du jour d'hier, pour le sujet mentionné en la précédente délibération, ont été présenter à Nosseigneurs du Parlement un petit mémoire, le plus concis qu'il a été possible, contenant que, quoique l'augmentation des monnoies cause un grand dérangement dans le commerce, il seroit très avantageux de bâtonner les billets de l'État en présence de ceux qui les portent aux hôtels des monnoies avec des espèces, ce qui rétabliroit le commerce et la confiance, etc. Lequel mémoire Messieurs ont présenté sous enveloppe à M. de Vienne, conseiller au Parlement, qui les a remerciés de la part du Parlement de leur attention. Signé ainsi qu'en la précédente délibération. » — Le texte du mémoire des marchands se trouve inséré dans la délibération du Parlement du 17 juin après midi, ci-dessus, p. 350.

Page 14, note 1. Le procès-verbal du conseil de régence pour la séance du 30 juillet où fut réglée la question qui intéressait le Régent à propos de son apanage, est ainsi conçu (ms. Franç. 23666, fol. 80 v°) : « Du samedi 30e jour de juillet 1718, après-midi, à Paris, aux Tuileries. — Le conseil de régence s'est assemblé. Mgr le Régent n'y a pas assisté parce qu'on y a rapporté une affaire qui regardoit son apanage. Du reste la séance a été composée à l'ordinaire à l'exception de Mgr le duc de Chartres, de M. le duc du Maine, de M. le maréchal de Bezons, de M. l'évêque de Troyes, de M. le Peletier de Souzy, de M. le marquis de la Vrillière et de M. le marquis d'Effiat qui n'y ont pas assisté. M. d'Armenonville, secrétaire d'État, M. l'abbé de Pomponne, et M. Fagon ont été admis comme commissaires, et M. Gilbert de Voisins pour rapporteur. Il a été expliqué les prétentions des secrétaires du Roi, et autres qui jouissent des mêmes privilèges, pour qu'ils puissent être affranchis de payer les lods et ventes, tant en achetant qu'en vendant, des terres relevantes de Son Altesse Royale et de Madame comme apanagistes. Il a été décidé que leurs privilèges ne s'étendoient que dans ce qui relève immédiatement du Roi, et ce pour l'avenir seulement. »

Page 46, note 3. Duclos (*Mémoires secrets*, édition Michaud et Poujoulat, p. 538) donne quelques renseignements sur le caractère d'Ibagnet : « Attaché à la maison d'Orléans dès son enfance, il avoit vu naître le Régent, l'aimoit tendrement et le servoit avec zèle, lui parloit avec la liberté d'un vieux domestique, et avec la droiture et la vérité d'un homme digne d'être l'ami de son maître. Le Régent avoit pour d'Ibagnet cette sorte de respect où la vertu oblige : il n'auroit osé lui proposer d'être le ministre de ses plaisirs ; il étoit sûr du refus. Quelquefois, un bougeoir à la main, d'Ibagnet conduisoit son maître jusqu'à la porte de la chambre où se célébroit l'orgie. Le Régent lui dit un jour en riant d'entrer : « Monseigneur, répondit d'Ibagnet, mon service finit ici ; je ne vais point en si mauvaise compagnie, et je suis très fâché de vous y voir. » Il y a aux Archives nationales dans le registre S* 7096, fol. 207, l'enregistrement du bail qu'il fit pour neuf ans, le 19 septembre 1710, de deux corps de logis dans le bâtiment de derrière d'une maison de la rue Saint-Honoré ayant pour enseigne le Cygne et appartenant aux Quinze-Vingts; il payait pour cela 560 livres de loyer annuel.

Page 81, note 5. Les considérants de l'arrêt du conseil de régence du 21 août 1718 qui cassa l'arrêt du Parlement du 20 juin précédent et mit un frein à ses ingérences politiques, sont très durs : « Le Roi étant informé que le parlement de Paris, à l'instigation de gens mal intentionnés et contre l'avis des plus sages de cette compagnie, abusant des différentes marques de considération dont il a plu à Sa Majesté de l'honorer, et même de la grâce qu'elle a bien voulu lui accorder, aussitôt après son avènement à la couronne, en lui permettant de faire à Sa Majesté des remontrances sur ses édits et déclarations avant de les enregistrer, fait continuellement de nouvelles tentatives pour partager l'autorité souveraine, s'attribuer l'administration immédiate des finances, s'arroger une juridiction sur les officiers comptables, se rendre supérieur aux autres cours supérieures, soit sur le fait des monnoies, soit par rapport aux impositions et aux subsides, proposer ou réitérer ses remontrances après le terme prescrit par la déclaration du mois de septembre 1715, les faire prévaloir sur la volonté du Roi, défendre et surseoir l'exécution des arrêts du Conseil, se dire ou se prétendre le conseil nécessaire de Sa Majesté et de l'État, abuser des exemples des précédentes minorités, dont les divisions intérieures ou les guerres étrangères avoient troublé la tranquillité, renoncer presque entièrement à la distribution de la justice pour s'occuper de l'examen, ou plutôt de la critique, des affaires du gouvernement, au grand préjudice du crédit public que le Parlement semble avoir voulu altérer par des procédures inconsidérées, par des éclaircissements qu'il n'avoit pas le droit de demander et par différents arrêtés sur des matières qui ne sont pas de sa compétence. A quoi étant nécessaire de pourvoir, Sa Majesté, etc. »

Page 87, note 2. La Faye était très lié avec Voltaire qui a fait son portrait dans ses *Poésies mêlées :*

Il a réuni le mérite
Et d'Horace et de Pollion :
Tantôt protégeant Apollon
Et tantôt marchant à sa suite.
Il reçut deux présents des dieux,
Les plus charmants qu'ils puissent faire :
L'un était le talent de plaire,
L'autre le secret d'être heureux.

Le président Hénault raconte dans ses *Mémoires* (édition Rousseau, p. 33) une anecdote sur la Faye : « Voltaire, qui commençoit à paroître, lisoit quelques morceaux de *la Henriade* chez la Faye, où je dînois. Ces morceaux avoient été écrits, de la main de Voltaire, dans le temps qu'il étoit à la Bastille, et, comme il n'avoit point de papier, il les avoit écrits entre les lignes de je ne sais quel livre imprimé. Il s'éleva une dispute sur ce poème; il y eut de l'aigreur, que Voltaire supporta assez patiemment. Mais la Faye, qui étoit fort gai, fit quelque mauvaise plaisanterie qui déconcerta Voltaire. De dépit, il jeta le livre au feu. Je courus après et je le tirai du milieu des flammes, en disant que j'avois plus fait que ceux qui n'avoient pas brûlé *l'Énéide*, comme Virgile avoit recommandé de le faire ; j'avois tiré du feu *la Henriade*, que Voltaire alloit brûler de sa propre main. »

Page 234, note 4. Le greffier en chef civil du Parlement était Roger-François Gilbert de Voisins, né en 1690, troisième fils d'un président au Parlement et de la fille de Dongois. Il obtint le 23 mars 1717 la survivance de son grand père comme greffier en chef (Archives nationales, X[1A] 8717, fol. 306), et lui succéda en juillet suivant. Il conserva ses fonctions jusqu'à sa mort, 12 janvier 1767, bien qu'il fût devenu aveugle (*Mémoires du président Hénault*, édition Rousseau, p. 113), et fut remplacé au mois de septembre par son petit-neveu Pierre-Paul Gilbert de Voisins. Il ne s'était pas marié.

Page 244, note 2. Nous ne savons rien sur la chapelle de Saint-Cloud. Piganiol de la Force se contente de dire qu'elle est « ornée de bons tableaux » ; le comte Fleury, dans la monographie luxueuse, mais si superficielle, qu'il a publiée du château vers 1900, n'en parle même pas. Nous voyons par le présent passage qu'elle devait se trouver dans le château du côté du sud, puisqu'elle était voisine de l'appartement de la duchesse d'Orléans.

Page 245, note 2. On a rencontré *marcher sur des charbons* au sens d'être dans une grande inquiétude; ici *être sur les charbons* signifie plutôt être dans une grande impatience.

Page 246, fin de note 3 de la page 245. Le comte Fleury, *le Château de Saint-Cloud*, ne parle des Goulottes que pour dire qu'elles furent détruites par le fils du Régent. Au dix-neuvième siècle, on rétablit dans cette partie du parc des petits canaux de pierre, entremêlés de petits bassins, qui rappellent les anciennes Goulottes, et qui existent encore.

Page 288. M. de Ségur alla servir en 1719 dans l'armée du maréchal de Berwick contre l'Espagne, et le Régent crut devoir le recommander particulièrement au général, en raison du mariage qu'il avait fait (Archives nationales, KK 1325, lettre du 19 mai, dont on trouvera le texte dans l'appendice Ier de notre futur tome XXXVII, sous le n° 10).

Page 307, note 1. On appelait *Économats* l'administration et la régie des bénéfices ecclésiastiques qui étaient à la nomination du Roi, pendant leur vacance, c'est-à-dire, depuis le jour du décès du titulaire jusqu'à la prise de possession de son successeur.

Page 319, note 1. Nous donnons ci-après le texte de la déclaration qui attribua à la duchesse de Berry la jouissance du château de Meudon; il s'y trouve des renseignements intéressants (Archives nationales, O[1] 62, fol. 277 v°): « Louis, etc. Notre très chère et amée tante duchesse de Berry nous a fait représenter que, ayant perdu dès l'âge de dix-huit ans notre très cher et très amé oncle Charles, fils de France, duc de Berry, son époux, elle a négligé jusques à présent de nous représenter que, quoique le feu Roi notre bisaïeul, de glorieuse mémoire, par ses lettres patentes en forme d'édit du mois d'août 1714, lui eût accordé entre autres choses le château d'Amboise pour son habitation, il lui étoit impossible d'en faire usage dans l'état où il est, ne nous ayant même fait aucune demande sur ce sujet jusqu'au 27 octobre dernier 1718, qu'elle nous a présenté sa requête tendante à ce qu'il nous plût ordonner que ledit château d'Amboise seroit vu et visité par telle personne qu'il nous plairoit de commettre, pour dresser procès-verbal de l'état auquel il se trouve, et des réparations, accommodements et augmentations qu'il convenoit d'y faire pour le rendre habitable avec sûreté et d'une manière convenable à une princesse de son rang, pour être ensuite par nous pourvu aux dépenses à ce nécessaires. Sur quoi, par arrêt dudit jour 27 octobre dernier[1], nous avons commis le sieur de Cotte, notre premier architecte et intendant de nos bâtiments, pour dresser procès-verbal de l'état de notre château d'Amboise et des dépenses nécessaires, dresser les devis et faire l'estimation des réparations, accommodements et augmentations qui y sont à faire, pour, son procès-verbal rapporté, être par nous ordonné ce qu'il appartiendroit. Mais, ayant reconnu par le procès-verbal fait par le sieur de Cotte, le 31 octobre dernier et jours suivants, que les réparations, accommodements et augmentations nécessaires dans notre château d'Amboise montent à 886 400 livres, et que les dettes indispensables de l'État qui nous restent à acquitter ne nous permettent pas de faire cette dépense, nous avons trouvé à propos de céder à notre tante duchesse de Berry, pour son habitation sa vie durant en viduité, notre château de Meudon, parcs et jardins avec toutes leurs dépendances, au lieu de notre château d'Amboise. A l'effet de quoi, par arrêt de notre Conseil du 17 du mois de novembre dernier[2], nous avons pareillement commis le sieur de Cotte pour faire un état desdits château, parcs et jardins de Meudon et de leurs dépendances, ensemble de leurs revenus, et des dépenses annuelles qu'il convient d'y faire pour les entretenir convenablement, pour, sur son procès-verbal, être par nous ordonné ce qu'il appartiendroit. Et d'autant que, par le procès-verbal fait par le sieur de Cotte le 9e du présent mois de décembre, il paroît que les dépenses annuelles qu'on ne peut se dispenser de faire pour l'entretien desdits château et parcs de Meudon et leurs dépendances en excèdent de beaucoup les revenus, en sorte que ce château et dépendances non seulement nous sont inutiles, mais à charge,

1. La minute de cet arrêt est aux Archives nationales, dans le registre E 2000.
2. *Ibidem*, E 1994.

« A ces causes.... nous avons... dit, déclaré et ordonné, disons, déclarons et ordonnons, voulons et nous plaît que, au lieu du château d'Amboise, dont le rétablissement, pour être habitable avec la décence et la dignité convenable à notre tante duchesse de Berry, nous coûteroit une dépense trop considérable, dont les créanciers de l'État et nos autres affaires souffriroient un grand préjudice, elle jouira sa vie durant en viduité, pour l'habitation à elle appartenante, de notre château, châtellenie, jardins, parcs et autres dépendances de Meudon ; voulons aussi que, pour prévenir toutes les difficultés qui pourroient naître au sujet des réparations à y faire pour l'avenir, notredite tante duchesse de Berry ait la jouissance sa vie durant de tous les revenus de notre terre et châtellenie de Meudon et dépendances, desquels nous lui avons cédé, donné, octroyé et accordé l'usufruit, tandis qu'elle demeureroit en viduité, et à la charge d'entretenir à l'avenir ledit château de Meudon, jardins, parcs, fermes et tous autres bâtiments en dépendants de tous entretiens et réparations, et ce néanmoins jusques à concurrence des revenus seulement.... Donné à Paris le 11e jour de décembre l'an de grâce 1718 et de notre règne le quatrième. » — D'après un rapport de M. d'Antin daté de 1713 (Archives nationales, O[1] 1098, fol. 119-120), le château de Meudon, abandonné depuis avril 1711, époque de la mort de Monseigneur, était en assez mauvais état.

TABLES

I

TABLE DES SOMMAIRES

QUI SONT EN MARGE DU MANUSCRIT AUTOGRAPHE

1718 (suite).

II

TABLE ALPHABÉTIQUE

DES NOMS PROPRES

ET DES MOTS OU LOCUTIONS ANNOTÉS DANS LES *MÉMOIRES*

N. B. Nous donnons en italique l'orthographe de Saint-Simon, lorsqu'elle diffère de celle que nous avons adoptée.

Le chiffre de la page où se trouve la note principale relative à chaque mot est marqué d'un astérisque.

L'indication (Add.) renvoie aux Additions et Corrections.

A

B

F

G

H

M

N

O

P

Q

R

S

T

U

V

X Y

III
TABLE DE L'APPENDICE

PREMIÈRE PARTIE

ADDITIONS DE SAINT-SIMON AU *JOURNAL DE DANGEAU*

(Les chiffres placés entre parenthèses renvoient au passage des *Mémoires* qui correspond à l'Addition.)

Pages.

SECONDE PARTIE

TABLE DES MATIÈRES

CONTENUES DANS LE TRENTE-CINQUIÈME VOLUME.

FIN DU TOME TRENTE-CINQUIÈME.

CHARTRES. — IMPRIMERIE DURAND, RUE FULBERT.

www.ingramcontent.com/pod-product-compliance
Ingram Content Group UK Ltd.
Pitfield, Milton Keynes, MK11 3LW, UK
UKHW021902260726
13966UKWH00006B/188

9 782011 936325